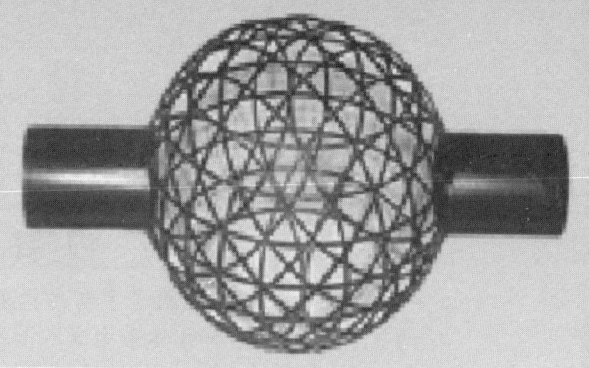

核生化防护技术丛书

张文仲 编著

电离辐射剂量学

DIAN LI FU SHE JI LIANG XUE

国防工业出版社

National Defense Industry Press

内 容 简 介

本书全面系统地阐述了电离辐射剂量学的基本内容。作者结合多年的教学经验，力争知识体系由浅入深，内容循序渐进，便于读者学习与掌握。全书共13章，分别介绍电离辐射源与辐射场、电离辐射与物质相互作用、辐射剂量学物理量、电离辐射微剂量学、电离辐射生物效应、辐射防护物理量、外照射剂量学、外照射防护与屏蔽计算、内照射剂量学、辐射剂量测量原理、物理剂量计、化学剂量计、生物剂量计等领域的知识。

本书在编写过程中遍采众家之长，比较注重基本概念、理论、方法、原理与应用等内容的编排，并适当增加了近年的科技成果和学科前沿知识的介绍，以便读者能够较快地全面掌握本学科领域的基本知识和前沿进展，奠定比较扎实的专业理论基础。本书内容全面完整、知识层次分明、结构条理清晰、章节咬合紧密，为兼顾理论知识的掌握与能力培养的需求，精心筛选了各章的习题内容。本书可以作为核技术应用、辐照加工、环境监测、辐射防护与环境保护等专业领域科研人员的参考用书。

图书在版编目(CIP)数据

电离辐射剂量学/张文仲编著. —北京：国防工业出版社，2022.9

(核生化防护技术丛书)

ISBN 978-7-118-12563-4

Ⅰ.①电… Ⅱ.①张… Ⅲ.①电离辐射-辐射剂量学 Ⅳ.①R144.1

中国版本图书馆CIP数据核字(2022)第135902号

※

国防工业出版社出版发行

(北京市海淀区紫竹院南路23号 邮政编码100048)
北京龙世杰印刷有限公司印刷
新华书店经售

开本710×1000 1/16 印张34¾ 字数620千字
2022年9月第1版第1次印刷 印数1—1500册 定价148.00元

(本书如有印装错误，我社负责调换)

国防书店：(010)88540777   书店传真：(010)88540776
发行业务：(010)88540717   发行传真：(010)88540762

前言

随着科学技术的迅猛发展,核能的开发与利用不断取得新进展,核技术应用也遍及生产、生活的各个领域。核技术在给人类带来巨大利益的同时,也给人类的生存环境带来了污染,危害并影响着人类的健康。为此,需要对各类电离辐射的安全与防护给予足够的重视,尽可能采取一切必要措施,降低电离辐射对人类赖以生存的环境带来的危害,保护职业工作人员及公众的身心健康。另外,为改善人们的生活,提高生活的幸福指数,还必须要主动从事正常的辐照实践活动,最大程度发挥核技术的应用带来的效益。这不仅需要普及核辐射相关基础知识,更需要培养大批从事核技术研究工作的科技人员以及具备相关专业技能的技术人员。

电离辐射剂量学主要是研究电离辐射能量在物质中的转移与吸收规律、受照射物质内剂量分布规律、人体和物质中的辐射剂量与其发生的辐射效应之间的关系、物质吸收剂量计算方法、辐射剂量的测量原理及实现过程等内容。特别在近20年间,电离辐射在生物组织中能量沉积的研究获得了长足发展,目前已经突破微剂量学范畴的细胞水平,深入到DNA分子的纳米水平。在更深的领域探索辐射与物质的作用机理,所有这些研究成果不仅为各类辐射效应产生机制提供了可靠的科学依据,而且已经直接在辐射环境剂量监测和评价以及人体辐射损伤的医学诊断和治疗的实践中得到了应用。本书的编写从认识电离辐射开始,系统阐述电离辐射剂量学的基本内容,同时编者结合自己在微剂量学领域做过的研究工作,把相关研究成果纳入电离辐射微剂量学一章中。另外还介绍不同种类剂量计的辐射剂量测量原理及其相关的应用。本书章节编排循序渐进,知识内容深入浅出,便于读者学习,并能牢固地掌握相关知识内容。

编者基于先前自己编写的《电离辐射剂量学》教材(内部),并结合多年内部教材使用情况,在对本科院校学生学习规律进行综合分析的基础上,依据多年的教学实践经验,对原来使用教材中的所有章节内容重新进行了梳理,同时吸纳了本专业研究领域部分新成果,与原内部使用教材相比,本书内容涵盖更加全面,篇幅有所扩张。由于本书内容涉及的重点是各类辐射中的致电离辐射,所以书名依然定为《电离辐射剂量学》。

本书由张文仲负责完成全书的编写与统稿工作。在编写过程中,刘志亮、秦婉云、陈琳、高静、于文静等给予了大力帮助,其中,刘志亮参与编写了第5章中相关内容,提供了第1~4章中部分素材文稿,并按照格式要求编辑了书中章节及图表;秦婉云编辑修改了第10章中部分表格及附录中的所有图表;陈琳提供了第11章中部分素材文稿;高静修改整理了第1~3章部分图例,于文静查阅并提供了相关文献资料。在完成本书初稿后,防化研究院肖无云研究员、防化学院吴明飞教授进行了仔细审阅,并提出了非常恳切而又宝贵的修改建议,同时,还提供了最新研究参考资料。本书的出版得到了国防工业出版社许西安、刘华、王京涛等的帮助与支持,还获得了国家出版基金的资助和陆军防化学院的大力协助。在此对给予帮助和支持的单位和同志表示最诚挚的感谢!

因编者水平有限,书中疏漏之处在所难免,敬请读者提出宝贵意见。

张文仲
2022 年 4 月

目 录

第 1 章　电离辐射源与辐射场

1.1　电离辐射基本概念 ·· 1
1.1.1　原子、原子核和同位素 ··· 1
1.1.2　辐射、电离辐射及其分类 ·· 2
1.1.3　放射性核素及其衰变特征 ·· 5
1.1.4　放射性核素活度 ·· 6
1.2　辐射源及其分类 ··· 7
1.2.1　天然辐射源 ··· 7
1.2.2　人工辐射源 ··· 8
1.2.3　各类辐射源对公众剂量贡献 ··· 11
1.3　常用的放射源 ·· 11
1.3.1　α 放射源 ··· 12
1.3.2　β 放射源 ··· 13
1.3.3　γ 放射源 ··· 15
1.3.4　中子源 ·· 16
1.4　电离辐射场的描述 ·· 21
1.4.1　粒子数和辐射能 ·· 21
1.4.2　注量和注量率 ··· 22
1.4.3　能注量和能注量率 ··· 24
1.4.4　角分布和辐射度 ·· 25
1.4.5　能量分布 ··· 26
1.4.6　辐射矢量和平面注量 ·· 29

1.4.7 注量与径迹长度的关系 ·· 30
1.5 辐射传输方程 ··· 32
思考题与习题 ·· 33

第 2 章 电离辐射与物质相互作用

2.1 带电粒子与物质的相互作用 ·· 35
  2.1.1 相互作用类型 ·· 36
  2.1.2 阻止本领 ·· 38
  2.1.3 散射本领 ·· 53
  2.1.4 射程 ·· 54
  2.1.5 介质中的电离能 ··· 62
2.2 光子与物质相互作用 ··· 66
  2.2.1 光电效应 ·· 69
  2.2.2 康普顿效应 ··· 74
  2.2.3 电子对效应 ··· 81
  2.2.4 作用效应比较 ·· 84
2.3 中子与物质相互作用 ··· 85
  2.3.1 中子作用类型 ·· 86
  2.3.2 中子与人体组织作用 ·· 90
2.4 粒子与物质作用描述参数 ·· 93
  2.4.1 截面 ·· 93
  2.4.2 衰减系数 ·· 94
  2.4.3 γ射线与物质相互作用系数 ·· 96
  2.4.4 中子与物质相互作用系数 ·· 101
思考题与习题 ··· 103

第 3 章 辐射剂量学物理量

3.1 吸收剂量 ·· 105

- 3.1.1 授予能 ······ 105
- 3.1.2 吸收剂量概念 ······ 111
- 3.1.3 吸收剂量的一般方程 ······ 113
- **3.2 比释动能和比转换能** ······ 114
- 3.2.1 转移能 ······ 115
- 3.2.2 比释动能概念 ······ 117
- 3.2.3 比转换能 ······ 118
- **3.3 照射量** ······ 119
- 3.3.1 照射量概念 ······ 119
- 3.3.2 照射量单位 ······ 121
- 3.3.3 照射量率 ······ 122
- 3.3.4 关于照射量 ······ 122
- **3.4 辐射平衡** ······ 123
- 3.4.1 辐射平衡的概念 ······ 123
- 3.4.2 完全辐射平衡 ······ 124
- 3.4.3 带电粒子平衡 ······ 125
- 3.4.4 次级电子平衡 ······ 126
- 3.4.5 部分次级电子平衡 ······ 128
- 3.4.6 过渡平衡 ······ 129
- **3.5 剂量学量与辐射场量相互联系** ······ 130
- 3.5.1 比释动能与能量注量关系 ······ 130
- 3.5.2 比释动能与吸收剂量关系 ······ 131
- 3.5.3 照射量与吸收剂量关系 ······ 132
- 3.5.4 照射量、比释动能与吸收剂量的数值近似关系 ······ 133
- 思考题与习题 ······ 135

第4章 电离辐射微剂量学

4.1 微剂量学的发展过程 ······ 138

4.2 粒子能量沉积空间分布 ·· 142

4.3 非随机量使用中的局限性 ······································ 144

4.4 随机量与非随机量的联系 ······································ 146

4.5 微剂量学中使用的基本量 ······································ 147

 4.5.1 传能线密度 ·· 147

 4.5.2 线能 ·· 151

 4.5.3 比能 ·· 156

 4.5.4 单次事件比能与线能之间关系 ································ 161

4.6 测量和计算微剂量学量的方法 ·································· 163

 4.6.1 微剂量学量测量方法 ·· 163

 4.6.2 微剂学量计算方法 ·· 166

4.7 微剂量学量在生物学中的应用 ·································· 167

 4.7.1 线能频率均值与平均致死剂量 ································ 168

 4.7.2 线能剂量均值和相对生物效应系数 ···························· 170

 4.7.3 双重辐射作用理论 ·· 171

 4.7.4 微观剂量分布与生物效应发生率 ······························ 175

4.8 微剂量学与放射治疗的关系 ···································· 178

 4.8.1 不同 LET 辐射在微剂量学中作用 ···························· 180

 4.8.2 微剂量学量对 RBE 的影响 ·································· 180

4.9 微剂量学研究的意义 ·· 181

思考题与习题 ·· 182

第 5 章 电离辐射生物效应

5.1 辐射损伤形成机制 ·· 183

 5.1.1 原发损伤阶段 ·· 183

 5.1.2 DNA 受损后的修复 ·· 185

 5.1.3 细胞死亡 ·· 186

5.1.4 细胞变异 ··· 186
5.2 影响辐射生物学效应的因素 ·· 186
5.2.1 物理因素 ··· 187
5.2.2 生物因素 ··· 188
5.3 辐射生物学效应 ··· 190
5.3.1 确定性效应与随机性效应 ··· 191
5.3.2 躯体效应与遗传效应 ·· 194
5.4 短期大剂量照射与长期小剂量照射 ··································· 196
5.4.1 短期大剂量照射 ·· 196
5.4.2 长期小剂量照射 ·· 197
思考题与习题 ··· 200

第6章 辐射防护物理量

6.1 剂量当量 ·· 201
6.1.1 定义 ·· 202
6.1.2 品质因子 ·· 202
6.1.3 剂量当量率 ··· 205
6.2 有效剂量当量 ·· 205
6.2.1 随机性效应危险度与组织权重因子 ································· 205
6.2.2 有效剂量当量 ·· 207
6.2.3 待积剂量当量 ·· 209
6.3 当量剂量 ·· 210
6.3.1 辐射权重因子 ·· 210
6.3.2 当量剂量定义 ·· 212
6.3.3 当量剂量率 ··· 213
6.4 有效剂量 ·· 213
6.5 剂量当量指数 ·· 214

6.5.1 广义指数量 ·· 214
6.5.2 狭义指数量 ·· 216

6.6 辐射防护中使用的实用量 ·· 217

6.6.1 几个术语 ··· 217
6.6.2 环境监测中的实用量 ·· 218
6.6.3 个人监测中的实用量 ·· 219
6.6.4 应急核辐射监测实用量 ··· 220

6.7 群体相关的辐射量 ·· 221

6.7.1 集体量 ·· 222
6.7.2 人均量 ·· 223
6.7.3 负担量 ·· 226

思考题与习题 ·· 228

第7章 外照射剂量学

7.1 体模及其剂量场参数 ··· 230

7.1.1 组织等效性 ·· 230
7.1.2 体模及分类 ·· 232
7.1.3 确定体模的剂量场参数 ··· 235

7.2 射束的剂量特性 ··· 240

7.2.1 电子束特性 ·· 240
7.2.2 光子束特性 ·· 241
7.2.3 重离子束特性 ··· 242
7.2.4 射束的监测 ·· 242

7.3 体模中的吸收剂量 ·· 243

7.3.1 参考点吸收剂量 ·· 243
7.3.2 剂量分布测量 ··· 244
7.3.3 非均匀体模中的剂量计算 ·· 246
7.3.4 辐射加工中的剂量监测 ··· 246

7.4 外照射剂量计算方法 ······ 247
7.4.1 经验解析方法 ······ 248
7.4.2 蒙特卡罗模拟计算 ······ 248

7.5 X射线剂量计算 ······ 249
7.5.1 X射线的线质 ······ 250
7.5.2 X射线源照射水平的计算和发射率常数 ······ 251

7.6 γ射线剂量计算 ······ 254
7.6.1 照射量率计算 ······ 254
7.6.2 空气比释动能率计算 ······ 255
7.6.3 其他相应剂量学量计算 ······ 256
7.6.4 非点源的照射量率、比释动能率计算 ······ 259

7.7 β射线剂量计算 ······ 267
7.7.1 点源的剂量计算 ······ 267
7.7.2 β平面源剂量计算 ······ 269
7.7.3 韧致辐射剂量计算 ······ 271

7.8 中子剂量的计算 ······ 272
7.8.1 中子剂量的计算 ······ 272
7.8.2 中子当量剂量的计算 ······ 275

第8章 外照射防护与屏蔽计算

8.1 辐射防护目的和方法 ······ 279
8.1.1 辐射防护目的 ······ 279
8.1.2 辐射防护原则 ······ 279
8.1.3 辐射防护方法 ······ 280

8.2 剂量限值现行标准 ······ 282
8.2.1 年有效剂量限值 ······ 282
8.2.2 表面污染控制水平 ······ 283
8.2.3 次级限值与参考水平 ······ 284

8.3 应急人员核辐射控制量 ························· 287
8.4 γ射线的衰减 ························· 289
8.4.1 窄束射线的减弱规律 ························· 289
8.4.2 宽束射线的减弱规律 ························· 292
8.4.3 宽束射线屏蔽的透射曲线 ························· 298
8.4.4 屏蔽 X 或 γ 射线的常用材料 ························· 301
8.5 γ射线的屏蔽计算 ························· 302
8.5.1 点源的屏蔽计算 ························· 302
8.5.2 非点源的屏蔽计算 ························· 305
8.6 β射线的衰减与屏蔽计算 ························· 307
8.6.1 β射线的衰减 ························· 307
8.6.2 韧致辐射屏蔽计算 ························· 311
8.7 中子的衰减与屏蔽计算 ························· 312
8.7.1 中子在屏蔽层中的衰减 ························· 313
8.7.2 放射性核素中子源的屏蔽计算 ························· 323
8.8 屏蔽材料的选择 ························· 325
思考题与习题 ························· 327

第 9 章 内照射剂量学

9.1 放射性核素的摄入方式 ························· 329
9.1.1 放射性核素的摄入途径 ························· 329
9.1.2 摄入量和吸收量 ························· 331
9.2 放射性核素在人体内的代谢 ························· 332
9.2.1 放射性核素的转移、沉积和排除 ························· 332
9.2.2 体内放射性核素的代谢动力学模型 ························· 333
9.2.3 放射性核素的滞留和排泄 ························· 333
9.3 ICRP 使用的各种代谢模型 ························· 337

- 9.3.1 参考人 ⋯⋯ 337
- 9.3.2 呼吸道模型 ⋯⋯ 337
- 9.3.3 胃肠道剂量学模型 ⋯⋯ 345

9.4 待积有效剂量的计算 346
- 9.4.1 比有效能量 ⋯⋯ 346
- 9.4.2 待积当量剂量 ⋯⋯ 347
- 9.4.3 待积有效剂量 ⋯⋯ 348
- 9.4.4 剂量系数 ⋯⋯ 349

9.5 体内污染的监测 349
- 9.5.1 监测计划及指导监测的参考水平 ⋯⋯ 350
- 9.5.2 摄入量的估算 ⋯⋯ 353

9.6 内照射防护方法和措施 357
- 9.6.1 内照射防护一般方法 ⋯⋯ 357
- 9.6.2 防止内照射的个人防护措施 ⋯⋯ 358

思考题与习题 ⋯⋯ 359

第10章 辐射剂量测量原理

10.1 法诺定理 ⋯⋯ 362

10.2 布喇格—格雷理论 ⋯⋯ 364
- 10.2.1 布喇格—格雷腔室 ⋯⋯ 364
- 10.2.2 布喇格—格雷关系式 ⋯⋯ 364
- 10.2.3 介质中质量阻止本领的计算 ⋯⋯ 366

10.3 斯宾瑟—阿蒂克斯理论 ⋯⋯ 368

10.4 大腔室和中等腔室 373
- 10.4.1 大空腔 ⋯⋯ 373
- 10.4.2 中等空腔 ⋯⋯ 374
- 10.4.3 电子束测量的应用 ⋯⋯ 376

10.5 空腔电离室 ·· 377
  10.5.1 结构 ·· 377
  10.5.2 绝对空腔电离室 ·· 378
  10.5.3 空腔电离室的刻度 ·· 379
  10.5.4 光子和电子束吸收剂量的测量 ·· 382
  10.5.5 自由空气中光子束的 X 和 $K_{c,a}$ 测量 ·· 385
  10.5.6 中子比释动能和吸收剂量的测量 ·· 387
  10.5.7 中子 – γ 混合场中吸收剂量的测量 ·· 391

10.6 剂量测量装置 – 剂量计 ·· 393

思考题和习题 ·· 395

第 11 章 物理剂量计

11.1 电离室工作原理及特征参数 ·· 396
  11.1.1 工作原理 ·· 396
  11.1.2 电离室工作特性 ·· 398
  11.1.3 电离室主要指标参数 ·· 401

11.2 其他常用电离室 ·· 402
  11.2.1 自由空气电离室 ·· 402
  11.2.2 指形电离室 ·· 405
  11.2.3 外推电离室 ·· 406
  11.2.4 高压电离室 ·· 409

11.3 正比计数器 ·· 411
  11.3.1 无壁正比计数器 ·· 411
  11.3.2 反冲质子正比计数器 ·· 414
  11.3.3 G – M 计数器 ·· 416

11.4 半导体剂量计 ·· 419
  11.4.1 结构和工作原理 ·· 419
  11.4.2 主要特征参数 ·· 420

- 11.4.3 剂量响应 ·· 421
- 11.5 闪烁剂量计 ·· 423
  - 11.5.1 工作原理 ·· 424
  - 11.5.2 特性参数 ·· 424
  - 11.5.3 常用的闪烁体 ·· 426
  - 11.5.4 光电倍增管特征参数 ·· 429
- 11.6 热释光剂量计 ·· 434
  - 11.6.1 热释光发光机理 ··· 434
  - 11.6.2 磷光体制备 ··· 436
  - 11.6.3 TLD 剂量测量原理 ··· 436
- 11.7 荧光剂量计 ··· 438
  - 11.7.1 光致荧光材料 ·· 439
  - 11.7.2 典型 OSL 剂量计 ··· 439
  - 11.7.3 OSL 剂量计特点 ·· 440
- 11.8 量热剂量计 ··· 441
  - 11.8.1 热损 ··· 441
  - 11.8.2 温度测量原理 ·· 442
  - 11.8.3 量热剂量计校准 ··· 443
  - 11.8.4 典型量热剂量计 ··· 444
- 11.9 剂量计的指标 ·· 446
  - 11.9.1 绝对剂量计和相对剂量计 ·· 446
  - 11.9.2 能量响应和 LET 响应 ··· 446
  - 11.9.3 重复性、均匀性和准确度 ·· 448
  - 11.9.4 探测限和测定限 ··· 449
  - 11.9.5 量程和线性 ··· 450
- 思考题与习题 ··· 450

第 12 章 化学剂量计

- 12.1 Fricke 剂量计 ·· 452

12.1.1 辐射化学反应机制	453
12.1.2 吸收剂量的测定与计算	457

12.2 径迹蚀刻剂量计 … 458

12.2.1 径迹探测原理	459
12.2.2 蚀刻原理	460
12.2.3 CR-39 剂量计	461

12.3 胶片剂量计 … 461

12.3.1 测量原理	461
12.3.2 特点和用途	462

12.4 辐射变色薄膜剂量计 … 463

12.4.1 辐射变色薄膜	463
12.4.2 变色薄膜剂量计特点	464

12.5 晶溶发光剂量计 … 464

12.6 其他化学剂量计 … 467

12.6.1 $FeSO_4$-$CuSO_4$ 剂量计	467
12.6.2 FBX/FGX 剂量计	467
12.6.3 草酸剂量计	468
12.6.4 硫氰化钾/亚铁氰化钾剂量计	468
12.6.5 辐射降解/聚合剂量计	469
12.6.6 重铬酸钾/银剂量计	470

思考题与习题 … 471

第 13 章 生物剂量计

13.1 细胞遗传学检测法 … 473

13.1.1 CA 分析法	473
13.1.2 FISH 分析法	475
13.1.3 PCC 分析法	476
13.1.4 CBMN 分析法	477

13.2 体细胞基因突变检测法 ·········· 479
　13.2.1　HPRT 基因位点突变分析法 ·········· 479
　13.2.2　GPA 基因位点突变分析法 ·········· 480
13.3 分子生物学检测法 ·········· 481
　13.3.1　GADD45 分析方法 ·········· 481
　13.3.2　SCGE 分析方法 ·········· 481
　13.3.3　mtDNA 缺失分析方法 ·········· 482
13.4 电子自旋共振剂量计 ·········· 482
　13.4.1　ESR 剂量计原理 ·········· 482
　13.4.2　ESR 剂量计特点 ·········· 484
思考题与习题 ·········· 484

附录

附表 ·········· 485

附图 ·········· 525

参考文献 ·········· 535

第1章
电离辐射源与辐射场

人类一直生活在天然电离辐射场中,但直到19世纪末,人类才发现电离辐射的存在,并开始逐步认识。1895年,德国物理学家伦琴(W. Röntgen)发现了X射线,并利用X射线获得了人的手骨照片,开创了X射线诊断检查技术。1896年,法国物理学家贝可勒尔(H. Becquerel)在研究铀矿荧光现象时,发现铀矿物能发出穿透能力很强的射线,能使照相底片感光,由此发现了天然放射性现象。以后随着研究的深入,人们发现含放射性核素的物质可以释放三种射线:第一种在电场中偏向负极、带正电(如α射线);第二种偏向正极、带负电(β射线);第三种不偏转、不带电(X或γ射线)。自此,电离辐射才受到人们的普遍关注,除X射线、α射线、β射线和γ射线外,许多射线,如中子、质子及其他重离子以及介子、反粒子等相继被发现,随着物理学研究的深入及各类射线逐步被利用,人类的生活开始受到影响并发生改变。当前,随着核科学技术的不断发展,电离辐射的应用范围越来越广泛,已经深入到医学诊断与治疗、消毒灭菌、选种育种、工业探伤、示踪技术和科学研究等领域。当今随着世界各国核电事业的大力发展,以核电站为中心的整个核燃料循环系统无疑成为人们最为关心的电离辐射源。

1.1 电离辐射基本概念

1.1.1 原子、原子核和同位素

原子是构成自然界一切物质的基本单位,它由带正电荷的原子核和围绕该原子核运动的带负电荷的电子构成。原子是很微小的颗粒,其半径尺寸在 10^{-8} cm

左右的数量级,原子质量也很小,一个氢原子的质量只有 1.667×10^{-24} g。原子核由质子和中子组成,其半径更小,尺度大小在 10^{-12} cm 数量级,只有原子半径的万分之一大小,原子核质量约等于原子质量与核外电子质量的差值(忽略核外电子的结合能)。由于电子质量只有 9.109×10^{-28} g,所以,原子质量主要集中在原子核中。

通常用 A 表示原子的质量数,它是原子核内的质子数与中子数之和;用 Z 代表原子序数,表示原子核内质子数。所以,不同类型的核素可用符号 $^A_Z X$ 表示(为方便起见,常可写成 $^A X$ 形式),其中 X 表示核素名称。每种核素都有确定的质子数,但可以包含不同的中子数,这意味着每一种核素可能有一系列不同质量的原子,这些不同的原子被称为同位素,例如 $^{233}_{92}U$、$^{235}_{92}U$ 和 $^{238}_{92}U$ 等,这里 U 代表核素铀,它的原子序数为92,即含有 92 个质子,但它们所含的中子数不同,分别有 141、143 和 146 个,它们是核素铀的三个同位素。由于同位素原子序数相同,在元素周期表中处于同一位置,因此具有相同的化学性质。还有一种特殊类型的同位素,它们核内的质子数和中子数都相同,但它们所处的能态不同,这类同位素被称为同质异能素。

1.1.2 辐射、电离辐射及其分类

辐射(radiation)就是能在空间传播能量的微观粒子,如带电粒子、中子、光子等,根据在介质中能否引起电离、激发的行为,辐射可以分为电离辐射(ionizing radiation)和非电离辐射(non-ionizing radiation)。高速运动的微粒子流被称为射线(ray);物体向外发射射线的过程称为辐射;发射射线的物体称为辐射源(radiation source)。原子核从不稳定状态,通过发射 α 射线、β 射线和 γ 射线等各种粒子,而转变成另外一种处于稳定(或不稳定)状态原子核的现象,称为放射性衰变。能通过放射性衰变而发射射线的发射体称为放射源(radioactive source)。大量射线入射到物体上的过程称为照射(irradiation)。

辐射与介质中原子、分子发生的相互作用形式分两类:①弹性碰撞(elastic collision),参与碰撞的粒子内部能量状态不变,体系总动量和总动能都守恒;②非弹性碰撞(nonelastic collision),参与碰撞的粒子内部能量状态改变,体系总

动量守恒但总动能不守恒。非弹性碰撞常导致两种结果。①原子电离(ionization),即原子中的电子脱离原子核束缚成为自由电子的过程,也即电离就是从一个原子、分子或其他束缚态中释放出一个或多个电子的过程。②原子或分子激发(excitation),即处于基态或低激发态原子获得能量到达高激发态的过程;电离和激发都是非弹性碰撞的结果,但电离需要更多的能量,有更多的动能被转化为原子内部能量。

电离的发生主要通过能量转移来实现,表示微观粒子运动的能量常以电子伏特(eV)为单位,1eV 即表示电子在 1V 电压下被加速后所获得的能量($1eV = 1.602 \times 10^{-19}$ J),此外还有 $keV(10^3 eV)$、$MeV(10^6 eV)$ 等能量单位。根据量子理论,原子能级是量子化的,电子只能处于特定能量状态,每个能态有相应的轨道,因而核外电子也只能处于特定轨道。辐射使物质原子电离时,入射粒子会将一部分能量转化为各个参与作用粒子的动能,还有一部分能量用于将轨道束缚电子剥离,使其成为自由状态,这部分用于使物质电离而消耗的能量称为电离能(ionization energy),物质结构及其组分会影响其电离能,因而不同物质的电离能也不同,一般在 10eV 左右量级,但最近的研究工作表明,有些生物材料的电离能在 3eV 的能量大小。当带电粒子通过物质时,组成物质的原子核外电子会与带电粒子发生静电相互作用,进而把其能量转移给核外电子,如果转移给核外电子的能量大于其电离能,使其脱离原子核对它的束缚作用而成为自由电子,被电离后的原子则会成为带正电荷的离子;如果一个中性原子获得一个自由电子,则会成为带负电的离子。从一个原子中击出一个价电子需要的能量一般为 4~25eV 量级,当带电粒子的动能大于该值时,就可将其电离。另外,使不同轨道电子发生电离需要的能量也不同,将内壳层电子电离所需能量较高,而将外壳层电子电离只需较少能量,引起原子电离的最低能量称为电离阈能(ionization threshold)。能够引起电离的带电粒子和不带电粒子统称为电离辐射。

当射线能量低于电离阈能时就不会引起电离。如果带电粒子转移给核外电子的能量不足以使其摆脱原子核的束缚,则该电子可以从原来的运动轨道跃迁到能量较高的轨道上,使整个原子处于能量较高的状态,这种状态称为激发态。处于激发态的原子是不稳定的,它可将多余的能量以发射 X 射线

(光子)的形式释放,之后退回到原来的状态(基态)。通常将能量大于10eV的光子视为电离辐射,而将能量小于10eV的光子称为非电离辐射,如波长大于100mm的紫外线、可见光、红外线和射频辐射等,不能使物质电离,只能引起物质分子振动、转动和电子能级状态的改变。辐射的分类及主要类型如图1.1所示。

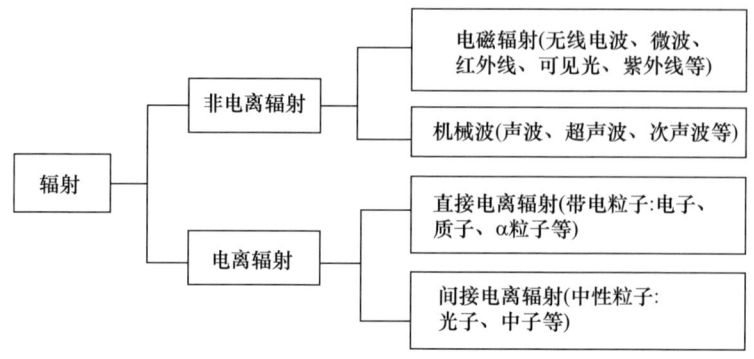

图1.1 辐射的分类及主要类型

另外,电离辐射一般又可分为直接电离辐射和间接电离辐射,具有足够动能的快带电粒子穿过物质时,通过库仑力相互作用直接在物质中沉积能量并引起电离,这种通过初级过程引起电离的粒子称为直接电离辐射(或直接电离粒子),如电子、质子、α粒子和重离子等。光子和中子等不带电粒子穿过介质时,首先将其能量转移给带电粒子,随后这些次级带电粒子再在物质中沉积能量并引起电离,这种通过次级过程引起电离的不带电粒子称为间接电离辐射(或间接电离粒子),如中子、光子(γ射线和X射线)等。需要指出的是,尽管热中子和冷中子能量很低,但它们通过放能核反应产生的带电粒子能量较高,也能引起物质原子电离。

在研究人体或非生物体受照时,把位于人体(或物体)外的辐射源发出的辐射称为外辐射,如宇宙射线、各类γ射线以及医学诊断和治疗中使用的X射线(或γ射线)都是外辐射,体外辐射源释放出各类射线作用于机体组织,即外辐射对人体的照射称为外照射(external radiation);由人体内分布(或存在)的放射性核素发出的辐射称为内辐射,如吸入的氡和氡子体以及通过食物链进入人体的 ^{40}K、^{238}U、^{232}Th、^{137}Cs 和 ^{90}Sr 等,还有食入或注射的放射性药物等,构成了体内分布放射源。当放射性核素经由食入、吸入方式或通过皮肤黏膜或伤口进入人体内,由衰变释放出各类射线作用于机体组织,这种照射方式称为内照射(internal radiation),即内辐射对人体的照射称为内照射。

1.1.3 放射性核素及其衰变特征

把具有特定质量数、原子序数及核能态,而且其平均寿命长到足以被观察到的一类原子称为核素。某些核素能自发地放出 α、β 等带电粒子,有些核素还会发出不带电的 γ 射线或 X 射线(轨道电子被俘获后释出),甚至有些核素还会发生自发核裂变,所有这样的核素都被称为放射性核素。放射性核素具有如下主要特征。

(1) 能够自发地放出特定类型的射线,之后转变成另一种核素。例如,^{218}Po 发射一个 α 粒子后变为 ^{214}Pb,再发射 β 射线则变为 ^{214}Bi。

α 衰变:^{218}Po→^{214}Pb + ^{4}He

$β^{-}$ 衰变:^{214}Pb→^{214}Bi + $β^{-}$ + $\bar{υ}$($\bar{υ}$ 代表反中微子)

$β^{+}$ 衰变:^{13}N→^{13}C + $β^{+}$ + $υ$($υ$ 代表中微子)

γ 衰变:^{3m}He→^{3}He + γ

(2) 放射性核素具有一定的半衰期,一定数量的某种放射性核素的原子核数目在经过一定时间后,会衰减到它初始原子核数目的一半,这一特定的时间段称为半衰期,常用 $T_{1/2}$ 表示。不同的放射性核素具有不同的半衰期,并且半衰期长短不一,例如 ^{232}Th、^{226}Ra、^{222}Rn、^{214}Pb 和 ^{212}Po 的半衰期分别为 $1.41×10^{10}$ a、1600a、3.82d、26.8min 和 $3.0×10^{-7}$ s。即便同一元素不同同位素之间,半衰期有时差别很大,例如核素 ^{238}U 的半衰期是 $4.47×10^{9}$ a,而 ^{239}U 的半衰期是 23.5min。

(3) 放射性核素的衰变服从指数衰减规律,如果用 N_0 表示放射性核素初始原子核数目,N 为经过时间 t 后剩下的原子核数目,则 N、N_0 之间的关系可以表示为

$$N = N_0 e^{-\lambda t} \tag{1.1}$$

式中:λ 是衰变常量,决定于该种放射性核素性质,衰变常量 λ 与半衰期 $T_{1/2}$ 之间存在的关系为

$$T_{1/2} = \ln2/\lambda \approx 0.693/\lambda \qquad (1.2)$$

对于给定的放射性源,可以利用此关系式,只要知道初始放射性活度,就可以计算任意时刻剩余的放射性活度值,进而可以评估此放射源的危险性。

1.1.4 放射性核素活度

为了表明某固定质量或体积的放射性核素的衰变快慢,通常用放射性活度来表示。放射性活度是指放射性物质在单位时间内衰变掉的原子核数,用字母 A 来表示。

$$A = \mathrm{d}N/\mathrm{d}t \qquad (1.3)$$

式中:$\mathrm{d}N$ 是在很小的时间间隔 $\mathrm{d}t$ 内放射性原子核衰变掉的数目。

放射性活度的国际单位是秒的倒数(即 s^{-1}),专用名称是"贝可勒尔",简称"贝可",用符号"Bq"表示。放射性核素在 1 秒钟内发生一次衰变,即:1 贝可 = 1 次衰变/s。放射性活度的曾用单位是"居里",用符号"Ci"表示,它表示放射性核素在一秒内有 3.7×10^{10} 个原子核发生衰变,即

$$1\mathrm{Ci} = 3.7\times10^{10}\mathrm{Bq} \qquad (1.4)$$

对于放射性活度较低的放射源,还用 mCi(毫居里)或 μCi(微居里)来表示放射性活度。居里、毫居里和微居里三者之间的关系为

$$1\mathrm{Ci} = 10^3\mathrm{mCi} = 10^6\mathrm{\mu Ci} \qquad (1.5)$$

在辐射防护中,还可能遇到放射性强度的概念,放射性强度是指放射性物质在单位时间内放出某种类型的粒子数。要注意两者的区别,例如,^{60}Co 放射性核素在一次衰变过程中,放出一个 β 粒子,两个 γ 光子。假设其放射性活度 $A = 10^3\mathrm{Bq}$,则其 β 粒子发射率即强度为 10^3 个/s,γ 射线强度为 2×10^3 个/s。

在实践应用过程中,有时还有可能会用到表面活度、比活度和放射性浓度,表面活度是指单位面积物体表面放射性物质的放射性活度,也称为表面沾染水平,其国际单位为 $\mathrm{Bq/m^2}$,经常用到的还有 $\mathrm{Bq/cm^2}$、$\mathrm{kBq/cm^2}$;放射性比活度是指单位质量物质中所含的放射性物质活度,也称为放射性质量活度,其单位是 $\mathrm{Bq/kg}$ 或 $\mathrm{Bq/g}$ 等;放射性浓度是指单位体积内放射性物质的放射性活度,也称为体积活度,其单位是 $\mathrm{Bq/m^3}$,常用 $\mathrm{Bq/L}$ 等表示。

1.2 辐射源及其分类

电离辐射按其来源又分为天然电离辐射(natural ionizing radiation)和人工电离辐射(artificial ionizing radiation)两大类,地球上每一个人都受到各种天然辐射和人工辐射的照射。把能够发射电离辐射的物质或装置统称为辐射源,所有辐射源都可分为天然辐射源和人工辐射源。来自天然辐射源的电离辐射称为天然辐射;来自人工辐射源的电离辐射称为人工辐射。对人类群体造成照射的各种天然及人工辐射源称为环境辐射源。

1.2.1 天然辐射源

天然辐射来源于宇宙辐射、陆地辐射、氡和矿物开采所致的辐射。由于人与环境不断进行物质和能量的交换,致使人体内常有各种不同微量放射性元素存在,如^{14}C 和^{40}K 等。

1. 宇宙辐射

星际空间和太阳都能不断地产生能量浩大的宇宙射线,按宇宙射线造成的辐射来源可分为捕获粒子辐射、银河宇宙辐射和太阳粒子辐射三类,它们有很强的贯穿能力,在广阔的宇宙空间(特别是大气层)中与各种物质元素作用,经历各类作用过程,能量逐渐损失。初级宇宙射线通过各种不同的核反应,在大气层生物圈和岩石层中产生一系列放射性核素。就对人类照射的剂量贡献而言,主要的宇生放射性核素是^{3}H、^{7}Be、^{14}C 和^{22}Na,对人最重要的照射途径是^{14}C 的食入。另外,人们所接受的宇宙射线剂量大小还与所在的地理位置有关,一般情况下,在海平面接受的宇宙射线剂量要比高海拔地区(山区)的辐射剂量值低许多。

2. 陆地辐射

地壳中还存在着自地球形成以来就有的天然放射性核素,显然这类土壤和岩石中的原生放射性元素寿命长,其半衰期可与地球年龄相比较,人会受到来自原生放射性核素的各种不同能量 α、β、γ 辐射的外照射和内照射。主要的原生放射性核素为^{40}K($T_{1/2} = 1.28 \times 10^{9}$a)、^{232}Th($T_{1/2} = 1.41 \times 10^{10}$a)和^{238}U($T_{1/2} = $

4.47×10^9 a),次要的有 ^{235}U($T_{1/2} = 7.04 \times 10^8$ a)和 ^{87}Rb($T_{1/2} = 4.7 \times 10^{10}$ a),其中 ^{238}U 及 ^{232}Th 为两个天然放射系的母体核素,它们许多子体核素也会对人造成照射。这些放射性元素的浓度与地理位置、地质构造有较大的关系,虽然地球上存在有高辐射本底地区,但大部分地区的辐射本底都不太高。

3. 氡

氡是一种放射性惰性气体,地球上三个原生的天然放射系中分别存在氡的 3 个同位素,即 ^{222}Rn(^{238}U 系)、^{220}Rn(^{232}Th 系)和 ^{219}Rn(^{235}U 系)。由于岩石和土壤中 ^{232}Th、^{235}U 含量很低,并且 ^{220}Rn、^{219}Rn 的半衰期又很短,因此,一般情况下氡的这两种同位素对人的照射可以忽略;相对来说,^{222}Rn 的照射是人类受天然辐射照射中最重要的来源,^{222}Rn 可从岩石和土壤中扩散出来,进而被植物和动物吸收,致使大多数食品中存在可以测量到的放射性物质,这些放射性核素被人吸食后将滞留在体内。另外,某些建筑材料也会释放出来一定量的 ^{222}Rn,致室内空气中 ^{222}Rn 及其短寿命子体的浓度远比室外高,因此,吸入室内空气中 ^{222}Rn 及其短寿命子体是最重要的照射途径,目前已经引起人们的普遍关注。

4. 矿物的开采和应用

除作为核燃料原料的含铀矿物以外,煤、石油、泥炭、天然气、地热水(或蒸汽)、磷酸盐矿物和某些矿砂中的天然放射性核素含量也比较高,这些资源的开采和应用,一定程度上会增加公众的天然辐射照射。

1.2.2 人工辐射源

对公众造成的在自然条件下原本不存在的辐射照射称为人工辐射,这类辐射源被称为人工辐射源。人工辐射源非常多,包括大气层核试验、核武器制造、核能生产、放射性同位素的生产和应用、核(或辐射)事故以及放射性药物应用等。大气层核爆炸会造成全球性放射性污染;核事故、放射性同位素的生产和应用,会导致放射性物质伴随着气载或液态流出物的释放而直接进入环境;核材料或放射性废物贮存、运输及处置,也可能造成放射性物质间接地进入环境。应用最广泛的人工辐射源是带电粒子加速器、X 光机(或 CT 机)以及放射性同位素辐射源等,随着对能源需求的增加,核电站建设步伐也在逐步加大,作为最大人工辐射源的各类核反应堆也越来越多。

1. 核试验

大气层核爆炸后裂变产物、剩余裂变物质和结构材料在高温火球中迅速气化,近地面大气层爆炸时,火球中还夹带着大量被破碎分散的土壤和岩石颗粒,火球迅速上升扩展,其中的气态物质冷凝成分散度各不相同的气溶胶颗粒,这些颗粒具有很高的放射性比活度。

颗粒较大的气溶胶粒子因重力作用而沉降于爆心周围几百千米的范围内(局地性沉降);较小的气溶胶粒子则在高空存留较长时间后降落到大面积范围的地面上,其中进入对流层的较小颗粒主要在同一半球同一纬度区内围绕地球沉降(对流层沉降),进入平流层的微小颗粒则会造成世界范围的沉降(全球沉降或平流层沉降)。放射性沉降物对公众的照射包括经由吸入近地空气中的放射性核素和食入放射性污染的食物和水引起的内照射、空气中核素造成的浸没外照射和地面沉积核素造成的直接外照射。放射性核素在平流层中的存留时间因核爆的地点、时间和高度而异。放射性沉降物中大多是短寿命放射性核素,只在爆炸后短时期内对公众造成内、外照射,目前对公众造成照射的主要是其中的长寿命核素。

另外,在偶然情况下,地下核爆炸泄漏和气体扩散会使放射性物质从地下泄出,造成局部范围的污染,对参试人员及公众产生意外照射剂量。用于开挖作业的浅层地下核爆炸和采矿操作中的较深层地下核爆炸,也都会导致放射性物质向环境释放。

2. 核武器制造

军用放射性物质生产和核武器制造可能导致放射性核素的常规和事故释放,造成局地和区域性环境污染,对当地公众产生一定程度的辐射照射。

核武器中的放射性核素有许多种,如 ^{239}Pu、^{238}U、^{235}U、^{3}H 和 ^{210}Po 等,其生产过程包括铀矿开采、水冶、^{235}U 浓缩、^{239}Pu 和 ^{3}H 生产、武器制造、组装维修、运输及核材料的再循环使用,都可能会因核素的释放,对工作人员和公众造成潜在照射危险。

3. 核能生产

核能生产涉及整个核燃料循环,其中主要包括铀矿开采、水冶、^{235}U 浓缩、燃料元件制造、核反应堆发电、乏燃料贮存、乏燃料后处理利用、放射性废物贮存和处置等环节。在各环节间循环的核燃料和放射性物质总量,会因设施的类型及所在地点不同而不同。各类核设施造成的个人受照剂量会有很大的差异,一般情况下,个人受照剂量随与给定源距离的增大而迅速降低。

4. 放射性同位素的生产和应用

放射性同位素的生产及其在工业、医疗、教学、研究等部门日益广泛的应用,以及相关放射性同位素废物的处置,会对工作人员和公众造成一定的剂量照射。虽然密封源中的放射性同位素一般不会被释放到环境,但药物中的放射性同位素、^{14}C 和 ^{3}H 最终都会向环境释放,其释放总量与生产总量大致相当。

5. 核事故

民用和军用核设施、核材料运输都发生过事故。民用核反应堆发生过三次比较严重的事故,即 1979 年 3 月的美国三里岛反应堆事故、1986 年 4 月的苏联切尔诺贝利反应堆事故和 2011 年 3 月日本福岛反应堆事故。在一些军用核设施上还发生过各种事故,导致很大范围的放射性污染,如 1957 年 9 月,苏联车尔雅宾斯克州铀/钚生产中心爆炸事故,致大量放射性物质随风飘散了近 350km 地域;1957 年 10 月,英国温茨凯尔反应堆大火事故,放射性物质通过工厂 120m 高的烟囱排放到大气中,几乎污染了整个英国。另外,还发生多起核武器运输事故,如 1966 年 1 月,在西班牙帕利马雷斯村上空 9000m 处,携带 4 枚氢弹的美国 B-52 轰炸机进行空中加油训练时,两机相撞致 B-52 轰炸机发生爆炸,致 3 枚氢弹摔碎在海滩附近,2 个多月后,才在 700m 深的海洋中把最后 1 枚打捞出水,所幸事故中没有引发核爆炸,但氢弹中的核装料发生了泄漏,污染了大片海域;1968 年 1 月,位于丹麦格陵兰岛北部的美国图勒空军基地,携带 4 枚核武器的 B-52 轰炸机起飞不久发生火灾,致 B-52 轰炸机坠毁在基地附近的海冰上,虽经搜索找到几千块核武器碎片,但至今还有部分碎片留在事故附近海域中,这次事故导致大范围海域遭放射性污染。

其他事故也偶有发生,如 1978 年 1 月,苏联核动力卫星("宇宙-954"军事卫星)重返过程中解体,坠落在加拿大境内,造成 10 万平方千米地区辐射污染;1987 年 9 月,巴西戈亚尼亚市发生的 ^{137}Cs 放射源丢失导致的严重公众污染事件;1993 年 4 月,俄罗斯托木斯克乏燃料后处理事故;1999 年 9 月,日本东海村发生的核临界事故。这些事故都对环境造成了严重污染,产生了相当大的公众照射剂量。

1.2.3 各类辐射源对公众剂量贡献

我国和全球公众年均辐射剂量对比情况如表1.1所列,可以看出公众所受的照射大部分来自天然辐射(中国约95%、世界约86%),我国公众年均辐射剂量值(约2.4mSv)小于全球公众年均辐射剂量值(2.8mSv),并且这种差别主要来自医疗照射剂量的差别(我国人年平均为0.09mSv,全球公众年均为0.4mSv);在天然照射源中,氡气的剂量贡献最大,在人工辐射源中,几乎全部剂量都来自医疗照射。

表1.1 我国和全球公众年均辐射剂量对比情况

辐射源		我国公众		全球公众	
		年平均/mSv	份额/%	年平均/mSv	份额/%
天然辐射源	宇宙射线	0.34	14.1	0.38	13.5
	陆地γ射线	0.54	23.4	0.48	17.1
	氡气	0.725	30.2	1.15	40.9
	钍射气	0.230	9.6	0.10	3.5
	其他内照射	0.42	17.5	0.29	10.4
人工辐射源	医疗照射	0.09	3.8	0.4	14.3
	大气核试验	0.006	0.2	0.005	0.2
	核事故	0.002	0.1	0.002	0.3
	核燃料循环	<0.0002	—	0.0002	—
总计		约2.4	100	约2.8	100

1.3 常用的放射源

放射源种类繁多,按辐射的类型可以分为α放射源、β放射源、γ放射源、低能光子源、中子源等;按源结构可以分为密封源和非密封源(或称裸源);按放射性活度的不确定度分为检查源、工作源、参考源、标准源等;按用途又可分为工业用源、农业用源、医用源、实验室用源、同位素仪表用源等。下面按辐射类型对放射源进行简要介绍。

1.3.1 α放射源

α放射源是以发射α粒子为基本特征的放射源,发射的α粒子能量一般为 $4\sim8\text{MeV}$,在空气中的射程为 $2.5\sim7.5\text{cm}$,在固体中的射程为 $10\sim20\mu\text{m}$。由于α粒子穿透物质的能力较弱,在制备α放射源时,必须考虑源本身的自吸收特性。制备α放射源一般使用电镀、粉末冶金、搪瓷、陶瓷等方法。

表1.2列出了用于制备工业用α放射源的常用核素,这些核素主要有 ^{241}Am、^{238}Pu、^{239}Pu、^{242}Cm 和 ^{210}Po 等,用量最大的α放射源是 ^{241}Am 源,因为核素 ^{241}Am 容易生产,价格便宜,而且其半衰期也较长。

表1.2 用于制备α放射源的核素特性

核素	半衰期	主要α粒子能量 (MeV)及分支比(%)	比活度/ (GBq/g)	来源
^{226}Ra	1620a	$4.598\sim7.688$(包括^{226}Ra及其衰变系的α粒子)	37	从铀矿石中提取
^{228}Th	1.91a	$5.341\sim8.785$(包括^{228}Th及其衰变系的α粒子)	—	堆照^{226}Ra生产,$^{226}\text{Ra}(n,\gamma)^{227}\text{Ra}\to^{227}\text{Ac}(n,\gamma)^{228}\text{Ac}\to^{228}\text{Th}$
^{210}Po	138.4d	5.305(100)	1.67×10^5	$^{209}\text{Bi}(n,\gamma)^{210}\text{Bi}\to^{210}\text{Po}$
^{233}U	1.59×10^5a	4.824(84.4) 4.783(13.2)	—	$^{232}\text{Th}(n,\gamma)^{233}\text{Th}\to^{233}\text{Pa}\to^{233}\text{U}$
^{235}U	7.1×10^8a	4.216(6) 4.638(12) 4.374(6) 4.400(56)	—	天然放射性核素
^{238}Pu	87.75a	5.445(28.7) 5.499(71.1)	636.4	$^{237}\text{Np}(n,\gamma)^{238}\text{Np}\to^{238}\text{Pu}$
^{239}Pu	2.44×10^4a	5.103(11) 5.142(15) 5.155(73)	2.28	$^{238}\text{U}(n,\gamma)^{239}\text{U}\to^{239}\text{Np}\to^{239}\text{Pu}$
^{241}Am	432a	5.443(12.7) 5.486(86)	126.9	^{238}U多次中子俘获生成$^{241}\text{Pu}\to^{241}\text{Am}$
^{242}Cm	162.5d	6.071(26.3) 6.115(73.7)	1.25×10^5	^{238}U多次中子俘获加β^-衰变

1.3.2 β放射源

β放射源主要用作β活度测量和γ能量响应刻度时的参考源和工作源,以及放射性测厚仪的测厚源、色层分析仪的离子发生器等。β放射源是指可以发射电子的同位素放射源,包括发射正电子、负电子以及俄歇电子或内转换电子,但通常所说的β放射源是指发射电子(β射线)的放射源,对于其他发射电子的放射源有专门的名称,如正电子源、俄歇电子源、内转换电子源等。某些β放射源伴有γ辐射,但在使用时,主要利用其β粒子,并且有较高的β粒子发射率,这种源仍归入β放射源之列。

由于不同放射性核素物理化学特性有很大差别,制作β放射源方法也有所不同。对于具有金属特性的放射性核素,可用电镀法将其沉在金属托片上;还可以烧成陶瓷或玻璃;或将其粉末状化合物包在银基体中,经粉末冶金后轧成箔片,切成所需形状,再密封使用,保护层的质量厚度取决于β粒子能量和对源的性能要求。按发射β粒子最大能量的不同,可分为低能β源、中能β源和高能β源。

1. 低能β源

低能β源包括^{3}H源、^{63}Ni源和^{55}Fe俄歇电子源,由于在固体中低能电子射程很短,如^{3}H源发射的18.59keV电子的最大射程是0.8mg/cm^2,这种源的活性层表面只能加很薄的保护膜,有的甚至是裸源,表1.3列出了用于制备β放射源的放射性核素及其相关特性。

表1.3 β放射性核素及相关特性

核素	半衰期	β粒子最大能量(keV)及分支比/%	β粒子平均能量/keV	伴随辐射γ能量(keV)及分支比(%)	生产方式
^{3}H	12.34a	18.593(100)	5.69	—	^{6}Li$(n,\alpha)^3$H
^{14}C	5710a	156.478(100)	49.4	—	^{14}N$(n,p)^{14}$C
^{32}P	14.31d	1709(100)	695.2	—	^{31}P$(n,\gamma)^{32}$P ^{32}S$(n,p)^{32}$P
^{35}S	87.4d	167.47(100)	49.8	—	^{34}S$(n,\gamma)^{35}$P ^{35}Cl$(n,p)^{35}$S

(续)

核素	半衰期	β粒子最大能量(keV)及分支比/%	β粒子平均能量/keV	伴随辐射γ能量(keV)及分支比(%)	生产方式
^{45}Ca	162.63d	256.9(100)	77.3	12.5(1.7×10^{-5})	^{44}Ca(n,γ)^{45}Ca ^{45}Sc(n,p)^{45}Ca
^{63}Ni	100a	65.9(100)	17.0	—	^{62}Ni(n,γ)^{63}Ni ^{63}Cu(n,γ)^{63}Ni
^{85}Kr	10.73a	687(99.57) 173(0.43)	251	514(0.43)	裂变产物
^{90}Sr	28.7a	546(100)	196.3	—	裂变产物
^{90}Y	64.27h	2274(99.984)	928	—	^{90}Sr子体
^{106}Ru	367d	39.4(100)	10.4	—	裂变产物
^{106}Rh	29.9s	1979(1.46) 2407(9.90) 3209(8.1) 3541(79.1)	778 975 1265 1505	511.865(20.47) 621.88(9.95) 1051.42(1.45)	^{106}Ru子体
^{137}Cs	30.18a	511.7(94.8) 1173.4(5.2)	174.0 272	661.662(85.3)	裂变产物
^{147}Pm	2.623a	224.5(99.941)	62.1	121.3(2.9×10^{-5})	裂变产物
^{204}Tl	3.784a	763.4(97.72)	243.3	很弱	^{203}Tl(n,γ)^{204}Tl
^{22}Na	2.603a	545.8β$^+$(90.50) 1819.7β$^+$(0.057)	215.2 835.0	1274.55(99.94) 511.00(181.11)	—
^{54}Mn	312.16d	EC(100)	—	834.86(99.75)	^{54}Fe(n,p)
^{55}Fe	2.72a	EC(100)	—	—	^{56}Fe(p,pn)

2. 中能β源

中能β源包括^{14}C、^{147}Pm、^{85}Kr和^{204}Tl源,这些源的特性如表1.4所列。

表1.4 某些中能β放射源的特征

放射源	核素半衰期/a	β粒子最大能量/MeV	β粒子最大射程/(mg/cm^2)	制源方法
^{14}C	5710	0.156	约30	^{14}C标记单位聚合
^{147}Pm	2.623	0.225	50	粉末冶金,搪瓷
^{85}Kr	10.73	0.672	280	气体封在金属壳或笼状物内
^{204}Tl	3.784	0.763	300	粉末冶金,电镀

3. 高能 β 源

高能 β 源包括 ^{90}Sr 和 ^{106}Ru，它们所发射的 β 粒子能量并不高，但它们的衰变子体核素 ^{90}Y 和 ^{106}Rh 都能发射高能量的 β 粒子，表 1.5 列举了这两种 β 放射源的特性。

表 1.5　高能 β 源的特性

放射源	核素半衰期	β 粒子最大能量 /MeV	β 粒子最大射程 /(mg/cm^2)	制源方法
^{90}Sr – ^{90}Y	28.7a	2.274	1.1	陶瓷,粉末冶金
^{106}Ru – ^{106}Rh	367d	3.541(79.1%)	1.6	陶瓷,粉末冶金

1.3.3　γ 放射源

γ 放射源是以发射 γ 辐射为主要特征的放射源,利用发射 γ 辐射(包括 X 辐射)的核素制备,γ 辐射通常是在伴随其他类型核衰变过程中产生的。在 α 或 β 衰变过程中生成的放射性核素子体,可能通过几个不同能态之间的 γ 跃迁退回到基态,例如,^{60}Co 的 β 衰变伴随两组强度均大于 99% 的 γ 辐射,这两种 γ 辐射能量分别为 1.173MeV 和 1.332MeV。表 1.6 列出了制备 γ 放射源的常用核素特性。由于 γ 射线穿透力很强,γ 放射源制作比较简单,一般是将含 γ 放射性核素的化合物(或混合物)熔融浇铸或直接压实成特定形状后,用不锈钢包壳封装;另一种制作方式是把相关金属核素制成特定形状,用反应堆中子辐照活化后,变成放射性同位素,之后再分装密封在铝、不锈钢或铂铱合金包壳内。

γ 放射源按 γ 辐射的能量和活度可分为三类。

(1) 低能 γ(或 X)放射源:由发射 γ 射线或 X 射线的核素 ^{55}Fe、^{57}Co、^{75}Se、^{109}Cd、^{125}I、^{153}Gd、^{241}Am、^{238}Pu、^{244}Cm 等制成。

(2) 中等活度 γ 放射源:由中等活度的 ^{137}Cs、^{60}Co、^{192}Ir、^{124}Sb、^{134}Cs、^{182}Ta、^{226}Ra 等核素制成,大多用于同位素仪表中。

(3) 强 γ 放射源:由活度大于 10^{13}Bq 的 ^{60}Co、^{137}Cs 等核素制成,主要在工业辐照和医用辐照装置上使用。

1.3.4 中子源

中子源在科学研究、军事、活化分析等领域具有广泛的应用,也是核装置引爆和刻度中子测量仪表的辐射源。

表 1.6 制备 γ 放射源的常用核素的特性

核素	衰变类型	半衰期 /a	主要的 γ 辐射 能量/MeV	相对强度/%	生产方式
^{60}Co	β	5.273	1.173 1.332	99.85 99.98	^{59}Co(n,γ)
^{75}Se	EC	0.32 (119.8d)	0.066~0.097 0.121 0.136 0.264 0.279 0.304~0.401	4 16.5 56 58.5 24.8 12.95	^{74}Se(n,γ)
^{88}Y	β^+,EC	0.29(106.6d)	0.014~0.016(Sr-KX) 0.511(β^+) 0.898 1.836	60 0.45 94 99.4	^{88}Sr(p,n) ^{88}Sr$(p,2n)$
^{124}Sb	β	0.16(60d)	0.603 0.646~0.791 0.968~1.437 1.691 2.091	97.8 22.8 7.9 49.0 5.63	^{123}Sb(n,γ)
^{134}Cs	β	2.062	0.475~0.569 0.605 0.796 0.802 1.039~1.365	25.27 97.6 85.4 8.46 5.84	^{133}Cs(n,γ)
^{137}Cs	β	30.18	0.662	85.3	裂变
^{144}Ce	β	0.78 (284.4d)	0.08 0.134	1.49 11.1	裂变
^{170}Tm	β	0.35 (128.6d)	0.051~0.061(Yb-KX) 0.084	4 3.4	^{169}Tm(n,γ)
^{182}Ta	β	0.32 (115d)	0.066~0.085 0.100~0.152 1.222~1.231	82 85 70	^{181}Ta(n,γ)

(续)

核素	衰变类型	半衰期/a	主要的γ辐射 能量/MeV	相对强度/%	生产方式
^{192}Ir	β	0.2 (74d)	0.201~0.283 0.296 0.308 0.316 0.374~0.460 0.468 0.484~0.612 0.884~1.062	4.1 28.9 29.4 82.7 1.3 47.8 21.1 0.35	^{191}Ir(n,γ)
^{226}Ra+子体	α,β	1620	0.295(^{214}Pb) 0.352(^{214}Pb) 0.609(^{214}Bi) 0.769(^{214}Bi) 1.120(^{214}Bi) 1.238(^{214}Bi) 1.378(^{214}Bi) 1.764(^{214}Bi) 2.204(^{214}Bi)	天然放射性	—

能够用于产生中子的装置称为中子源,按中子的产生方式,可将中子辐射源分成四类:放射性核素中子源、加速器中子源、反应堆中子源和等离子体中子源;按中子的能谱分类,中子源可分为单能中子源和多能中子源两类。应该注意的是,中子源往往伴有γ辐射,例如放射性核素中子源和反应堆中子源本身也是γ辐射源,只是有些放射性核素中子源产生的γ辐射比较弱,有些产生的γ辐射比较强。加速器中子源虽然不直接产生光子,但当中子与靶、屏蔽物及其他物体作用时,会产生俘获γ辐射。中子源最重要的参数是中子产额(或中子发射率)、中子能量分布以及发射的中子角分布,一般用这些参数来描述中子源的特性。

在平时使用最多的中子源是放射性核素中子源,放射性核素中子源有三种:(α,n)反应中子源、(γ,n)反应中子源、自发裂变中子源,前两种是利用放射性核素衰变时产生的α粒子或光子轰击特定的某些轻元素(如Be、B、Li等),通过(α,n)或(γ,n)核反应产生中子;第三种是利用某些核素自发裂变方式,产生裂变中子,许多重原子核都具有自发裂变而发射中子的特性,当作为中子源使用时,要求其中子产额较高,半衰期长,且该核素要容易获得,由于天然重核(如U、Th)发生自发裂变的几率很小,不宜用作中子源,目前可供使用的自发裂变中子源只有核素^{252}Cf,表 1.7 列出了自发裂变中子源^{252}Cf 的主要物理特性,其自发裂变中子谱和衰变纲图分别如图 1.2 和图 1.3 所示。

表 1.7 ^{252}Cf 自发裂变中子源的物理特性

衰变方式	α 衰变几率	96.8%
	自发裂变几率	3.2%
半衰期	α 衰变 T_d	2.73a
	自发裂变 T_d	85.5a
	总 $T_{1/2}$	2.659a
自发裂变中子产额($s^{-1} \cdot \mu g^{-1}$)		2.32×10^4
$\bar{E}_n$(MeV)		2.13
$\bar{\nu}_{sf}$(中子/自发裂变)		3.76
γ 发射率($s^{-1} \cdot \mu g^{-1}$)		1.3×10^7
在空气中 1m 处的剂量率(无屏蔽情况)	中子:24($\mu Sv \cdot h^{-1} \cdot \mu g^{-1}$)	
	γ:1.4($\mu Gy \cdot h^{-1} \cdot \mu g^{-1}$)	

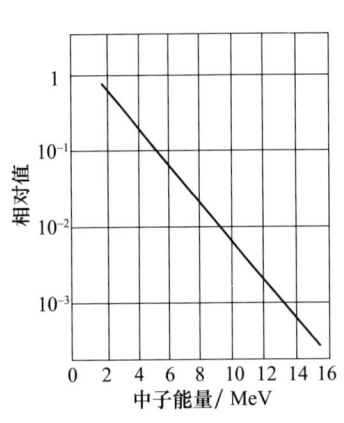

图 1.2 ^{252}Cf 自发裂变中子谱

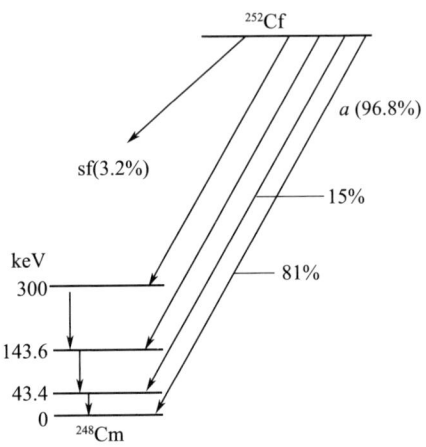

图 1.3 ^{252}Cf 衰变图

放射性核素中子源有很多优点,与反应堆、加速器中子源相比,其价格便宜,几何尺寸小(通常可视为点源),中子发射率稳定,易于制备和携带,安全性

第1章 电离辐射源与辐射场

能好,使用方便,并且产生的中子基本上各向同性。当然,放射性核素中子源也存在一些缺点,如它们中子产额通常较小,中子发射率较低,一般不超过$10^8 s^{-1}$,且随时间增加不断地减弱。

放射性核素中子源在制作方法上,是将具有α或γ放射性的核素与Be、B、Li等轻元素均匀混合压制而成,再用双层或三层不锈钢材料蒙上合金包壳密封。需要小心制备或使用,否则可能导致放射性物质泄漏。表1.8和表1.9分别列出了用于制备(α,n)中子源和(γ,n)中子源的放射性核素的有关特性,表1.10列出了一些重要放射性核素中子源特性。(α,n)中子源可产生能量高达十几MeV的快中子,而且中子能谱比较复杂,早期大多用^{226}Ra、^{210}Po作为α发射体,做成镭-铍中子源和钋-铍中子源。镭-铍中子源伴随γ辐射产生,这种中子源还会产生氡气;钋-铍中子源伴随的γ辐射很弱,基本上可看成无γ辐射的纯中子源,但^{210}Po的半衰期较短,故其中子发射率随时间变化较大。目前,(α,n)中子源多用超铀元素的同位素,如^{238}Pu、^{241}Am和^{242}Cm等作为α发射体,采用超铀元素作为α发射体的好处是没有氡气泄漏的附加危害,它们能与铍形成金属固熔物,且中子产额的重复性较好。利用(γ,n)反应产生的中子是单能的,中子能量均在1MeV以下。

表1.8 用于制备(α,n)类型中子源的释放α粒子放射性核素特性

核素	半衰期	主要粒子能量(MeV)及分支比/%	来源
^{226}Ra	1620a	4.78(^{226}Ra),5.49(^{222}Ra),6.00(^{218}Po),7.68(^{214}Po),5.31(^{210}Po)	铀系列
^{210}Pb	22a	5.31(^{210}Po)	^{226}Ra子体
^{210}Po	138.4d	5.31(100%)	^{226}Ra子体或^{209}Bi(n,γ)→^{210}Po
^{227}Ac	21.8a	6.00(^{228}Th),5.70(^{223}Ra),6.82(^{219}Rn),7.38(^{215}Po),6.62(^{211}Bi)	^{226}Ra(n,γ)→^{227}Ac
^{228}Th	1.91a	5.4(^{228}Th),5.68(^{224}Ra),6.29(^{220}Rn),6.78(^{216}Po),8.78(^{212}Po)	^{227}Ac(n,γ)^{228}Ac→^{228}Th
^{239}Pu	24.413a	5.14(15%),5.15(73%),5.10(11%)	^{238}U(n,γ)^{239}U→^{239}Np→^{239}Pu
^{238}Pu	87.7a	5.44(28.7%),5.499(71.1%)	^{237}Np(n,γ)^{238}Np→^{238}Pu
^{241}Am	432a	5.44(12.7%),5.48(86%)	^{241}Pu→^{241}Am
^{242}Cm	163d	6.11(73.7%),6.07(26.3%)	^{241}Am(n,γ)^{242}Am→^{242}Cm
^{244}Cm	18.11a	5.76(23.3%),5.80(76.3%)	^{243}Am(n,γ)^{244}Am→^{244}Cm

表 1.9 用于制备(γ,n)型中子源的放射性核素特性

核素	半衰期	大于 ^{9}Be 阈值的 γ 射线能量(MeV)及分支比(%)	生产方式
^{24}Na	15h	2.753(9.99×10^{-1})	^{23}Na(n,γ)
^{48}V	16d	2.240(3×10^{-2})	^{48}Ti(p,n)
^{56}Co	77.3d	1.771(1.57×10^{-1}), 2.015(7.89×10^{-2}), 2.598(1.67×10^{-1}), 3.202(3×10^{-2}), 3.253(7.4×10^{-2}), 3.273(1.73×10^{-2})	^{56}Fe(p,n)
^{72}Ga	14.1h	1.861(5.26×10^{-2}), 2.109(1.07×10^{-1}), 202(2.56×10^{-1}), 2.490(7.93×10^{-2}), 2.507(1.27×10^{-1})	^{71}Ga(n,γ)
^{88}Y	108.1d	1.836(9.94×10^{-1}), 2.734(7.2×10^{-3})	^{88}Sr(p,n)
^{140}La	40.27h	2.522(3.4×10^{-2}), 1.965(3.8×10^{-2})	U(n,f)
^{156}Eu	15.17d	1.937(1.9×10^{-2}), 1.965(3.8×10^{-2}), 2.026(3.1×10^{-2}), 2.097(3×10^{-2}), 2.181(1.1×10^{-2}), 2.186(3.1×10^{-2}), 2.205(7×10^{-2})	^{154}Sm(n,γ)^{155}Ga(β^-) ^{155}Eu(n,γ)
^{156}Tb	5.4d	1.845(4.3×10^{-2}), 2.014(1.2×10^{-2})	^{155}Gd(p,n)
^{124}Sb	60.2d	1.691(4.57×10^{-1}), 2.091(5.2×10^{-2})	^{123}Sb(n,γ)
^{106}Ag^m	8.91d	1.83(3×10^{-2})	^{107}Ag(p,pn)
^{119}Te	4.7d	2.089(5.9×10^{-2})	^{121}Sb($p,3n$)
^{205}Bi	15.31d	1.764(2.11×10^{-1}), 1.862(4×10^{-2}), 1.904(1.6×10^{-2})	^{206}Pb($p,2n$)
^{206}Bi	6.24d	1.718(3.18×10^{-1}), 1.878(2×10^{-2})	^{206}Pb(p,n)
^{226}Ra	1620a	1.764(1.7×10^{-1}), 2.204(5×10^{-2}), 2.434(2×10^{-2})	天然铀子体
^{228}Th	1.91a	2.614(^{208}Te)	^{226}Ra(n,γ)

表 1.10 放射性核素中子源的特性

名称	放射性核素	反应类型	半衰期 $T_{1/2}$	中子最大能量/MeV	中子平均能量/MeV	中子产额 y/($\times 10^{-6}$s^{-1}·Bq^{-1})	γ 照射量率①/($\times 10^{-7}$C·kg^{-1}·h^{-1})	中子能谱	伴随 γ 辐射
钠-铍	^{24}Na	(γ,n)	15.0h	—	0.83	3.51	3.76×10^4	单能	非常强
锑-铍	^{124}Sb	(γ,n)	60.4d	—	0.029	5.14	1.33×10^4	单能	非常强
钋-铍	^{210}Po	(a,n)	138.4d	10.87	4.2	67.6	0.103	连续	很低

(续)

名称	放射性核素	反应类型	半衰期 $T_{1/2}$	中子最大能量/MeV	中子平均能量/MeV	中子产额 y/($\times 10^{-6}$ s^{-1}·Bq^{-1})	γ 照射量率[①]/($\times 10^{-7}$ C·kg^{-1}·h^{-1})	中子能谱	伴随 γ 辐射
镭-铍	^{226}Ra	(α,n)	1620a	13.08	4.0	405	155	连续	很低
钚-铍	^{238}Pu	(α,n)	87.75a	11.3	4.5	54.1	<1.29	连续	低
钚-铍	^{239}Pu	(α,n)	24390a	10.74	4.1	43.2	4.39	连续	低
镅-铍	^{241}Am	(α,n)	432a	11.5	4.5	54.1	<2.58	连续	低

①中子源发射率为 10^{-6} s^{-1}，距离 1m 处的 γ 照射量率值

1.4 电离辐射场的描述

电离辐射充斥的空间称为电离辐射场，为描述电离辐射场，需要引进一些辐射场量，下面分别加以叙述。

1.4.1 粒子数和辐射能

为了定量描述辐射场，可以用某种方法确定辐射场中的粒子数目，例如测定 α 放射源发射的 α 粒子数目，计算由加速器射到某一物体上的高能电子数目，或者研究在辐射场中传播的 γ 粒子数目等。粒子数(particle number) N 是指发射、转移或者接受的粒子数目，粒子数 N 的单位是 1。

由于粒子数的定义中未限定辐射场的范围，不能用来表征辐射场的疏密程度，为了表示因空间区域体积变化时粒子数发生的相应变化，常采用粒子数密度(particle number density)概念，它是表征辐射场中粒子疏密程度的一个物理量，它是辐射场空间、时间的函数，可定义相应的平均值。粒子数密度定义为单位空间体积中自由粒子的数目，用公式表示为

$$n = dN/dV \tag{1.6}$$

式中：n 是粒子数密度(m^{-3})；dN 是体积元 dV 内的自由粒子数目。对于热中子数密度，经常用符号 n_{th} 表示，它是单位体积中的热中子数目(m^{-3})。

辐射场中每个粒子都具有一定的能量,将所有粒子能量(不包括静止能量)求和,即可得到辐射能,辐射能是发射、转移或接受的辐射粒子的能量(不包括静止能量),辐射能一般用 R 表示,单位是焦耳(J)。它可能是辐射源发射的粒子所携带的能量,也可能是辐射场中传输转移的辐射能量,或是被一物体吸收而沉积的辐射能量。

把单位体积内的辐射能称为辐射能密度,单位是 J/m^3,辐射能密度反映了辐射场中辐射能的空间与时间分布。

1.4.2 注量和注量率

1. 注量

电离辐射粒子都是高速运动的粒子,并且在传输过程中时刻与物质发生相互作用,为了研究电离辐射与物质的相互作用程度,需要确定穿过单位面积的粒子数目。如果辐射场由单向运动的粒子构成,在指定点取一个垂直于射线方向的面积元 $da_\perp$。设入射到面积元 $da_\perp$ 上的粒子数为 dN,则可用 $dN/da_\perp$ 来表征辐射场中穿行的辐射粒子疏密程度,并称之为单向辐射场中的粒子注量,用 Φ_u 表示,于是

$$\Phi_u = dN/da_\perp \tag{1.7}$$

如果选取的面积元 $da_\perp$ 与射线方向不垂直,其法线方向与射线间的夹角为 θ,则有 $da_\perp = da\cos\theta$(图1.4)。对相同的辐射场,$dN/da_\perp$ 将随 $|\cos\theta|$ 而变化,因此,保持 $da_\perp$ 与射线垂直才能客观地描述单向辐射场中射线的疏密程度。

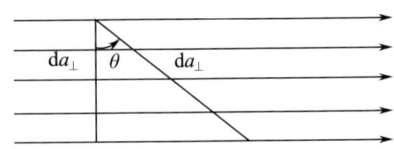

图 1.4 面积元 da 取向示意图

设辐射场中某一区域包含沿不同方向穿行的辐射粒子,为了确定该区域某一点 P 附近的射线疏密程度,以 P 点为中心画一个小圆,其面积为 da,保持 da 的圆心在 P 点不变,而改变 da 的取向,以正面迎接从各方向射来并垂直穿过面积元 da 的粒子数 dN_i。da 在改变取向的过程中即扫描出一个以 P 点为球心,

以 da 为截面的回转球(图1.5),将 dN_i 求和,即 dN = $\sum_i$ dN_i,并除以 da,所得的商即代表一般辐射场中指定点的粒子注量,简称为注量。粒子注量(particle fluence)Φ 是 dN 除以 da 的商,即有

$$\Phi = dN/da \qquad (1.8)$$

式中:dN 是进入截面积为 da 的小球中的粒子数。注量 Φ 的单位是 m^{-2}。

对于平行的辐射场,式(1.8)和式(1.7)的定义相同。

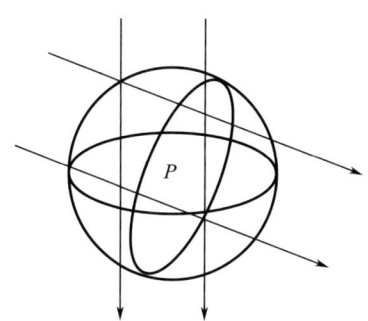

图 1.5 注量的确定

2. 注量率

通量表征辐射场中粒子或能量在时间上的频繁程度,注量表征辐射场的空间疏密程度,将时间和空间因素结合起来,可得到一个新的物理量称为注量率,它是单位时间内进入单位截面积球中的粒子数或辐射能。

粒子注量率(particle fluence rate)φ 是 dΦ 除以 dt 而得到的商,即有

$$\varphi = d\Phi/dt = d^2N/dadt \qquad (1.9)$$

式中:dΦ 是 dt 时间间隔内粒子注量的增量。粒子注量率 φ 的单位是 $m^{-2} \cdot s^{-1}$。

粒子注量率又称为粒子通量密度(particle flux density),但由于"密度"一词有多种含义,因此用注量率一词更为恰当些。在以前的旧教材中,曾经定义辐射场中的粒子数随时间的变化率称为粒子通量(particle flux),即粒子通量 $\dot{N}$ 是 dN 除以 dt 的商:

$$\dot{N} = dN/dt \qquad (1.10)$$

式中:dN 是 dt 时间间隔内粒子数的增量。

另外,把辐射场中的辐射能随时间的变化率,称为能量通量(energy flux),能量通量 $\dot{R}$ 是 dR 除以 dt 的商:

$$\dot{R} = dR/dt \tag{1.11}$$

式中:dR 是 dt 时间间隔内辐射能的增量,能量通量的单位是 $J \cdot s^{-1}$ 或 W。

目前,粒子通量和能量通量这两个场量已经被废止。

1.4.3 能注量和能注量率

1. 能注量

与粒子注量 Φ 对应的有能量注量(energy fluence) Ψ,它是 dR 除以 da 而得到的商。

$$\Psi = dR/da \tag{1.12}$$

式中:dR 是进入截面积为 da 的小球中的辐射能,能量注量简称为能注量,单位是 $J \cdot m^{-2}$。

单向辐射场中的能量注量 Ψ_u 可表示为

$$\Psi_u = dR/da_\perp \tag{1.13}$$

2. 能注量率

能量注量率(energy fluence rate) ψ 是 dΨ 除以 dt 而得到的商:

$$\Psi = d\Psi/dt \tag{1.14}$$

能量注量率也简称为能注量率。

式中:dΨ 是 dt 时间间隔内能量注量的增量,能量注量率 ψ 的单位是 $W \cdot m^{-2}$。

例:一个各向同性的 γ 点源的活度为 A,能量为 $h\nu_i$,产额为 n_i。设源对 γ 射线的自吸收以及空气的吸收、散射作用可以忽略,试给出距离点源 r 处 γ 光子的注量率和能量注量率的表达式。

解:根据题设,如图 1.6 所示,由点源发射的 γ 射线全部均匀地穿过半径为 r 的球面,且 γ 射线的传输方向与球面垂直。由定义可知:

注量率为:$\varphi = \dfrac{A}{4\pi r^2} \sum_i n_i$

能量注量率为:$\psi = \dfrac{A}{4\pi r^2} \sum_i n_i h\nu_i$

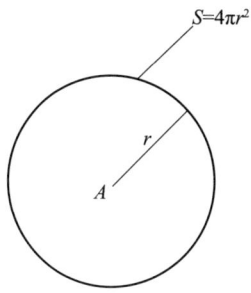

图 1.6 注量的计算

1.4.4 角分布和辐射度

由式(1.8)和图 1.5 可知,定义的 P 点注量是沿各方向进入 P 点处小球的粒子贡献总和,为了研究粒子入射方向的分布情况,可用 Φ_Ω 表示粒子注量角分布:

$$\Phi_\Omega = \mathrm{d}\Phi/\mathrm{d}\Omega = \mathrm{d}^2 N/\mathrm{d}a\mathrm{d}\Omega \tag{1.15}$$

式中:$\mathrm{d}\Phi$ 是沿指定方向 Ω 附近,$\mathrm{d}\Omega$ 立体角元内传播的粒子注量,这时粒子注量 Φ 可表示为

$$\Phi = \int_0^{4\pi} \Phi_\Omega \mathrm{d}\Omega \tag{1.16}$$

式中:Φ_Ω 的单位是 $\mathrm{m}^{-2} \cdot \mathrm{sr}^{-1}$。

粒子传播方向 Ω 一般用方位角 θ 和 φ 表示,为了避免和注量率的符号相混,用 β 代表方位角 φ(图 1.7),这时有

$$\mathrm{d}\Omega = \sin\theta \mathrm{d}\theta \mathrm{d}\beta \tag{1.17}$$

于是式(1.16)可写作

$$\Phi = \int_{\theta=0}^{\pi} \int_{\beta=0}^{2\pi} \Phi_\Omega \sin\theta \mathrm{d}\theta \mathrm{d}\beta \tag{1.18}$$

对应地,可以给出能量注量角分布 Ψ_Ω 的定义式,有

$$\Psi_\Omega = \mathrm{d}\Psi/\mathrm{d}\Omega = \mathrm{d}^2 R/\mathrm{d}a\mathrm{d}\Omega \tag{1.19}$$

式中:Ψ_Ω 的单位为 $\mathrm{J} \cdot \mathrm{m}^{-2} \cdot \mathrm{sr}^{-1}$。

粒子注量率的角分布称为粒子辐射度,粒子辐射度(particle radiance) P 是 $\mathrm{d}\varphi$ 除以 $\mathrm{d}\Omega$ 所得之商:

$$P = \mathrm{d}\varphi/\mathrm{d}\Omega = \mathrm{d}^3 N/\mathrm{d}a\mathrm{d}t\mathrm{d}\Omega \tag{1.20}$$

式中:$\mathrm{d}\varphi$ 是沿指定方向 $\mathrm{d}\Omega$ 立体角元以内传播的粒子注量率。

粒子辐射度 P 的单位是 $\mathrm{m}^{-2} \cdot \mathrm{sr}^{-1} \cdot \mathrm{s}^{-1}$。

对粒子辐射度按立体角积分就可给出粒子注量率:

$$\varphi = \int_0^{4\pi} P\mathrm{d}\Omega = \int_{\theta=0}^{\pi} \int_{\beta=0}^{2\pi} P\sin\theta\mathrm{d}\theta\mathrm{d}\beta \tag{1.21}$$

能量辐射度(energy radiance)r 是 $\mathrm{d}\psi$ 除以 $\mathrm{d}\Omega$ 所得之商:

$$r = \mathrm{d}\psi/\mathrm{d}\Omega = \mathrm{d}^3 R/\mathrm{d}a\mathrm{d}t\mathrm{d}\Omega \tag{1.22}$$

式中:$\mathrm{d}\psi$ 是沿指定方向 $\mathrm{d}\Omega$ 立体角元传播的能量注量率。能量辐射度的单位是 $\mathrm{W} \cdot \mathrm{m}^{-2} \cdot \mathrm{sr}^{-1}$。

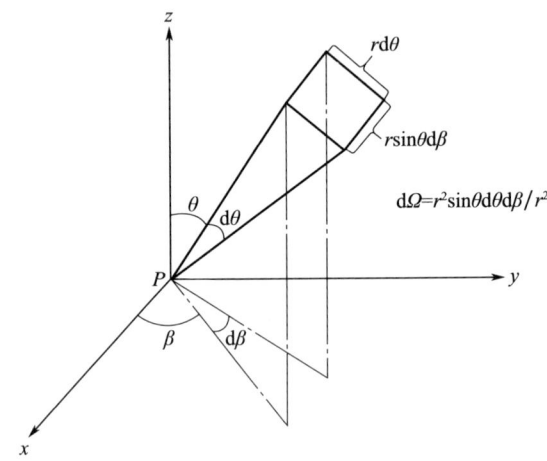

图 1.7 立体角元 $\mathrm{d}\Phi$ 的表示

对能量辐射度按立体角积分,即可得到能量注量率:

$$\psi = \int_0^{4\pi} r\mathrm{d}\Omega = \int_{\theta=0}^{\pi} \int_{\beta=0}^{2\pi} r\sin\theta\mathrm{d}\theta\mathrm{d}\beta \tag{1.23}$$

1.4.5 能量分布

辐射场中的粒子一般具有不同的能量,例如 $^{235}\mathrm{U}$ 裂变产生的中子能量介于 $0\sim10\mathrm{MeV}$ 之间,不带电粒子与物质相互作用产生的带电粒子能量也存在一定的分布,因此,前面定义的各种辐射量均存在着按粒子能量分布的特征,粒子按

第 1 章　电离辐射源与辐射场

能量的分布情形被称为粒子能谱。如果用 Q 代表这些辐射场量,用 E 代表粒子的能量(不包括静止能),则 $Q(E)$ 是辐射场量 Q 的积分分布,它是能量为 $0 \sim E$ 之间的所有粒子对 Q 的贡献,Q_E 是辐射场量 Q 的微分分布,它是能量在 E 附近单位能量间隔内的粒子对 Q 的贡献,这些量之间存在如下关系:

$$Q_E = \mathrm{d}Q(E)/\mathrm{d}E \tag{1.24}$$

$$Q(E) = \int_0^E Q_E \mathrm{d}E \tag{1.25}$$

$$Q = Q(\infty) = \int_0^\infty Q_E \mathrm{d}E \tag{1.26}$$

1. 注量能谱

用 Φ 和 Ψ 代替式(1.24)~式(1.26)中的 Q,就可得到粒子注量和能量注量谱分布的表达式。能量在 $0 \sim E$ 之间的粒子所构成的那部分注量称为注量 Φ 的积分分布,用 $\Phi(E)$ 表示,$\Phi(E)$ 对 E 的导数称为注量 Φ 的微分分布,用 Φ_E 表示,于是有

$$\Phi_E = \mathrm{d}\Phi(E)/\mathrm{d}E \tag{1.27}$$

它是能量在 E 附近单位能量间隔内的粒子注量。

对 Φ_E 从 0 到 E 进行能量积分,即可得到积分分布 $\Phi(E)$:

$$\Phi(E) = \int_0^E \Phi_E \mathrm{d}E \tag{1.28}$$

将积分上限取作 ∞,即得到各种能量粒子的总注量 Φ:

$$\Phi = \Phi(\infty) = \int_0^\infty \Phi_E \mathrm{d}E \tag{1.29}$$

能量注量 Ψ、能量注量的积分分布 $\Psi(E)$ 和微分分布 Ψ_E 之间,也存在着类似的关系式:

$$\Psi_E = \mathrm{d}\Psi(E)/\mathrm{d}E \tag{1.30}$$

$$\Psi(E) = \int_0^E \Psi_E \mathrm{d}E \tag{1.31}$$

$$\Psi = \Psi(\infty) = \int_0^\infty \Psi_E \mathrm{d}E \tag{1.32}$$

能量为 E 的粒子数目与 E 的乘积,即等于能量为 E 的粒子的辐射能量,故有

$$\Psi_E = E\Phi_E \tag{1.33}$$

$$\Psi(E) = \int_0^E E\Phi_E \mathrm{d}E \tag{1.34}$$

2. 辐射度能谱

为了完整地描述辐射场,需要确定在任一时刻 t 时的空间任一点 r 处,沿任一方向 Ω 运动的 j 类电离粒子的微分谱分布,这就是 j 类电离粒子辐射度的微分谱分布,用 $P_{E,j}(r)$ 表示,它是指在 E 附近单位能量间隔内的 j 类电离粒子的辐射度,它与积分谱分布 $P_j(E,r)$ 的关系为

$$P_{E,j} = \mathrm{d}P_j(E,r)/\mathrm{d}E \tag{1.35}$$

$$P_j(E,r) = \int_0^E P_{E,j}(r)\mathrm{d}E \tag{1.36}$$

$$P_j(r) = P_j(\infty,r) = \int_0^\infty P_{E,j}(r)\mathrm{d}E \tag{1.37}$$

粒子数 N 并不是针对空间指定点定义的,但是在空间指定点 r 处进入截面积为 $\mathrm{d}a$ 的小球内的粒子数可以用 $\mathrm{d}N(r)$ 表示,从这一意义上讲,$P_{E,j}(r)$ 可表示为

$$P_{E,j}(r) = \mathrm{d}^4 N_j(t,E,\Omega,r)/\mathrm{d}t\mathrm{d}E\mathrm{d}\Omega\mathrm{d}a_\perp \tag{1.38}$$

而 $P_{E,j}(r)\mathrm{d}t\mathrm{d}E\mathrm{d}\Omega\mathrm{d}a_\perp$ 则是在 t 时刻的 $\mathrm{d}t$ 时间间隔内、在 E 附近 $\mathrm{d}E$ 能量间隔内、运动方向在 Ω 附近 $\mathrm{d}\Omega$ 立体角元内、在 r 点穿过垂直于运动方向 Ω 的面积元 $\mathrm{d}a_\perp$ 的 j 类粒子数 $\mathrm{d}N_j$。可以说,$P_{E,j}(r)$ 揭示了辐射场的最详尽的内涵,是完整地描述辐射场的一个物理量。如果研究对象是某种特定类型的辐射,则符号 j 可以省略,这时有

$$r_E = EP_E \tag{1.39}$$

$$P = \int_E P_E \mathrm{d}E \tag{1.40}$$

$$r = \int_E EP_E \mathrm{d}E \tag{1.41}$$

$$\varphi = \int_E \int_\Omega P_E \mathrm{d}\Omega \mathrm{d}E \tag{1.42}$$

$$\psi = \int_E \int_\Omega EP_E \mathrm{d}\Omega \mathrm{d}E \tag{1.43}$$

$$\Phi = \int_E \int_\Omega \int_t P_E \mathrm{d}t\mathrm{d}\Omega \mathrm{d}E \tag{1.44}$$

$$\Psi = \iiint_E \int_\Omega \int_t EP_E \mathrm{d}t\mathrm{d}\Omega\mathrm{d}E \tag{1.45}$$

类似地,还可对面积积分,求得粒子数 N 和辐射能 R,但积分形式与研究对象的具体情况有关。例如,一个 γ 点源在给定时间内发射的 γ 光子数,与距点源 1m 处的一个探测器在同样时间内所接受的 γ 光子数,两种情况下的表达式是不同的。

1.4.6 辐射矢量和平面注量

1. 辐射矢量

前面定义的各辐射量都是标量,下面研究它们的矢量形式。

粒子辐射度谱分布 $P_E(r)$ 是单位能量间隔内、沿指定方向 Ω、单位立体角内传播的粒子注量率,所以只要用粒子运动方向上的单位矢量 Ω 乘以 $P_E(r)$,就得到了粒子辐射度谱分布的矢量表达式:

$$\boldsymbol{P}_E(r) = \Omega P_E(r) \tag{1.46}$$

对式(1.46)积分,即可得到各辐射量的矢量形式。例如:

$$\boldsymbol{P}(r) = \int_R P_E(r)\Omega \mathrm{d}E = \Omega P(r) \tag{1.47}$$

$$\boldsymbol{\Phi} = \iiint_t \int_R \int_\Omega P_E(r) \mathrm{d}t\mathrm{d}E\mathrm{d}\Omega \tag{1.48}$$

$$\boldsymbol{\Psi} = \iiint_t \int_R \int_\Omega EP_E(r) \mathrm{d}t\mathrm{d}E\mathrm{d}\Omega \tag{1.49}$$

矢量求和时,方向相反的分量相互抵消,因而有

$$|\boldsymbol{P}_E(r)| = P_E(r) \tag{1.50}$$

$$|\boldsymbol{P}(r)| = P(r) \tag{1.51}$$

$$|\boldsymbol{\Phi}| \leqslant \phi \tag{1.52}$$

$$|\boldsymbol{\Psi}| \leqslant \psi \tag{1.53}$$

在式(1.52)和式(1.53)中,等号只有在单向辐射场的情况下才成立,在各向同性辐射场中,或者对于两束反向射束,$|\boldsymbol{\Phi}|$ 和 $|\boldsymbol{\Psi}|$ 均等于零。$\boldsymbol{\Phi}=0$ 并不意味着辐射粒子消失了,而是代表辐射场的某种传输状况,这些将在辐射平衡理

论中加以讨论。

2. 平面注量

如果用 $\boldsymbol{\Phi}_u$ 表示图 1.4 所示的单向辐射场的矢量注量,用 $d\boldsymbol{\alpha}$ 表示面积元矢量,其面积为 $d\alpha$,方向指向面积元方向且与入射方向间的夹角为锐角,则由图 1.4 可知,穿过面积元 $d\alpha$ 方向上的单位面积粒子数为

$$\boldsymbol{\Phi}_u \cdot d\boldsymbol{\alpha}/d\alpha = \boldsymbol{\Phi}_u \cos\theta \tag{1.54}$$

设 $d\boldsymbol{\alpha}$ 是任意辐射场中的一个固定取向的面积元矢量,把辐射场的矢量注量分解为 $\boldsymbol{\Phi}_+$ 和 $\boldsymbol{\Phi}_-$ 两部分,它们分别代表以锐角($\theta \leqslant \pi/2$)和钝角($\theta > \pi/2$)穿过 $d\boldsymbol{\alpha}$ 的矢量注量,则穿过面积元 $d\alpha$ 上单位粒子数 Φ_p 为

$$\Phi_p = (\boldsymbol{\Phi}_+ - \boldsymbol{\Phi}_-) \cdot d\boldsymbol{\alpha}/d\alpha \tag{1.55}$$

由式(1.55)定义的 Φ_p 称为平面注量(planar fluence),它等于穿过固定取向的单位面积元的辐射粒子数。如果根据注量的定义,用球形探测器可以测定 Φ 的话,则用平面探测器测得的是平面注量 Φ_p(参见图 1.8),由式(1.54)可知

$$\Phi_p \leqslant \Phi \tag{1.56}$$

即进入截面积为 $d\alpha$ 的小球中的粒子数大于等于穿过 $d\alpha$ 的粒子数,其中等号只有对平行或反平行的辐射场,并且辐射粒子垂直穿过面积元的条件下才成立。

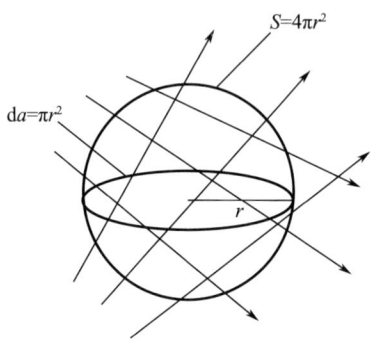

图 1.8 Φ_p 与 Φ 的比较

1.4.7 注量与径迹长度的关系

重带电粒子在介质中的路径近似为直线,而轻带电粒子在介质中会有复杂

的路径。射线进入介质后穿行的路程称为径迹(track),用 L 表示。粒子注量 Φ 等于单位体积内的径迹总长度,为了证明这一点,可以在任意辐射场中取一任意形状的体积元 ΔV,该体积元要足够小,以保证粒子辐射度的谱分布在其中是均匀的,并且粒子在其中的径迹可以视为直线。令 Φ_Ω 代表体积元 ΔV 内的粒子注量角分布,取面积元 $\mathrm{d}a_\perp$ 垂直于 Ω 方向,则在体积元 ΔV 内垂直穿过微分面积元 $\mathrm{d}a_\perp$(图1.9)的单位立体角内的粒子数为 $\Phi_\Omega \mathrm{d}a_\perp$,这些粒子在 ΔV 内的径迹总长度为

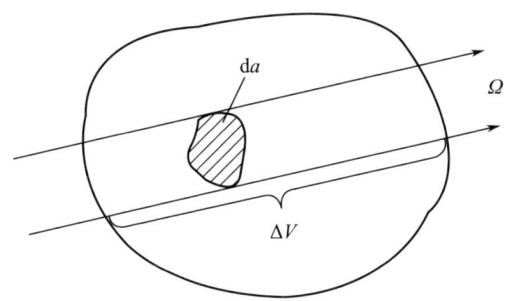

图1.9 注量与径迹长度的关系

$$\mathrm{d}L = \Phi_\Omega s \mathrm{d}a_\perp = \Phi_\Omega \mathrm{d}V \tag{1.57}$$

式中:s 为粒子在 ΔV 内穿过的弦长,$\mathrm{d}V = s\mathrm{d}a_\perp$ 为微分体积元,由此可知,ΔV 的径迹的总长度为

$$\begin{aligned}\Delta L &= \int_\Omega \int_{\Delta a_\perp} \Phi_\Omega s \mathrm{d}a_\perp \, \mathrm{d}\Omega \\ &= \int_\Omega \int_{\Delta V} \Phi_\Omega \mathrm{d}V \mathrm{d}\Omega \\ &= \Phi \Delta V \end{aligned} \tag{1.58}$$

其中积分限 $\Delta a_\perp$ 是体积元 ΔV 在 Ω 方向上的投影面积,由式(1.58)可知

$$\Phi = \Delta L / \Delta V \tag{1.59}$$

或者

$$\Phi = \mathrm{d}L / \mathrm{d}V \tag{1.60}$$

在式(1.60)中,$\mathrm{d}V$ 是一个任意形状的体积元而不必是球形,这是粒子注量

定义的另一种形式。

1.5 辐射传输方程

辐射场与其内部粒子的来源、介质及其分布都有关。粒子来源决定粒子最初空间分布,粒子与介质作用又会影响粒子的空间分布(如粒子数目减少、产生新粒子或粒子能谱改变),最终在辐射场中建立起新的粒子平衡态,在平衡态下的辐射场粒子分布由辐射场粒子输运方程决定,输运方程以最初粒子分布为初始条件,在辐射与物质相互作用的基础上,通过建立动力学过程,利用物质的空间分布作为边界条件,最终可以获得辐射场性质。辐射场输运方程是研究辐射问题最有效的分析手段。

当电离辐射源以及介质对电离辐射的吸收和散射作用已知时,可以利用输运方程(transport equation)求解辐射场,描述辐射场输运的普遍方程是玻耳兹曼扩散方程:

$$\frac{1}{V}\frac{\partial P_E}{\partial t} = -\mathrm{div}P_E - \Sigma(E,Q)P_E + \dot{S}_{E,\Omega}$$

$$+ \int_{4\pi} \mathrm{d}\Omega' \int_{E_{\mathrm{cut}}}^{\infty} \mathrm{d}E' \Sigma_{E,\Omega}(E',\Omega;E,\Omega)P_E' \quad (1.61)$$

式中:P_E 代表 $P(r,t,E,\Omega)$,是 t 时刻 r 处、动能为 E、方向为 Ω 的粒子辐射度谱分布;v 是能量为 E 的辐射粒子速率;$\boldsymbol{P}_E$ 是 P_E 的矢量;$\Sigma(E,\Omega)$ 是动能为 E、运动方向为 Ω 的粒子在单位长度路程上的总作用几率(即总移出截面);源项 $\dot{S}_{E,\Omega}$ 代表 t 时刻在 r 处、单位时间、单位体积中产生的指向 Ω 且能量为 E 的单位立体角、单位能量间隔内的粒子数;$\Sigma_{E,\Omega}(E',\Omega;E,\Omega)$ 是微分移出截面,它是动能为 E'、运动方向为 Ω' 的粒子,在单位长度路程上转变为动能为 E、运动方向为 Ω 的单位能量间隔、单位立体角内的粒子的几率。式(1.61)方程右端第一项代表由扩散引起的 P_E 增加,第二项代表特定能量和运动方向的粒子与物质相互作用(吸收、散射改变方向和散射改变能量等)引起的 P_E 移出,第三项是辐射源引起的 P_E 增加,最后一项是由其他能量和方向的粒子与物质相互作用,转变为特定能量和方向的粒子引起的 P_E 增加。在方程(1.61)中的 Σ 经常用 μ 表示,该方程对各种辐射粒子均适用。

在稳恒辐射场中,$\frac{\partial P_E}{\partial t}=0$,如果对式(1.61)方程按时间积分,由于 $\int_t P_E \mathrm{d}t = \Phi_{E,\Omega}$,于是得到

$$\mathrm{div}\Phi_{E,\Omega} = -\Sigma(E,\Omega)\Phi_{E,\Omega} + S_{E,\Omega} +$$

$$\int_{4\pi} \mathrm{d}\Omega' \int_{E_{\mathrm{cut}}}^{\infty} \mathrm{d}E' \Sigma_{E,\Omega}(E',\Omega';E,\Omega)\Phi_{E',\Omega'} \quad (1.62)$$

其中 $S_{E,\Omega} = \int_t \dot{S}_{E,\Omega}\mathrm{d}t$,是稳恒源在指定时间内单位体积发射的动能为 E、方向为 Ω 的单位能量间隔单位立体角内的粒子数。式(1.61)和式(1.62)辐射传输方程的求解在多数情况下是比较困难的,但传输方程中的理论意义非常重大。

思考题与习题

1. 什么是电离辐射?它是如何分类的?
2. 为什么可见光不属于电离辐射?
3. 什么是放射性核素?其主要特征是什么?
4. 什么是放射性活度?什么是放射性强度?
5. 放射源是如何分类的?
6. 试分析我国公众和世界公众年均辐射剂量差别的主要原因。
7. 什么是放射性核素中子源?有什么优缺点?
8. 为什么定义粒子注量时要用一个小球体?
9. 医用设备中 ^{60}Co 放射源活度减弱为原来活度 30% 的时候就需要进行更换,问该设备更换新源后能够正常工作时间是多长?(已知 ^{60}Co 放射源半衰期

是 5.27 年)。

10. 点源 ^{60}Co 的活度为 3.7×10^7 Bq，每次衰变可以同时释放 2 个光子，它们能量分别为 1.17MeV 和 1.33MeV，计算在离该点源 1.5m 处的 γ 辐射注量率和能量注量率，如果在该位置停留 5 分钟，则相应的 γ 辐射注量和能量注量是多少？

第 2 章
电离辐射与物质相互作用

研究电离辐射与物质相互作用可以深化对物质结构的认识,同时是进行辐射损伤机制、辐射防护技术研究的物理基础;电离辐射与物质相互作用的研究也是设计、研制各类辐射剂量计(或探测器)的理论基础,因为其性能最终都取决于带电粒子与剂量计(或探测器)灵敏介质之间的相互作用。

电离辐射与物质相互作用会导致入射粒子的能量和方向发生改变,相互作用后,会产生一个或多个次级粒子,入射粒子的一部分能量就转移给了这些次级粒子,当然某些情形下,入射粒子仅改变方向或仅改变能量。入射粒子又分带电与不带电粒子,它们与物质相互作用机制有着显著的差别,一般情况下,带电粒子主要受原子核和电子的电磁作用,当其穿过物质时,几乎会跟与它相遇的每个原子发生作用,以致相互作用次数十分频繁,但每次作用后损失的能量却不多,从宏观看来,在物质中的带电粒子似乎是连续损失能量的。而不带电粒子在物质中相互作用次数虽然不多,但是一经发生相互作用,常会有较大能量转移事件发生。有鉴于此,在定量描述电离辐射与物质相互作用的程度时,对带电粒子常采用单位路程上的平均能量损失(阻止本领)来描述,对不带电粒子一般采用各类衰减系数来描述。

2.1 带电粒子与物质的相互作用

各种电离辐射能量在物质中的沉积均可归结为带电粒子与物质的相互作用,电子、非中性的 μ 子、介子、超子以及各类重离子等都是带电粒子,根据其与物质相互作用的特点,可以简单划分为电子、重带电粒子与物质作用两类。作

为轻子的 μ 子划分在重带电粒子中,它是最轻的重带电粒子,其质量为电子质量的 206 倍;质子是构成初级宇宙射线的主要成分;高能质子与原子核相互作用会生成介子和超子,存在于宇宙射线之中,而 μ 子是介子的蜕变产物。另外,利用加速器也可获得高能电子、质子和各种重离子,用于进行各种实验。

2.1.1 相互作用类型

带电粒子在物质中将与其原子中的电子和原子核电场发生电磁相互作用,对于强子一类的带电粒子还会与原子核发生强相互作用,强相互作用生成的粒子在蜕变时会发生弱相互作用,如中子或放射性生成核的 β 蜕变,真空中带电介子蜕变成 μ 子或 μ 子蜕变成电子等,这种自发的蜕变过程不属于与周围物质的相互作用,但对能量沉积有影响。下面介绍带电粒子与物质相互作用的几种主要形式。

1. 非弹性碰撞

带电粒子与原子、分子中处于束缚态的电子发生库仑相互作用,可以使电子跃迁到较高的能级,这个过程称为激发;如果相互作用的结果使电子摆脱了原子核的束缚成为自由电子,这个过程就是电离。在电离或激发过程中,带电粒子的一部分动能会转变为束缚体系的位能,这种相互作用过程为非弹性碰撞。

带电粒子在碰撞过程中损失的能量与其径迹至原子的最近距离(b)的二次方成反比。当 b 与原子半径(a)为同一量级时,相当于发生作用时,带电粒子与原子挨得较近,每次碰撞损失的能量较大,这种相互作用称为硬碰撞或"对面"碰撞;当 $b \gg a$ 时,相当于发生作用时的带电粒子与原子之间距离很远,此时每次碰撞损失的能量较小,这样的作用称为软碰撞。

当带电粒子在透明介质中,以高于光子在该介质中的速度($v = \beta c > c/n$,n 是材料的折射率)穿过时,通过软碰撞转移给吸收介质的能量中,有一小部分能量会以相干蓝白光的形式发射出来,这种辐射称为切伦科夫辐射。尽管切伦科夫辐射的能量只占软碰撞能量损失中非常小的份额($\eta < 0.1\%$),但研究切伦科夫辐射对高能带电粒子的探测具有非常重要的意义。

2. 光子辐射产生

当带电粒子在原子核附近穿过时（即 $b \ll a$），入射的带电粒子会在原子核电场中产生加速运动。按经典物理学的观点，带电粒子将会以正比于其加速度平方（即 $\propto z^2 Z^2/M^2$）的几率辐射电磁波（光子），这就是轫致辐射。带电粒子通过轫致辐射方式引起的能量损失，称为辐射能量损失。由于电子质量比较小，受原子核电场的作用影响明显，故轫致辐射是高能电子在物质中损失能量的主要方式。而重带电粒子的质量较大，受原子核电场的作用难以改变其运动状态，与其他作用过程中损失的能量相比，通过轫致辐射形式损失的能量一般可以忽略不计。

另外，一个带电粒子会与其相应的反粒子相互作用，作用后的正、反粒子静止质量会转化为两个光子的能量，这种作用过程被称为湮没辐射。例如，当一个正电子的动能耗尽时，可以与一个电子形成正电子素束缚态，然后发生湮没作用，放出两个能量各为 0.511 MeV 的光子。有时高能正电子在介质中被完全阻止下来之前，也可能与电子相遇而发生湮没，这被称为飞行中湮没，在这种情况下，正电子的剩余动能会交给其中一个湮没辐射光子，或被两个湮没辐射光子随机分配。

3. 弹性散射

当带电粒子在原子核附近穿过时（也即 $b \ll a$），受原子核库仑场的作用，在绝大多数情况下，带电粒子一般只改变其原来的运动方向，并且在这种作用过程中，既不激发原子，也没有 X 射线的产生，这种不改变相互作用体系内总动能的过程，称为弹性散射。当原子核的质量比入射粒子的质量大得多时，原子核不会获得显著的动能，因此，可以把弹性散射看成是只改变入射带电粒子运动方向的一种相互作用形式。原子中的电子也能引起弹性散射，但与原子核的弹性散射贡献相比，电子弹性散射贡献较小，并且随介质原子序数的增加，带电粒子与电子之间的弹性散射作用几率更趋减小，例如，在气体介质氖（原子序数为10）中，原子中的电子散射贡献为 10%，在介质铅（原子序数为82）中，电子散射贡献减为 1%。

4. 核反应

入射的高能带电粒子可能与原子核发生直接相互作用，例如几个 MeV 的质子与原子核发生(p,n)、(p,d)等核反应,在其能量更高时还会发生$(p,2p)$、(p,np)等多种核反应,若入射的质子能量达到 GeV 量级时,会直接把原子核打碎,即引起原子核的星裂反应。

5. 电子对生成

当入射粒子的动能远远大于其静止能量时,若在原子核附近穿过($b \ll a$)时,入射带电粒子会与靶核发生另一种形式的电磁相互作用,可能会直接产生电子–正电子对。一般情况下,高能电子的韧致辐射以及高能重粒子的核反应导致的能量损失几率,要远远大于这种电子对生成所引起能量损失的几率,因此,只有对于 $E > 10^4$ MeV 的 $\mu^\pm$ 子,电子对生成过程才会成为主导作用形式。

2.1.2 阻止本领

已经知道,带电粒子穿过物质时,会通过各种相互作用过程逐渐损失其能量。设带电粒子在密度为 ρ 的介质中穿过距离 dl 时,损失的能量期望值为 dE,把 dE 除以距离 dl 而得到的商,称为物质对带电粒子的总线阻止本领,用符号 S 表示,而把 dE 除以质量厚度 $\rho \cdot dl$ 的商称为物质对带电粒子的总质量阻止本领,并记作 S/ρ,则线阻止本领和质量阻止本领可用公式表示为

$$S = \frac{dE}{dl} \tag{2.1}$$

$$S/\rho = \frac{1}{\rho}\frac{dE}{dl} \tag{2.2}$$

线阻止本领是各种相互作用阻止本领之和,在核反应和电子对生成可以忽略的能区内,线组织本领可表示为

$$S = S_c + S_r \tag{2.3}$$

式中:S_c 称为线碰撞阻止本领,它包括电离和激发对能量损失的贡献,也包括产生切伦科夫辐射引起的能量损失;S_r 称为线辐射阻止本领,它由韧致辐射这类光子辐射产生的初级带电粒子能量损失决定。

相应地,质量阻止本领也可以区分为质量碰撞阻止本领和质量辐射阻止本领,用公式表示为

第 2 章　电离辐射与物质相互作用

$$S/\rho = (S/\rho)_c + (S/\rho)_r \tag{2.4}$$

式中：$(S/\rho)_c$ 和 $(S/\rho)_r$ 分别称为质量碰撞阻止本领和质量辐射阻止本领。在后面的学习中会看到，质量阻止本领应用更为广泛。

1. 碰撞阻止本领

1）贝特公式

设 dE 是带电粒子在密度为 ρ 的介质中穿行 dl 距离时，由非弹性碰撞而损失的能量期望值，则由定义可知，质量碰撞阻止本领 $(S/\rho)_c$ 可以表示为

$$(S/\rho)_c = (dE/\rho dl)_c \tag{2.5}$$

贝特等人利用量子理论处理了带电粒子穿过介质时与电子碰撞损失的能量问题，对于给定介质元素，经过壳层和密度修正后，给出了质量碰撞阻止本领的计算公式。

对于重带电粒子，贝特公式形式为

$$(S/\rho)_c = \frac{4\pi r_e^2 m_0 c^2 N_A z^2 Z}{M_A \beta^2}\left[\ln\frac{2m_0 c^2 \beta^2}{(1-\beta^2)I} - \beta^2 - \frac{C}{Z} - \frac{\delta}{2}\right] \tag{2.6}$$

对于电子和正电子，贝特公式形式为

$$(S/\rho)_c = \frac{2\pi r_0^2 m_0 c^2 N_A Z}{M_A \beta^2}\left[\ln\frac{\tau^2(\tau+2)}{2I^2/m_0^2 c^4} + F^{\mp}(\tau) - \frac{2C}{Z} - \delta\right] \tag{2.7}$$

其中，对于电子

$$F^-(\tau) = 1 - \beta^2 + [\tau^2/8 - (2\tau+1)\ln 2]/(\tau+1)^2 \tag{2.8}$$

对于正电子

$$F^+(\tau) = 2\ln 2 - \frac{\beta^2}{12}\left[23 + \frac{14}{\tau+2} + \frac{10}{(\tau+2)^2} + \frac{4}{(\tau+2)^3}\right] \tag{2.9}$$

在以上各式中，m_0 是电子的静止质量；c 为真空中光速；电子的经典半径 $r_0 = e^2/m_0 c^2 = 2.818 \times 10^{-15}$ m，阿伏伽德罗常数 $N_A = 6.02252 \times 10^{23}$ mol^{-1}，M_A 是介质的摩尔质量；Z 是介质的原子序数；z 是入射的重带电粒子的电荷（以电子电荷的倍数表示）；$\beta = v/c$ 是带电粒子的速度与光速之比（也称相对论因子）；τ 等于电子动能与其静止能量之比；C/Z 代表壳层修正项；δ 代表极化效应（即密度效应）修正项；I 是被碰撞原子的平均激发能。原子的平均激发能可以表示为

$$I = \sum_n f_n \ln E_n \qquad (2.10)$$

式中:f_n 是光偶极振子的相对强度,它代表轨道电子激发到 E_n 能级的份额。

2) 壳层修正

以速率 v 运动的重带电粒子与电子发生正碰撞时,可交给电子的能量约为 $2m_0v^2$,如果 $2m_0v^2$ 小于 K 层电子的激发能,K 层电子就不会受入射重带电粒子的影响,成为不相干电子。因此,对低能重带电粒子需要进行壳层修正,这就是碰撞阻止本领公式中的 C/Z 项意义。C/Z 值与吸收介质有关,它是重带电粒子 E/M 的函数。因电子的速率比具有相同能量的重粒子速率高很多,故对入射电子的壳层修正往往可以忽略不计。图2.1是几种元素的 C/Z 值随质子能量变化的曲线关系,对于其他元素,可用内插法求得相应的 C/Z 值。对于质子以外的各种重带电粒子,只要求出每个原子质量单位的能量 E/M,即可在对应质子能量处查得 C/Z 值。

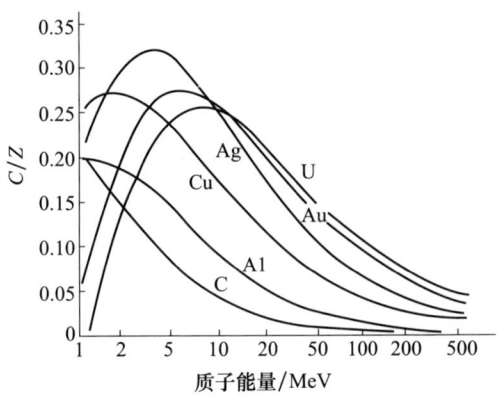

图2.1 几种元素的壳层修正半经验值

3) 极化效应(密度效应)修正

运动中的带电粒子产生的电场会使介质中的原子极化,由此会使这种电场进一步减弱,进而削弱了与较远处电子的作用,使得碰撞能量损失份额减少。介质的密度越大,近距离处的原子极化对较远距离的电子影响就越大,这就是极化效应或密度效应。相对论粒子的作用范围广,这使得极化效应修正随着带电粒子能量的增加而上升,如图2.2所示。

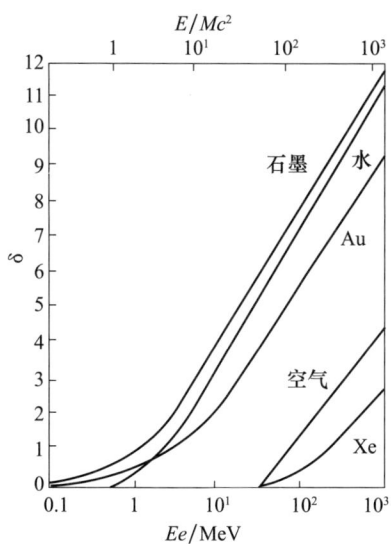

图 2.2 密度效应修正 δ(E_e 是电子能量，E 是任何带电粒子能量)

4) $(S/\rho)_c$ 与 E 的关系

碰撞阻止本领公式中有个 $1/\beta^2$ 因子，这使得 $(S/\rho)_c$ 随带电粒子能量的增加而降低，带电粒子接近原子时，会与轨道电子发生库仑相互作用，入射粒子的速率越高，其与轨道电子作用的时间就越短，这种情况下的能量损失也就越小，但是当入射粒子的动能接近其静止能量时，由于存在相对论效应，使得速率随能量的增加变得缓慢，而电场的劳仑兹收缩又增加了带电粒子与介质相互作用的范围，随着带电粒子能量的继续增加，式(2.6)和式(2.7)对数项中的 $(1-\beta^2)^{-1}$ 因子开始起作用，$(S/\rho)_c$ 经过一段平缓的变化达到最小值后，将随着带电粒子能量的增加而上升。对于电子，在 $E = 1.5 \text{MeV}$ 附近时，$(S/\rho)_c$ 达最小值，而 μ 子和质子的 $(S/\rho)_c$ 最小值对应的能量约在 200MeV 和 3GeV 处，如图 2.3 所示。

5) 不同重带电粒子的比较

在同一种作用介质中，速率相同（即 β 或 E/M 相等）的重带电粒子壳层修正和密度修正也相同，因此式(2.6)可改写为

$$(S/\rho)_c / Z^2 = f(\beta, \cdots) \tag{2.11}$$

式中：$(S/\rho)_c / Z^2$ 称为归一化的碰撞阻止本领。式(2.11)表明，E/M 相同的重

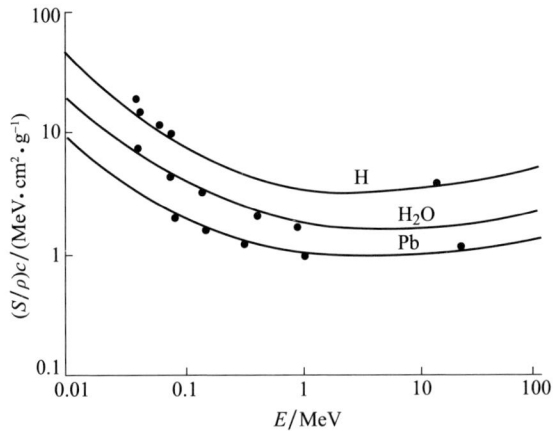

图 2.3　电子在 H、H_2O 和 Pb 中的 $(S/\rho)_c$ 值

带电粒子具有相同的归一化碰撞阻止本领。

图 2.4 给出了质子在 H、H_2O、Cu 和 Pb 中的质量碰撞阻止本领,化合物的阻止本领参见后面的式(2.12)。

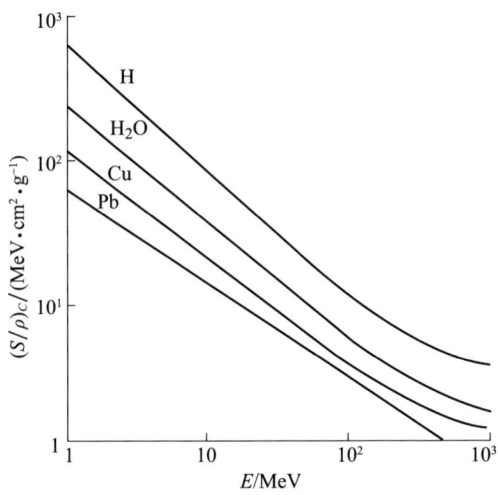

图 2.4　质子的质量碰撞阻止本领

例:试利用质子的有关数据,求能量 $E_\alpha = 100\text{MeV}$ 的 α 粒子在水中的碰撞阻止本领。

解:与 100MeV 的 α 粒子速率相同的质子能量 E_p 为

$$E_p = \frac{M_p}{M_\alpha} \cdot E_\alpha = 25.2 \text{MeV}$$

查得该能量质子在水中的碰撞阻止本领为$(S/\rho)_{C,p} = 22.1 \text{MeV} \cdot \text{cm}^2 \cdot \text{g}^{-1}$，由式(2.11)可知，100MeV的$\alpha$粒子的碰撞阻止本领为

$$(S/\rho)_{C,\alpha} = z^2 (S/\rho)_{C,p} = 88.4 \text{MeV} \cdot \text{cm}^2 \cdot \text{g}^{-1}$$

6）电荷交换效应

运动速度较低的重带电粒子穿过吸收介质时，会"掇拾"电子，使其有效电荷数Z减小。在低能区间，这种电荷交换效应将使重带电粒子的$(S/\rho)_C$在低能区间随能量E的降低而下降，如图2.5所示。

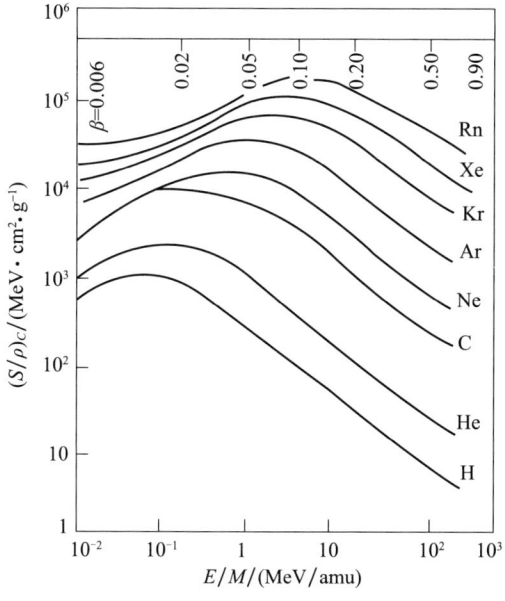

图2.5 各种离子在水中的质量阻止本领与E/M的关系

7）$(S/\rho)_C$与Z的关系

质量碰撞阻止本领公式中的Z/M_A因子以及自然对数项中的I代表吸收介质的性质，^{1}H的$Z/M_A = 1.00797$，除^{1}H以外的大部分轻核和中等质量核的$Z/M_A \approx 1/2$，重核的$Z/M_A < 1/2$，并随原子序数的增加而减小，因此，碰撞阻止本领有随吸收介质原子序数的增加而降低的趋势。与氦核相比，氢核质量碰撞阻止本领$(S/\rho)_C$要大一倍多，而平均激发能I随原子序数的增加而增大，如

表 2.1 所列,这也是使 $(S/\rho)_C$ 随介质原子序数增加而降低的因素之一。

表 2.1 几种元素的平均激发能

名称和符号	平均激发能 I/eV	名称和符号	平均激发能 I/eV
氢	19.2	钛	233
氦	41.8	铁	286
铍	63.7	铜	322
碳	78.0	钼	424
氮	82.0	锡	488
氧	95.0	钨	727
铝	166	铅	823
硅	173	铀	890

8) 化合物中的碰撞阻止本领

对于由不同元素构成的介质(如化合物或混合物),可以假设各组成原子对碰撞阻止本领的贡献是近似独立的,其效应可以叠加,化合物或混合物的质量碰撞阻止本领 $(S/\rho)_C$ 可表示为

$$(S/\rho)_{C,m} = \sum_i f_i (S/\rho)_{C,i} \tag{2.12}$$

式中:$(S/\rho)_{C,i}$ 是原子序数为 Z_i 的元素质量碰撞阻止本领;f_i 是指定元素在化合物或混合物中所占的重量份额。

化合物中各组成原子对质量辐射阻止本领以及总质量阻止本领的贡献也可以叠加,化合物中辐射阻止本领 $(S/\rho)_{r,m}$ 和总阻止本领 $(S/\rho)_m$ 用公式表示为

$$(S/\rho)_{r,m} = \sum_i f_i (S/\rho)_{r,i} \tag{2.13}$$

$$(S/\rho)_m = \sum_i f_i (S/\rho)_i \tag{2.14}$$

式中:$(S/\rho)_{r,i}$ 和 $(S/\rho)_i$ 分别是原子序数为 Z_i 的元素质量辐射阻止本领和总质量阻止本领。

2. 定限碰撞阻止本领

1) δ 粒子

高能带电粒子与原子中的电子碰撞时,在忽略原子电子结合能的条件下,可以交给电子的最大能量 Δ_{max} 为

第2章 电离辐射与物质相互作用

$$\Delta_{\max} = \frac{4mME}{(m+M)^2} \tag{2.15}$$

式中：m 和 M 是电子和高能带电粒子的质量；E 是入射带电粒子的能量；对于重带电粒子，$\Delta_{\max} \approx 4mE/M$（如质子的 $\Delta_{\max} \approx E/458$）。当入射带电粒子为电子或正电子时，$\Delta_{\max} \approx E$，但是在电子-电子碰撞发生后，用实验方法不能辨认初级电子与次级电子，只能按常规方法，把碰撞后能量较大的一个称为初级电子，而把能量较小的一个称为次级电子，因此在电子与电子相互作用时，交给次级电子的最大能量为 $E/2$。

碰撞阻止本领研究的是带电粒子与物质相互作用过程中的能量损失，而不管损失的这些能量是在哪里被吸收的。在辐射剂量学中，往往关心的是带电粒子沉积在介质中的能量沿粒子径迹的分布情况，图2.6 就是带电粒子径迹的示意图。带电粒子与物质相互作用，可能沿径迹产生单个电离或激发事件，也可能产生 2~4 个离子对，并在径迹上形成离子团。沿径迹形成的单个离子对和离子团构成了径迹的"核"，如果释放的电子能量足够大，则可能形成分枝径迹，这种产生分枝径迹的电子称为次级电子或 δ 粒子，在分枝径迹上，还可能产生二级、三级分枝径迹，如图2.6 中的 δ_1、δ_2 所示。

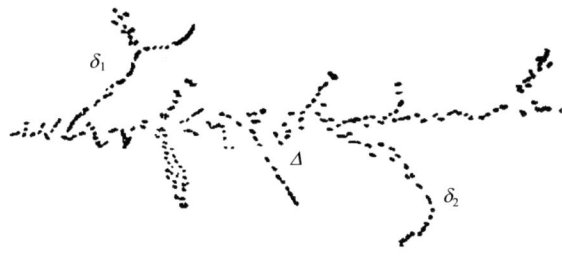

图 2.6 带电粒子径迹示意图

2）L_Δ/ρ 和 LET

初级带电粒子传递给高能 δ 粒子的能量可能沉积在离初始作用点较远的区域，为了研究带电粒子在吸收介质中局部沉积的能量，可以选择一个能量限值 Δ，能量为 Δ 的 δ 粒子径迹长度在图2.6 中用虚线表示，当 δ 粒子的能量小于 Δ 时，可以认为其能量是在初始作用点附近就地沉积，而当粒子能量大于 Δ 时（如图2.6 中的 δ_1 和 δ_2），则视为单独的带电粒子。

定限质量碰撞阻止本领 L_Δ/ρ 等于 dE 除以 ρdl 的商，dE 是带电粒子在密度为 ρ 的介质中穿行距离为 dl 时，由传递能量小于指定值 Δ 的碰撞而损失的能量期望值。

$$L_\Delta/\rho = \frac{1}{\rho} \cdot (dE/dl)_\Delta \tag{2.16}$$

定限质量碰撞阻止本领的计算公式如下。

对于重带电粒子：

$$L_\Delta/\rho = 2\pi r_e^2 m_0 c^2 N_A \frac{z^2 Z^2}{\beta^2 M_A}\left[\ln\frac{2m_0c^2\beta^2\Delta}{I^2(1-\beta^2)} - \frac{(1-\beta^2)\Delta}{2m_0c^2} - \beta - \frac{2C}{Z} - \delta\right] \tag{2.17}$$

对于电子和正电子：

$$L_\Delta/\rho = 2\pi r_e^2 m_0 c^2 N_A \frac{Z}{\beta^2 M_A}\left[\ln\frac{\tau^2(\tau+2)}{2(I/m_0c^2)^2} + F^{\pm}(\tau,\eta) - \frac{2C}{Z} - \delta\right] \tag{2.18}$$

其中，对于电子，有

$$\begin{aligned}F^-(\tau,\eta) = &-1-\beta^2 + \ln[4\eta(\tau-\eta)\tau^{-2}] + \tau/(\tau-\eta) \\ &+ [\eta^2/2 + (2\tau+1)\ln(1-\eta/\tau)] \cdot (\tau+2)^{-2}\end{aligned} \tag{2.19}$$

对于正电子，有

$$\begin{aligned}F^+(\tau,\eta) = &\ln\frac{4\eta}{\tau} - \frac{\beta}{\tau}\Big[\tau+\eta - \frac{5\eta^2}{4(\tau+2)} + \frac{(\tau+1)(\tau+3)\eta - \eta^3/3}{(\tau+2)^2} \\ & - \frac{(\tau+1)(\tau+3)\eta^4 - \tau\eta^3/3 + \eta^4/4}{(\tau+2)^3}\Big]\end{aligned} \tag{2.20}$$

以上各式中的 $\eta = \Delta/m_0c^2$。

L_Δ 称为定限线碰撞阻止本领，也称为传能线（linear energy transfer，LET）密度，表示特定能量的带电粒子在介质中穿行单位长度路程时，由能量转移小于某一指定值 Δ 的历次碰撞所造成的平均能量损失，通常 Δ 以 eV 为单位，L_Δ 以 $J \cdot m^{-1}$ 或 $keV \cdot \mu m^{-1}$ 为单位。

由定义可以知道：L_∞ 就是带电粒子在介质中穿行单位长度路程时，由能量转移取一切可能值的历次碰撞所造成的能量损失平均值，也即 L_∞ 就是线碰撞阻止本领。

$$L_\infty = S_C \tag{2.21}$$

$$L_\infty/\rho = (S/\rho)_C \tag{2.22}$$

化合物中的 S/ρ 也用类似于式(2.12)的公式计算,电子和质子在水中的 L_Δ/ρ 值可参见后面的图2.9和图2.10。

3. 辐射阻止本领

已经知道,带电粒子在穿过介质时,为表示因非弹性辐射(韧致辐射、湮灭辐射)相互作用而损失的能量大小,用辐射阻止本领描述。由定义知道,质量辐射阻止本领$(S/\rho)_r$,等于辐射作用能量损失 dE 除以穿过介质的相应质量厚度 ρdl,用公式表示为

$$(S/\rho)_r = \left(\frac{dE}{\rho dl}\right)_r \tag{2.23}$$

式中:dE 是带电粒子在密度为 ρ 的介质中穿行 dl 距离时,因辐射的产生而损失能量的期望值。

计算表明,$(S/\rho)_r$ 与 $Z \cdot z^2/m^2$ 成正比,Z 是吸收介质的原子序数,z 和 m 是带电粒子的电荷数和质量。由于重带电粒子的质量较大,与其他过程能量损失的几率相比,重带电粒子的辐射能量损失几率可以忽略不计。

电子的质量辐射阻止本领的计算公式如下。

当 $1 < \tau < 1/\alpha Z^{1/3}$($\alpha \approx 1/137$ 是精细结构常数)时

$$(S/\rho)_r = 4\alpha \cdot r_e^2 m_0 c^2 N_A \cdot \frac{Z(Z+1)}{M_A} \cdot (\tau+1) \cdot [\ln\alpha(\tau+1) - 1/3] \tag{2.24}$$

当 $\tau \gg 1/\alpha Z^{1/3}$ 时

$$(S/\rho)_r = 4\alpha \cdot r_e^2 m_0 c^2 N_A \cdot \frac{Z(Z+1)}{M_A} \cdot (\tau+1) \cdot [\ln(183/Z^{1/3}) + 1/18] \tag{2.25}$$

由此可以看出,$(S/\rho)_r$ 随吸收介质原子序数和电子能量的增加而上升(图2.7),取

$$1/X_0 = 4\alpha \cdot r_e^2 N_A \cdot \frac{Z(Z+1)}{M_A} \cdot \ln(183/Z^{1/3}) \tag{2.26}$$

则当 $\tau \gg 1/\alpha Z^{1/3}$ 时,式(2.25)可近似表示为

$$(S/\rho)_r \approx E/X_0 \tag{2.27}$$

X_0 称为电子在介质中的辐射长度,它是电子因辐射电磁波而使其能量减小到原来值的 $1/e$ 时所需要的质量厚度($kg \cdot m^{-2}$),式(2.27)表明,当电子的能量很高时,$(S/\rho)_r/E$ 与电子的能量无关,如图2.7所示。

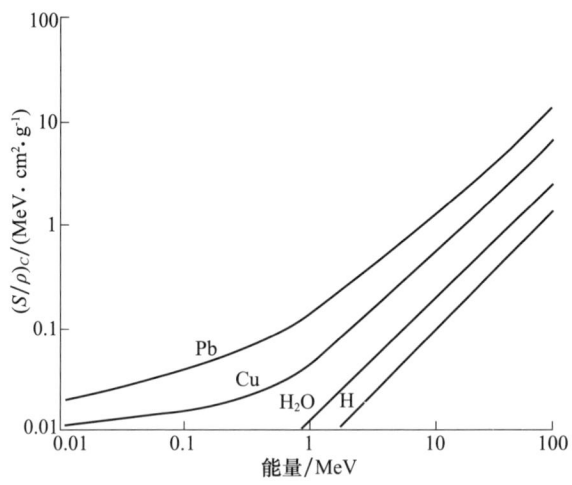

图 2.7 电子在 H、H_2O、Cu 和 Pb 中的质量辐射阻止本领

将图 2.3 和图 2.7,式(2.7)和式(2.24)进行比较,可知低能电子的$(S/\rho)_c$值较大,高能电子的$(S/\rho)_r$值较大,电子的辐射阻止本领与碰撞阻止本领的比值可以近似地表示为

$$\frac{(S/\rho)_r}{(S/\rho)_C} \approx \frac{EZ}{n} \quad (2.28)$$

对于能量大于 3MeV 的电子,$n \approx 700 \pm 100 \text{MeV}$。

对应于$(S/\rho)_r = (S/\rho)_C$的电子能量,称作临界能量 E_c,由式(2.28)可知

$$E_C = n/Z \quad (2.29)$$

例如,Cu 的原子序数 $Z = 29$,其 E_c 值大约为 24MeV。

4. 总阻止本领

带电粒子在弹性散射中损失的能量可以忽略不计,在核反应和电子对生成两种作用方式可以忽略的能量范围内,介质对带电粒子的总质量阻止本领是质量碰撞阻止本领与质量辐射阻止本领之和。辐射阻止本领与带电粒子质量的平方成反比,在上述能量范围内,重带电粒子的辐射阻止本领与碰撞阻止本领相比可以忽略不计,因此,重带电粒子的总质量阻止本领就等于质量碰撞阻止本领:

$$(S/\rho) = (S/\rho)_C \text{(对重带电粒子)} \quad (2.30)$$

重带电粒子阻止本领与粒子本身、介质性质均有关,阻止本领具有如下方面特点:①与重带电粒子电荷数平方成正比,相同速度下,重带电粒子电荷越

第 2 章 电离辐射与物质相互作用

多,能量损失越大,穿透本领也就越弱,例如α粒子($Z=2$)与质子($Z=1$)以相同速度穿过同种物质时,前者电离损失率是后者的4倍,因此α粒子穿透本领弱于质子;②与重带电粒子自身质量无关;③与重带电粒子入射速度有关,当速度不很高时,阻止本领与粒子速度平方成反比关系,速度越小,电离损失率越大,即带电粒子速度越慢,掠过电子的时间就越长,静电库仑力作用时间就越长,电子获得动量也就越大,因而入射带电粒子的能量损失也就越大,反之能量损失率就越小;④与吸收物质原子序数成正比,相同能量的同种入射粒子,吸收物质原子序数越大,电子密度也越大,电离损失率也越大,故高原子序数物质阻止入射粒子的能力要比低原子序数物质的阻止能力强;⑤与吸收物质原子数密度成正比,吸收物质的原子数密度越大,电离损失率也就越大。

图2.8给出了电子、介子和重带电粒子在标准空气中的电离损失率与能量之间的关系。可见,阻止本领随入射粒子能量增加而减小,在高能区略有增加,这是式(2.22)中相对论项作用的结果。如果两种带电粒子速度、电荷相等,则它们在同种介质中的能量损失率也相同,例如能量为10MeV的质子和20MeV的氘核速度相同,且电荷数均为1,故两者在同一物质中的能量损失率相同。应该指出,式(2.22)不适用于入射粒子速度很低时的情况,由于重带电粒子的电荷态会随速度大小而变化,具有涨落特性,如对于能量低于1MeV的α粒子(或能量低于1.3MeV的质子),因为低能α粒子(或质子)可以俘获电子成为氦离子(He+)或氦(氢)原子,也可以再失去电子,低能入射粒子作用情况十分复杂。

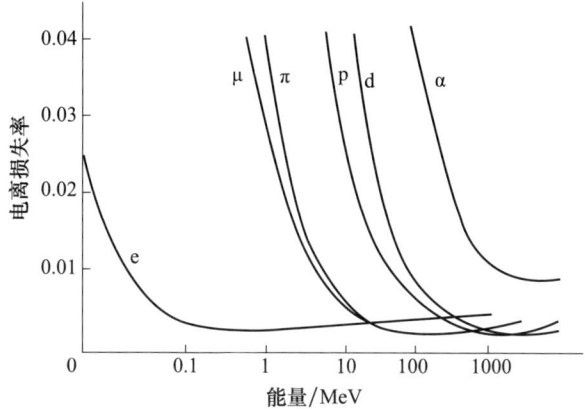

图2.8　带电粒子在空气介质中的电离损失率与能量之间的关系

图 2.9 和图 2.10 给出了水对质子和电子的总质量阻止本领、质量碰撞阻止本领、定限质量碰撞阻止本领与带电粒子能量关系的曲线。表 2.2～表 2.4 分别给出了某些物质对电子的碰撞阻止本领 $(S/\rho)_c$、对电子的辐射阻止本领 $(S/\rho)_r$ 和对质子的阻止本领 (S/ρ) 的数据。

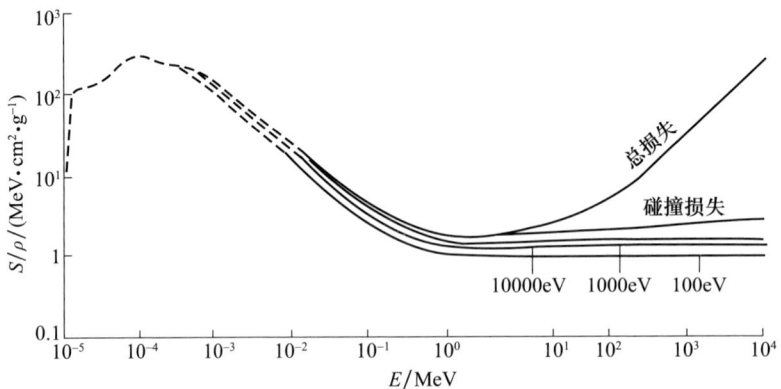

图 2.9 水对电子的质量阻止本领

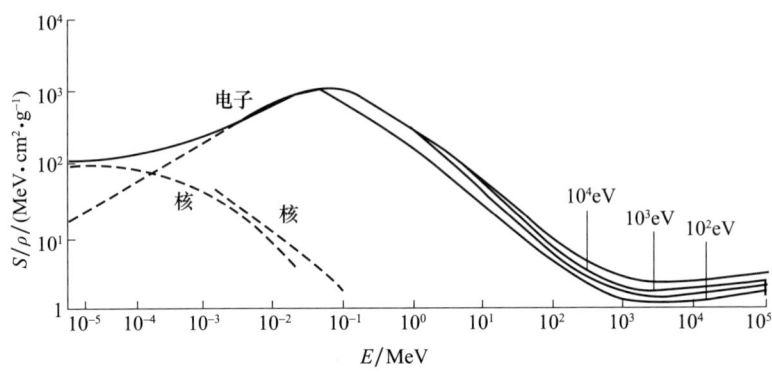

图 2.10 水对质子的质量阻止本领

表 2.2 不同物质对电子的碰撞阻止本领 $(S/\rho)_c(\text{MeV}\cdot\text{cm}^2\cdot\text{g}^{-1})$

E/MeV	EXP	H	He	C	O	Al	骨	肌肉	水	弗里克溶液	空气	Al50	C552	LiF
0.01	+1	5.125	2.267	2.014	1.937	1.649	1.971	2.237	2.258	2.241	1.975	2.294	1.972	1.796
0.02		2.917	1.307	1.177	1.138	9.844	1.161	1.308	1.317	1.309	1.157	1.335	1.156	1.056
0.04		1.687	7.642	6.948	6.746	5.909	6.903	7.711	7.777	7.730	6.848	7.863	8.841	6.252

第2章 电离辐射与物质相互作用

(续)

E/MeV	EXP	H	He	C	O	Al	骨	肌肉	水	弗里克溶液	空气	Al50	C552	LiF
0.06		1.245	5.669	5.177	5.039	4.439	5.163	5.747	5.797	5.763	5.111	5.853	5.106	4.670
0.08		1.015	4.638	4.247	4.142	3.661	4.246	4.717	4.757	4.730	4.198	4.800	4.194	3.383
0.10	0	8.137	4.003	3.671	3.588	3.177	3.678	4.080	4.115	4.092	3.633	4.150	3.630	3.323
0.20		5.851	2.700	2.482	2.441	2.174	2.507	2.769	2.793	2.778	2.470	2.812	2.468	2.261
0.40		4.445	2.064	1.891	1.882	1.680	1.931	2.129	2.148	2.136	1.902	2.156	1.899	1.737
0.60		4.042	1.884	1.716	1.725	1.540	1.760	1.945	1.963	1.953	1.743	1.957	1.729	1.583
0.80		3.883	1.815	1.643	1.667	1.486	1.690	1.866	1.886	1.876	1.683	1.874	1.659	1.521
1.00		3.816	1.787	1.609	1.646	1.465	1.658	1.830	1.849	1.839	1.661	1.834	1.626	1.491
2.00		3.823	1.801	1.587	1.671	1.475	1.643	1.804	1.824	1.815	1.684	1.804	1.605	1.471
4.00		4.020	1.903	1.636	1.777	1.540	1.697	1.851	1.870	1.861	1.790	1.852	1.650	1.513
6.00		4.175	1.983	1.676	1.857	1.583	1.740	1.892	1.911	1.903	1.870	1.894	1.690	1.548
8.00		4.295	2.043	1.707	1.918	1.613	1.773	1.924	1.943	1.934	1.931	1.926	1.719	1.572
10.00		4.391	2.092	1.730	1.967	1.638	1.799	1.940	1.968	1.959	1.979	1.951	1.742	1.592
20.00		4.698	2.247	1.797	2.122	1.704	1.874	2.026	2.046	2.037	2.134	2.024	1.811	1.654
40.00		5.010	2.405	1.856	2.272	1.769	1.942	2.097	2.118	2.109	2.828	2.089	1.873	1.711
60.00		5.144	2.498	1.888	2.338	1.805	1.978	2.134	2.156	2.147	2.347	2.125	1.907	1.742
80.00		5.123	2.564	1.911	2.379	1.829	2.003	2.160	2.182	2.173	2.387	2.151	1.930	1.764
100.00		5.259	2.609	1.928	2.409	1.847	2.022	2.180	2.202	2.193	2.417	2.170	1.948	1.780

表 2.3 不同物质对电子的辐射阻止本领 $(S/\rho)_r$，$(\text{MeV}\cdot\text{cm}^2\cdot\text{g}^{-1})$

E/MeV	EXP	H	He	C	O	Al	骨	肌肉	水	弗里克溶液	空气	PMMA	聚苯乙烯	LiF
0.01	−4	9.702	9.885	3.150	4.267	6.559	5.461	3.816	3.989	3.961	3.897	3.332	2.982	3.678
0.02	−3	1.004	1.010	3.176	4.336	6.926	5.778	3.882	3.963	4.033	3.954	3.372	3.008	3.762
0.04		1.061	1.048	3.215	4.376	7.133	5.989	3.928	4.005	4.080	3.998	3.413	3.048	3.815
0.06		1.113	1.084	3.270	4.434	7.243	6.113	3.986	4.062	4.139	4.057	3.468	3.103	3.861
0.08		1.184	1.119	3.337	4.512	7.350	6.230	4.061	4.138	4.215	4.133	3.538	3.169	3.932
0.10		1.216	1.157	3.414	4.607	7.476	6.356	4.150	4.228	4.306	4.222	3.619	3.244	4.011
0.20		1.511	1.375	3.896	4.215	8.344	7.140	4.714	4.801	4.887	4.789	4.126	3.711	4.540
0.40		2.232	1.924	5.173	6.856	1.082	9.276	6.226	6.339	6.447	6.311	5.474	4.945	5.992
0.60		3.096	2.592	8.759	8.904	1.390	1.194	8.108	8.254	8.391	8.210	7.149	6.475	7.779

(续)

E/MeV	EXP	H	He	C	O	Al	骨	肌肉	水	弗里克溶液	空气	PMMA	聚苯乙烯	LiF
0.80		4.076	3.352	8.559	1.122	1.739	1.495	1.024	1.043	1.059	1.036	9.050	8.212	9.800
1.00		5.152	4.180	1.053	1.376	2.119	1.824	1.257	1.280	1.300	1.271	1.113	1.011	1.200
2.00	-2	1.162	9.312	2.213	2.869	4.350	3.755	2.632	2.678	2.719	2.656	2.338	2.132	2.506
4.00		2.782	2.134	5.026	6.471	9.702	8.386	5.954	6.058	6.146	5.999	5.307	4.852	5.606
6.00		4.651	3.523	8.193	1.051	1.567	1.355	9.686	9.854	9.993	9.754	8.648	7.919	9.210
8.00		6.675	5.018	1.158	1.482	2.200	1.904	1.367	1.391	1.410	1.376	1.222	1.120	1.292
10.00		8.809	6.584	1.513	1.932	2.858	2.476	1.784	1.814	1.839	1.795	1.596	1.464	1.693
20.00	-1	2.046	1.505	3.417	4.343	6.357	5.525	4.018	4.086	4.141	4.042	3.603	3.311	3.797
40.00		4.615	3.346	7.508	9.502	1.379	1.202	8.807	8.955	9.072	8.855	7.912	7.284	8.289
60.00		7.326	5.272	1.175	1.484	2.147	1.875	1.377	1.400	1.418	1.384	1.235	1.141	1.294
80.00	0	1.011	7.238	1.608	2.028	2.927	2.558	1.883	1.914	1.939	1.892	1.694	1.562	1.787
100.00		1.295	9.229	2.046	2.577	3.714	3.249	2.394	2.434	2.465	2.405	2.155	1.988	2.245
χ_0	+1	6.305	9.432	4.270	3.424	2.401	2.657	3.671	3.608	3.568	3.661	4.054	4.379	3.926

表 2.4 质子的阻止本领 (S/ρ) （MeV·cm^2·g^{-1}）

E/MeV	H	Al	Ar	空气	水	肌肉	骨	LiF	留西特
1.00	683.81	174.02	146.74	220.72	267.95	264.31	237.04	206.58	261.21
2.00	392.02	110.82	95.036	135.50	161.46	159.63	145.17	126.10	158.38
4.00	221.44	676.06	58.991	81.158	95.376	94.382	86.625	75.137	93.662
8.00	123.85	40.309	35.563	47.384	55.205	54.645	50.512	43.850	52.167
10.00	102.59	33.965	30.054	39.709	46.166	45.698	42.320	36.714	45.264
20.00	57.108	19.765	17.649	22.759	26.322	26.057	24.250	21.050	25.774
40.00	31.976	11.456	10.293	13.027	15.007	14.857	13.881	12.052	14.682
60.00	22.960	8.3601	7.5351	9.4526	10.869	10.761	10.073	8.7643	10.630
80.00	18.265	6.7186	6.0667	7.5701	8.6944	8.6083	8.0671	7.0051	8.5007
100.00	15.372	5.6952	5.1490	6.4013	7.3459	7.2733	6.8214	5.9239	7.1810
200.00	9.3683	3.5388	3.2094	3.9517	4.5248	4.4803	4.2102	3.6557	4.4212
300.00	7.2999	2.7845	2.5292	3.0995	3.5441	3.5095	3.3.12	2.8663	3.4621
400.00	6.2638	2.4041	2.1867	2.6714	3.0510	3.0213	2.8440	2.4692	2.9801
500.00	5.6505	2.1782	1.9839	2.4179	2.7585	2.7318	2.5731	2.2338	2.6944

(续)

E/MeV	H	Al	Ar	空气	水	肌肉	骨	LiF	留西特
600.00	5.2512	2.0311	1.8523	2.2533	2.5679	2.5432	2.3967	2.0805	2.5083
700.00	4.9750	1.9294	1.7618	2.1397	2.4360	2.4127	2.2748	1.9745	2.3797
800.00	4.7757	1.8562	1.6971	2.0582	2.3408	2.3186	2.1870	1.8981	2.2869
900.00	4.6274	1.8019	1.6494	1.9980	2.2701	3.2487	2.1220	1.8415	2.2181
1000.00	4.5147	1.7607	1.6137	1.9526	2.2164	2.1956	2.0727	1.7985	201658

2.1.3 散射本领

运动的带电粒子与原子核的弹性散射,可以看成只改变入射粒子运动方向的电磁相互作用,当入射粒子为重带电粒子时,只有当它非常靠近原子核通过时,才会发生能观察到的散射,即重带电粒子发生弹性散射的几率很小,散射现象不明显,其运动径迹是一条直线,发生大角度散射只是极个别的现象。

电子质量与原子核相比很小,即使在离原子核较远处掠过,其运动方向也会因弹性散射而偏折。与电子引起的初级电离或激发事件相比,电子在介质中的弹性散射事件更为频繁。弹性散射事件的不断发生,使电子在介质中的运动方向不断地发生改变。即便大部分弹性散射产生非常小的偏转角,大量弹性散射事件作用的最终结果将会导致电子在介质中存在一个净偏转角 θ。通过对大量电子进行观测,发现净偏转角 θ 角服从高斯分布,且其均方值 $\bar{\theta}^2$ 与穿过的物质层厚度成正比,称 $\bar{\theta}^2$ 为散射均方角。我们把电子穿过单位质量厚度时产生的散射均方角增量定义为质量散射本领,并记作 T/ρ。

$$(T/\rho) = \frac{1}{\rho} \cdot \frac{\mathrm{d}\bar{\theta}^2}{\mathrm{d}l} \tag{2.31}$$

式中:$\mathrm{d}\bar{\theta}^2$ 是电子在密度为 ρ 的介质中,穿行的距离为 $\mathrm{d}l$ 时产生的散射均方角增量。

质量散射本领的计算公式如下:

$$(T/\rho) = \pi \left[\frac{2r_e Z}{(\tau+1)\beta^2}\right]^2 \cdot \frac{N_A}{M_A} \left\{ \ln\left[1+\left(\frac{\theta_m}{\theta_\mu}\right)^2\right] - 1 + \left[1+\left(\frac{\theta_m}{\theta_\mu}\right)^2\right]^{-1} \right\} \tag{2.32}$$

$$\theta_m = \frac{2A^{-1/3}}{\alpha\beta(\tau+1)}, 并且 \theta_m \leq 1, \theta_\mu = 1.130\frac{\alpha Z^{1/3}}{\beta(\tau+1)}$$

式中:A 是散射核的核子数;其他符号同前。

原子中的电子对入射电子的散射作用未包括在式(2.32)中,因为电子-电子散射会导致入射电子显著的能量损失,如果要考虑这一部分的贡献,则只需要在式(2.32)中将 Z^2 改为 $Z(Z+1)$ 即可。有关电子在各种介质中的质量散射本领数据,可以查阅 ICRU 相关报告。

2.1.4 射程

1. 射程定义

带电粒子在物质中运动时,通过电离、激发和韧致辐射等过程逐渐损失自身能量,若吸收物质足够厚,最终它将耗尽自身能量而停留在吸收物质中,此时带电粒子被物质吸收。带电粒子从进入物质到完全被吸收的过程中沿原入射方向穿行的最大直线距离,称为它在吸收物质中的射程(range),即入射粒子沿入射方向穿透的最大距离。需要注意的是射程和路径的概念有所不同,路径是指入射粒子在物质中所通过的实际路径长度,而射程是入射粒子的路径在入射方向的投影,故射程又称为投影射程(可用 R 表示),如图 2.11 所示,路径一般大于射程。重带电粒子质量大,在与核外电子非弹性碰撞以及与原子核弹性碰撞中,入射粒子运动方向改变很小,因此重带电粒子的路径接近直线(仅在末端略有弯曲),其射程近似等于路径长度。带电粒子在每次碰撞中损失的能量及其运动方向的改变均服从统计规律,严格地讲,即使是单能重带电粒子,在相同位置沿同一方向进入相同介质中,其射程也不完全相同。特别是当入射粒子能量较低时,路径和射程之间会存在差异,能量越低,差异越大,且对不同吸收物质的差异大小也有所不同。

2. 重粒子射程

将一束单能带电粒子垂直入射到吸收体上,改变吸收体的厚度,测定穿过吸收体的粒子数,就得到了透射带电粒子数随吸收体厚度变化的曲线,称为射程曲线。

图 2.12(a)是测量 α 粒子在空气中射程的实验装置,左端放置 α 源,α 射

第 2 章 电离辐射与物质相互作用

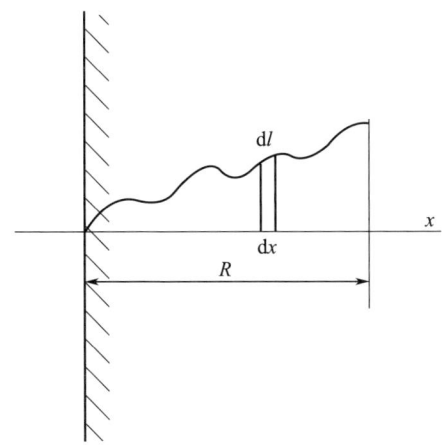

图 2.11 投影射程示意图

线经准直器准直后进入探测器被计数,探测器可沿 α 粒子的出射方向移动,保持探测器对 α 源所张立体角不变,改变探测器与 α 源之间的距离,可测量不同距离处的 α 粒子计数率。开始一段距离计数率保持不变,表明 α 粒子没有被空气吸收,当增加到一定距离时,计数率很快下降,并迅速降为零,表示 α 粒子在这个距离位置处,已全部被空气吸收,也即 α 粒子全部停留在射程附近区域内,对于 ^{210}Po 源释放的 5.3MeV 的 α 粒子,在标准状态下空气中射程是 3.84cm。

图 2.12(b) 的曲线 a 中 B 点左方计数率基本为常数,越过 B 点后曲线 a 开始下降,表明已有 α 粒子不能到达计数器而被记录,曲线 a 常被称为 α 粒子的积分曲线。曲线 b 表示单位路径上 α 粒子变化率随距离的分布,它被称为 α 粒子微分分布曲线,由微分曲线 b 可知,大多数 α 粒子停留在射程对应的位置,而此位置在曲线 a 中表示 α 粒子数恰好减为原来粒子数一半时的位置,说明能量相同的 α 粒子的射程基本上相等但略有涨落,平时测量或计算的 α 粒子射程一般都是指平均射程。能量相同的 α 粒子路径长度差别也不大。

重带电粒子的径迹近似为一直线,而且每次碰撞仅损失小部分能量,经过大量的碰撞才能最终被阻挡下来,其射程的相对歧离较小。如果穿过吸收层厚度为 x 的粒子数为 $N(x)$,则平均射程 $\bar{R}$ 为

$$\bar{R} = \frac{-1}{N_0} \int_0^\infty x [\mathrm{d}N(x)/\mathrm{d}x] \mathrm{d}x \tag{2.33}$$

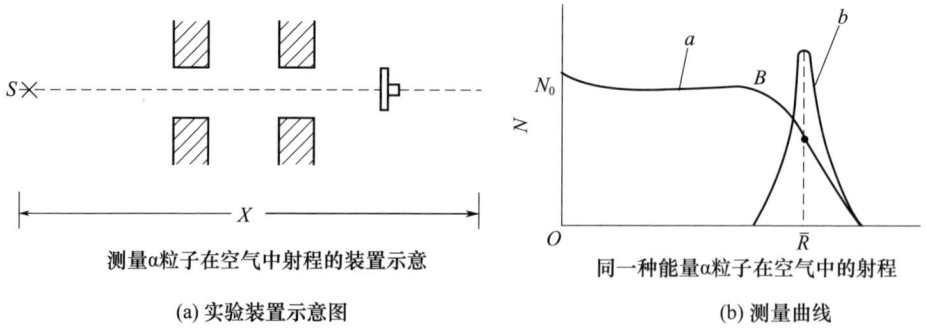

(a) 实验装置示意图　　　　　　　(b) 测量曲线

图 2.12　测量 α 粒子在空气中射程的实验装置和测量曲线

式中，N_0 是入射到吸收体上的粒子数。在射程曲线斜率最大处作一切线，切线与 x 轴的交点对应的吸收体厚度，称为外推射程 R_p；使入射粒子数降低到刚刚不能探测到的水平，这时的吸收体厚度称为最大射程 R_{max}，如图 2.13 所示。

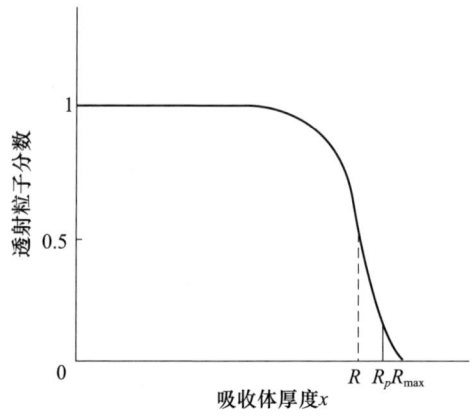

图 2.13　重带电粒子的典型射程曲线

为了粗略估算 α 粒子、质子在空气中的射程，可以采用下面的经验公式。
对于能量为 4~8MeV 的 α 粒子，其射程一般可用如下公式表示：

$$\bar{R}(\text{cm}) = 0.318(T_\alpha)^{3/2}(\text{MeV}) \tag{2.34}$$

对于能量为几兆电子伏特至 200MeV 的质子，其射程表示为

$$\bar{R}(\text{cm}) = \left[\frac{T_p(\text{MeV})}{9.3}\right]^{1.8} \times 10^2 \tag{2.35}$$

为了由重带电粒子在一种物质中的射程,求得它在另一种物质中的射程,布拉格(W. H. Bragg)等进行过许多研究,建立了以下经验公式(Bragg – Kleemann 定律):

$$\frac{R}{R_0} = \frac{\rho_0 \sqrt{A}}{\rho \sqrt{A_0}} \tag{2.36}$$

式中:R、R_0 为 α 粒子在两种不同物质中的射程;ρ、ρ_0 和 A、A_0 分别为相应物质的密度和原子量。这个公式可以用于任何两种物质中 α 粒子的射程换算。

当吸收物质为化合物或混合物时,因为与入射粒子的能量相比,原子之间的化学键能可以忽略,所以

$$\sqrt{A} = \omega_1 \sqrt{A_1} + \omega_2 \sqrt{A_2} + \cdots + \omega_i \sqrt{A_i} \tag{2.37}$$

式中:ω_1、ω_2,$\cdots$,ω_i 分别为化合物或混合物中各元素的原子百分数;A_1,A_2,$\cdots$,A_i 分别为化合物或混合物中各元素的原子质量数。

对于空气,$\sqrt{A_0} = 3.81$,$t = 15℃$,$p = 1.013 \times 10^5$ Pa 时,$\rho_0 = 1.226 \times 10^{-3}$ g·cm^{-3}。于是式(2.36)可以改写为

$$R = 3.2 \times 10^{-4} \frac{\sqrt{A}}{\rho} R_0 \tag{2.38}$$

式(2.36)和式(2.38)中射程的单位均为 cm。

质子、α 粒子在铝和空气中的射程有比较完整的数据,由此可以求得其他重荷电粒子在这些物质中的射程。设 R_0、m_0、z_0 分别表示质子(或 α 粒子)的射程、质量和电荷数;R、m、z 分别表示其他重荷电粒子的射程、质量和电荷数,当两种粒子的速度相等时,由式(2.36)得

$$R = R_0 \frac{z_0^2}{z^2} \cdot \frac{m}{m_0} \tag{2.39}$$

若其他重粒子的动能为 T,当 α 粒子或质子与这种粒子的速度相等时,其当量能量为 $\varepsilon = m_0 T/m$,根据 ε 值的大小,在相应的图表中找出 α 粒子或质子的射程度 R_0(也可由经验公式计算),代入式(2.39),即可求得其他重带电粒子在铝或空气中的射程。

3. 电子射程

电子在介质中能量损失率比 α 粒子要小,因此它比 α 粒子具有更大的射

程,例如,空气中能量为 4MeV 的 β 射线(电子)射程是 15m,而相同能量 α 粒子的射程只有 2.5cm,可见电子的贯穿本领较大。

通过前面讨论,知道 α 粒子与靶原子电子碰撞后,几乎是直线行走,只是在射程末端与靶原子核的碰撞才使径迹有些偏离直线,α 粒子有确定的射程概念,其射程与径迹长度近似相等,射程与能量关系可以用理论表达式表示,只是由于能量歧离效应,射程存在歧离现象。对电子来说,射程概念不像 α 粒子那样确切,由于电子质量小,电子在一次碰撞中可以损失掉其能量的一半,正电子与电子的一次碰撞中可能损失掉其全部能量,高能电子还以较大的几率产生轫致辐射而导致较大的能量损失。有的电子发生了能量损失很大的相互作用,或运动方向发生了较大的变化而被阻止在入射点附近,这时仅穿过较薄的投影厚度,而另一些电子可能没有遭遇较大能量损失的相互作用,沿着较直的路线运动,能够在介质中穿行较大的距离。即便能量相同的电子,由于不断地经历电离损失、辐射损失以及与原子核的弹性散射等作用过程而损失能量,穿过的物质层厚度相差会很大,电子的投影射程歧离较大,但射程曲线总体趋势是随介质厚度的增加近于线性下降,图 2.14 给出了单能电子的典型吸收曲线。由于弹性碰撞会改变电子运动方向,这样使电子穿过介质时走过的路程会十分曲折,故电子径迹长度会远远超过其射程,如图 2.15 中的 R_1、R_2。图 2.16(a)是使用蒙特卡罗方法模拟的电子(11.6keV)在水中的三维径迹图,图 2.16(b)是在 xy 平面投影图,可以看出电子在介质中的实际路径是十分曲折无序的。

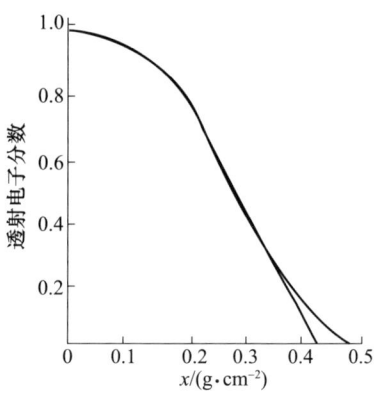

图 2.14　1MeV 电子在铝中的射程曲线

第 2 章　电离辐射与物质相互作用

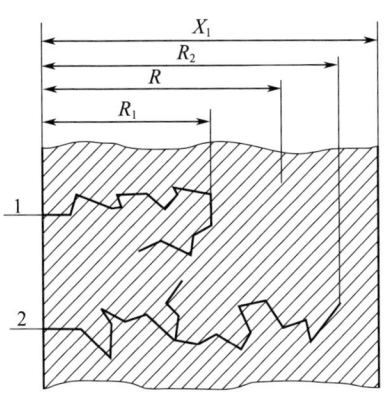

图 2.15　电子在物质中径迹

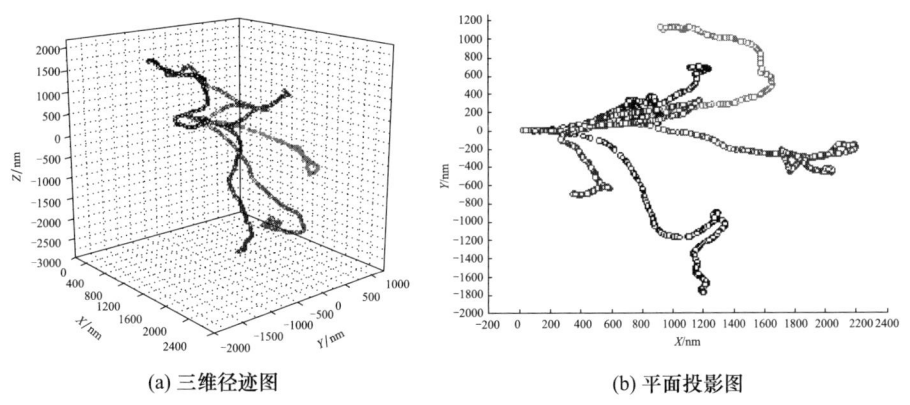

(a) 三维径迹图　　　　　　　　(b) 平面投影图

图 2.16　电子(11.6keV)在水中的三维径迹图

　　一束准直的单能电子入射到靶物质以后,由于能量损失的统计涨落较大和多次散射的现象,电子射程的不确定性大大加强,射程歧离可以达到平均射程值的 10%~15%,歧离效应较大的原因在于入射电子与介质中电子之间的非弹性碰撞几率及散射过程中能量转移歧离都较大。大多数情况下,在电子与电子一次碰撞中,平均转移的能量为几电子伏特,电子束的平均射程 $\bar{R}$ 近似等于平均路程 $\bar{S}$ 的一半,而 $\bar{S}$ 用公式 $\bar{S} = \int (-dE/ds)^{-1} dE$ 表示。通常用外推射程 R_0 来表述单能电子的穿透情况,单能电子 R_0 与电子能量关系一般只能用经验关系式表示。

对于 β 衰变放出的电子,因其能量连续分布,没有确定的射程。即便对于内转换电子或加速器产生的这样的单能电子来说,因统计涨落引起的歧离现象也很严重,其射程也难以确定。所以一般选用电子在物质中的最大射程来代表,用 R_β 表示。

电子的最大射程与其最大能量之间有一定的关系。对于铝吸收体,电子射程与能量之间有下列经验公式:

当 $0.15\mathrm{MeV} < E_{\beta\max} < 0.8\mathrm{MeV}$ 时,

$$R_\beta = 0.407 E_{\beta\max}^{1.38} \tag{2.40}$$

当 $0.8\mathrm{MeV} < E_{\beta\max} < 3\mathrm{MeV}$ 时,

$$R_\beta = 0.542 E_{\beta\max} - 0.133 \tag{2.41}$$

其中,$E_{\beta\max}$ 为电子最大能量,单位为 MeV,R_β 的单位为 g/cm^2。射程用质量厚度为单位,可以避免直接测量薄吸收体线性厚度所带来的较大误差,而面积和重量的测量误差可以较小。另外,用质量厚度表示的射程,与物质的实际密度无关。由于电子与物质作用的行为决定于吸收物质的原子序数,如果用质量厚度来表示射程,则对那些原子序数相近的物质(例如空气、铝、塑料和石墨等),尽管它们的密度差异很大,射程值(以质量厚度为单位)却近似相同。这样,关于射程 - 能量的经验公式式(2.40)、式(2.41)就不仅对铝适用,而且对于那些原子序数和铝相近的物质也都近似适用了,图 2.17 给出了电子在物质中的射程和能量关系。

4. 连续慢化近似射程

带电粒子在介质中穿行时,将留下一条曲折的径迹,还可能产生分枝径迹。假设带电粒子与物质的每次相互作用损失的能量足够小,以至于可以把带电粒子损失能量的过程看成是连续慢化过程,则初始能量为 E 的带电粒子,在介质中穿行路程总质量厚度的期望值 r_0 可表示为

$$r_0 = \int \rho dl = \int_0^E \rho \frac{dl}{dE'} dE' = \int_0^E [S(E')/\rho]^{-1} dE' \tag{2.42}$$

式中:$S(E')/\rho$ 是能量为 E' 的带电粒子总质量阻止本领,由式(2.42)定义的 r_0 称为连续慢化近似射程(CSDA range)。

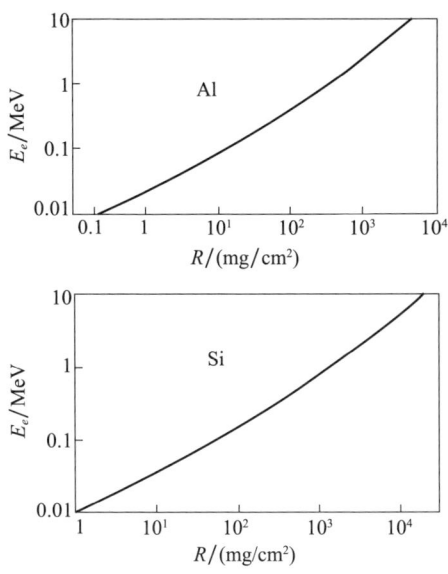

图 2.17 电子在物质中射程和能量关系

由图 2.11 可以看出，连续慢化近似射程 r_0 大于平均射程 $\bar{R}$，重带电粒子在物质中的运动方向只有微小的变化，射程歧离也较小，其连续慢化近似射程与投影射程相差甚微，因此可以利用阻止本领的公式对重带电粒子的射程进行理论计算。

将式(2.6)代入式(2.42)，并考虑到重带电粒子的动能，有

$$E = Mc^2 \left(\frac{1}{\sqrt{1-\beta^2}} - 1 \right) \tag{2.43}$$

于是，可给出重带电粒子的连续慢化近似射程的计算公式如下：

$$r_0 = \frac{1}{4\pi r_e^2 mc^2 N_A} \cdot \frac{M_A \cdot M \cdot c^2}{Z \cdot z^2} \cdot \int_0^{\beta_0} \frac{\beta^2 \mathrm{d}\beta}{(-\beta^2)L(\beta)} \tag{2.44}$$

式中：

$$L(\beta) = \ln \frac{2mc^2 \beta^2}{I(1-\beta^2)} - \beta^2 - \frac{C}{Z} - \frac{\delta}{2}$$

从式(2.42)可知，对于速率相同的各种重带电粒子，r_0 与 M/z^2 成正比。对于不同的介质，如果忽略 I、C/Z、δ 等差异的影响，则 r_0 与 M_A/Z 成正比，这样可

以从一种粒子(如质子)的射程推算其他重带电粒子的射程,并且由某种介质中的射程估算其他介质中的射程。

电子的射程歧离较大,难以用 r_0 代表电子所能穿过的介质层厚度,但是按式(2.42)算得的电子连续慢化近似射程,仍是代表电子能量沉积和标定电子深部剂量曲线的有用参数。

图 2.18 给出了电子和质子在水和铅中的连续慢化近似射程,与质子的曲线比较,电子 CSDA 射程在高能区间随粒子能量上升的速率变低,这是由高能电子的辐射能量损失过程引起的,铅的原子序数较高,轫致辐射能量损失的影响比在水中的影响更显著些。

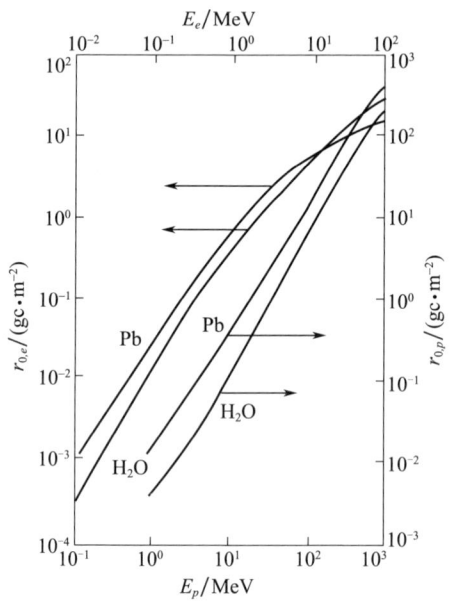

图 2.18 电子和质子在水和铅中的连续慢化近似射程 $r_{0,e}$ 和 $r_{0,p}$

2.1.5 介质中的电离能

入射带电粒子穿过物质时,因电离作用会在气体或液体中产生电子和正离子(失去一个或几个电子的原子或分子),而在某些固体中则形成导电电子和相应的空穴,这些电子-离子对和电子-空穴对统称为离子对。这样,入射带电粒子将在其前进路径周围留下大量离子对。因电离作用产生的任一种符号总电荷量除以单个电子电量所得的商,可以得到离子对数;把入射带电粒子在单位路径上产生的离子对数,称为比电离或电离密度,用(dN_i/dx)表示,单位是pairs/cm;带电粒子在物质中每形成一对离子平均消耗的能量称为平均电离能,用W表示。

设带电粒子的初始能量E全部消耗在介质中时,产生的离子对数平均值为$\bar{N}$,则平均电离能可以用公式表示为

$$W = E/\bar{N} \tag{2.45}$$

根据定义,$\bar{N}$中不仅包括直接电离产生的离子对,也包括韧致辐射和其他次级辐射产生的离子对。

由平均电离能W和电离损失率可得单位路径上产生的离子对数,即比电离表示为

$$(dN_i/dx) = (dE/dx)/W \tag{2.46}$$

对能量比较高的粒子,W值只与吸收物质性质有关,而与入射粒子种类和能量几乎无关。气体的W值在30~40eV之间,半导体的W值约为3eV,而密实介质的W值介于3~30eV之间。由于带电粒子在物质中会因非电离激发效应消耗掉一部分能量,并且若产生的次级电子动能小于最低电离能(第一电离能I_f)时,不能继续产生电离作用效应,所以物质中平均电离能一般要大于第一电离能,如氩的第一电离能仅为1.06eV,其平均电离电势是15.7eV,但它的平均电离能W值大约是26.4eV,这是因为在能量损失中大约有一半消耗在使原子和分子激发上,而这部分能量不产生离子对,最后导致分子热运动。如果电离作用把原子的内壳层电子释放出来,原子将获得较高激发能,如重元素的电子电离能高达上百keV。高激发态的原子在退激时,发射的荧光辐射或俄歇电子将可以在物质中继续产生电离作用,直到剩余能量小于I_f为止,故W与I_f有密切的关系。在气体或蒸气中,平均电离能值一般是第一电离能值的1.7~3.2倍,除单壳层电子外,W值均低于平均激发能。

实验表明,当入射粒子的速率远远大于价电子的轨道速率时,带电粒子的

电荷、质量和能量等对电离能的影响都不大。表 2.5 列出了高能粒子、质子和电子在几种介质中的电离能值,可以看出在同一种介质中,这三种带电粒子电离能值差别只有百分之几。

表 2.5 高能带电粒子的 $W(\mathrm{eV})$

气体	He	Ne	Ar	Kr	Xe	N_2	CO_2	空气	组织等效气体
$W_\alpha(5.3\mathrm{MeV})$			26.40			36.40	34.20	35.10	31.0
$W_p(1.8\mathrm{MeV})$			26.66			36.68	34.37	35.18	30.0
$W_\alpha(5.0\mathrm{MeV})$	42.7	36.8	26.40	24.1	21.9				
W_e	41.3	35.4		24.4	22.1	34.80	33.0	33.85	

当入射粒子的速率与价电子的轨道运动速率接近时,电离能值变得与能量有关,且随速率的降低而上升(图 2.19 和图 2.20)。为了表征电离能值随粒子能量的变化,定义电离能 W 的微分值 ω(它等于 dE 除以 dN 的商:$\omega = dE/dN$,其中,dN 是能量 dE 全部消耗在吸收体内时产生的离子对数),表示能量为 E 的带电粒子,在介质中穿行距离 dl 时损失的平均能量。

从表 2.5 可以看出,不同介质的 W 值相差很大,这是由原子的电子结构决定的,表 2.5(续)中还给出了一些固体和液体的 W 值。

表 2.5(续) α 粒子和电子在某些固体和液体中的 W 值

W	固体 Ge(300K)	固体 Ge(77K)	液态 Ar	液态 Kr	液态 Xe
W_α/eV	3.62	2.97			
W_e/eV	3.68	2.97	23.6	20.5	15.5

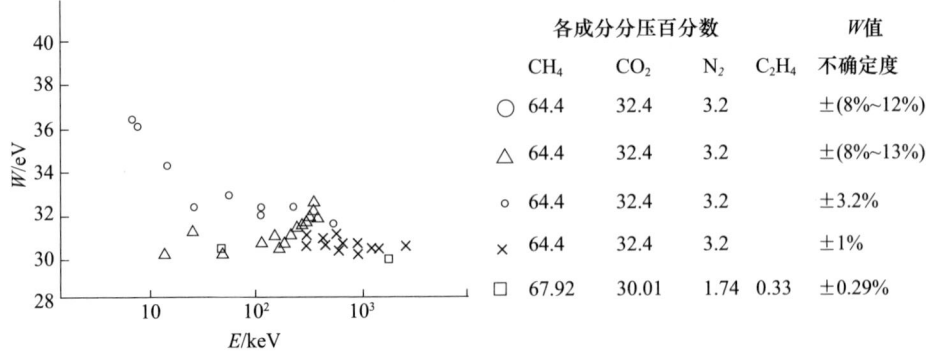

图 2.19 质子在组织等效气体中的 W 实验值

第 2 章 电离辐射与物质相互作用

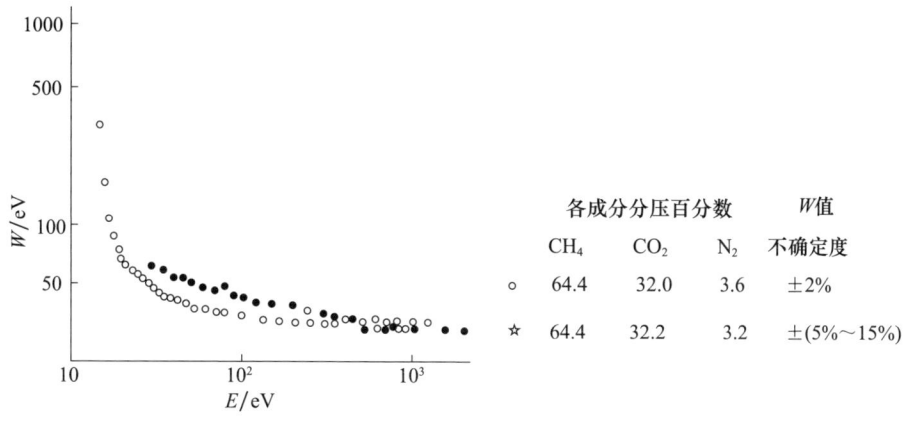

图 2.20 电子在组织等效气体中的 W 实验值

热碰撞作用可能使中性受激原子或分子转变为离子对，这种现象称为伴随电离，如当在氦气或氖气中加入一些杂质时，伴随电离使离子对数增加，W 值下降，这就是所谓的 Jessel 效应。两种气体相混时，具有较高电离电位的受激原子或分子与具有较低电离电位的原子或分子相碰撞，可能引起后者电离，从而使离子对数增加，例如在氦气中加入 0.13% 的氩气，W 值就从 41.3eV 降到 29.7eV。当两种气体成分在分压可相比较时，混合气体的 W 值一般介于两种成分气体的 W 值之间，并且有

$$1/W_{ij} = (p_i/W_i + \alpha_{ij}p_j/W_j)/(p_i + \alpha_{ij}p_j) \tag{2.47}$$

式中：W_i、W_j 是混合气体中两种成分的 W 值；p_i 和 p_j 是混合气体中两种成分的分压。α_{ij} 是一个经验常数，有人假设 $\alpha_{ij} = S_i/S_j$，S_i 和 S_j 分别为两种成分气体的阻止本领，这相当于假定粒子能量在两种成分中，按与相对阻止本领成比例的方式分配。

从上面讨论可以知道，特定介质的 W 值一般接近常数，因此电离能量损失取决于入射粒子速度大小和电荷多少，故比电离与入射带电粒子速度和电荷密切相关。对相同速度的入射粒子，电荷数越多比电离越大；对同种粒子，速度越慢的入射粒子比电离越大。正因为如此，带电粒子在穿过物质时整个路径上产生的离子对数目分布是不均匀的。图 2.21 给出了 4MeV 的 α 粒子通过空气时比电离的分布情况，α 粒子射入空气时在径迹开始时，由于离子的能量很大，速度快，与原子作用的时间短，发生的电离事件几率小，相应地比电离也小。

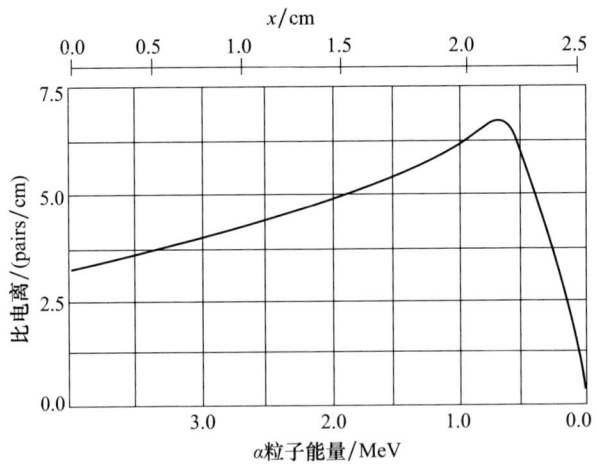

图2.21 α粒子通过空气时比电离的分布（15℃，1.013×10^5 Pa）

随着径迹长度的增加，粒子能量减小，其运动速度变慢，有足够时间在短距离内引起较多电离，因此比电离增大，形成一个峰值，被称为布喇格峰（Bragg峰）。峰值处的比电离为 $6.6\times10^3\ mm^{-1}$，此时对应的 α 粒子能量衰减为 0.65 MeV。峰值过后，由于 α 粒子能量太小，电离能力变小，比电离又急剧减小。可见，α 粒子通过物质时在其运动的径迹上可产生许多离子对，并且在粒子径迹各点的比电离分布是不均匀的，接近径迹末端时，比电离达到最大值，这是重带电粒子在物质中电离作用的重要特点。

2.2 光子与物质相互作用

X 射线和 γ 射线均由光子组成，同属于电磁辐射，与无线电波、红外线、可见光线、紫外线相同，它们在本质或物理特性上没有什么差别，只是因为电磁辐射的波长（或相应的频率、能量）范围不同，才各有其专门的名称，如表2.6所列。

表2.6 电磁辐射谱

电磁辐射类型	频率/Hz	真空中的波长/cm	能量/MeV
无线电波	$1\times10^5\sim3\times10^{12}$	$3\times10^5\sim1\times10^{-2}$	$4.13\times10^{-16}\sim1.24\times10^{-8}$
红外线	$1\times10^{12}\sim3.9\times10^{14}$	$3\times10^{-2}\sim7.7\times10^{-5}$	$4.13\times10^{-9}\sim1.61\times10^{-6}$

第 2 章 电离辐射与物质相互作用

(续)

电磁辐射类型	频率/Hz	真空中的波长/cm	能量/MeV
可见光线	$3.9\times10^{14} \sim 7.5\times10^{14}$	$7.7\times10^{-5} \sim 4.0\times10^{-5}$	$1.61\times10^{-6} \sim 3.10\times10^{-6}$
紫外线	$7.5\times10^{14} \sim 5\times10^{16}$	$4.0\times10^{-5} \sim 6.0\times10^{-7}$	$3.10\times10^{-6} \sim 2.06\times10^{-4}$
软 X 射线	$3\times10^{16} \sim 3\times10^{18}$	$1.0\times10^{-6} \sim 1.0\times10^{-8}$	$1.24\times10^{-4} \sim 1.24\times10^{-2}$
诊断用 X 射线	$3\times10^{18} \sim 3\times10^{19}$	$1.0\times10^{-8} \sim 1.0\times10^{-9}$	$0.0124 \sim 0.124$
深部治疗用 X 射线	$3\times10^{19} \sim 3\times10^{20}$	$1.0\times10^{-9} \sim 1.0\times10^{-10}$	$0.124 \sim 1.24$
γ 射线	$2\times10^{18} \sim 2.5\times10^{21}$	$1.5\times10^{-8} \sim 1.2\times10^{-11}$	$8\times10^{-3} \sim 10$

X 或 γ 射线的波长短、能量高,具有很大的贯穿本领,在电磁辐射能谱中所占的范围基本相同,只是它们的来源不同,γ 射线来自于不稳定的原子核,伴随原子核的分裂或衰变而产生,当不稳定核在转变为稳定的核过程中,多余的能量就以 γ 射线方式放出;而 X 射线是在原子核外产生的,X 射线的产生有两种物理机制:①通过电子加速装置把电子加速到很高的能量,之后利用高能电子轰击靶(通常为钨或金),电子在靶物质中运动受阻而减速,高速电子将以正比于其加速度平方的几率辐射电磁波,即以轫致辐射(X 射线)的形式释放能量,此时产生的 X 射线能量为连续谱,最大能量等于轰击靶的电子动能;②高能量电子与某个靶原子轨道上电子发生碰撞,当内壳层上的电子被击出后,该原子外壳层某一能级上的电子会去填补内壳层轨道留下的空位,并放出能量等于这两个能级之差的光子,由于光子能量取决于靶原子的电子壳层结构,所以这种过程中放出的光子(X 射线)能量不连续,仅是几种单能情形。

由于 X 射线和 γ 射线同属于光子,本质相同,它们与物质有相同的作用过程,所以下面将就 γ 射线与物质作用过程予以讨论。γ 射线通过物质时,将同时与其中原子的电子、原子核、电场以及原子核的介子场相互作用,作用的结果可能发生光子的吸收和散射(弹性散射或非弹性散射)。光子被吸收时,其能量全部转变为其他形式能量;当发生弹性散射时,能量不发生改变,仅改变光子传播的方向;如果发生非弹性散射,不仅改变光子的传播方向,同时光子的能量也会被部分地吸收。由于光子不携带电荷,与物质相互作用几率较小,在物质中可以走过比较长的路程,但是发生一次相互作用,光子就会损失较大的能量,一般情况下,一个光子在介质中发生几十次的相互作用,就可以损失掉其全部的能量。在描述光子与物质相互作用的过程中,也即在描述光子的能量吸收与转移时,一般使用各种作用截面和相互作用系数等参数来描述(有关截面和作用系数将在后面进行细致论述,这里不妨先把"作用截面"简单地当成"作用几率"来理解)。表2.7中列出了光子与物质相互作用的各种可能的过程。光子与物质相互作用时,主要经历光电效应、康普顿散射和电子对效应三种方式损失能量。由于其他过程造成的能量损失所占的比例非常小,故下面将着重讨论光电效应、康普顿散射和电子对效应这三种作用形式。

表2.7 γ射线和物质相互作用的各种可能形式的分类

作用对象	作用类型		
	吸收	散射	
		弹性散射	非弹性散射
原子中的电子	光电效应 光电:Z^4(高能) $\sim Z^5$(低能)	瑞利散射 $\sigma_R \sim Z^2$ (低能范围)	康普顿散射 $\sigma \sim Z$
原子核	光核反应 $(\gamma,n)(\gamma,p)(\gamma,f)$ $\sigma_{光核} \sim Z$	弹性核散射	核共振散射
带电粒子周围的电场	电子对产生 a 原子核的电场 $Rn \sim Z^2(h\nu \geq 1.02 \text{MeV})$ b 电子的电场 $R\varepsilon \sim Z(h\nu \geq 2.04 \text{MeV})$	德布里克散射	
介子	光介子产生 $h\nu \geq 140 \text{MeV}$		

图2.22画出了γ射线(或X射线)进入生物组织后,γ射线能量在其中转移、吸收乃至最终引起生物损伤的大概过程,可以看到,在物质中每经一次相互作用,光子都有一部分能量转移给了电子,另一部分则被散射光子(或X射线)所带走。通常入射的一个光子全部能量转移给电子,平均约需30次左右的相互作用。

第 2 章 电离辐射与物质相互作用

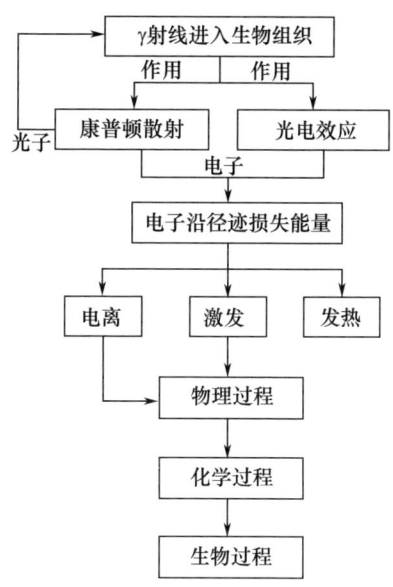

图 2.22 光子能量在生物组织中的吸收及其引起的生物损伤过程

2.2.1 光电效应

当光子与物质原子中的束缚电子作用时,光子把全部能量转移给某个束缚电子,使之发射出去,而光子本身消失掉,这种过程被称为光电效应,光电效应中发射出来的电子称为光电子。光电效应过程如图 2.23 所示。

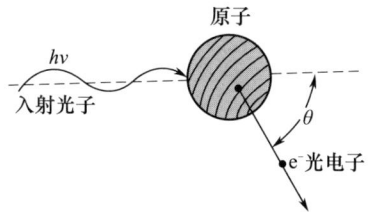

图 2.23 光电效应过程

原子吸收了光子的全部能量,其中一部分能量消耗于光电子脱离原子束缚所需的电离能(电子在原子中的结合能),另一部分就作为光电子的动能,所以释放出来的光电子能量就是入射光子能量和该束缚电子所处的电子壳层的结合能之差,虽然有一部分能量被原子的反冲核所吸收,但这部分反冲能量与光子能量、光电子的能量相比可以忽略，因此，要发生光电效应，光子能量必须要大于电子在壳层中的结合能。光电子可以从原子的各个电子壳层中发射出来，但是自由电子（非束缚电子）却不能吸收入射光子能量而成为光电子，也就是说，光子打在自由电子上不能产生光电效应，按动量守恒要求，在光电效应过程中，除入射光子和光电子外，还有一个第三者参加，这就是原子核，严格地讲反冲能量是被发射光电子之后剩余下来的整个原子带走的，但这部分能量十分小，由于它的参加，动量和能量守恒才能满足，而且电子在原子中束缚得越紧，越容易使原子核参加光电效应作用过程，产生光电效应的几率也就越大，所以在 K 壳层上打出光电子的几率最大，L 层次之，M、N 层更次之，如果入射光子的能量超过 K 层电子结合能，大约 80% 的光电吸收过程发生在 K 层电子上。

发生光电效应时，电子被从内壳层上打出后，在内壳层上就留下了空位，并使整个原子处于激发状态，由于激发状态不稳定，退激过程有两种：一种过程是外层电子向内层跃迁，来填补这个空位，使原子恢复到较低的能量状态，例如从 K 层打出光电子后，L 层的电子就可以跃迁到 K 层，跃迁时释放出来的能量就是两个壳层的结合能之差，这部分能量以特征 X 射线形式释放出来；另一种过程是原子的激发能也可以交给外壳层的电子，使它从原子中发射出来，这种电子称为俄歇电子，如图 2.24 所示。因此，在发射光电子的同时，还伴随着发射特征 X 射线或俄歇电子现象。

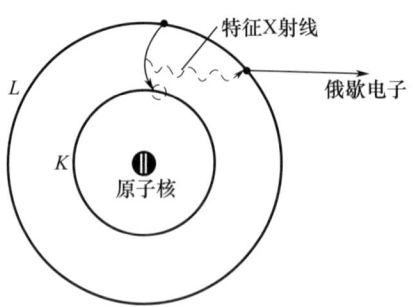

图 2.24　特征 X 射线、俄歇电子发射

下面进一步讨论光电效应中光电子的能量及角分布，光电截面与光电子能量、靶物质原子序数关系等。

第 2 章 电离辐射与物质相互作用

1. 光电子的能量

在光电效应中,由能量守恒定律得到

$$h\nu = E_e + B_i \text{ 或 } E_e = h\nu - B_i \tag{2.48}$$

式中:$h\nu$ 为入射光子能量;E_e 为光电子获得的动能;B_i 为第 i 层电子的结合能。如果入射光子是单能的,则产生的电子也是单能的光电子,由于原子各个电子壳层的结合能 B_i 是已知的,利用式(2.48),由光电子的动能可以确定入射光子的能量。电子的结合能 B_i 不仅与原子序数 Z 有关,而且也与壳层的层次有关,各壳层电子结合能数值的近似计算公式为

对于 K 层

$$B_k = R_y(z-1)^2 \tag{2.49}$$

对于 L 层

$$B_L = [R_y(z-5)^2]/4 \tag{2.50}$$

对于 M 层

$$B_M = [R_y(z-13)^2]/9 \tag{2.51}$$

式中:$R_y = h \cdot c \cdot R_\infty$,它是以能量为单位的里德伯常数,以国际制单位的里德伯常数 $R_\infty = 1.0974 \times 10^7 \text{m}^{-1}$,$h = 6.6262 \times 10^{-34} \text{J} \cdot \text{s}$,$c = 2.9979 \times 10^8 \text{m} \cdot \text{s}^{-1}$ 代入,可算得 $R_y = 2.179 \times 10^{-18} \text{J} = 13.60 \text{eV}$。光子能量 $h\nu$ 一般要比结合能 B_i 大得多。

2. 光电截面

把光电效应截面简称为光电截面(σ_{ph}),光电截面大小与 γ 射线能量、吸收物质的原子序数(Z)有关,粗略地讲,σ_{ph} 随光子能量增大而减小,随 Z 的增大而增大。

光电截面公式可以由量子力学公式计算得到,在非相对论情况下,即 $h\nu \ll m_0 c^2$ 时,K 层的光电截面 σ_k 为

$$\sigma_k = 32^{0.5} \alpha^4 \left(\frac{m_0 c^2}{h\gamma}\right)^{7/2} Z^5 \sigma_{Th} \sim Z^5 \left(\frac{1}{h\nu}\right)^{7/2} \tag{2.52}$$

其中,$\alpha = 1/137$ 为精细结构常数,$\sigma_{Th} = 8/3 \cdot \pi(e/m_0 c^2)^2 = 6.65 \times 10^{-25} \text{cm}^2$。

在相对论情况下,即 $h\nu \geq m_0 c^2$ 时,有

$$\sigma_k = 1.5\alpha^4 \frac{m_0 c^2}{h\nu} Z^5 \sigma_{Th} \approx Z^5 \frac{1}{h\nu} \qquad (2.53)$$

所以在两种情况下,都有 σ_k 正比于 Z^5 关系,随着 Z 的增大,光电截面迅速增大,这是因为光电效应是光子和束缚电子的作用,Z 越大,则电子在原子中束缚得越紧,越容易使原子核参与光电过程来满足能量和动量守恒要求,因而产生光电效应的几率就越大,由此往往采用高原子序数的材料来测量 γ 射线,以获得较高的探测效率。

从式(2.52)和式(2.53)还可以看到,σ_k 随 $h\nu$ 增加而减小,低能时减小得更快一些,高能时变化缓慢一些,可粗略地解释此变化趋势:γ 射线能量低时,相对地电子被束缚得也就越紧,越容易发生光电效应,当 γ 射线能量高时,电子的束缚能相对来说可以忽略不计,这时的电子接近"自由电子",所以光电效应截面就减小了。

光子在 M 壳层上当然也可以产生光电效应,不过相对于 K 层来说,几率较小,如果用 σ_{ph} 表示原子的光电效应总截面,则有

$$\sigma_{ph} = 5\sigma_k/4 \qquad (2.54)$$

图 2.25(a)给出了不同吸收物质的光电截面与光子能量的关系,也称光电吸收曲线,从图中可以看出,随 E_γ 的增大,σ_{ph} 变小。

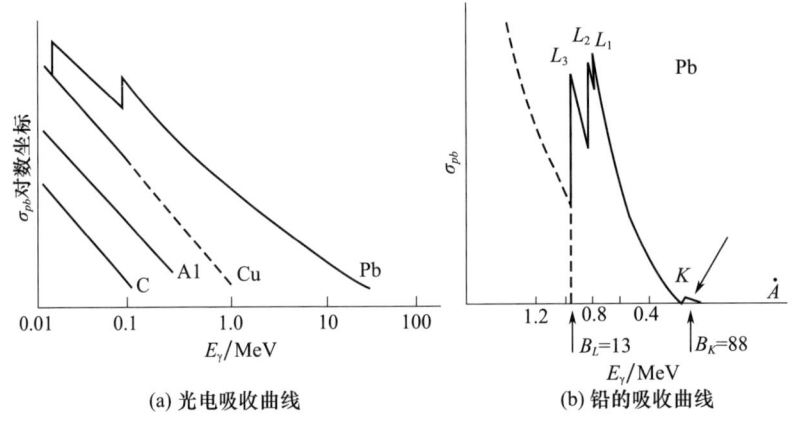

(a) 光电吸收曲线　　(b) 铅的吸收曲线

图 2.25　原子的光电截面与入射光子能量的关系

在 $h\nu < 100\text{keV}$ 时,光电截面显示出特征性的锯齿状结构,这种尖锐的突变称为吸收限,它是在入射光子能量与 K、L、M 层电子的结合能相一致时出现的,随光子能量逐渐增加,当等于某一层电子的结合能时,这一壳层的电子就对光电作用有贡献,因而 σ_{ph} 就阶跃式地上升到某一较高的数值,然后又随能量的增加而下降。图 2.25(b)是铅的精细吸收曲线图,K 吸收限为 88.3keV,对 L、M 层电子又存在着子壳层,各子壳层的结合能稍有差异,因而吸收曲线中对应于 L 吸收限和 M 吸收限存在着精细结构,L 层有 3 个吸收限,M 层有 5 个吸收限,铅的 L_3 吸收限为 13.06keV,L_2 吸收限为 15.26keV,L_1 吸收限为 15.91 keV。

3. 光电子的角分布

相对于光子的入射方向,不同角度光电子产额不一样,首先从光电过程中能量和动量守恒来看,在 0°方向没有光电子发射,要是这过程中没有第三者(原子核)参加,光电子就应从光子入射方向(定为 0°方向)飞出,而在实验中,0°方向确实没有观察到光电子,这就证明光电过程中有第三者参加,有了第三者参加,光电子就不能从 0°方向发射。实验和理论计算都证明,在 180°方向也不能出现光电子,而在某一角度上,光电子出现的几率最大。在入射光子能量很低时,光电子在垂直于入射光子束方向上发射,但当光子能量增加时,逐渐朝前向角发射。图 2.26(a)表示不同能量光子作用下光电子发射的角分布,图中 $dn/d\Omega$ 是微分截面,表示进入平均角度为 θ 的单位立体角的光电子数目;图 2.26(b)是用极坐标表示的光电子角分布图。

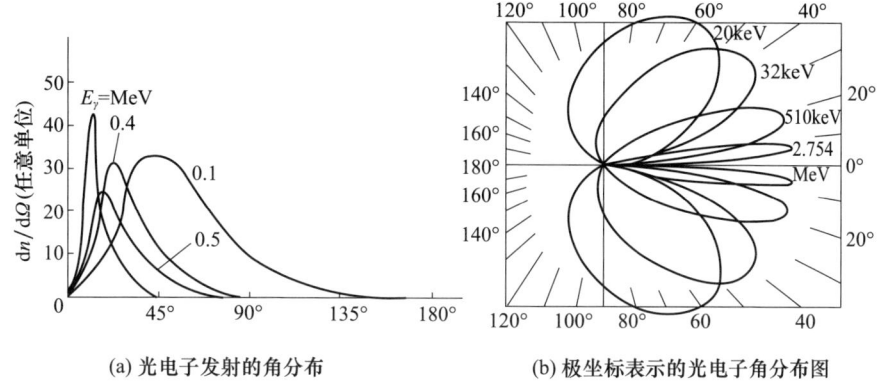

(a) 光电子发射的角分布　　(b) 极坐标表示的光电子角分布图

图 2.26　不同 γ 能量光电子发射角分布

2.2.2 康普顿效应

如果入射光子能量比原子中束缚电子的结合能大许多,相对光子而言,可以认为这些电子是不受束缚的自由电子。康普顿散射可以认为是入射光子与自由电子间的作用过程。只要光子能量足够大,在不同物质中发生康普顿散射的机制都一样。在康普顿效应中,光子与原子的核外电子会发生非弹性碰撞,一部分能量转移给电子,使它脱离原子成为反冲电子,入射光子能量减少的同时,也改变了自己原来的运动方向,成为散射光子,如图2.27所示。假设$h\nu$和$h\nu'$分别为入射和散射光子的能量,散射角θ为散射光子与入射光子方向间夹角,反冲角φ为反冲电子与入射光子方向间的夹角。

康普顿效应与光电效应不同,光电效应中光子本身消失,能量完全转移给电子,康普顿效应中的光子只损失掉一部分能量;光电效应发生在束缚得最紧的内层电子上,康普顿效应总是发生在束缚得最松的外层电子上,虽然光子与束缚电子之间的康普顿散射,严格地讲是一种非弹性碰撞过程,但外层电子结合能较小,一般在eV量级,和入射光子能量相比较,完全可以忽略,所以把外层电子看作是"自由电子",所以康普顿效应就认为是光子与自由电子之间的弹性碰撞。入射光子的能量和动量就在反冲电子和散射光子之间分配,用相对论能量和动量守恒定律,可以推导出康普顿效应中散射光子能量、反冲电子能量与散射角之间的关系。

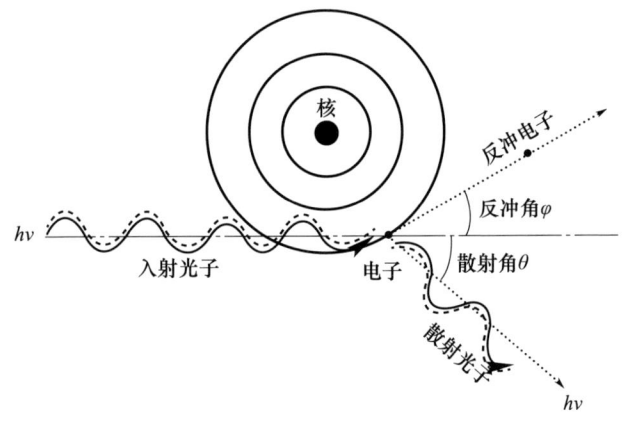

图2.27 康普顿效应示意图

1. 散射光子和反冲电子的能量与散射角的关系

设入射光子能量(E_γ)为$h\nu$,其动量为$h\nu/c$;碰撞后散射光子的能量($E_{\gamma'}$)为$h\nu'$,动量为$h\nu'/c$,反冲电子的动能为E_e,电子总能量为E,电子总动量为P,它们之间有下列关系式:

$$E_e = E - m_0 c^2 = mc^2 - m_0 c^2 = \frac{m_0 c^2}{\sqrt{1-\beta^2}} - m_0 c^2 \tag{2.55}$$

$$P = mv = \frac{m_0 c^2}{\sqrt{1-\beta^2}} \tag{2.56}$$

相对论能量和动量关系为

$$E = \sqrt{m_0 c^4 + P^2 c^2} \tag{2.57}$$

式中:$\beta = v/c$,为反冲电子速度;m_0是电子静止质量;m是电子以速度v运动时具有的质量。

根据能量和动量守恒定律,有下列关系式:

$$h\nu = h\nu' + E_e \tag{2.58}$$

$$\frac{h\nu}{c} = \frac{h\nu'}{c}\cos\theta + P\cos\phi \tag{2.59}$$

$$\frac{h\nu'}{c}\sin\theta = P\sin\phi \tag{2.60}$$

由此,可以得到下式:

$$h^2\nu\nu'(1-\cos\theta) = (h\nu - h\nu')m_0 c^2 \tag{2.61}$$

$$E_\nu E_{\nu'}(1-\cos\theta) = (E_\nu - E_{\nu'})m_0 c^2 \tag{2.62}$$

因此,散射光子的能量为

$$E_{\gamma'} = \frac{E_\gamma}{1 + \frac{E_\gamma}{m_0 c^2}(1-\cos\theta)} \tag{2.63}$$

康普顿反冲电子的动能为

$$E_e = h\nu - h\nu' \tag{2.64}$$

即

$$E_e = \frac{E_\gamma^2(1-\cos\theta)}{m_0 c^2 + E_\gamma(1-\cos\theta)} \tag{2.65}$$

θ与φ之间的关系是

$$\cot \phi = \left(1 + \frac{E_\gamma^2}{m_0 c^2}\right) \tan \frac{\theta}{2} \qquad (2.66)$$

从式(2.63)、式(2.65)和式(2.66)可以看出以下几点。

(1) 当散射角 $\theta = 0°$ 时,散射光子能量 $E_{\gamma'} = E_\gamma$,达到最大值,这时反冲电子的能量 $E_e = 0$,即入射光子从电子近旁掠过,未受到散射,所以光子能量没有损失。

(2) 当 $\theta = 180°$ 时,入射光子与电子对心碰撞后,沿相反方向散射回来,而反冲电子则沿入射光子方向飞出,称为反散射,这时散射光子的能量最小,表示为

$$E_{\gamma',\min} = \frac{E_\gamma}{1 + 2E_\gamma/m_0 c^2} \qquad (2.67)$$

而反冲电子的动能达最大值:

$$E_{e,\max} = \frac{E_\gamma}{1 + m_0 c^2/2E_\gamma} \qquad (2.68)$$

表2.8中列出了不同能量入射光子时对应的反散射光子能量,可以看出入射光子能量增加时,反散射光子能量会逐渐增大,但能量都在200keV左右。

(3) 对于某一确定能量的入射光子,θ与φ一一对应,利用相关公式,确定散射光子和反冲电子的能量。θ介于 0~180°之间,φ介于 0~90°之间,当 $\theta = 0°$ 时,对应于 $\varphi = 90°$,此时 $E_e = 0$,可见反冲电子只能在 $0° \leqslant \varphi < 90°$ 之间出现。对于一定能量的入射光子,散射光子、反冲电子的能量与散射角、反冲角的关系可用矢量图2.28表示,图中上部表示的是散射光子的出射情况,下部表示

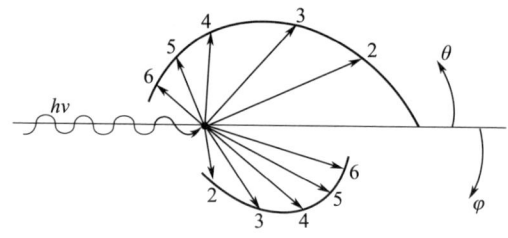

图2.28 散射光子和反冲电子发射方向矢量图

的是反冲电子出射情况,用数字表示每次相互作用对应的散射光子和反冲电子。

(4) 当 φ 在 0°附近,即 θ 在 180°附近时,式(2.66)中的 φ 随 θ 变化不大,也就是说 E_e 随 φ 的变化很不灵敏,从图 2.28 也可以看出这一特性。

表 2.8 入射光子与对应的反散射光子能量(MeV)

入射光子能量 E_γ	0.5	0.662	1.0	1.5	2.0	3.0	4.0
反散射光子能量 E	0.169	0.184	0.203	0.218	0.226	0.235	0.240

2. 康普顿散射截面和角分布

康普顿效应发生于光子和"自由电子"之间的作用,电子散射截面是记为 $\sigma_{c,e}$,整个原子康普顿散射截面 σ_c 是原子中各电子康普顿散射截面之和,即

$$\sigma_c = Z \cdot \sigma_{c,e} \qquad (2.69)$$

康普顿散射截面公式可以由量子力学推导而得到,当入射光子能量很低 ($h\nu \ll m_0 c^2$) 时,康普顿散射截面就是汤姆逊散射截面,用公式表示为

$$\sigma_c \xrightarrow{h\nu \to 0} \sigma_{Th} = \frac{8}{3}\pi Z r_0^2 \qquad (2.70)$$

式中:经典电子半径 $\gamma_0 = e^2/m_0 c^2 = 2.8 \times 10^{-13}$ cm,此时截面与光子能量无关,仅与 Z 成正比。

当入射光子能量较高 ($h\nu \geq m_0 c^2$) 时,康普顿散射截面为

$$\sigma_c = Z\pi r^2 \frac{m_0 c^2}{h\nu}\left(\ln \frac{2h\nu}{m_0 c^2} + \frac{1}{2}\right) \qquad (2.71)$$

此时截面与 Z 成正比,近似地与光子能量成反比。

式(2.70)和式(2.71)是康普顿散射总截面,将微分散射截面对所有的散射角求积分而得到,所谓微分散射截面,就是散射光子进入平均散射角为 θ 的单位立体角内的几率。图 2.29 给出了单个电子的微分散射截面与散射角、能量之间的关系,图 2.30 给出了在 $\theta - \theta + \mathrm{d}\theta$ 内的散射光子截面与散射角之间的关系,图 2.31 给出了 $\sigma_{c,e}$ 与入射光子能量的关系,当入射光子能量增加时,康普顿散射截面下降,但下降速度比光电截面来得慢。

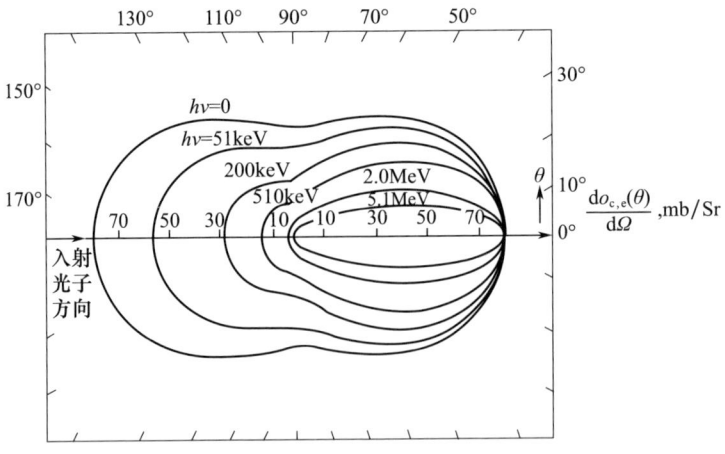

图 2.29　微分散射截面与散射角、能量关系图

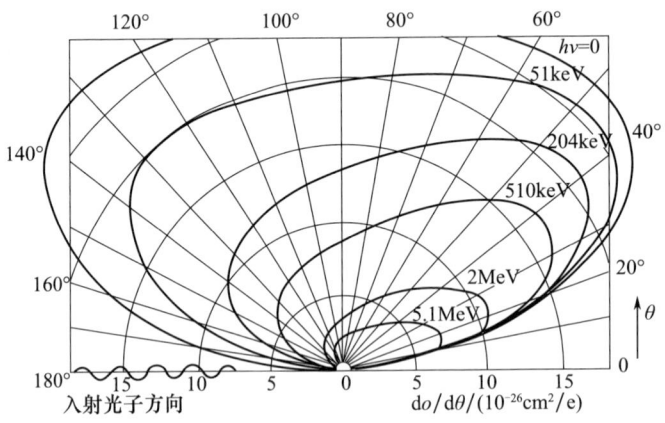

图 2.30　$\theta \sim \theta + d\theta$ 内的散射光子截面与散射角之间的关系

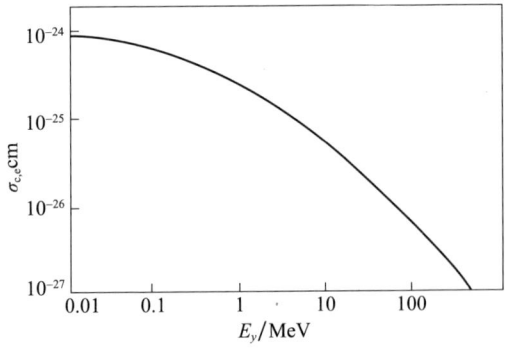

图 2.31　$\sigma_{c,e}$ 与入射光子能量的关系

第 2 章 电离辐射与物质相互作用

3. 反冲电子的能谱和角分布

发生康普顿效应时,散射光子可以向各个方向散射,对于不同方向的散射光子,其对应的反冲电子能量也不同,即使是单一能量的入射光子,反冲电子能量却随散射角连续变化,由于散射光子和反冲电子方向有一一对应关系,角度 θ 发射光子,相应于在 φ 角度就发射反冲电子。光子数和反冲电子数相等,于是得到关系式:

$$\frac{d\sigma}{d\Omega_\gamma} \cdot d\Omega_\gamma = \frac{d\sigma}{d\Omega_e} \cdot d\Omega_e \tag{2.72}$$

$$\frac{d\sigma}{d\Omega_\gamma} \times 2\pi\sin\theta d\theta = \frac{d\sigma}{d\Omega_e} \times 2\pi\sin\phi d\phi \tag{2.73}$$

这样反冲电子的微分截面可表示为

$$\frac{d\sigma}{d\Omega_e} = \frac{d\sigma}{d\Omega_\gamma} \cdot \frac{\sin\theta d\theta}{\sin\phi d\phi} \tag{2.74}$$

可以把光子微分散射截面乘上一个相对立体角因子,得到反冲电子微分截面,图 2.32 给出了反冲电子截面与反冲角的关系,可以看到反冲电子只能在小于 90°方向发射。

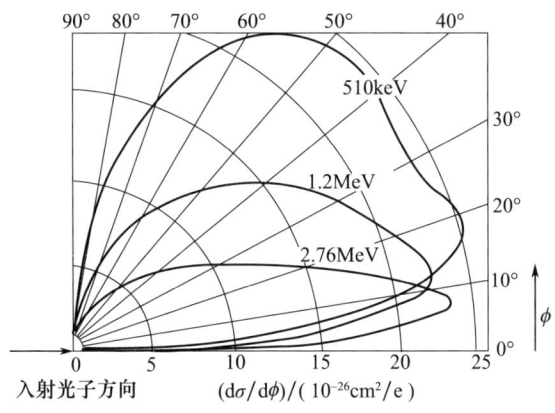

图 2.32 反冲电子截面与反冲角关系

把康普顿反冲电子对反冲角的微分截面转换成反冲电子对能量的微分截面,可以表示为

$$\frac{d\sigma}{dE_e} = \frac{d\sigma}{d\Omega_\gamma} \cdot \frac{d\Omega_\gamma}{d\theta} \cdot \frac{d\theta}{dE_e} \tag{2.75}$$

其中，$d\theta/dE_e$ 可由式(2.65)求微商得出。

反冲电子的能量除与入射光子能量有关外，还取决于它本身的出射方向，由于反冲电子不都是朝一个方向出射，因此，反冲电子存在一个按其能量的分布。图 2.33 是反冲电子的能谱曲线，由此可以看出，任何单能 γ 射线所产生的反冲电子动能都是连续分布的，在反冲电子的最大能量处，反冲电子数目最多，而在较低能量处，电子数大体相同。

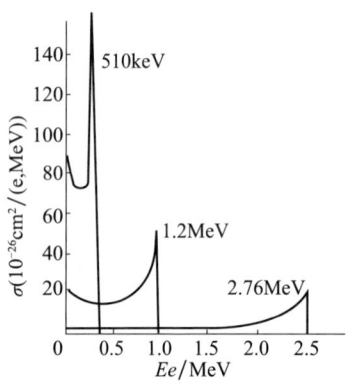

图 2.33 康普顿反冲电子能谱

图 2.34 还给出了康普顿电子能量份数 σ_e、康普顿光子能量份数 σ_s 和总能量份数 σ 随光子能量变化的情况。可以看出，入射光子能量较低时，其能量的大部分将被散射光子带走，但当入射光子能量较高时，其大部分能量将转移给电子。康普顿散射的电子截面 σ（即该过程发生几率）随入射光子能量增大而减小。

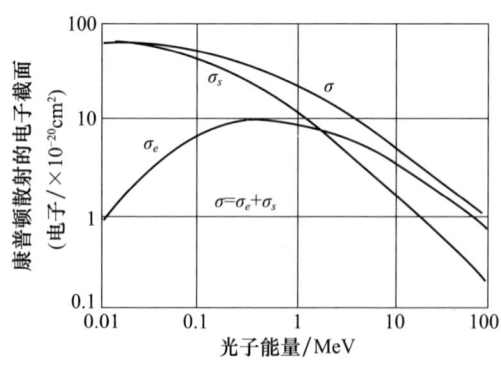

图 2.34 康普顿散射中截面随光子能量的变化

2.2.3 电子对效应

当光子从原子核旁经过时,在原子核的库仑场作用下,光子转化为一个正电子和一个负电子,这种过程称为电子对效应,如图 2.35 所示。电子对发生几率随光子能量增大而增大,且在高原子序数的物质中尤显突出。

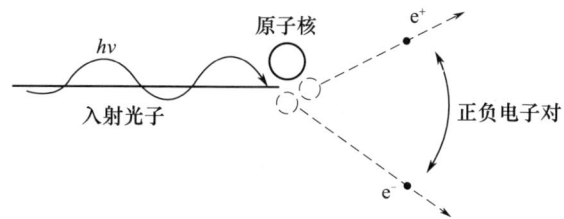

图 2.35 核库仑场中电子对效应示意图

根据能量守恒定律,只有当入射光子能量 $h\nu$ 大于 $2m_0c^2$,即 $h\nu > 1.02\text{MeV}$ 时,才能发生电子对效应。在发生电子对效应后,入射光子的能量除一部分转变为正-负电子对的静止能量(1.02MeV)外,其余就作为它们的动能,即有关系式:

$$h\nu = E_{e^+} + E_{e^-} + 2m_0c^2 \tag{2.76}$$

式中:E_{e^+} 和 E_{e^-} 分别为正、负电子的动能。在大多数情况下,正、负电子各得剩余能量的一半,正、负电子的出射方向接近于光子的入射方向。

与光电效应相似,电子对效应除涉及入射光子和电子对以外,必须有原子核参加,才能满足能量和动量守恒定律,可做如下讨论。

电子对过程中的总能量为

$$E = h\nu = E_{e^+} + E_{e^-} + 2m_0c^2 = 2mc^2 = \frac{2m_0c^2}{\sqrt{1-(v/c)^2}} \tag{2.77}$$

电子对的总动量:

$$P = 2mv \tag{2.78}$$

由式(2.77)和式(2.78)便可得到

$$P = (v/c^2)E \tag{2.79}$$

光子的动量 $P_\gamma = h\nu/c$，由式(2.76)知道，$E = h\nu$，所以

$$Pc^2/v = P_\gamma c \tag{2.80}$$

可以看出，电子对的总动量 $P = v/c \cdot P_\gamma < P_\gamma$，这表示入射光子具有过剩的动量，这部分过剩的动量必须被参与这过程的原子核带走，因原子核质量大，反冲能量很小，可忽略不计，故式(2.76)成立。

除了在原子核库仑场中发生电子对效应外，在电子的库仑场中也能产生正－负电子对。不过电子质量小，反冲能量较大，所以产生电子对的最低入射光子能量至少是 $4m_0c^2$，与核库仑场中电子对相比，在电子库仑场中产生电子对效应的几率要小许多。

对于一定能量的入射光子，虽然电子对效应中产生的正、负电子动能之和为常数，但单就电子或正电子而言，其动能可从 0 到 $(h\nu - 2m_0c^2)$，电子和正电子之间可以任意分配能量。由于动量守恒关系，电子和正电子几乎都沿着入射光子方向的前向角度发射，入射光子能量越大，正、负电子发射方向越前倾。

电子对效应中产生的电子，在耗尽动能之后，最终将在物质中停留下来。正电子和电子一样，在吸收物质中通过电离损失和辐射损失消耗能量，正电子在吸收体中很快被慢化，之后，正电子与吸收体中的一个电子发生湮没，转化为两个光子。湮没时放出的光子，叫作湮没辐射。虽然飞行中的正电子也会发生质湮辐射，且发射出能量大于 0.511MeV 的光子，但这类湮灭过程发生几率很小。在发生湮没时，正、负电子动能为零，从能量守恒角度考虑，两个湮没光子的总能量等于正、负电子的静止质量，即有

$$h\nu_1 + h\nu_2 = 2m_0c^2 \tag{2.81}$$

从动量守恒角度考虑，由于湮没前的正、负电子的总动量等于零，湮没后的两个湮没光子的总动量也应为零，即

$$h\nu_1/c = h\nu_2/c \tag{2.82}$$

因而两个湮没光子能量相同，均为 $m_0c^2(0.511\text{MeV})$，飞行方向相反，并且湮没光子发射方向各向同性。

正、负电子湮没也可看作是光子发生电子对效应的逆过程，若用狄拉克电

子理论解释电子对效应,自由电子能量本征值可以是正值,也可是负值,表示为

$$E = \pm (p^2c^2 + m_0^2c^4)^{1/2} \tag{2.83}$$

能量值范围从 $-\infty$ 到 $-m_0c^2$ 和 $+m_0c^2$ 到 $+\infty$,在这两个能量范围之间有一个位垒空隙,空隙宽度为 $2m_0c^2$,如图 2.36 所示,上方称为电子正能量态,下方称为电子负能量态。负能量态完全被电子所占满,当然应遵守泡利不相容原理。这些电子在实验上不能被观察到,只有处于正能量态的电子才能被观察到。可把正电子看作是负能量态中的一个"空穴",即负能量态能级中有一个位置未被电子填满,其余位置都已填满,这个空穴在实验上可以观察到。如果由入射光子提供足够的能量,就能致负能量态的电子越过位垒上升到正能量态,而在负能量态产生一个空穴。空穴质量与电子一样,只是带正电荷,这样,正能量态中一个负电子和负能量态中一个空穴都可以被观察到,即形成了正、负电子对。空穴和负电子的总能量正好就是入射光子的能量 $h\nu$。同样,按照狄拉克电子理论,正、负电子的湮没过程就是处于负能量态的一个空穴被正能量态的电子所填满,从正能量态跃迁到负能量态,多余的能量以 γ 光子形式发射出去。

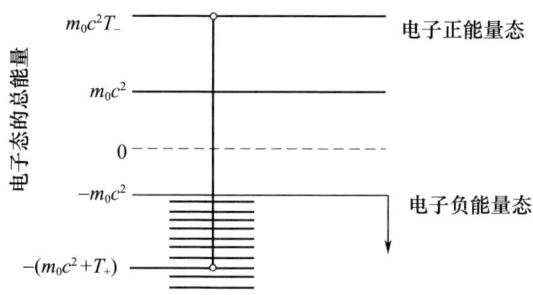

图 2.36 电子正、负能量态

电子对效应截面可以由理论计算得到,它是入射光子能量和吸收物质原子序数的函数,当 $h\nu$ 稍大于 $2m_0c^2$,但又不太大时

$$\sigma_p \propto Z^2 \cdot E_\gamma \tag{2.84}$$

当 $h\nu \gg 2m_0c^2$ 时

$$\sigma_p \propto Z^2 \cdot \ln E_\gamma \tag{2.85}$$

可见,在光子能量较低时,σ_p 随光子能量线性增加,当光子能量非常高时,σ_p 与光子能量的变化就缓慢一些,不论在高能区和低能区,都有 $\sigma_p \propto Z^2$ 关系。与康普顿效应相比,在能量高时,电子对占优势。图 2.37 给出了吸收物质的 σ_p 与 E_γ 的关系。

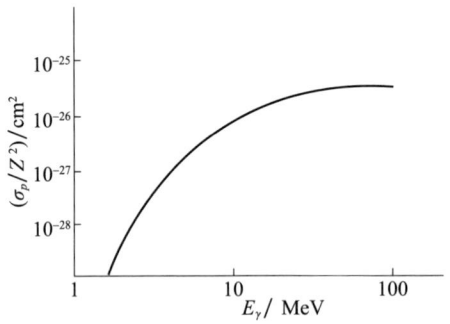

图 2.37　电子对效应截面与光子能量关系

2.2.4　作用效应比较

光子不同于带电粒子,穿过物质时要经过许多次小能量转移,直到其能量逐渐消失殆尽停止下来,带电粒子在物质中有确定的射程。当光子穿过物质时,与物质原子发生光电效应、康普顿效应和电子对效应。通过这三种效应光子损失其能量,光子与吸收物质的原子一旦发生相互作用,原来能量为 $h\nu$ 的光子就消失,或者散射后能量发生改变,并偏离原来的入射方向,即一旦发生作用就是一次大的能量转移,并可从原来的入射光子束中移去。光子穿过物质时,强度会逐渐减弱,未受作用光子能量保持不变,可以继续在物质中传播,因而,光子在物质中没有确定的射程。所以,γ 射线穿透物质的本领很强,为表示 γ 射线在物质中的穿透情况,常用半吸收厚度值。

光子与物质作用效应和物质原子序数、入射光子能量都有一定的依赖关系,对于不同能量光子和不同物质的作用,效应的相对重要性是不同的。图 2.38 表示出了光子(或 γ 射线)和物质三种作用效应占优势的区域,由此可以看到:①对于低能光子和原子序数高的吸收物质,光电效应占优势;②对于中能光子和原子序数低的吸收物质,康普顿效应占优势;③对于高能光子和原子序数高的吸收物质,电子对效应占优势。

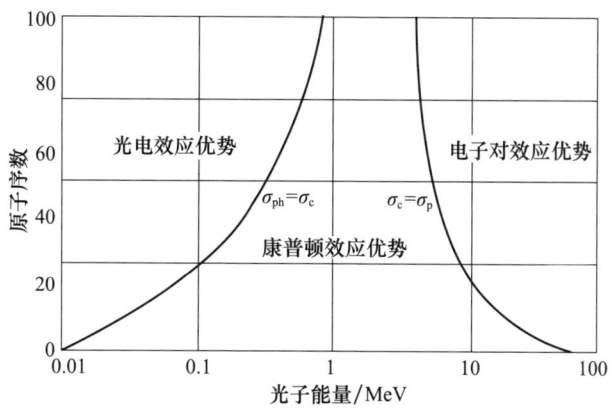

图 2.38 三种效应占优势的区域分布图

2.3 中子与物质相互作用

中子的质量为 1.009 原子质量单位,它是一种不带电的粒子,中子本身不能直接被加速,通过物质时几乎不受带电粒子的干扰。中子穿过物质时可以接近原子核,并与其发生作用。中子核反应的产物粒子(带电)可以通过电离和激发方式,把能量传递给其所经过的介质。中子与带电粒子相比,在质量与能量相同的条件下,中子与原子核作用频率要低得多,所以其穿透力较强。中子与物质相互作用截面与中子能量有关,而且因物质组成不同,相互作用截面相差很大,即便对同种元素不同的同位素之间,作用截面差别也很大。中子与原子核发生何种作用过程以及相互作用的截面大小等,都密切依赖于中子的能量和物质性质,通常按中子能量的不同分为下列几种。

(1)慢中子:能量在 0~1keV 之间的中子(如热中子、冷中子、超热中子和共振中子)。

(2)中能中子:能量介于 1~0.5MeV 之间的中子。

(3)快中子:能量介于 0.5~10MeV 之间的中子。

(4)特快中子:能量介于 10~50MeV 之间的中子。

2.3.1 中子作用类型

中子与物质相互作用类型一般可分为弹性散射、非弹性散射、中子俘获、去弹性散射和散裂反应等几种类型。

快中子和中能中子主要与原子核发生弹性散射,而慢中子与轻核作用以弹性散射为主,与重核作用时以辐射俘获为主,热中子在任何物质中均以辐射俘获为主。非弹性散射一般只在中子能量大于 0.1MeV 时才能发生,且重核发生非弹性散射的几率比轻核大,放出带电粒子的中子俘获过程截面很小,并且只限于轻核;去弹性散射(散射后会射出多个中子)和散裂反应只有在高能中子情况下才能发生。

1. 弹性散射

中能中子、快中子与物质作用时主要发生弹性散射(elastic Scattering),入射中子与物质原子核发生碰撞,将部分能量传给受碰撞的靶核,形成反冲核,中子偏离入射方向并携带走另一部分动能,改变了方向的中子可以与物质中其他原子核再次作用,这种作用前后整个作用体系总动能保持不变,把这种相互作用过程称为弹性散射(或势散射)。弹性散射截面随中子能量的增加而下降,并且伴随有共振峰的出现,在高能区变化比较平缓。图 2.39 中给出了人体组织中主要元素(O、H、C 和 N)的弹性散射截面随中子能量变化的曲线。

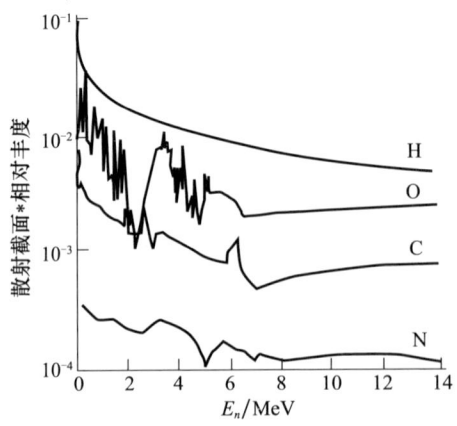

图 2.39 组织中元素宏观散射截面随中子能量变化情况

中子与原子核发生弹性散射时,遵守动量守恒和能量守恒定律。设 m_n 和 m_A 分别表示中子和靶原子核的质量,E_n 表示散射前中子的动能,E_n' 表示散射后中子的动能,E_A 表示反冲核的动能,θ 为中子散射角,φ 为核反冲角,则可以得到:

$$E_n' = \frac{m_n^2 E_n}{(m_A + m_n)^2} \left[\cos\theta + \sqrt{\frac{m_A^2}{m_n^2} - \sin^2\theta} \right]^2 \tag{2.86}$$

$$E_A = E_n - E_n' = \frac{4 m_A m_n}{(m_A + m_n)^2} E_n \cos^2\phi \tag{2.87}$$

反冲角 φ 为 0° 时,反冲能量 E_A 达到最大值,这时

$$E_{A,\max} = E_n - E_n' = \frac{4 m_A m_n}{(m_A + m_n)^2} E_n \tag{2.88}$$

14MeV 以上中子与不太重原子核之间的弹性散射是各向同性的,在这种情况下反冲核动能平均值可以表示为

$$E_A = \frac{2 m_A m_n E_n}{(m_A + m_n)^2} = \frac{1}{2} \cdot E_{A,\max} \tag{2.89}$$

在质心系中,中子单次碰撞后与碰撞前能量比 E_n'/E_n 与靶核质量 m_A、散射角 θ 的关系为

$$\frac{E_n'}{E_n} = \frac{m_A^2 + 2 m_A \cdot \cos\theta + 1}{(m_A + 1)^2} \tag{2.90}$$

散射角 θ 可取 0°~180° 之间的任何值。发生"正向"碰撞时,$\theta = 180°$,中子能量损失最大,若以 $E_{n,\min}$ 表示"正向"碰撞后中子能量,则上式可写为

$$\frac{E_{n,\min}}{E_n} = \left(\frac{m_A - 1}{m_A + 1} \right)^2 = \alpha \tag{2.91}$$

由此可见,原子核越轻,反冲角越小,中子损失能量越多,反冲核获得的能量越大。碰撞前后中子与靶核的总能量不变,靶核越轻,获得能量越多。若 $m_A = 1$,即和氢原子核发生一次"正向"碰撞,中子几乎可以损失掉全部能量,氢原子核获得的能量可等于入射中子能量。氢是人体组织中含量最多的原子,对中子具有最强的慢化能力,入射中子与人体组织中氢原子核间的弹性散射是中子在人体组织中沉积能量的主要方式,这种相互作用的生物学意义不能忽视。

在质心系坐标中,当中子能量在几 MeV 范围内时,可以认为中子的弹性散

射作用是各向同性的,则单次碰撞的平均能量损失为

$$\Delta \bar{E} = \overline{(E_n - E_n')} = \frac{1}{2}(1-\alpha)E_n \quad (2.92)$$

平均能量损失份额为

$$\Delta \bar{E}/E_n = \frac{1}{2}(1-\alpha) \quad (2.93)$$

由此可知,中子与氢核发生弹性散射,而且 $\alpha = 0$ 时,平均每次碰撞可以损失其能量的一半。随着靶核质量的增加,每次碰撞的平均能量损失减少,进一步可以推得一个能量为 E_n 的快中子降到能量为 E_a 时所需要的平均碰撞次数为

$$N = \ln(E_n/E_a)/\xi \quad (2.94)$$

式中, $\xi \equiv <\ln E_n - \ln E_n>$,称为每次碰撞的平均对数能量损失,它是一个仅与靶核质量 m_A 有关而与中子能量无关的量,即

$$\xi = 1 - \frac{(m_A - 1)^2}{2m_A} \ln \frac{m_A + 1}{m_A - 1} \quad (2.95)$$

当 $m_A > 10$ 时,上式可近似写成

$$\xi \approx \frac{2}{m_A + 2/3} \quad (2.96)$$

2. 非弹性散射

在非弹性散射(inelastic scattering)过程中,中子将一部分动能转变为靶核的反冲动能和激发能,非弹性散射分为直接相互作用过程和形成复合核过程。直接相互作用过程是入射中子和靶核发生非常短时间($10^{-22} \sim 10^{-21}$s)的相互作用,中子损失的能量较少;在形成复合核过程中,入射中子和原子核发生较长时间($10^{-16} \sim 10^{-14}$s)的能量交换。无论经过哪种过程,靶核都将放出一个动能较低的中子而处于激发态,然后靶核以发射一个或几个 γ 光子的形式回到基态。在非弹性散射过程中,总能量和动量守恒而总动能不守恒。

非弹性散射的发生存在一个阈能,只有中子动能大于靶核第一激发能与靶核为保持动量守恒而获得的反冲能量之和时才可能发生。一般地,当中子能量高于 6MeV 时,中子首先被原子核吸收,形成复合核,然后放出一个动能较低的中子,同时产生 γ 射线,最后原子核又回到基态。非弹性散射阈能 E_{th} 可以表示为

第 2 章 电离辐射与物质相互作用

$$E_{th} = E_\gamma \frac{m_A + m_n}{m_A} \tag{2.97}$$

式中：E_γ 是靶核的第一激发能。当中子能量大于阈能时，非弹性散射截面随中子能量增加而迅速上升，并伴随有一些共振峰，在较高能区出现缓慢下降趋势。

靶核的第一激发能级越低，越容易发生非弹性散射。轻核的第一激发能级约为几个 MeV，随着靶核的增大，能级间隔会越来越小，重核的第一激发能级要比轻核的第一激发能级低许多，约在 100keV 左右，所以快中子与重核相互作用时，非弹性散射反应较易发生，此时非弹性散射占优势。由于每发生一次非弹性散射，中子会损失很大部分能量，因而只需几次非弹性散射作用，中子能量就降到了原子核第一激发能级以下，此后中子主要靠弹性散射损失能量。

3. 中子俘获

当中子走到靶物质原子核附近时，可能被原子核俘获，俘获了中子后的原子核，随即以发射一个或几个 γ 光子的形式放出多余的能量，而后到达基态，把放出光子的过程称为辐射俘获反应或俘获反应。任何能量的中子几乎都能与原子核发生辐射俘获，其反应截面与中子能量有关。一般只有热中子和低能中子的辐射俘获反应才是重要的。俘获中子后的原子核，因原子核内多了一个中子成为不稳定核，一般情况下都具有放射性。俘获反应的截面在共振区外随 $(E_n)^{-0.5}$ 而变化，称为 $1/v$ 定律。在人体组织中对辐射剂量有较大影响的是 $H(n,\gamma)D$ 反应，$E_\gamma = 2.225 \text{MeV}$，这是低能中子在大块物质中对能量沉积贡献最大的一种反应。

原子核受俘获中子时的结合能 ε 及中子动能 E 的共同作用，形成的复合核往往处于激发态，激发能一般接近于 $\varepsilon + E$，若碰撞前原子核是静止的，激发能可表示为

$$E^* = \frac{m_A}{m_A + m_n} \cdot \varepsilon + E \tag{2.98}$$

按能量守恒定律，$(\varepsilon + E)$ 减去激发能，所剩下的部分能量成为复合核的动能，也即有

$$E_A = (\varepsilon + E) - E^* = \frac{m_n}{m_A + m_n} \cdot \varepsilon \tag{2.99}$$

复合核存在时间与中子穿过原子核的时间相比可以说是相当长的，复合核

可以通过发射光子(即辐射俘获)、裂变反应或核转变(伴随粒子发射的中子俘获)形式,跃迁到较低能态。

在核转变过程中,若出射粒子是中子,就类似发生了中子散射反应,但应注意,这与中子散射反应机制、反应几率有着根本差别,核转变过程经历了复合核这个中间态。因为复合核处于特定能级,当中子能量足够大时,形成具有某一能级复合核的几率很大,且激发能 E^* 与中子动能 E_n 是单能关系,复合核形成几率与轰击中子能量之间具有共振性质。假设 E_1^* 是复合核的一个能级,当中子因具有能量,可以使 $E_1^* = E^*$ 成立时,几乎都要形成共振核。由于这种散射与复合核的中间态有关,通常称为共振散射。中子从复合核发射出来之后,剩余核不仅可以成为基态,也可以成为受激态,如果剩余核处于基态,这种过程称为弹性共振散射;若剩余核处于受激态,这个过程被称为非弹性共振散射。

4. 去弹性散射

中子与原子核碰撞后,发射出的粒子不是单个中子的相互作用过程,这类作用形式称为去弹性散射(nonelastic scattering),如 $^{14}C(n,2n)^{13}N$、$^{14}N(n,n',p)^{13}C$ 和 $^{18}O(n,n',p)^{15}N$ 等反应,在 C、N 和 O 等元素中,以发生去弹性散射损失能量的反应方式,在高能中子中占优势。

5. 散裂反应

原子核吸收高能中子而分裂成几个核裂变碎片,并放射出若干个粒子的反应,称为散裂反应,也可以理解为能量非常高的中子作用于原子核,把原子核打碎的过程。视原子核的不同,发生散裂反应的阈值也不一样,如能量大于 13MeV 的中子在碳核上的 $(n,n',3\alpha)$ 反应。一般地,当中子的能量达到 100MeV 以上时,散裂反应才可以发生,散裂反应后产生的带电核裂变碎片能够产生很大的局部能量沉积,散裂过程放射出的中子和 γ 射线会携带部分反应能逸出局部区域。

2.3.2 中子与人体组织作用

从剂量学角度,主要研究中子与组成人体组织元素间的相互作用,人体组织中氢、碳、氮和氧等轻元素占总质量的 96%,在肌肉中达 99%,中子与组织的相互作用主要是与这4种元素的相互作用。由于人体组织中氢原子核的数目最多(约占70%),中子与氢核碰撞时损失的能量最多,且快中子与中能中子进入人体之后,在氢核上发生的弹性散射起着主要作用,通过与氢核发生弹性散射作用,快中子可以把其85%~95%的能量转移给靶核(反冲质子),快中子经过一系列弹性散射,逐渐损耗自身动能,成为能量较低的慢中子和热中子。表2.9列出了中子与生物组织相互作用的主要类型。

表2.9 中子在生物组织中的重要相互作用类型

元素	相互作用类型
氢	弹性散射 辐射俘获 $H(n,\gamma)D$
碳	弹性散射 非弹性散射 $C(n,n',3\alpha)$ 和 $^{12}C(n,\alpha)^9Be$ 反应
氮	弹性散射 非弹性散射 $^{14}N(n,p)^{14}C$、$^{14}N(n,d)^{12}C$、$^{14}N(n,t)^{13}C$、$^{14}N(n,\alpha)^{12}B$、 $^{14}N(n,2\alpha)^7Li$ 和 $^{14}N(n,2n)^{13}N$ 反应
氧	弹性散射 非弹性散射 $^{15}O(n,\alpha)^{13}C$、$^{14}O(n,n',\alpha)^{12}C$、 $^{16}O(n,n',p)^{15}N$ 和 $^{16}O(n,p)^{14}N$ 反应

从表2.9中可以看出,中子与组织相互作用的主要形式是与氢核的弹性散射。由于氢按组织成分加权的弹性散射截面最大,中子与氢核碰撞时的能量损失也最多,因此对于能量大于1keV的中子,反冲质子在组织中产生的能量沉积起主导作用;弹性散射是中子与氢核作用的主要形式,中子对氢的弹性散射实际上是各向同性的。4MeV的中子一次散射作用平均传递给氢核二分之一的能量,6MeV、8MeV、10MeV、14MeV的中子一次散射作用平均传递给介质的能量分别为50.2%、50.3%、50.4%和50.8%。

中子与氧、碳、氮核的主要作用过程也是弹性散射,在中子能量比较低的时候,这些反应在质心系坐标中是各向同性的,每次散射平均传递给反冲核的能量分别是中子动能的11.1%、14.2%和12.4%。在氧、碳、氮核上的弹性散射截面全部都随中子能量的增加而减小,但有一系列共振峰出现。当中子能量比较高时,散射就变成为各向异性的了,能量超过4MeV的中子,对氧、氮的非弹性散射以及去弹性散射作用也有一定的影响;能量大于13MeV的中子与碳发生的散裂反应在组织中可以产生高密度的能量沉积。

热中子、慢中子与组织相互作用的主要形式是 H(n,γ)D 和 ^{14}N$(n,p)^{14}$C 反应,前者产生 2.225MeV 的 γ 射线,是低能中子在组织中产生能量沉积的主要来源;能量小于 40eV 的中子在组织中的大部分能量沉积主要由 ^{14}N$(n,p)^{14}$C 反应(几率按 $E^{-1/2}$ 规律减小)产生,反应放出 0.626MeV 的反应能,产生的质子和反冲核会造成组织局部的能量沉积。中子与人体组织物质作用时,其他核反应几率比较小,通常都可以忽略。

中子与人体组织作用后,各种反应产物主要是质子,其他的产物粒子有 γ、d、α 粒子等,通过核反应过程中的能量守恒和动量守恒分析,可以看出,中子与组织原子核除发生弹性散射和非弹性散射之外,其他大部分核反应都是吸热反应,并且只有高能中子作用的情况下,有些核反应才能够发生。

对于原子弹爆炸形成的辐射场,在辐射场内中子达到平衡的距离上,中子的平均能量一般在 2MeV 左右,即便对于中子弹核爆炸,在中子辐射达到平衡的情况下,中子能量也仅在 5MeV 左右,所以在核爆炸的环境中,中子与人体组织物质相互作用的形式主要是弹性散射、非弹性散射、辐射俘获反应和 N$^{14}(n,p)$C^{14} 反应,另外,也有少量的 ^{14}N$(n,\alpha)^{11}$B 反应。中子与氢原子核发生弹性散射,氢核(质子)平均可以获得入射中子能量的一半左右,产生的反冲质子能量在 1MeV 左右;但当发生"正碰撞"时,反冲质子能量最大可以与中子能量持平,这时质子能量可以达到 2~3MeV。对于慢中子与氮核的反应 N$^{14}(n,p)$C^{14},反应过程中放出的质子能量为 $(0.5855 + E_n)$MeV(其中 E_n 是入射的慢中子能量);对于反应 ^{14}N$(n,\alpha)^{11}$B,当入射中子能量超过阈能(0.168MeV)时,此反应才能够发生,阈能以上的中子能量可以在 α 粒子和原子核 ^{11}B 之间进行分配,α 粒子可以分配到 70% 以上的能量。在核爆炸中子参与此反应的情况下,这时的 α 粒子能量一般在 1MeV 以下。由此可见,在核爆炸环境下,核爆炸产生的中子在人体生物组织中通过核反应产生的质子能量最大不会超过 4MeV,而产生的 α 粒子能量一般也低于 1MeV,这些分析可以帮助核爆环境中人体剂量计算与评估。

2.4 粒子与物质作用描述参数

通过前面的学习可以知道,电离辐射与物质的相互作用程度依赖于辐射的类型、能量以及物质的理化性质,因此,无论采用哪种描述方法,在描述相互作用程度时用到的各种相互作用参数都是针对指定的辐射、指定的能量、指定的物质甚至指定的相互作用类型而言的。

2.4.1 截面

依入射粒子的类型不同,入射粒子可能与物质中原子的电子、原子核或整个原子相互作用,不妨把与入射粒子相互作用的对象看成是入射粒子的"靶子"。由于相互作用的随机性,入射粒子并非都会与靶子相互作用,每个入射粒子只是以一定的几率与某一特定的靶子发生作用,其相互作用几率取决于入射粒子的类型和能量,同时也取决于物质的性质。

假设入射辐射的粒子注量为 Φ,它们与某一特定靶子发生一次特定相互作用的几率为 P,则定义

$$\sigma = P/\Phi \tag{2.100}$$

为这种入射辐射与相关的那个靶子发生上述相互作用的"截面",也即截面 σ 就是单位粒子注量的入射辐射与一个靶子发生一次相互作用的几率,截面是反映入射辐射与物质相互作用程度的一个重要参数。

由式(2.100)可以知道,相互作用截面 σ 的国际单位(SI 制)是 m^2,有时截面 σ 也用其专用单位"靶恩(b)"表示,并且有

$$1b = 1 \times 10^{-28} m^2 \tag{2.101}$$

如果入射粒子与某原子中的一个电子发生相互作用的电子截面为 σ_e,由于原子序数为 Z 的一个原子含有 Z 个电子,因此入射粒子与整个原子中电子发生一次相互作用的总几率(即相互作用的原子截面) σ_a 就可以写成

$$\sigma_a = \sigma_e \cdot Z \tag{2.102}$$

有时,入射粒子与给定的靶子可能不只发生一种相互作用,则入射辐射与给定靶子发生相互作用的总截面 σ,应等于各种类型相互作用的截面 σ_I 的总

和,即有

$$\sigma = \sum_J \sigma_J = \frac{1}{\Phi} \sum_J P_J \qquad (2.103)$$

式中:J是相互作用类型;P_J是入射粒子注量为Φ时,与靶子发生一次J型相互作用的几率。

2.4.2 衰减系数

如果受照射物质内原子分布均匀,设单位体积介质内的靶子数(如原子数或电子数)为B_V,与此相应,单位质量物质中的靶子数B_m为

$$B_m = B_V/\rho \qquad (2.104)$$

式中:ρ为物质的密度。

假定入射的粒子注量是单向的,且在物质中穿行长度为dl的一段路程,那么,入射辐射在单位面积物质中,将会遇到的靶子数B(图2.40)就等于

$$B = B_V \cdot dl \qquad (2.105)$$

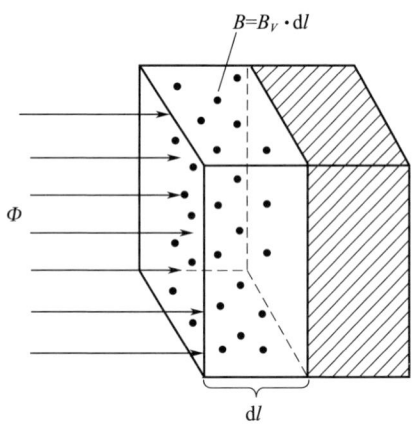

图2.40 衰减系数的图解说明

另一方面,由式(2.100)可得

$$P = \Phi \cdot \sigma \qquad (2.106)$$

表示单位面积内,入射的Φ个粒子与一个靶子发生一次相互作用的几率,于是有

第 2 章　电离辐射与物质相互作用

$$d\Phi = P \cdot B = \Phi \cdot \sigma \cdot B_V \cdot dl \tag{2.107}$$

就是在 dl 路程上,入射辐射在单位面积介质内与靶子发生相互作用的次数,假设入射粒子一经相互作用,便从原来入射束中逸出,则 $d\Phi$ 就是 dl 路程上因相互作用而减少的粒子注量。如果在式(2.107)中,令

$$\mu = \sigma \cdot B_V \tag{2.108}$$

并称 μ 为入射辐射在指定物质中的"线衰减系数",用于表示单位粒子注量的入射辐射在单位体积物质内引发一次相互作用的几率,把式(2.108)代入式(2.107)可得

$$\mu = \frac{1}{dl} \cdot \frac{d\Phi}{\Phi} \tag{2.109}$$

可以看出,线衰减系数 μ 也表示入射辐射在穿过单位厚度的物质层时,因相互作用而使入射粒子注量(或入射粒子数)减少的分数值。

线衰减系数 μ 的 SI 单位是 m^{-1}。在式(2.108)、式(2.109)两边都除以物质的密度 ρ,即得到应用更广泛的"质量衰减系数 μ/ρ",可以写成

$$\mu/\rho = (\sigma \cdot B_V)/\rho = \sigma \cdot B_m \tag{2.110}$$

和

$$\mu/\rho = \frac{1}{\rho dl} \cdot \frac{d\Phi}{\Phi} \tag{2.111}$$

由式(2.110)可见,质量衰减系数(μ/ρ)就是入射的单位粒子注量在单位质量的物质内引发一次相互作用的几率;在式(2.111)中,ρdl 代表入射粒子在物质中穿过的质量厚度,因此质量衰减系数又表示入射辐射穿过单位质量厚度的物质层时,因相互作用使入射粒子注量(或入射粒子数)减少的分数值。质量衰减系数(μ/ρ)的 SI 单位是 $m^2 \cdot kg^{-1}$ 或 $cm^2 \cdot g^{-1}$。

如果物质的原子序数为 Z,摩尔质量为 $M(g/mol)$,密度为 $\rho(g \cdot cm^{-3})$,则该物质单位体积中的原子数 $_aB_V$ 和电子数 $_eB_V$ 分别为

$$_aB_V = N_A \cdot \rho/M \tag{2.112}$$

$$_eB_V = Z \cdot N_A \cdot \rho/M \tag{2.113}$$

式中:N_A 是阿伏伽德罗常数,$N_A = 6.02 \times 10^{23} (mol)^{-1}$,相应地,单位质量中的原子数 $_aB_m$ 和电子数 $_eB_m$ 分别为

$$_aB_m = N_A/M \tag{2.114}$$

$$_eB_m = ZN_A/M \tag{2.115}$$

于是,根据式(2.102)、式(2.108)、式(2.110)和式(2.112),可将 σ_a、σ_e、μ/ρ 和 μ 的关系综合成如表2.10所列形式。

表2.10 σ_e、σ_a、μ/ρ 和 μ 的换算关系(k)

$B = k \cdot A$ \ A	σ_e /(cm²/电子)	σ_a /(cm²/原子)	μ/ρ /(cm²/g)	μ /cm⁻¹
σ_e (cm²/电子)	1	Z	ZN_A/M	$\rho Z N_A/M$
σ_a (cm²/原子)	$1/Z$	1	N_A/M	$\rho N_A/M$
μ/ρ (cm²/g)	M/ZN_A	M/N_A	1	ρ
μ (cm⁻¹)	$M/ZN_A\rho$	$M/N_A\rho$	$1/\rho$	1

为帮助理解表中各项的意义,这里以1MeV的光子和铝作用为例,进一步具体说明 σ_a、μ 和 μ/ρ 等各项表达式的含义。

由于能量为1MeV的光子在铝中的质量衰减系数为 $6.15 \times 10^{-3} \mathrm{m^2 kg^{-1}}$,若用分数单位 $\mathrm{cm^2 \cdot g^{-1}}$ 表示,则 $\mu/\rho = 6.15 \times 10^{-2} \mathrm{cm^2 g^{-1}}$。对于铝来说,$Z = 13$,$M = 27\mathrm{g/mol}$,$\rho = 2.7\mathrm{g/cm^3}$,因此,根据表2.10中的换算关系和 $\mu/\rho = 6.15 \times 10^{-2} \mathrm{cm^2 g^{-1}}$ 可以得到:$\sigma_a = 2.76 \times 10^{-24} \mathrm{cm^2}$,$\mu = 0.166 \mathrm{cm^{-1}}$。

于是,可以知道铝在1MeV的 γ 射线照射下,如果入射的光子注量是 $1/\mathrm{m^2}$,则可以知道:1MeV的光子与1个铝原子发生一次相互作用的几率是 2.76×10^{-24};在1g铝中引发一次相互作用的几率是6.15%;在1cm³铝中引发一次相互作用的几率是16.6%;穿过1cm厚的铝层时入射光子数减少16.6%;穿过质量厚度为 $1\mathrm{g/cm^2}$ 的铝层时,入射光子数会减少6.15%。

同样情况下,为什么在1g和1cm³的铝中引发一次相互作用的几率不一样?又为什么穿过1cm和 $1\mathrm{g/cm^2}$ 层的铝层时,光子数减少的百分数也不一样?这作为一个问题,留给大家思考。

2.4.3 γ 射线与物质相互作用系数

γ 射线进入物质后,有些光子可能不经任何相互作用而穿透出去,有些光子则通过各种相互作用过程被吸收或散射,至于光子究竟会经历何种过程,这与物质性质和光子能量有关。图2.41示出了各种能量的光子在碳和铅中发生光电效应、康普顿散射、电子对效应的相对几率,碳可以作为生物学和剂量学中所关心的那类低原子序数物质的代表。可见对于低原子序数的物质,在 25keV 至 25MeV 宽广的能量范围内,X 或 γ 射线衰减的主要原因是康普顿散射,该能量范围几乎涵盖了目前医学、生物学中用到的所有 X 或 γ 射线。

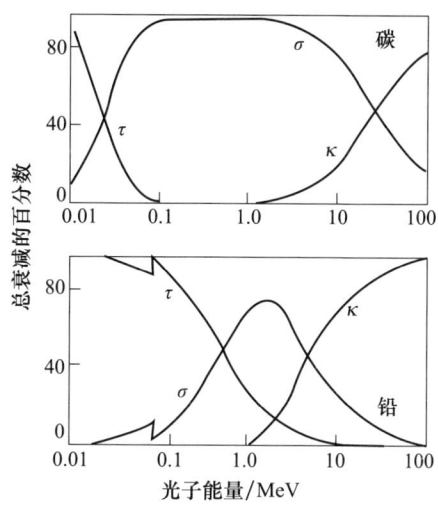

图 2.41　光子在碳、铅内不同效应截面比较

1. γ 射线衰减系数

一般情况下,γ 射线的衰减往往是这三种效应叠加的结果,物质对 γ 射线总质量衰减系数 μ/ρ 是各种作用过程的衰减系数总和,如果略去次要过程,则有

$$\mu/\rho = \frac{\tau}{\rho} + \frac{\sigma}{\rho} + \frac{\kappa}{\rho} = \frac{N_A}{M}(\tau_a + \sigma_a + \kappa_a) \tag{2.116}$$

式中:τ_a、σ_a、κ_a 分别是入射光子在物质中发生光电效应、康普顿散射和电子对效应的原子截面;τ、σ、κ 则是相应于各过程的线衰减系数,N_A 和 M 意义同前。图 2.42 则示出 γ 射线在水、铜和铅中的质量衰减系数随光子能量的变化。

对于由多种成分构成的化合物或混合物,对于入射光子的衰减系数可按下式计算:

$$\mu/\rho = \sum_i \omega_i (\mu/\rho)_i \tag{2.117}$$

式中:$(\mu/\rho)_i$ 是第 i 种组分的质量衰减系数;ω_i 是 i 种组分在化合物或混合物

中所占的重量百分数。

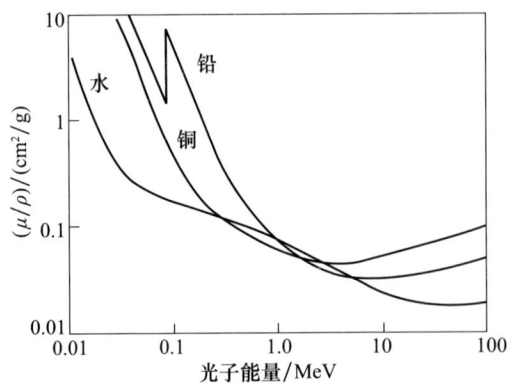

图 2.42 γ 射线在水、铜和铅中的总质量衰减系数随光子能量的变化

2. γ 射线转移系数

在 γ 射线与物质相互作用过程中，光子能量都有一部分转变为电子（光电子、反冲电子及正、负电子对）的动能，而另一部分则被能量较低的光子（特征 X 射线、散射光子及质湮辐射）所带走，总的线衰减系数 μ 可以表示为两部分的总和：

$$\mu = \mu_{tr} + \mu_\gamma \tag{2.118}$$

式中：μ_{tr} 表示光子能量的电子转移部分；μ_γ 表示光子能量的辐射转移部分，从辐射剂量学角度，主要关注光子能量的电子转移部分，这份能量将会被物质吸收。光子能量的电子转移部分应等于：

$$\mu_{tr} = \tau_a + \sigma_a + \kappa_a \tag{2.119}$$

把 μ_{tr} 称为线能量转移系数（linear energy transfer coefficient），SI 单位是 m^{-1}，它表示 γ 射线在物质中穿行单位长度距离时，其能量转移给电子的份额，而 τ_a、σ_a、κ_a 则分别为光电效应、康普顿散射及电子对效应过程中的能量转移系数，它们分别等于：

$$\tau_a = \tau\left(1 - \frac{f\phi}{h\upsilon}\right) \tag{2.120}$$

$$\sigma_a = \sigma \cdot \frac{T_e}{h\upsilon} \tag{2.121}$$

$$\kappa_a = \left(1 - \frac{1.02}{h\upsilon}\right) \tag{2.122}$$

相应地,也存在质量能量转移系数(mass energy transfer coefficient),可以表示为

$$\mu_{\text{tr}}/\rho = \frac{\tau_a}{\rho} + \frac{\sigma_a}{\rho} + \frac{\kappa_a}{\rho} \tag{2.123}$$

质量能量转移系数 μ_{tr}/ρ,其 SI 单位是 $m^2 \cdot kg^{-1}$,表示光子在穿过单位质量厚度的物质层时,因相互作用其能量转移给电子的份额;也表示入射的单位注量光子在单位质量物质内,因相互作用其能量转移给电子的份额。

3. γ 射线吸收系数

γ 射线在物质中通过几个主要作用过程后,一部分能量传递了给次级电子,然而电子从光子那里得到的能量又将在物质中间产生电离、激发效应,同时产生韧致辐射;当正电子在飞行途中发生湮灭时,正电子还会额外地损失一部分动能。如果忽略正电子湮灭辐射,用 g 表示韧致辐射份额,则光子能量被物质真正吸收的份额可用公式表示如下:

$$\mu_{\text{en}} = \mu_{\text{tr}} \cdot (1 - g) \tag{2.124}$$

把 μ_{en} 称为"线能量吸收系数",表示 γ 射线在物质中穿行单位长度路程时,其能量真正被物质吸收的份额,SI 单位是 m^{-1}。于是,相应的质量能量吸收系数可表示为

$$\mu_{\text{en}}/\rho = (\mu_{\text{tr}}/\rho) \cdot (1 - g) \tag{2.125}$$

质量能量吸收系数表示 γ 射线在物质中穿行单位质量厚度时,其能量真正被物质吸收的份额,SI 单位是 $m^2 \cdot kg^{-1}$。

4. γ 射线作用系数间的区别和联系

从前面的讨论可以看出衰减系数、转移系数和吸收系数与光子在介质中作用机制联系紧密,为了以后应用的方便,下面就相应的质量系数间的区别和联系进行分析,并结合图 2.43 加以形象说明。

质量衰减系数反映入射光子与物质相互作用的总几率,除了三个主要的相互作用过程,还包括相干散射(即瑞利散射)、光核反应等次要的相互作用过程

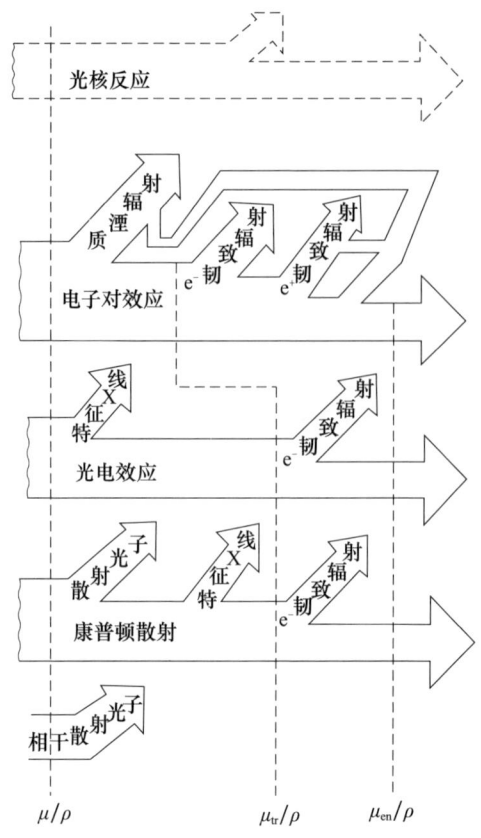

图 2.43 μ/ρ、μ_{tr}/ρ、μ_{en}/ρ 的区别与联系

的几率,因此质量衰减系数应为

$$\mu/\rho = \frac{\sigma_{相干}}{\rho} + \frac{\sigma_{康}}{\rho} + \frac{\tau}{\rho} + \frac{\kappa}{\rho} + \cdots + \frac{\sigma_{光核}}{\rho} \qquad (2.126)$$

其中,$\sigma_{相干}$、$\sigma_{康}$、τ、κ、$\cdots$、$\sigma_{光核}$ 分别是上述诸过程中的线衰减系数。

在这些过程中,质量能量转移系数表示光子能量转移给次级带电粒子的那部分总和;质量能量吸收系数表示扣除了韧致辐射后,入射光子通过电子的电离、激发过程,真正被物质吸收的那部分能量。简言之,这三个系数分别度量:入射光子中有多大比例参与了相互作用,有多大比例光子能量转移给了次级电子,这些次级电子能量真正被物质所吸收的能量又有多少。

2.4.4 中子与物质相互作用系数

中子与物质相互作用可引起中子能量或方向的较大变化,甚至使入射中子消失,这些特点与光子的情况相同,下面将主要针对中子在介质中的作用情况进行分析讨论。

1. 中子衰减系数

由于物质对不带电粒子的质量衰减系数 μ/ρ 是 dN/N 除以 dl 的商,dN/N 是粒子在密度为 ρ 的介质中穿行距离 dl 时发生相互作用的分数,表示为

$$\mu/\rho = \frac{1}{\rho N} \cdot \frac{dN}{dl} \tag{2.127}$$

其单位为 $m^2 \cdot kg^{-1}$,而线衰减系数表示为

$$\mu = \frac{1}{N} \frac{dN}{dl} \tag{2.128}$$

设有 N_0 个中子垂直入射到介质表面上,则穿过距离 x 后没有发生相互作用的中子数 $N(x)$ 为

$$N(x) = N_0 e^{-\mu x} \tag{2.129}$$

中子的线衰减系数常称作宏观反应截面,用 Σ 表示,它是和中子能量的函数,并与吸收介质特性密切相关,宏观截面 Σ 与微观截面 σ(即每个原子核的截面)由下式联系起来:

$$\Sigma = \mu = \frac{N_A \rho}{M_A} \cdot \sigma \tag{2.130}$$

式中:N_A 是阿伏伽德罗常数;M_A 是介质的摩尔质量;σ 是原子核对中子的各种相互作用截面的总和:

$$\sigma = \sigma_{el} + \sigma_{inel} + \sigma_{non} + \sigma_{ca} + \sigma_{np} = \sum_j \sigma_j \tag{2.131}$$

式中:σ_{el}、σ_{inel}、σ_{non}、σ_{ca} 和 σ_{np} 分别代表每个原子核的中子弹性散射、非弹性散射、去弹性散射、俘获和散裂反应等反应类型的截面。

2. 中子转移系数

物质对不带电粒子的质量能量转移系数 μ_{tr}/ρ 是 dE_{tr}/E 除以 ρdl 的

商，dE_{tr}/E 是不带电在密度为 ρ 的介质中穿行 dl 距离时，入射粒子能量（不包括静止能量）转移给带电粒子动能的分数，可表示为

$$\mu_{tr} = \frac{1}{\rho E} \cdot \frac{dE_{tr}}{dl} \tag{2.132}$$

其 SI 单位是 $m^2 \cdot kg^{-1}$，中子的质量能量转移系数与介质特性相关，也是中子能量的函数，可以表示为各种相互作用截面之和，如果介质由 L 种核素组成，则有

$$\mu_{tr}/\rho = \frac{1}{E} \sum_L N_L \sum_J e_{LJ}(E) \cdot \sigma_{LJ}(E) \tag{2.133}$$

式中：角标 L 表示核素；J 表示中子与原子核相互作用的类型；N_L 是体积元中第 L 种核素的原子核数除以体积元中物质质量所得的商（即单位质量介质中含第 L 种核素的原子核数）；$e_{LJ}(E)$ 是截面为 $\sigma_{LJ}(E)$ 的一次相互作用中转移给带电粒子的动能平均值。如果介质由一种核素组成，或者由某种位素占优势的一种元素组成，则质量能量转移系数可表示为

$$\mu_{tr}/\rho = \frac{N_A}{M_A E} \sum_J e_J(E) \cdot \sigma_J(E) \tag{2.134}$$

式中：M_A 为核素的摩尔质量；N_A 为阿伏伽德罗常数；$\sigma_J(E)$ 是能量为 E 的中子第 J 种核反应的截面；$e_J(E)$ 是第 J 种反应的一次相互作用转移给带电粒子动能的平均值。

3. 中子吸收系数

由于质量能量吸收系数 μ_{en}/ρ 也是描述不带电粒子与物质相互作用的一个重要参数，但由于中子与物质相互作用产生的带电粒子是重粒子，其轫致辐射的能量损失可以忽略，因而中子的质量能量吸收系数等于质量能量转移系数：

$$\mu_{en}/\rho = (\mu_{tr}/\rho)_n \tag{2.135}$$

式中：脚标 n 表示出了系中子的相互作用参数。

由于中子与物质相互作用过程中产生的带电粒子的动能并非全部来自中子动能，如热中子与软组织主要作用方式之一的 $^{14}N(n,p)^{14}C$ 反应中，产生的粒

子动能还来自作用体系的静止能量。假设能量为 E（不包括静止能量）的不带电粒子在密度为 ρ 介质中穿行 dl 距离时，释放出的带电粒子动能的期望值是 dE_{tr}，则把质量能量转移系数定义为物质对不带电粒子的质量能量转移系数 μ_{tr}/ρ 是 dE_{tr}/E 除以 ρdl 的商。

中子的 μ_{tr}/ρ 随中子能量的变化范围较大，而 $E \cdot \mu_{tr}/\rho$ 则变化较小，通常给出 $E \cdot \mu_{tr}/\rho$ 的相关数据，并称之为比释动能因子，有关内容在以后介绍。

思考题与习题

1. 带电粒子与物质相互作用的类型有哪几种？
2. 重带电粒子与电子的路径有什么不同？原因是什么？
3. 如何由一种物质中带电粒子射程计算另外一种物质中的射程？
4. 辐射阻止本领与碰撞阻止本领有什么区别？两者分别与哪些因素有关？
5. 计算与 50MeV 质子速率相同的 ^{4}He、^{12}C 和 ^{20}Ne 等重粒子的动能并给出它们在水中的阻止本领。已知 50MeV 质子在水中的 $S/\rho = 12.7 \text{MeV} \cdot \text{cm}^2 \cdot \text{g}^{-1}$。
6. 已知 10MeV 电子在 H 和 O 中的质量辐射阻止本领分别为 8.809×10^{-2} MeV·cm²·g⁻¹ 和 0.1932MeV·cm²·g⁻¹，试计算 10MeV 电子在水中的质量辐射阻止本领。
7. 什么是电离能？影响电离能的因素主要有哪些？
8. 列举光子与物质的主要作用方式，说明这种相互作用的机制。
9. 不同能量光子与原子序数不同的物质会发生不同类型相互作用，它们之间关系如何？
10. 设入射光子的能量 $h\nu = 1.0 \text{MeV}$，求 $\theta = 0°$、90° 和 180° 时反冲电子的发射角 φ 和动能 E。
11. 中子与生物组织之间存在哪些重要的相互作用类型？
12. 中子弹性共振散射与非弹性共振散射在机制上有什么不同？

13. 实际工作中经常用铅作为 ^{60}Co 放射源的屏蔽材料,假设 ^{60}Co 源辐射的光子平均能量为 1.25MeV,那么需要多厚的铅才可使光子数减少到原来值的 1%?

14. 质量衰减系数、质量转移系数与质量吸收系数的区别与联系是什么?

第3章

辐射剂量学物理量

电离辐射与物质的相互作用,从某种意义上讲是一种能量的传递过程,其结果是电离辐射的能量被物质吸收,造成各种辐射效应,即受照体的性质会发生各种物理与化学上的变化,当生物体受照时,还会有相继的生物学变化,为了定量地研究辐射效应与辐射照射量大小的关系,需要建立一系列有关电离辐射剂量学的量。辐射剂量实质是电离辐射对受照射物质产生的真实效应和潜在影响的一种物理量度,取决于电离辐射场的性质以及电离辐射与物质相互作用的程度,辐射的剂量学物理量一般可以通过电离辐射场物理量与相关作用系数的乘积来计算。

受照射物质发生的辐射效应与其吸收的辐射能量有关。由于接受特定辐射能量的物质质量与体积的不同,在物质中导致的辐射效应也可能不同,为此,常用授予某体积元内物质的辐射能量除以该体积元内物质的质量,表示物质接受的辐射量多少,这就是剂量学领域广泛应用的物理量"吸收剂量"概念。下面结合辐射与物质作用机制,具体讨论相关的剂量学物理量。

3.1 吸收剂量

3.1.1 授予能

电离辐射与物质作用会发生电离、激发等效应,入射辐射的一部分能量转变为产生的次级粒子动能,当其能量低于介质的电离阈能(或激发能)时,这部分能量则转化为介质分子的热能、化学能沉积在介质中,这部分能量就是沉积能(energy deposit)。

授予能(ε)就是指电离辐射以电离、激发方式传递给某一体积物质内的能量,按其定义,用公式可表示为

$$\varepsilon = R_{in} - R_{out} + \sum Q \tag{3.1}$$

式中:R_{in}是进入某一体积介质内的辐射能,包括进入该体积的所有带电和不带电电离粒子的能量总和,但不包括粒子本身的静止质量能;R_{out}是从该体积介质内逸出的辐射能,即离开该体积的所有带电和不带电电离粒子能量的总和,同样不包括粒子本身的静止质量能;$\sum Q$是在该体积介质内发生的任何核和基本粒子转变中,核和基本粒子静止质量能的所有变化总和,静止质量能减少时释出能量,$\sum Q$ 为正号(静止质量能增加时吸收能量,$\sum Q$ 为负号);ε 表示授予能,其 SI 单位是焦耳(J)。

由于电离辐射粒子和物质结构本质上都是不连续的,因此辐射与物质相互作用过程以及原子核发生的核跃迁过程也都是一个个分立不连续事件,因而授予能可看作是在所考察的体积内,由发生的每一个不连续事件沉积能对其贡献的总和,即有公式:

$$\varepsilon = \sum_i \Delta \varepsilon_i \tag{3.2}$$

式中:$\Delta \varepsilon_i$ 就是在上述体积中发生的第 i 个不连续事件中的沉积能。

相互作用过程和原子核跃迁对授予能的贡献 $\Delta \varepsilon$(沉积能)可以由下式给出,即有

$$\Delta \varepsilon = T_b - \sum T_a + Q \tag{3.3}$$

式中:T_b是相互作用前一瞬间,引发相互作用的那个电离粒子的动能(在核跃迁情况下,$T_b = 0$);$\sum T_a$是相互作用或核跃迁刚结束时,出现的所有电离粒子动能的总和;Q是该过程中因核和基本粒子静止质量的改变而导致的能量变化。

如在图 3.1 中,动能为 T_{in} 的一个电离粒子进入体积 ΔV 并引发相互作用,之后出现了三个电离粒子,它们的动能分别为 T_1、T_2、T_3。假定它们未经相互作用就从 ΔV 中逸出,于是根据式(3.3),该过程对授予能的贡献(沉积能)为

$$\Delta \varepsilon = T_b - \sum T_a + Q = T_{in} - (T_1 + T_2 + T_3) + Q \tag{3.4}$$

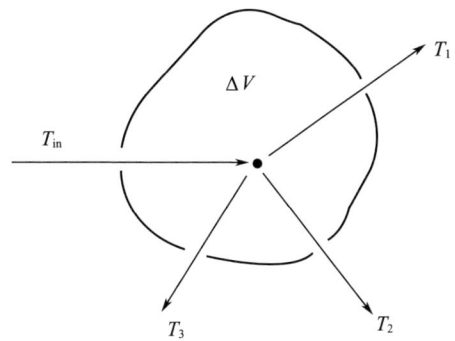

图 3.1 授予能贡献的示意图

其中，Q 是在上述相互作用中核和基本粒子静止质量能的改变。为帮助理解电离辐射作用的具体过程，下面按 Q 值的不同，将 ΔV 内发生的过程分成三种情况加以讨论。

1. $Q = 0$ 的情况

$Q = 0$ 表示该过程中核和基本粒子静止质量之和没有任何改变，并且提示该过程一定是入射粒子引起的一个相互作用过程，按授予能（或沉积能）定义，此时

$$\Delta \varepsilon = T_b - \sum T_a \tag{3.5}$$

即在该过程对授予能的贡献，等于入射辐射能量中没有变成出射粒子动能的那部分能量。带电粒子与原子中一个电子的电离碰撞是这种过程的典型代表，如图 3.2 所示。动能为 T_{in} 的带电粒子与原子的电子发生碰撞，击出一个 δ 粒子，同时留下一个受激发的原子。设碰撞中入射粒子损失了动能 T，但仍是一个电离粒子（其动能为 $T_{in} - T$），击出的 δ 粒子动能为 T_δ，受激原子退激时，释出一个能量为 T_K 的特征 X 射线及动能分别为 $T_{\Lambda,1}$ 和 $T_{\Lambda,2}$ 的两个俄歇电子。因为在这一情况下不涉及核和基本粒子的转变，所以有

$$\begin{aligned}\Delta \varepsilon &= T_b - \sum T_a \\ &= T_{in} - \left[(T_{in} - T) + T_\delta + T_K + T_{\Lambda,1} + T_{\Lambda,2} \right] \\ &= T - (T_\delta + T_K + T_{\Lambda,1} + T_{\Lambda,2}) \end{aligned} \tag{3.6}$$

由此可见，这类过程对授予能的贡献 $\Delta \varepsilon$ 未必等于入射粒子所损失的动能 T。

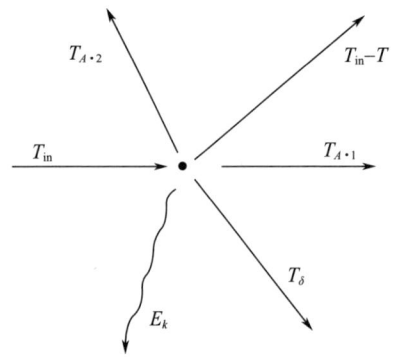

图 3.2 电离碰撞及受激原子退激过程

2. $Q<0$ 的情况

在这种过程中,核和基本粒子的总静止质量能增加了,且该过程也一定是由入射粒子引起的,并且入射粒子的一部分动能变成了核和基本粒子的静止质量能,根据式(3.3),对于 $Q<0$ 的过程,$\Delta\varepsilon$ 可写成

$$\Delta\varepsilon = T_b - \sum T_a - (-Q) \tag{3.7}$$

亦即该过程对授予能的贡献 $\Delta\varepsilon$ 等于入射辐射能量中没有变成电离粒子动能以及核与基本粒子静止质量能的那部分能量。

如图 3.3 中电子对产生过程,设电子质量为 m,由于增加了两个电子的静止质量能 $2mc^2$,因而与此相应,$Q=-2mc^2$。于是该过程对授予能的贡献(沉积能)为

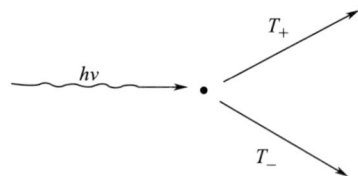

图 3.3 电子对过程示意图

$$\Delta\varepsilon = T_b - \sum T_a - (-Q) = h\nu - (T_+ + T_-) - 2mc^2 \tag{3.8}$$

式中:T_+、T_- 分别是正、负电子的动能。另外,按能量守恒定律,这一对电子的动能是

$$T_+ + T_- = h\nu - 2mc^2 - T_R \tag{3.9}$$

这里,T_R是电子对出射时受到反冲的那个原子核的动能。由于T_R一般很小,反冲核不具备电离、激发其他原子的能力,因此它不是电离粒子,将式(3.9)代入式(3.8),可以得到

$$\Delta \varepsilon = T_R \tag{3.10}$$

也就是说,电子对产生这一过程对授予能的贡献(沉积能)在数值上等于没有电离能力的那个反冲核获得的动能。

3. $Q > 0$ 的情况

通过这一过程,核和基本粒子的静止质量能减少了,并以其他的能量形式释放出来。一般情况下,释放出来的这部分能量多数表现为电离辐射粒子的动能,因此,$Q > 0$ 的过程,意味着存在一个辐射源。由 $\Delta \varepsilon = T_b - \sum T_a + Q$ 可知,该过程对授予能的贡献(沉积能)可以表示为

$$\Delta \varepsilon = Q - \left(\sum T_a - T_b \right) \tag{3.11}$$

对于自发过程,$T_b = 0$;对于引发过程,$T_b < \sum T_a$。于是,该过程的 $\Delta \varepsilon$ 等于该过程释出的静止质量能中没有变成电离粒子动能的那部分能量。

自发的核跃迁是 $Q > 0$ 过程的典型代表,这里以 α 衰变为例,设 α 粒子出射的一瞬间,子体核外仍有 Z 电子,但因原子核电荷数的减少,引起这 Z 个电子结合能的改变,令 $\bar{b}$ 和 $\bar{b}'$ 分别为衰变前后每个电子的平均结合能,T_Y 和 T_α 分别为反冲的子体核和 α 粒子的动能,m_X、m_Y、m_α 和 m 分别为母核、子核、α 粒子及电子的静止质量。

于是,α 衰变前的总能量为

$$m_X c^2 + Z m c^2 - Z \bar{b} \tag{3.12}$$

α 衰变后的总能量为

$$m_Y c^2 + m_\alpha c^2 + Z m c^2 - Z \bar{b}' + T_Y + T_\alpha \tag{3.13}$$

过程的能量方程式是

$$m_X c^2 + Z m c^2 - Z \bar{b} = \\ m_Y c^2 + m_\alpha c^2 + Z m c^2 - Z \bar{b}' + T_Y + T_\alpha \tag{3.14}$$

相应的静止质量能的改变是

$$Q = [m_X c^2 + Zmc^2] - [m_Y c^2 + m_\alpha c^2 + Zmc^2]$$

$$= T_Y + T_\alpha + Z(\bar{b} - \bar{b}') \tag{3.15}$$

如果反冲的子体核没有电离能力,则按式(3.11),有

$$\Delta\varepsilon = Q - \sum T_\alpha$$

$$= [T_Y + T_\alpha + Z(\bar{b} - \bar{b}')] - [T_\alpha]$$

$$= T_Y + Z(\bar{b} - \bar{b}') \tag{3.16}$$

即 α 衰变过程对授予能的贡献(沉积能)等于反冲子体核的动能加上 Z 个电子结合能的改变。

倘若 α 衰变后,产生的反冲子体核是一个电离粒子,则有

$$\Delta\varepsilon = Q - \sum T_\alpha$$

$$= [T_Y + T_\alpha + Z(\bar{b} - \bar{b}')] - [T_Y + T_\alpha]$$

$$= Z(\bar{b} - \bar{b}') \tag{3.17}$$

说明这种作用过程中对授予能贡献(沉积能),仅等于 Z 个电子结合能的改变。

如果由相互作用过程或核跃迁过程释出的电离粒子,在上述体积中还会进一步与物质相作用,如图 3.4 所示,则与这些次级过程相应的 $\Delta\varepsilon$,也应列入授予能 ε 的计算之中,此时若入射粒子动能为 T_{in},则包括其全部次级过程在内,对总的授予能贡献(沉积能)就等于

$$\varepsilon_{T_{in}} = T_{in} - \left(\sum T_{out}\right)_{T_{in}} + \sum_{i=1}^{n} Q_i \tag{3.18}$$

式中:$\left(\sum T_{out}\right)_{T_{in}}$ 是该体积中由入射粒子及其次级过程所产生的电离粒子离开该体积时所带走的动能总和;$\sum_{i=1}^{n} Q_i$ 是该体积内因入射粒子的相互作用和它的全部次级过程引起的核和基本粒子转变中,核和基本粒子静止质量能改变的总和。

应该指出,由于辐射源发出的电离粒子以及它们与物质相互作用都是随机

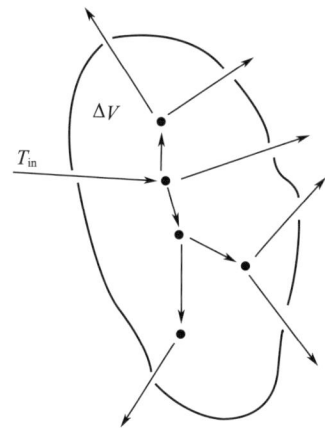

图 3.4　入射粒子引起多次相互作用过程

的,在某一体积内发生的每一个过程,无论其发生的时间与地点分布,还是作用过程中能量传递的数量多少,都具有统计涨落性质。因此,授予能是一个随机量,人们无法在作用过程发生之前预示它的数值是多少,只能通过测量的手段确定它的几率分布,授予能 ε 的分布函数可以表示为

$$F(\varepsilon) = P(\varepsilon' \leqslant \varepsilon) \tag{3.19}$$

式(3.19)表示在所考察的特定介质某一体积内,授予能 ε' 小于或等于特定值 ε 的几率。而 ε 的几率密度 $f(\varepsilon)$ 为

$$f(\varepsilon) = \frac{\mathrm{d}F(\varepsilon)}{\mathrm{d}\varepsilon} \tag{3.20}$$

表示单位授予能间隔内,授予能数值等于 ε 的几率。于是电离辐射在上述体积内物质的平均授予能 $\bar{\varepsilon}$ 等于

$$\bar{\varepsilon} = \int_0^\infty \varepsilon \cdot f(\varepsilon) \cdot \mathrm{d}\varepsilon \tag{3.21}$$

3.1.2　吸收剂量概念

1. 吸收剂量

把电离辐射向无限小体积内授予的平均能量,除以该体积内物质的质量而得到的商,定义为吸收剂量,用符号 D 表示,用公式表示为

$$D = \lim_{m \to 0} \frac{\overline{\varepsilon}}{m} = \frac{\mathrm{d}\overline{\varepsilon}}{\mathrm{d}m} \tag{3.22}$$

式中：$\mathrm{d}\overline{\varepsilon}$ 是电离辐射授予质量为 $\mathrm{d}m$ 的物质的平均能量。

由于吸收剂量与一个无限小体积相联系，受照射物质中每一点都有其特定的吸收剂量值，因此在考察物质中某点的吸收剂量时，所取的体积元必须要充分地小，使得因辐射场或者物质不均匀引起的吸收剂量变化可以被显现出来。同时，该体积元又要足够大，保证在所考察的时间内，体积元中含有相当多的相互作用过程，使得因相互作用过程的随机性造成的授予能统计不确定性可以忽略。

按上述定义，吸收剂量就是电离辐射给予单位质量物质的平均授予能，电离辐射授予某一体积内的物质能量越多，则该体积内物质的吸收剂量就越大。

当电离辐射粒子通过物质时，也会在介质内部形成一个辐射场，在物质中不同区域的介质吸收辐射能是不完全相同的。辐射能被吸收是辐射与物质相互作用引起能量沉积所致，辐射能被吸收后产生的效应与被照射物质的性质、结构有关。由于介质内部存在的辐射场，因此介质中某点的吸收剂量与辐射源的放射性强度并不直接相关，需要对许多影响因素进行修正后，才可以获知辐射源的放射性强度，这一点应该清楚。

2. 吸收剂量单位

按吸收剂量的定义可知，其 SI 单位是 $\mathrm{J \cdot kg^{-1}}$，在电离辐射领域内，赋予吸收剂量的专门名称叫"戈瑞(Gray)"，用符号 Gy 表示，即有

$$1\mathrm{Gy} = 1\mathrm{J \cdot kg^{-1}}$$

也就是说，1Gy 的吸收剂量表示电离辐射授予 1kg 受照射物质的平均能量是 1J。旧时表示吸收剂量大小时，还使用单位"拉德(rad)"，1rad 的吸收剂量表示电离辐射授予 1g 受照射物质的平均辐射能量是 100 尔格(erg)，也即

$$1\mathrm{rad} = 100\mathrm{erg/g} = 0.01\mathrm{J \cdot kg^{-1}} = 0.01\mathrm{Gy} \text{ 或 } 1\mathrm{Gy} = 100\mathrm{rad}$$

需要指出的是，以 Gy(或 rad)为单位的吸收剂量适用于任何电离辐射和受到照射的任何物质，所以在讨论吸收剂量时，必须清楚知道是哪种辐射对何种

物质造成的吸收剂量。

3. 吸收剂量率

吸收剂量率是一个与时间相关的辐射量,物质中的吸收剂量会随辐射照射的时间延长而增加,所以,定义吸收剂量率为单位时间内被照射物质中的吸收剂量增量,用符号 $\dot{D}$ 表示。如果在 $t \to t+\mathrm{d}t$ 这段时间内,吸收剂量的增量为 $\mathrm{d}D$,则在 t 时刻的吸收剂量率表示为

$$\dot{D}(t) = \mathrm{d}D/\mathrm{d}t \tag{3.23}$$

吸收剂量率的 SI 单位是 Gy/s,以前还使用专用单位 rad/s。

3.1.3 吸收剂量的一般方程

吸收剂量是由在无限小体积内发生的核跃迁和相互作用过程共同造成的,不过在这体积内发生的自发核跃迁次数,与由它们发出的电离辐射粒子在随后发生的相互作用次数相比是很少的,因此,自发核跃迁过程本身对吸收剂量的贡献一般可以忽略。另外,无论是由不带电粒子引起的电离、激发过程,还是由带电粒子引起的电离、激发过程,它们对授予能的贡献几乎一样,只是在所关心的体积内,由不带电粒子引发的相互作用次数,通常比其产生的次级带电粒子随后引发的相互作用的次数少得多,以致不带电粒子本身直接提供的吸收剂量可忽略不计,即不带电粒子授予物质的吸收剂量,绝大部分是通过次级带电粒子造成的。当然,带电粒子在与物质相互作用的过程中,其损失的能量也并非全部就地授予那个体积,因为带电粒子与物质原子作用时,可能有时会产生某些能量比较高的次级带电粒子(δ 粒子),有时还会有一部分能量变成轫致辐射,或者发生作用后的原子会受到激发,退激时会发出俄歇电子和特征 X 射线。这些次级粒子会从其获得能量的那个小体积离去,跑到其他的区域损失其本身能量,如图 3.5 所示。另外,在远离带电粒子级联传播的区域外部,轫致辐射又将会产生新的带电粒子。

所以,在介质中一点 r 处的吸收剂量 $D(r)$ 可表示为

$$D(r) = \sum_j \int \Phi_{T,j}(r) \cdot \frac{S_{\mathrm{col},j}(T)}{\rho} \cdot k_{\mathrm{col},j}(T) \mathrm{d}T \tag{3.24}$$

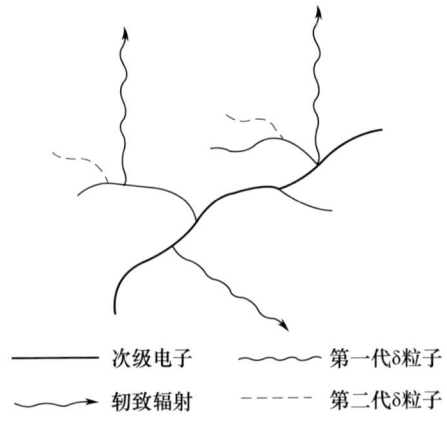

———— 次级电子　　～～～ 第一代δ粒子
———→ 韧致辐射　　----- 第二代δ粒子

图 3.5　介质中带电粒子级联传播示意图

式中：$\Phi_{T,j}(r)$ 表示 r 点处能量在 $T \rightarrow T + \mathrm{d}T$ 之间的第 j 种带电粒子注量，其中包括由韧致辐射产生的带电粒子；$S_{\text{col},j}(T)/\rho$ 是能量为 T 的第 j 种带电粒子的质量碰撞阻止本领；$k_{\text{col},j}(T)$ 是能量为 T 的第 j 种带电粒子发生电离碰撞时损失的动能中不再变成电离粒子（如各代 δ 粒子、俄歇电子、特征 X 射线光子）动能的那部分能量所占的份额，用来表示带电粒子在 r 点上损失的能量中，并非全部就地授予介质而引进的一个修正。

可以看出，为根据式（3.24）计算吸收剂量，需要详尽地了解 r 点处各种带电粒子注量的谱分布，但是如电离辐射的某种近似"辐射平衡"存在，则吸收剂量的计算就可大大被简化。

3.2　比释动能和比转换能

已经知道，射线在介质中的能量转移与沉积一般都取决于射线与物质的相互作用，其中不带电粒子与物质相互作用分为两步：①能量转移过程，即不带电粒子与物质相互作用（核反应或核散射）产生带电粒子的过程，不带电粒子的能量转移给次级带电粒子；②能量沉积过程，即产生的带电粒子在介质中通过电离、激发方式逐渐耗尽自身能量的过程，即把从不带电粒子那里得到的能量传递给作用介质，粒子能量沉积过程与其能量传递过程密切相关。已经知道，第

第 3 章 辐射剂量学物理量

二阶段的能量传递并授予介质的过程可用吸收剂量表示,为了表示第一阶段的作用过程,辐射剂量学引进另一个辐射量,称为比释动能。与讨论吸收剂量的情况类似,下面先介绍与比释动能相对应的一个随机量——转移能,然后再具体讨论比释动能。

3.2.1 转移能

在特定体积内,由不带电粒子释放出来的所有带电粒子的初始动能之和,被称为转移能(ε_{tr}),转移能有两个要素:①带电粒子是由不带电粒子产生的;②产生的带电粒子必须具有动能。没有获得动能的带电粒子,仅相当于被作用体系获得了一定的热运动能量,也即此过程中没有产生新的带电粒子,根本谈不上能量转移,更没有转移能,但被作用体系获得的热能可归为授予能。由于介质中分子、原子和电子均有动能,且其大小与体系温度、介质材料性质均有关,因此转移能量阈值要比热运动能量更高,热运动能量一般在 0.01eV 量级,温度变化引起的热运动能量变化不明显。使介质中分子、原子电离的阈能在 eV 量级,如碰撞过程中产生的电子能量超过电离阈值,就可视为一个次级电子,所以转移能量阈值理论上可设在电离阈能处。由于在宏观剂量范畴内,能量低于 100eV 的射线与物质相互作用产生的次级带电粒子能量非常低,因此可以认为就地沉积吸收转化为被作用体系粒子的热运动能量,通常把转移能量的阈值设为 100eV 或更大量值。

在某一体积元内,若不带电电离粒子转移给所有次级带电粒子的初始动能总和为某一量值 ε_{tr},则 ε_{tr} 表示该体积内发生的所有次级过程产生的任何带电粒子能量之和,如光电效应发生后伴随出现的俄歇电子等。显然,量值 ε_{tr} 就是此体元内的转移能,并可表示为

$$\varepsilon_{tr} = (R_{in})_u - (R_{out})_u^{nr} + \sum Q \tag{3.25}$$

式中:ε_{tr} 是转移能,其 SI 单位是焦耳(J);$(R_{in})_u$ 是进入该体积的所有不带电的电离粒子辐射能;$(R_{out})_u^{nr}$ 是从该体积离去的不带电电离粒子辐射能,但不包括在该体积内释出的带电粒子在韧致辐射过程中所发射的光子能量;$\sum Q$ 同样表示在该体积介质内发生的任何核和基本粒子转变中,核和基本粒子静止质量能

的所有变化总和，静止质量能减少时释出能量，$\sum Q$ 为正号，静止质量能增加时吸收能量，$\sum Q$ 为负号。

令 R_u^r 表示由不带电电离粒子在该体积内释出的带电粒子在随后的韧致辐射过程中发射的光子能量，并且，不管这一韧致辐射过程是在该体积内发生的，还是在该体积之外发生的，相应的光子能量均应计入 R_u^r 之内。于是，这种情形下的不带电电离粒子在上述体积内，转移给次级带电粒子随后在电离碰撞中损失的能量 ε_{tr}^c 就等于

$$\varepsilon_{tr}^c = \varepsilon_{tr} - R_u^r = (R_{in})_u - (R_{out})_u^{nr} + \sum Q - R_u^r \tag{3.26}$$

式中：ε_{tr}^c 和 R_u^r 分别称为碰撞转移能和辐射转移能，并且按式(3.26)可得

$$\varepsilon_{tr} = \varepsilon_{tr}^c + R_u^r \tag{3.27}$$

图 3.6 示出了进入体积 V 内的两个光子，其中一个光子 $h\nu_1$ 经历了光电吸收过程，产生一个光电子 T_1 和一个俄歇电子 T_A；另一个光子 $h\nu_2$ 发生康普顿散射，产生一个反冲电子 T_2 和一个散射光子 $h\nu_3$，反冲电子在慢化过程中发生了辐射损失作用过程，产生了两个韧致辐射光子，其中一个 $h\nu_5$ 在体积 V 外发生，另一个 $h\nu_4$ 虽然在体积 V 内产生，但未经相互作用最后也从体积 V 逸出。在这种情形下，体积 V 内的转移能 ε_{tr}、辐射转移能 R_u^r 和碰撞转移能 ε_{tr}^c 应分别为

$$\varepsilon_{tr} = (R_{in})_u - (R_{out})_u^{nr} + \sum Q$$
$$= (h\nu_1 + h\nu_2) - (h\nu_3) + 0 = T_1 + T_2 + T_A \tag{3.28}$$

$$R_u^r = h\nu_4 + h\nu_5 \tag{3.29}$$

$$\varepsilon_{tr}^c = (R_{in})_u - (R_{out})_u^{nr} - R_u^r + \sum Q$$
$$= (h\nu_1 + h\nu_2) - (h\nu_3) - (h\nu_4 + h\nu_5) + 0$$
$$= T_1 + T_2 + T_A - (h\nu_4 + h\nu_5) \tag{3.30}$$

由于无法断言不带电粒子在某一体积内，转移给带电粒子的能量一定等于多少，和授予能 ε 一样，故转移能 ε_{tr}、辐射转移能 R_u^r 和碰撞转移能 ε_{tr}^c 也都是随机量。但可通过大量实验观察，确定转移能的几率分布，求得它们的平均值。

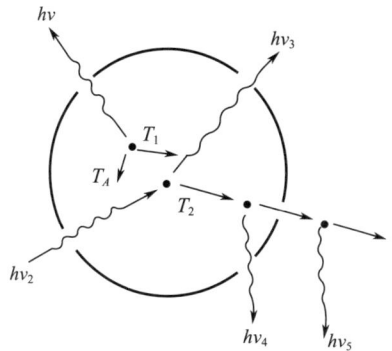

图 3.6 转移能描述示意图

3.2.2 比释动能概念

1. 比释动能

转移能是指选定区域内由不带电粒子释放出来的带电粒子初始动能之和，并未考虑能量转移的目标区域大小，而相同转移能转移至不同质量的区域内辐射效果有很大区别。由于能量转移涉及具有概率特性的微观物理过程，能量转移的多少具有随机性，因此比释动能在理论上也具有涨落性。比释动能反映了能量转移平均值的大小，不涉及物质微观结构、射线和物质相互作用中的径迹结构，实际上它一个宏观量(是非随机量)。

不带电的电离辐射，在无限小体积元内释出的所有带电电离粒子初始动能之和的平均值 $d\bar{\varepsilon}_{tr}$(也包括自发核衰变过程产生的带电粒子动能)，除以该体积元内物质的质量 dm 而得到的商，定义为比释动能(kinetic energy released per unit mass, KERMA)，用公式表示为

$$K = d\bar{\varepsilon}_{tr}/dm \tag{3.31}$$

式中：dm 为体积元物质质量；$d\bar{\varepsilon}_{tr}$ 为该体积元内转移能。

另外，与碰撞转移能 ε_{tr}^c 和辐射转移能 R_u^r 相应，还可以定义碰撞比释动能 K_c 和辐射比释动能 K_r，即有

$$K_c = d\bar{\varepsilon}_{tr}^c/dm \tag{3.32}$$

$$K_r = \mathrm{d}\bar{R}_u^r/\mathrm{d}m \quad (3.33)$$

比释动能的 SI 单位与吸收剂量单位相同,用 Gy 表示。

比释动能是空间位置坐标的连续函数,空间某点的比释动能与该点不带电粒子注量、周围介质的能量转移系数均有关,通过改变周围介质中辐射场而影响比释动能。辐射场中射线的种类确定后,对应于不同的介质,其中的比释动能数值也会有所不同,所以在辐射场中引入不同介质时,比释动能就会发生相应变化。

2. 比释动能率

若在 $t \rightarrow t + \mathrm{d}t$ 时间内,比释动能的增量为 $\mathrm{d}K$,则定义比释动能率为

$$\dot{K}(t) = \mathrm{d}K/\mathrm{d}t \quad (3.34)$$

表示在 t 时刻物质中某一点处的比释动能率,其 SI 单位是 Gy/s,旧时也使用专用单位 rad/s。

比释动能适用任何物质,它也是与一无限小体积相联系的辐射量,因此不带电电离粒子照射的物质中每一点上都有其特定的比释动能值,所以在给出比释动能数值时,也必须同时指出特定物质中与该比释动能相关的具体位置。

实际应用中,可以在受照射的均匀介质中某点确定该种介质的比释动能,也可以确定与周围介质不同的另一种物质中比释动能。故常常用自由空间或另一种介质中某一特定物质的比释动能值来描述不带电的电离辐射场性质,例如,"在用水做成的人体模型中某点 X 射线的空气比释动能为 Q 戈瑞",这一陈述的意思是:当水体模受到上述 X 射线照射时,在有关一点上如存在少量空气,并且这一空气体积很小,它的出现并不改变辐射场原来的分布,那么该少量空气获得的比释动能是 Q 戈瑞。对于 X、γ 射线,一般说的介质是指空气,但是对于医学、生物学应用来说,针对不带电粒子在介质中定义的比释动能,所说的特定物质也可以是人体组织物质。在其他辐射效应的研究中,则可用与研究课题相关的任何一种物质。在辐射剂量学应用中,特别关心的是碰撞比释动能(K_c),该物理量与带电粒子授予介质的能量直接相关。

3.2.3 比转换能

比释动能表征不带电粒子(间接电离辐射)与物质相互作用时,能量转移给

带电粒子的行为特性;而对于带电粒子(直接电离辐射)在单位质量介质中,把能量转移给其他次级带电粒子(δ粒子)的行为,一般用比转换能(converted energy per unit mass,CEMA)来描述。带电粒子在质量为 dm 的介质内,因电离、激发过程致其他次级带电粒子产生,设入射带电粒子自身损失的能量为 dE_c,则比转换能(用符号 C 表示)表示为

$$C = dE_c/dm \tag{3.35}$$

可以知道,比转换能也是非随机量,其 SI 单位也是 Gy。

带电粒子与物质相互作用会产生大量次级粒子,只有能量超过电离阈值的那部分次级粒子才被认为是 δ 粒子,且 δ 粒子一般按独立电离辐射粒子对待。设电离过程中产生的所有 δ 粒子初始动能总和为 $d\varepsilon_{c,\mathrm{tr}}$,而 δ 粒子为克服结合能而被就地吸收的那部分能量为 $d\varepsilon_{c,D}$,可以知道,事实上 dE_c 包括了 $d\varepsilon_{c,\mathrm{tr}}$、$d\varepsilon_{c,D}$ 两项内容。

比转换能和比释动能都用于描述粒子在特定质量体元内的能量转移行为。可以看出两者的主要区别在于描述的粒子对象不同:比转换能用于描述入射带电粒子能量转移给次级带电粒子行为(包括次级带电粒子克服原来体系的结合能),而比释动能描述的是不带电粒子能量转移给带电粒子行为。

3.3 照射量

测量电离辐射最古老的方法之一就是利用辐射所产生的电离现象,这种方法之所以乐于为人采用,是因为该测量手段十分灵敏。另外,收集气体中产生的离子要比收集液体或固体中产生的离子容易得多。特别是收集空气中的离子更方便,一般情况下总是使用空气作为测量介质,只有进行特殊目的测量时,才用其他特定成分组成的气体取代空气介质。

3.3.1 照射量概念

γ 射线(或 X 射线)穿过空气时,由于与空气中原子发生相互作用(光电效应、康普顿散射、电子对效应)使空气电离,产生具有一定能量的次级电子,这些

次级电子在空气中继续运动,会使空气原子进一步电离,从而产生更多的次级电子。空气中因电离而产生的任何一种离子(电子或正离子)的总电荷量,反映着 γ 射线(或 X 射线)对空气的电离本领大小。照射量(exposure)就是根据次级电子对空气的电离程度,来表征 γ 射线(或 X 射线)辐射场的一个物理量,用来度量 γ 射线(或 X 射线)对空气电离能力的大小。

把 γ 射线(或 X 射线)在空气中某一点处质量为 dm 的空气中产生的次级电子,被完全阻止在空气时,产生的同一种符号的离子的总电荷量 dQ,定义为所研究的那个点上由 γ 射线(或 X 射线)所造成的照射量,用公式表示为

$$X = dQ/dm \tag{3.36}$$

式中:X 代表照射量。可见,照射量是从空气被电离程度这一侧面说明 γ 射线(或 X 射线)电离能力的。从另一方面,照射量也可以表征 γ 射线(或 X 射线)在空气中产生的辐射场性质。

为了确定辐射场内某点照射量的大小,需要知道 γ 射线(或 X 射线)在位于该点的某个空气体积 dV 内产生的次级电子,并由此在空气中产生的总电离。在图 3.7 中,假设 γ 射线(或 X 射线)在体积为 dV 的空气中打出次级电子,如图中 a、b、c 所示,这些次级电子的能量除部分转换为韧致辐射能量外,其余能量将都用于使空气电离,由于电子在空气中具有一定的射程,因此在空气中电离产生的离子,不仅分布在空气体积 dV 内,而且还有部分离子会分布在 dV 之外。在确定 γ 射线(或 X 射线)照射量时,无论空气体积 dV 内外的所有离子电荷量都应计算在内,而在 dV 空气体积外产生的次级电子(如径迹 d),即使其电离产生的离子电荷都在空气体积 dV 之内,也不应计入总电荷量 dQ 内。当然,由起源于 dV 内的次级电子(a、b、c)产生的韧致辐射光子,若其被空气吸收后也会产生电子,则这些电子的电荷不应再计入总电荷量 dQ 之内。照射量与前面所述的吸收剂量有着本质的区别。

由于在照射量的基准测量中,目前还存在着一些无法克服的困难,因此它只适用于能量在 10keV~3MeV 之间的 γ 射线(或 X 射线)。考虑到为辐射防护目的所做的测量可以允许有较大的误差,照射量适用的能量上限允许扩大到 8MeV。

第 3 章 辐射剂量学物理量

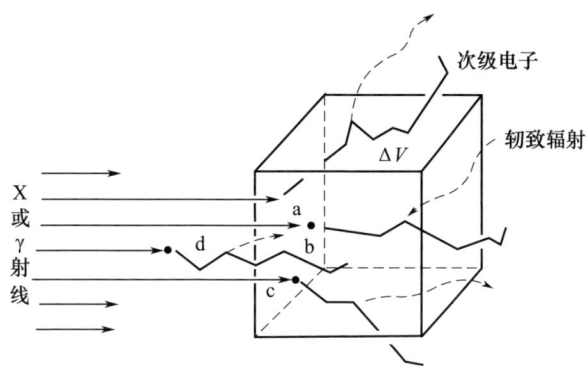

图 3.7 X 或 γ 射线在空气中的电离过程

3.3.2 照射量单位

按照射量的定义,其 SI 单位为 C/kg。以前人们一般习惯使用专用单位伦琴(R)表示照射量,除此之外,照射量还可用毫伦(mR)、微伦(μR)表示,它们之间的转算关系是

$$1\text{C/kg} = (1/2.58 \times 10^{-4})\text{R} = 3.88 \times 10^{3}\text{R}$$

$$1\text{R} = 2.58 \times 10^{-4}\text{C/kg}$$

$$1\text{R} = 10^{3}\text{mR} = 10^{6}\text{μR}$$

当前,照射量普遍使用 SI 单位 C/kg,专用单位伦琴(R)已经逐步被淘汰。

照射量为 1R 的光子传递给 1kg 干燥空气中次级电子的总能量为 8.73×10^{-3}J(此值有时也为 8.76×10^{-3}J),而电子在空气中产生一个离子对需要的平均能量为 33.85eV(此值有时也为 33.97eV),可以知道,这些次级电子在 1kg 干燥空气中产生的离子对数为 8.73×10^{-3}J/$(33.85 \times 1.6 \times 10^{-19}J)$个,相应的电子(或正离子)总电量为 $[8.73 \times 10^{-3}$J/$(33.85 \times 1.6 \times 10^{-19}J)] \times 1.6 \times 10^{-19} = 2.58 \times 10^{-4}$C,所以,单位之间存在如下关系:1R = 2.58×10^{-4}C/kg。

由照射量定义,如图 3.7 所示,γ 射线(或 X 射线)交给 dV 体积空气中的次级电子(径迹 a、b、c),用于电离的能量并未全部被 dV 体积内的空气所吸收,而有部分能量被次级电子带到了该体积之外;同时,γ 射线(或 X 射线)经在 dV 体积外产生的次级电子(径迹 d)也可能带着部分能量进入 dV 体积之内。照射量只是指γ射线(或X射线)交给某一空气体积内次级电子用于电离的能量,而不问这些电子是否把这部分能量都消耗在这一空气体积之内,当然它更不包括指定的空气体积之外产生的次级电子在所指定的空气体积之内消耗的能量。

例:假设空气中某一空气体积 dV 为 $0.3cm^3$,在标准状况($0°C$,760mmHg)下,其中包含的空气质量 dm 为 0.388mg,若一束γ射线在其中产生的次级电子致空气电离产生的电子的总电荷 dQ 为 $10×10^{-9}$C(库仑),试问γ射线的照射量是多少?

解:由于 dm = 0.388mg,dQ = $10×10^{-9}$C,可以知道,此种情形下,在所关心的那个点上,γ射线的照射量为

$$X = dQ/dm = 10×10^{-9}C/0.388×10^{-6}kg = 2.58×10^{-2}C/kg = 100R$$

于是可以知道此种情形下γ射线的照射量是100R。

3.3.3 照射量率

在实际辐射防护工作中,经常使用到的物理量是照射量率,用符号 $\dot{X}$ 表示,它是单位时间内的照射量增量,若在时间间隔 dt 内,照射量的增量为 dX,则照射量率为

$$\dot{X} = dX/dt \tag{3.37}$$

式中:dX 是在很小的时间间隔 dt 内照射量的增量。

照射量率的 SI 单位为库仑/(千克·秒),用符号 C/(kg·s)表示。旧时还使用其他专用单位,如 R/s、R/h、mR/h 等。

3.3.4 关于照射量

有关照射量(率)需注意以下几个问题:①照射量仅适用于量度10keV～3MeV 的光子(γ射线和 X 射线),有时在粗略计算中,X 射线能量上限可提高到8MeV,对于其他能区光子或其他种类粒子均不适用;②照射量仅适用于光子与空气介质的作用,不适用于光子与空气以外的其他介质作用;③照射量反映了在空气中产生电离电荷的多少,并非是空气的吸收剂量,在辐射实践中,辐射效应的科学度量仍须用吸收剂量概念。空气吸收剂量(单位为 Gy)与照射量

（单位为 R）之间关系为 $Da = (8.76 \times 10^{-3}) \cdot X$，此换算关系将在以后具体介绍。

3.4 辐射平衡

3.4.1 辐射平衡的概念

辐射平衡是研究辐射剂量学基本概念、理论、方法与辐射剂量测量手段的基础，也是讨论剂量学量问题的出发点，辐射剂量计设计、校准和使用中也要遵循辐射平衡的理论和原则。当辐射场各个物理量经过充分弛豫后，达到体系能量均匀分布，各宏观量在时间和空间上均恒定不变的状态称为辐射平衡（radiation equilibrium）。辐射平衡研究内容包括辐射场所在区域内平衡性质和辐射场中各种粒子的平衡，但通常感兴趣的只是辐射场区域内的平衡。辐射剂量学研究辐射平衡，主要关注辐射场中能量注量的平衡问题。为此，需引入一个很重要的参量：吸收剂量（D）与碰撞比释动能（K_c）的比值（$\beta = D/K_c$）。辐射达到平衡的过程就是 β 值趋于 1 的过程（图 3.8），因而 $\beta = 1$ 标志着辐射达到平衡状态。

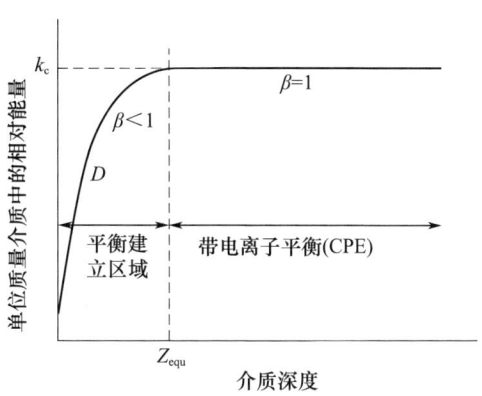

图 3.8 带电粒子辐射平衡建立过程

如果辐射场中研究区域内辐射能达到平衡，即进入研究区域的所有辐射粒子的辐射能和流出该区域的各种辐射粒子辐射能相等，则这种状态称为完全辐射平衡。辐射平衡指的是辐射场内存在的一种状态,若由每一种给定类型和特定能量的电离粒子,从辐射场某点一无限小体积内带走的辐射能期望值,与具有同样能量的同类粒子带进这一体积内的辐射能期望值相等,则称这一点辐射场存在着辐射平衡。简言之,在辐射平衡下,进入某点一无限小体积内的辐射能等于离开该体积的辐射能。辐射场按其组成的辐射成分,可以划分为若干组分的辐射场,例如,可分为不带电粒子辐射场和带电粒子辐射场,带电粒子辐射场又可分为初级带电粒子辐射场和次级δ粒子辐射场。甚至δ粒子辐射场还可进一步分为初始动能不低于某个特定值Δ的δ粒子辐射场和初始动能低于该特定值的δ粒子辐射场。与各类辐射场相应,可能有不同类型的辐射平衡,例如带电粒子平衡、δ粒子平衡及初始动能不低于特定值Δ的部分δ粒子平衡。

在无限大均匀介质内均匀分布辐射源的这一理想情况下,介质中所有各点才会同时存在各种类型的辐射平衡,如部分δ粒子平衡、δ粒子平衡、带电粒子平衡和全部的辐射平衡。实际上的所有介质大小总是有限的,在有限的均匀介质中,虽不会存在全部粒子的辐射平衡,但仍可能存在一种或几种电离粒子的辐射平衡状态。

3.4.2 完全辐射平衡

当研究区域趋于无限小时,完全辐射平衡就过渡为无源能量注量场,这时

$$\nabla \cdot \Psi = 0 \tag{3.38}$$

若某区域内各点都处于辐射平衡,则整个区域内也就达到了辐射平衡,完全辐射平衡时的吸收剂量数值可写为

$$D = (1/\rho) \cdot \mathrm{d}(\sum Q/\mathrm{d}V) \tag{3.39}$$

式中:$\sum Q$ 为在研究体积内核反应过程及衰变过程中的 Q 能之和,如果衰变过程中每次衰变放出能量的平均值为 $\bar{E}$,则吸收剂量就为

$$D = (\bar{E}/\rho) \cdot (\mathrm{d}R/\mathrm{d}V) \tag{3.40}$$

式中:$\mathrm{d}R/\mathrm{d}V$ 为单位体积内原子核的衰变数,辐射场能量注量矢量包括各种能量的粒子贡献。如果每种粒子的能量注量矢量谱 $\Psi_j(E)$ 都在空间分布均匀,也即有

$$\nabla \cdot \Psi_j(E) = 0 \tag{3.41}$$

则必然满足完全辐射平衡条件,不过完全辐射平衡并不要求式(3.41)一定满足,当电离粒子辐射度谱分布在研究区域内处处相等时,能量注量矢量谱分布散度也为零,这时就有可能实现完全平衡。

3.4.3 带电粒子平衡

带电粒子平衡(charged particle equilibrium,CPE)定义为辐射场中研究区域内带电粒子的辐射能达到平衡,即进入研究区域的带电粒子辐射能和流出该区域的带电粒子辐射能相等。当研究区域趋于无限小时,CPE 就过渡为带电粒子的无源能量注量场,这时有

$$\nabla \cdot \Psi_c = 0 \tag{3.42}$$

不带电粒子与物质相互作用比较弱,平均自由程比较长,达到平衡相对较难。而带电粒子射程比较短,更容易实现平衡。如果在指定区域内以及该区域的周围向外延伸最大射程的距离后形成的区域(延伸区域)内介质是均匀的,并且带电粒子的发射体在研究区域及延伸区域内也均匀分布,这时候有可能出现CPE。当带电粒子辐射源在研究体积和延伸体积之外,对介质进行照射时,就不会在介质中出现 CPE。原因是带电粒子的能量随穿入深度增加而减小,其能量注量矢量在空间不均匀,式(3.42)不成立。

当介质受不带电粒子照射时,因不带电粒子平均自由程($\lambda = 1/\mu$)比它所释放带电粒子的射程(R)大得多,在介质中超过最大射程的深度处会出现CPE,这时单位质量的介质中授予能等于单位质量中所有不带电粒子转移给带电粒子动能中的碰撞损失部分,而辐射损失部分则被纳入不带电粒子的能量注量中。$\beta = 1$ 时,介质吸收剂量等于碰撞比释动能:

$$D = K_c = \sum_j \int_{E_{cut}}^{\infty} \Psi_j(E) \cdot \frac{\mu_{en,j}(E,r)}{\rho} \cdot dE \tag{3.43}$$

根据比释动能在两种介质中的比值可知 $D = K_c$,如果在介质中不带电粒子注量衰减可以忽略,则碰撞比释动能为常数。不带电粒子入射到介质后,随介质厚度的增加,所释带电粒子注量增加,介质吸收剂量也增加,β 值由小到大,在平衡厚度处 $\beta = 1$,如图 3.8 所示。不带电粒子释放的次级带电粒子的射程,决定了在介质中建立 CPE 的深度 Z_{equ},而 Z_{equ} 一般大于次级带电粒子的射程。

3.4.4 次级电子平衡

高能重带电粒子均匀入射至介质中会产生大量短射程的 δ 电子,而高能重带电粒子自身射程很长,因此在超过 δ 电子最大射程后的深度会形成平衡辐射场。当重带电粒子在介质中均匀分布时,在超过 δ 电子最大射程区域之外的空间会形成 δ 电子平衡辐射场,称为 δ 电子(辐射)平衡(delta particle equilibrium, DPE)。

$$\nabla \cdot \Psi_\delta = 0 \tag{3.44}$$

在 DPE 条件下,带电粒子授予体积元中介质能量就是辐射沉积能贡献,故吸收剂量为

$$D = \sum_j \int_{E_{cut}}^{\infty} S_j(E) \cdot \frac{\Phi_j(E,r)}{\rho} [1 - P_j(E)] \cdot dE \tag{3.45}$$

式中:$\Phi_j(E,r)$ 为 j 种粒子在空间某点初级粒子的注量谱分布,由于高能重带电粒子在介质中存在能量损失,因此,该注量谱分布是一个慢化谱。$S_j(E)$ 为初级粒子的碰撞阻止本领,$P_j(E)$ 为高能重带电粒子在能量损失过程中发射并逸出的光子份额。发射的光子来源于高能重带电粒子的辐射损失、激发过程中发光及其产生二次电子的辐射损失。因低原子序数物质中轫致辐射产额会大大减小,另外高能重带电粒子引起的特征 X 射线能量也比较低,易于被吸收,则吸收剂量可简化为

$$D = \sum_j \int_{E_{cut}}^{\infty} S_j(E) \cdot \frac{\Phi_j(E,r)}{\rho} \cdot dE \tag{3.46}$$

下面结合具体示例图进行分析,图 3.9 是一个有限的均匀介质受到不带电粒子(光子或中子)的外部照射示例,入射粒子通过相互作用,在介质中释出次级带电粒子。物质中的不带电电离粒子在接连的两次相互作用之间穿行的路程,一般要比它所产生的次级带电粒子的最大射程大许多,因此可以近似地认为,在次级带电粒子的最大射程内,入射的不带电粒子束几乎没有衰减。如果把图中受照的均匀介质切成等间隔的许多层,则入射辐射在每一层内将会产生数目相同的次级带电粒子,虽然从每一层中出射的带电粒子方向不尽相同,但从每一层出射的粒子角分布都相同。为讨论方便,这里仅考察沿入射辐射方向

出射的那些次级带电粒子,在图中就用一个箭头代表那些次级带电粒子。假定各层沿同一方向出射的粒子能量都相同,故在介质中具有相同的射程。假定沿入射方向出射的带电粒子射程相当于图中的4层介质厚度,并暂且认为带电粒子能量的碰撞损失沿其径迹均匀分布,于是,第一层介质仅获得入射辐射释出的总能量中的1/4,第二层除获得在本层释出粒子能量的1/4外,还获得起源于前一层粒子能量的1/4。依此类推,在带电粒子射程范围内,位于深层的那些介质将越来越多地得到起源于前方的那些粒子释出的能量,直到深度等于或大于带电粒子最大射程时,入射粒子在每一层中释出的带电粒子能量中,都有3/4被带电粒子带走,但同时又有来自前方的带电粒子带着相同能量进入这一层,于是在这些位置上就建立了带电粒子平衡状态。

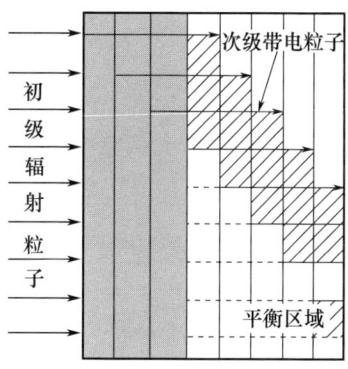

图3.9 带电粒子平衡示意图

由此可见,在有限均匀介质中,某给定点存在某种电离粒子平衡的条件是,离开这一点且距离等于这种电离粒子最大射程范围内,能均匀地释出这一种电离粒子。如果这种粒子是入射的初级粒子在相互作用过程中释出的,那么"均匀地释出这一种粒子"隐含着要求入射的初级粒子辐射场应该是均匀的,即要求入射辐射没有衰减,但是这些要求永远满足不了,但在某些情况下能够获得相当好的近似。

表3.1列出了水为受照介质时,对于不同能量的光子和中子,为建立近似的带电粒子平衡所需的水层厚度及在该水层中不带电粒子束的衰减程度。可见,如果认为小于1%的衰减可予忽略,那么对于平均光子能量低于1MeV的X或γ射线,在受照介质中可出现良好的电子平衡近似。对于中子,建立带电粒

子平衡比较容易,即使中子能量高达 30MeV,受照介质中仍会有较好的带电粒子平衡的近似。由于不同的电离粒子具有不同的最大射程,因此常会出现一种电离粒子在受照介质中给定一点上达到了平衡,而另一种电离粒子却不存在平衡状态。

表 3.1 水中建立次级带电粒子近似平衡所需水层厚度及辐射的衰减程度

入射辐射	激发 X 射线的电子能量及中子能量/MeV	为建立带电粒子平衡所需的水层厚度/mm	入射辐射在平衡水层中的衰减程度/%
X 射线	0.3	0.1	0.03
	0.6	0.4	0.1
	1	0.8	0.3
	2	2.5	0.8
	4	8	2
	6	15	4
	8	25	6
	10	30	7
	15	50	9
	20	60	11
	30	80	13
中子	0.1	0.001	0.005
	1	0.02	0.04
	10	1.3	0.5
	30	10	1.5

另外,在电离辐射从外部照射介质时,只要入射辐射在介质中产生的次级带电粒子达到平衡,某一体元内介质吸收的辐射能量就等于入射的初级辐射在该体积中释出的次级带电粒子在电离碰撞过程中损失的能量。于是,这种情况下的介质吸收剂量计算,就归结为用入射的初级辐射粒子注量(或其能量注量)乘以相应的相互作用系数,而无须了解式(3.24)中次级带电粒子谱分布的详细资料,从而简化了吸收剂量的计算程序。

3.4.5 部分次级电子平衡

电子作为初级射线,入射均匀介质后仍然会产生大量的 δ 电子,其能量可达初级电子能量的一半。由于δ电子与初级电子的射程在同一量级,在介质内不会出现 DPE,但如果设定一个阈值Δ,能量低于Δ的电子射程R_Δ远小于初级电子射程,在大于R_Δ的深度就会形成平衡辐射场,这就是部分次级电子(辐射)平衡(partial delta equilibrium,PDPE),模拟计算表明,高能电子照射水体介质时,用吸收剂量归一化后,能量低于100keV的电子能注量基本不随深度变化,这时

$$\nabla \cdot \Psi_\Delta = 0 \tag{3.47}$$

因此通常选择能量限值$\Delta = 100\text{keV}$,能量低于Δ的电子就形成平衡辐射场,吸收剂量就为

$$D = \sum_j \int_{E_{cut}}^{\Delta} S(E) \cdot \frac{\Phi(E,r)}{\rho} [1 - p(E)] \cdot dE \tag{3.48}$$

式中:$\Phi(E,r)$是空间某处初级电子注量谱分布;$S(E)$为初级电子碰撞阻止本领;$P(E)$是电子能量损失过程中发射并逸出的光子的份额,发射的光子和前面的讨论类似。PDPE 实际上是 DPE 的特例,只是入射高能重带电粒子被电子所替代。

3.4.6 过渡平衡

CPE 是在初级粒子衰减可忽略的情况下实现的,然而初级粒子的注量一般会随入射至介质中的深度增加而明显衰减。不带电粒子主要是光子和中子,在低能区光子平均自由程随能量增大而增大;而在高能区随能量变化平缓,甚至随其能量的增加而减少。中子平均自由程也有类似性质,主要是高能区中子引起的核反应截面增加,因而不带电粒子的平均自由程随粒子能量的增加而增加,随后随粒子能量的增加而减小。由不带电粒子所释放带电粒子的平均射程随不带电粒子能量增加而增大,故高能不带电粒子辐射场很难实现 CPE。介质浅表面不存在 CPE,不带电粒子在此区间内释放出的转移能并未全部沉积,因此该区域内的吸收剂量小于比释动能,随着射线进入介质中深度的增加,沉积的能量也增加,到某一深度Z_{max}时达到辐射平衡,吸收剂量等于比释动能,这时$\beta = 1$。不带电粒子注量随穿入深度增加呈现指数衰减的规律,也

即有

$$\Phi(z) = \Phi_0 e^{-\mu \cdot z} \tag{3.49}$$

不带电粒子引起的吸收剂量从表面开始上升,在辐射平衡时达最大值,然后随穿入深度的增加呈指数衰减,如图 3.10 所示,图中 $\beta > 1$ 的状态称为过渡带电粒子平衡(transient charged particle equilibrium,TCPE)。

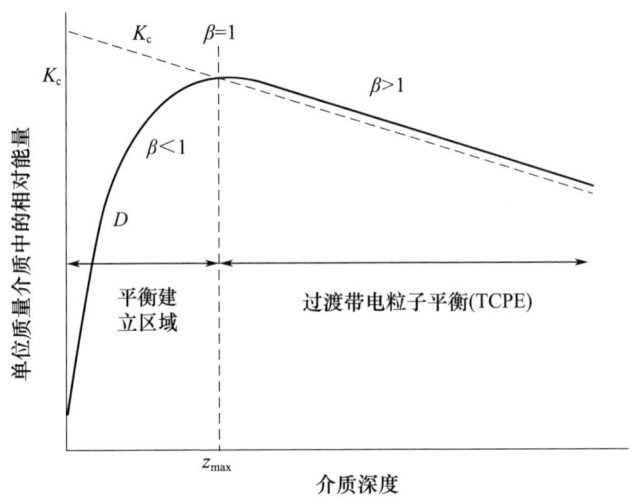

图 3.10　过渡平衡建立过程

3.5 剂量学量与辐射场量相互联系

3.5.1 比释动能与能量注量关系

对于仅有一种单能不带电粒子的辐射场,某点处物质的比释动能 K 与同一点处的能量注量 Ψ 有如下关系:

$$K = \Psi(\mu_{tr}/\rho) \tag{3.50}$$

式中:μ_{tr}/ρ 是物质对入射的不带电粒子的质量能量转移系数($m^2 \cdot kg^{-1}$);Ψ 是粒子能量注量($J \cdot m^{-2}$)。

对于具有谱分布的不带电粒子的辐射,物质的比释动能则可用下式表示:

$$K = \int \Psi_E (\mu_{tr}/\rho) dE \tag{3.51}$$

式中:Ψ_E 是能量注量按粒子能量的微分分布;μ_{tr}/ρ 是相应的质量能量转移系数。

从式(3.50)可知,当能量注量 Ψ 确定不变时,比释动能与物质的质量能量转移系数 μ_{tr}/ρ 成正比,对于物质1、物质2中的比释动能,有

$$K_1/K_2 = (\mu_{tr}/\rho)_1/(\mu_{tr}/\rho)_2 \tag{3.52}$$

可以看出,只要知道一种物质中的比释动能,就可以求出同样条件下的另一种物质中的比释动能。

对于单能中子,将单能中子的能量注量与粒子注量的关系 $\Psi = \Phi \cdot E$,代入式(3.50),可得中子辐射场中某点处物质的中子比释动能 K_n,即有

$$K_n = f_k \Phi \tag{3.53}$$

式中:$f_k = E(\mu_{tr}/\rho)$ 为中子比释动能因子,表示与单位中子注量相应的比释动能值,其单位是 $Gy \cdot m^2$。

3.5.2 比释动能与吸收剂量关系

在带电粒子平衡条件下,不带电粒子在某一体积元的物质中,转移给带电粒子的平均能量 $d\bar{\varepsilon}_{tr}$,就等于该体积元物质吸收的平均能量 $d\bar{\varepsilon}$,若该体积元物质的质量为 dm,则有

$$K = \frac{d\bar{\varepsilon}_{tr}}{dm} = \frac{d\bar{\varepsilon}}{dm} = D \tag{3.54}$$

应该指出的是:除了满足带电粒子平衡条件外,要使式(3.54)成立的另一条件是带电粒子产生的韧致辐射效应可以忽略,在这样的前提下,可以认为比释动能与吸收剂量在数值上相等,但这也只限于低能 X 或 γ 射线;对于高能 X 或 γ 射线来说,由于电子是其产生的次级带电粒子,会有一部分能量在物质中因韧致辐射而离开所关心的那个体积元,使得 $K \neq D$,此时的表达式为

$$D = \frac{d\bar{\varepsilon}}{dm} = \frac{d\bar{\varepsilon}_{tr}}{dm}(1-g) = K(1-g) \tag{3.55}$$

式中:g 是次级电子在慢化过程中,其能量损失于韧致辐射的能量份额。

高能电子在高原子序数的物质内,g 值比较大,但在低原子序数物质内,g 值一般比较小,通常可忽略,这样可近似地认为吸收剂量等于比释动能,即有 $D = K$。

对于中子,当能量低于 30MeV 时,D 与 K 的数值差别完全可以忽略,因此用式(3.53)计算出中子比释动能值,就可当作同种物质的吸收剂量值。

3.5.3 照射量与吸收剂量关系

在带电粒子平衡的条件下,由式(3.50)、式(3.55)和式(2.125)可得,单能 X 或 γ 射线在某物质中吸收剂量 D 和能量注量 Ψ 的关系为

$$D = \Psi(\mu_{en}/\rho) \tag{3.56}$$

式中:μ_{en}/ρ 是单能 X 或 γ 射线对某物质的质量能量吸收系数,单位是 $m^2 \cdot kg^{-1}$。

式(3.56)是计算单能 X 或 γ 射线吸收剂量的基本公式,可知当能量注量 Ψ 确定不变时,吸收剂量 D 与物质的质量能量吸收系数 μ_{en}/ρ 成正比,故有

$$D_1/D_2 = (\mu_{en}/\rho)_1/(\mu_{en}/\rho)_2 \tag{3.57}$$

式中:下标 1 和 2 分别相当于两种物质。因此,只要知道在一种物质中的吸收剂量,就可以用式(3.57)求出在带电粒子平衡条件下另一种物质中的吸收剂量。

对于单能 X 或 γ 射线,空气中某点的照射量与同一点处的能量注量有如下的关系:

$$X = \Psi \cdot (\mu_{en}/\rho)_a \cdot (e/W_a) \tag{3.58}$$

所以,在带电粒子平衡条件下,空气中照射量和吸收剂量的关系为

$$D_a = (W_a/e) \cdot X \tag{3.59}$$

式中:D_a 是在空气中同一点处的吸收剂量。将式(3.59)代入式(3.57),可以得到

$$D_m = \frac{(\mu_{en}/\rho)_m}{(\mu_{en}/\rho)_a} \cdot \frac{W_a}{e} \cdot X = 33.85 \frac{(\mu_{en}/\rho)_m}{(\mu_{en}/\rho)_a} \cdot X = f_m \cdot X \tag{3.60}$$

第 3 章 辐射剂量学物理量

式中：D_m是处于空气中同一点处某物质中的吸收剂量(Gy)；X是照射量(C·kg^{-1})，W_a、e 的意义与数值同前，并令 $f_m = 33.85\,(\mu_{en}/\rho)_m/(\mu_{en}/\rho)_a$，定义其为由以 C·kg^{-1} 为单位的照射量换算到以 Gy 为单位的吸收剂量之间的换算因子，其单位是 J·C^{-1}，表 3.2 列出了不同能量的光子，在水、软组织、肌肉和骨骼中的相应的 f_m 数值。

如果所考察的物质是空气，则式(3.60)中的 $(\mu_{en}/\rho)_m/(\mu_{en}/\rho)_a$ 可表示为

$$(\mu_{en}/\rho)_m/(\mu_{en}/\rho)_a = (\mu_{en}/\rho)_a/(\mu_{en}/\rho)_a = 1 \tag{3.61}$$

于是，$D_m = 33.85X$，这就是式(3.59)所示的空气中照射量和吸收剂量的关系。

需要再次强调，只有可以忽略轫致辐射和次级过程中产生的带电粒子，且满足电子平衡条件时，照射量与吸收剂量在数值上才有上述的关系。

3.5.4 照射量、比释动能与吸收剂量的数值近似关系

由表 3.2 可见，在 0.01～10MeV 能量范围内，水和肌肉组织的 f_m 值分别波动于 34.26～37.64 和 35.58～37.29。与此相应，以 R 为单位的照射量与以 Rad 为单位的吸收剂量之比 X/D_m 分别在 1.13～1.03 和 1.09～1.04(表 3.3)。而对于空气 X/D_a 始终为 1.15，因此，如果小于 15% 的数值差异可予忽略，那么在电子平衡或准平衡条件下，可以用以 R 为单位的照射量值，近似地看作以 Rad 为单位的空气、水和肌肉的吸收剂量值。同时，由表 3.2 可见，当光子能量介于 0.06～10MeV 时，上述近似对软组织也同样适用。

但当吸收剂量和照射量均取 SI 单位时，由式(3.60)可以知道，此时的 f_m 因子值将在 37 上下波动，上述的照射量与吸收剂量之间近似相等的数值关系就不复存在。由于吸收剂量 D_m 与空气碰撞比释动能值 $[K_c]_a$ 之间存在如下形式关系：

$$D_m = \frac{(\mu_{en}/\rho)_m}{(\mu_{en}/\rho)_a} \cdot [K_c]_a \tag{3.62}$$

鉴于水、肌肉、软组织的 $\dfrac{(\mu_{en}/\rho)_m}{(\mu_{en}/\rho)_a}$ 与 1 十分相近，因而在使用 SI 单位的情况

下,可以用空气碰撞比释动能值(Gy)作为水、肌肉和软组织吸收剂量(Gy)的近似值。

表3.2 不同光子能量下的某些物质中的 f_m 值

光子能量/MeV	$f_m/(J \cdot C^{-1})$			
	水	软组织	肌肉	骨
0.01	35.31	32.56	35.70	131.11
0.015	34.88	32.13	35.70	149.22
0.02	34.57	31.82	35.62	157.75
0.03	34.26	31.67	35.58	164.34
0.04	34.38	32.05	35.74	156.20
0.05	34.88	32.91	36.01	136.43
0.06	35.50	33.99	36.32	112.40
0.08	36.51	35.58	36.78	75.19
0.1	37.05	36.43	37.05	56.20
0.15	37.48	37.05	37.21	41.09
0.2	37.56	37.17	37.25	37.91
0.3	37.60	37.25	37.29	36.47
0.4	37.64	37.25	37.29	36.16
0.5	37.64	37.29	37.29	36.05
0.6	37.64	37.29	37.29	35.97
0.8	37.64	37.29	37.29	35.93
1	37.64	37.29	37.29	35.93
1.5	37.64	37.29	37.29	35.93
2	37.64	37.25	37.29	35.93
3	37.52	37.13	37.17	36.09
4	37.40	37.02	37.05	36.32
5	37.44	36.86	36.90	36.51
6	37.13	36.71	36.74	36.71
8	36.86	36.43	36.47	37.09
10	36.63	36.16	36.24	37.40

第 3 章　辐射剂量学物理量

表 3.3　不同组织中的 f_m 值及相应 X/D_m 值的波动范围

相关因子	空气	水		肌肉	
		$(f_水)$最大	$(f_水)$最小	$(f_{肌肉})$最大	$(f_{肌肉})$最小
$f_m/(\text{rad/R})$	0.873	0.971	0.884	0.962	0.918
$X/D_m/(\text{R/rad})$	1.15	1.03	1.13	1.04	1.09

思考题与习题

1. 什么是授予能？结合实例讨论授予能公式中 Q 取值不同的情况。
2. 比释动能和比转换能的区别与联系是什么？
3. 照射量定义中的 dQ 与 dm 内电离电荷有何区别？
4. 如果说"水介质中某点的照射量"，具体含义内容是什么？
5. 什么是完全辐射平衡？建立完全辐射平衡的条件是什么？
6. 推导出碰撞比释动能率 $\dot{K}_c$ 与不带电粒子注量率谱分布 φ_E 之间的关系式。
7. 推导出辐射比释动能 K_r 与不带电粒子能量注量 Ψ_u 之间的关系式。
8. 推导出照射量率 $\dot{X}$ 与光子注量率的谱分布 $\psi_{h\nu}$ 之间的关系式。
9. 试说明辐射平衡状态在吸收剂量计算中的作用。
10. 什么情况下的比释动能与吸收剂量相等？为什么？
11. 在辐射平衡状态下，推导空气中照射量与空气中的人体组织中吸收剂量计算的关系。
12. 设自由空气中 1.5MeV 中子束的注量为 $2.5 \times 10^6 \text{cm}^{-2}$，求自由空气中某小块组织中的比释动能是多少？
13. 设自由空气中有一个 ^{60}Co 点源，活度为 1.5×10^7 Bq，求离源 1m 远处的照射量率、比释动能率和小块组织的比释动能率。

14. 一个动能 $E=10.0$ MeV 的正电子进入体积为 V 介质中,通过碰撞损失掉 1.0 MeV 的能量后发生湮没,产生能量相等的两个光子,其中的一个逸出体积 V,另一个在 V 内产生动能相等的一个正负电子对。正负电子在 V 内通过碰撞各自消耗掉其一半动能后,负电子逸出 V,正电子发生飞行中湮没,湮没光子再从 V 逸出。求该过程的转移能、碰撞转移能和授予能。

第4章
电离辐射微剂量学

电离辐射与人类生活关系日益紧密,在造福人类的同时,不可避免地对人类身心健康产生负面影响,通常人们需要考虑的是,电离辐射在生物体组织中沿其路径上电离事件的密集程度所表现的生物效应潜力,而不是传给细胞的能量,例如,4Gy 的剂量等同于每克组织中的热量仅为 4.184×10^{-3} J,它仅能够使组织温度上升 0.001℃,但是在急性全身照射的情况下,可以使半数受照人员死亡。

剂量学就是研究电离辐射能量在物质中转移、吸收的规律;受照射物质内的电离辐射剂量分布及其与辐射场的关系;辐射剂量与相关效应(化学变化或生物学变化)之间的关系以及辐射剂量的测量、计算方法等。广义上说,它是通过某些宏观物理量的定量测量,在原初电离辐射作用的范围内,预测主要生物损伤程度,且主要采用吸收剂量这样的宏观量(macroscopic quantity)来描述辐射场,而这些可测得的宏观量是在某一特定物质体积中相应物理量的平均结果。事实上,带电粒子能量损失的空间分布不是连续的,它与物质分子、原子的作用过程是一个个不连续的事件,宏观量没有具体反映出电离辐射在物质中沉积能量的统计特性。

细胞是生命形态最基本的结构单元,细胞的大小以 μm 计量,例如人体血液内小型白细胞的直径在 3~4μm,生物体受到照射后,无论整体损伤还是遗传变异,都与细胞损伤相联系。细胞是由细胞核、细胞浆和细胞膜等构成的(图4.1),它们对生命功能的意义以及对辐射的敏感程度各不相同,特别是细胞核往往对辐射更敏感。细胞内含有丰富的 DNA(脱氧核糖核酸),DNA 储存着生物体的遗传密码,控制着蛋白质的合成,对细胞起着至为重要的作用。生物效应很重要的一部分是导源于辐射直接或间接地在 DNA 分子内发生的能量沉积事件,而 DNA 分子的直径大小仅在 10^{-9} m 量级,所以研究电离辐射在生物体内的能量沉积及相应的生物效应时,必须研究单一细胞或部分细胞中的能量吸收情况,深入到 $10^{-8} \sim 10^{-9}$ m 这样的微观空间,考察电离辐射粒子能量损失的空间分布及其所显现的某些特点,此时能量沉积的统计特性就特别重要。20 世纪 50 年代发展起来的微剂量学其研究目的就在于此,探讨当带电粒子独立且随机地与吸收物质作用(hit)时,在受照靶(target)的一个很小区域(例如细胞核或其他亚细胞结构)中所引起的能量损失与能量沉积的统计分布与涨落情况,为进一步探讨辐射与物质作用的机理打下基础。

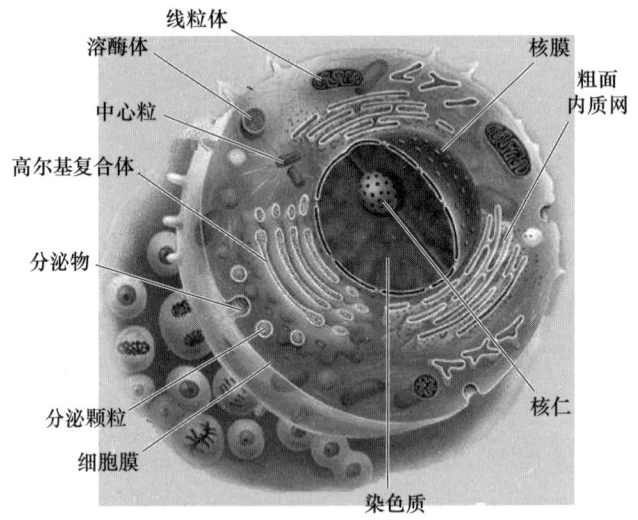

图 4.1　细胞内结构

4.1　微剂量学的发展过程

微剂量学基础起源于对有生命的细胞辐射效应的研究,早期为了弄清楚细胞大小上的能量沉积分布对辐射效应的影响,人们做了许多努力。Dessauer 和 Crowther 在 20 世纪 20 年代发展了最早的靶理论形式,在单个电离辐射粒子与物质作用过程中,该理论可以确定单个事件的能量转移大小,由于忽略了这些事件的空间分布,严重限制了对生物效应的预见性。在 20 世纪 40 年代晚期发展了几个重要的概念,传能线密度的概念就是在这个时候发展起来的。1952 年 Zirkle 首先提出了传能线密度的定义,他的工作与 Gray、Lea 等从事的工作类似,并在指导思想上紧密相关,在 ICRU16 号报告中,正式定义了传能线密度——LET 概念,LET 表征带电粒子沿其径迹,在单位长度径迹上的能量损失,也即用 LET 来描述带电粒子空间能量沉积的性质,并在此基础上发展了与辐射生物靶作用的初期理论(target theories)模型,传能线密度是早期最接近微剂量学基础概念的一个物理量。不同 LET 辐射的径迹空间分布上的差别显而易见,图 4.2 表示穿越细胞核的电子径迹,来自 γ 射线的电子径迹数目很多,但不容易在细胞核的某一部位形成较大的能量沉积,大多数稀疏电离或激发事件,只能引起 DNA 分子单链断裂(SSB),由于 SSB 容易被修复,所以 SSB 的生物学意义较小。而 α 粒子的 LET 非常高,α 粒子径迹与电子径迹有很大不同,α 粒子径迹数虽然较少,但是 α 粒子一旦击中细胞核,即可形成较大的电离离子群(a cluster of ionization),其能量沉积相当可观,结果能够产生较大的 DNA 损伤,这是低 LET 辐射不可能达到的效果,如图 4.3 所示,所以对辐射剂量空间分布问题的正确理解,将有可能正确评价电离辐射对生物组织细胞伤害的程度。

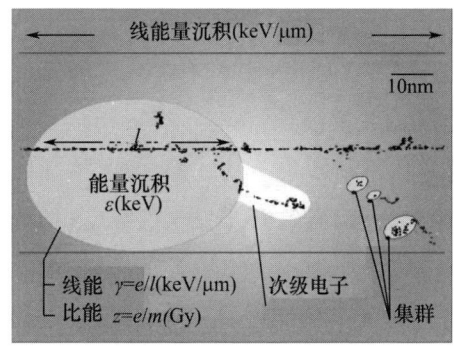

图 4.2 电子在细胞内所形成的径迹

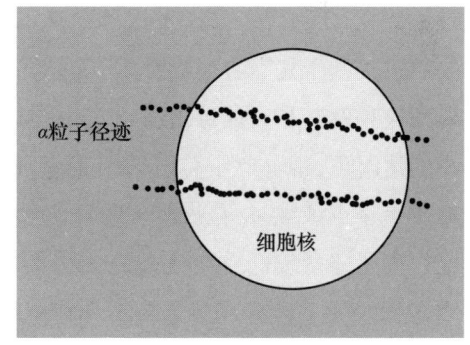

图 4.3 重粒子在细胞内形成的径迹

射线的主要生物效应发生在细胞内的 DNA 分子上,典型的人类细胞直径约为 14.2μm,所以活体组织的辐射伤害是在 μm 或更小的尺度范围上发生的。传能线密度 $LET = dE/dl$(其中 E 代表平均能量损失),当距离的尺度在 μm 量级时,能量沉积的统计变化使传能线密度 LET 失去原先的意义。另外,在这种非常小的尺寸水平上,能量歧离和δ射线效应在辐射与物体的相互作用中起着非常重要的作用。图4.4示出了不同的靶直径和能量下(分为Ⅰ、Ⅱ、Ⅲ、Ⅳ四个区域),每一次事件的能量沉积中受射程(R)、能量损失歧离(S)和δ射线影响的区域分布情况。这时,如果以传能线密度LET的概念去解释相关的生物效应(biological effectiveness),将会受到很大的限制。

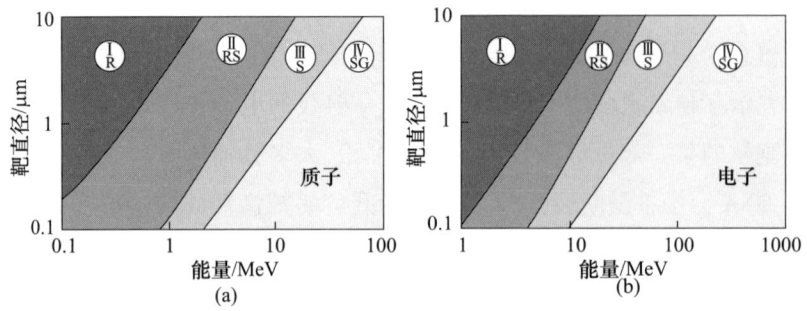

图4.4　质子和电子在其能量沉积事件中受射程(R)、
能量损失歧离(S)和δ射线影响的区域分布

ICRU 16号报告同时讨论了在解释相对生物效应和辐射类型差别时,LET概念存在的某些严重限制,Kellerer和Chmelevsky对这些限制所产生的效应进行了研究,同时界定了产生这些效应的范围和能量,明确指出LET概念存在的限制主要基于如下方面的原因,传能线密度LET本身并无任何有关入射粒子的射程大小及其是否能穿过所给定生物靶体积的相关信息,相对于有限靶结构大小的情况下,带电离子有限的射程会通过两种机制影响能量沉积,即电离辐射粒子通过小区域时,在该体积中开始或结束的径迹,可致LET发生变化,这种情况在离子能量较低或在较大的体积上非常重要;作为一个非随机平均量,传能线密度LET只能指出特定类型和特定能量带电粒子的能量损失期望值,没有明确表示出能量沉积(以能量沉积簇点和射程歧离形式表示)的随机波动性,在高能量粒子和敏感体积较小的情况下,由歧离所致的偏差可能超过路径长度的偏差。另外,传能线密度LET仅考虑辐射径迹附近的局部能量转移,只提到关于沿带电粒子径迹上能量损失的大小,并没有说明带电粒子径迹的直径大小,具有不同速度和电荷的粒子可以具有相同的LET值。如果这时有δ射线(长度仅为几纳米)产生,则由于决定δ射线能量分布的是粒子的速度,因此在微观体

第 4 章 电离辐射微剂量学

积中,特别是粒子速度较高而考察的体积又较小时,δ 射线分布可能是决定能量空间分布的重要因素。这时,粒子径迹有效宽度将会增大,LET 将不能描述出沿着径迹上的能量损失可能发生的随机能量损失歧离(energy-loss straggling)的现象。

基于电离辐射与物质作用的事实,在 20 世纪 40 年代,有学者从微观量角度来探讨辐射剂量微观空间分布特性,以系统分析(systematic analysis)的实验方法研究受照物质内能量沉积的微观分布,这就是微剂量学科领域的开端。在传能线密度 LET 概念的基础上产生了比能(specific energy)和线能(lineal energy)两个量,这两个量是微剂量学应用中特有的随机量概念,使得人们能够用十分灵敏的物理参数去定量和预测不同类型电离辐射所引起的生物效应,以精确表达出辐射所代表的质。

在辐射与组织相互作用理论发展的同时,主要实验研究也在不断地发展和完善。由于电离辐射可以诱导细胞由不同辐射粒子所致的两个受损染色体进行物质交换,故最初研究工作主要是观察细胞中的染色体变异行为。这项工作首先由 Sax 和 Lea 发起,Catcheside 在 20 世纪 40 年代一直致力于紫露草植物细胞的研究工作,后来有 20 世纪 50 年代的 Wolff 和 60 年代的 Neary 研究小组。在不同类型电离辐射作用下,对受损伤染色体结构的大小分析表明:受损伤染色体对之间的相互作用距离发生在 $0.1 \sim 1\mu m$,这个距离可以与典型的细胞直径($10\mu m$)和 DNA 分子直径($0.002\mu m$)相比拟。

很明显,在可以与细胞大小和染色体相互作用距离相比拟的尺度范围内,需要进行相应的辐射量测量工作,有关这种实验测量设备就是早在 20 世纪 50 年代就已研制的低压正比计数器(TEPC)。由于是由 Rossi 发起的研究工作,一般又称为 Rossi 计数器,这是微剂量学上的第二个主要的实验研究工作,这使得微剂量学量的测量工作深入到 $1\mu m$ 的量级水平。

在研究过程中,一般把感兴趣的体积定义为位点,在位点处一般只考虑电离辐射能量的吸收,而不考虑在位点内的能量微观分布。局域微剂量学只关心位点能量沉积的测量,这是实验微剂量学的主要目标。在微剂量学实验中可测量量与可观察的生物细胞中辐射效应之间很可能存在某种联系。Kellerer、Rossi 在 1972 年首先提出了双重作用理论,提出这个理论目的就是寻找能够建立起实验辐射物理量与细胞生物学效应之间的某种关系。

4.2 粒子能量沉积空间分布

无论入射到组织的初始粒子是带电的还是不带电的,它们在组织中的能量沉积都是经由带电粒子与机体中的水分子或生物分子的相互碰撞引起的,碰撞结果是带电粒子的一部分能量转移给电子,造成机体中水分子或生物分子的电离或激发。一般情况下,沿着单个电离粒子的径迹所发生的电离、激发有两种类型,一种是在带电粒子径迹上只引起局部的单个电离和激发,在此情形下,电子得到的能量不足以使它再造成其他分子的电离;另一种是带电粒子发生一次较大的能量转移后,从被撞分子中射出一个具有足够能量的电子,它能进一步引起电离,若射出的电子能量在 100eV 以下,它在组织中的射程仅为 10^{-9}m 量级,则由其产生的次电离非常靠近原发电离,且与原发电离一起构成离子团,如图 4.5 所示。依射出的电子能量大小的不同,离子团中可能含有 2 个、3 个甚至 4 个以上的离子对,不同大小的离子团产生的频率分布列于表 4.1 中。

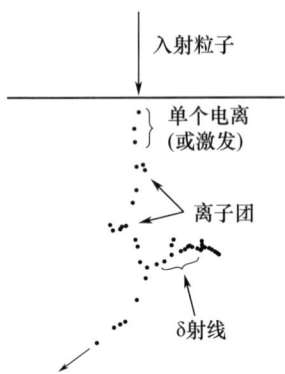

图 4.5 带电粒子在物质中的径迹

表 4.1 离子团内离子对数的频率分布

离子对数	出现频率/%
1	63.3
2	20.4

(续)

离子对数	出现频率/%
3	9.2
4	4.1
5	2.0
6	1.0

若在某些碰撞中转移的能量非常大,以致射出一个几百甚至上千电子伏特能量的电子,这种高能量的次级电子可以在组织中经过相当长的距离,甚至在其径迹上又会出现数目很大的二级、三级电子等,从而在初始粒子径迹上分枝形成一条单独的径迹,这就是δ射线(或δ粒子)。δ射线可以从发生原发事件的分子中带走大部分的转移能量。图4.6示出了^{60}Co和^{137}Cs发出的γ光子在水中产生的次级电子谱,其中"原初的电子"是由光子在水中直接产生的电子谱,而总的则包括原初的光子和由原初电子生成的二级电子以上的电子组成的总电子谱,足见低能范围内δ射线所占的比例是相当大的。

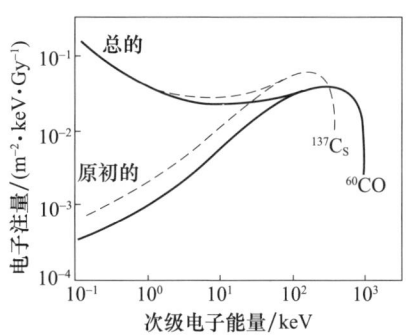

图4.6 γ射线在水中形成的电子注量谱分布

致电离粒子在气体中产生的电离情况可以借助云雾室观察得到,对于固体或液体则缺乏这种直接的证据,必须根据理论由气体中所进行的实验观察推得。由此可见,除了高能量重带电粒子情况外,重带电粒子的径迹基本上是一条直线,其产生的电离事件非常密集,相继的两个初级碰撞之间的距离很短,沿着径迹的那些单个离子与离子团一起构成了径迹芯,即便有δ射线产生,其最大能量也只不过是初级粒子能量的一小部分,产生的δ射线会明显地同径迹芯分开,其射程可远超过径迹芯中各初级碰撞间的平均间距。但快电子的径迹图像却有所不同,可以形成能量较大的δ射线。初级电子最多可把自身能量的一半转移给δ射线,电子在相继的两次初级碰撞之间的间距往往大于δ射线的射程,快电子的电离密度一般比较稀疏,只是在径迹末端,由于电子速度变慢,电离损失增大,电离密度才有所增大,在此种情形下电离产物的空间分布或多或少还都比较匀匀。

4.3 非随机量使用中的局限性

按吸收剂量的定义,似乎在所考虑的体积内所有部位的吸收剂量都相同,数值上都应该等于$D(Gy)$,然而实际情况并非如此。由于带电粒子能量损失的空间分布不均匀,而且它与物质分子、原子的碰撞是一个个分别发生的不连续事件,因而在受到辐射照射的组织中,带电粒子在各个细胞或分子中发生能量沉积的情景是不同的,带电粒子在哪个细胞或生物分子中损失能量以及有多少能量损失等信息都是随机的。特别当平均吸收剂量较低时,可能只有少数细胞或生物分子有能量沉积,甚至其中的个别细胞或生物分子内还可能有较大的能量沉积,而其他大多数的细胞或生物分子中却可能没有能量沉积,细胞中的能量沉积值会出现很大的统计涨落。

例如,当组织分别受到^{60}Co的γ射线、^{252}Cf的中子及^{239}Pu的α粒子照射时,假设宏观的吸收剂量均为0.01Gy,但是若深入组织内部考察,将组织分成许多个直径和高度均为0.5μm的小圆柱体,将会发现绝大多数小圆柱体内没有能量沉积,而一旦在某个小圆柱体内发生一次能量沉积事件,则其中的吸收剂量值会非常高。表4.2中列出了能量沉积事件发生的几率与所沉积的能量大小分布。

表4.2 组织内小体元中发生的能量沉积事件几率和能量沉积大小分布

辐射源	发生一次能量沉积事件的几率	一次事件造成的平均沉积能量$(J \cdot kg^{-1})$
^{60}Co的γ射线	≈1/150	≈1.5
^{252}Cf的中子	≈1/3000	≈30
^{239}Pu的α粒子	≈1/7000	≈70

现利用图4.7对上述情况做进一步的说明。假定受到照射的介质均匀,介

质中某一点上,并且辐射授予质量 m 的能量 ε 可以被测量。先观察吸收剂量 D 不变时的情况,从图上可见,授予能 ε 与质量 m 之比 ε/m 随质量 m 的变化关系。在体积元质量较大时,图上的 AB 范围内,比值 ε/m 并不随 m 的变化而改变,它在数值上即等于吸收剂量 D。可见,在观察的体积元质量较大时,其中包括了许多的电离辐射碰撞事件。同时,还有大量的次级粒子通过事件,因此能量损失的统计涨落及其空间分布不均匀性都被掩盖了,在 m 内测量到的是大量单个能量沉积事件的统计平均值。现在把观察的质量缩小,当其体积的尺寸缩小到与不连续的能量沉积事件的直线间距(即两个初级碰撞之间的平均距离)可相比拟的时候,ε/m 就不再是一个单值了,而是显示出统计涨落特性。微观涨落的大小有赖于在 m 内发生的能量沉积事件数目以及每个事件中能量沉积量的多少,在图中表现为从 A 点起向左,比值 ε/m 的分布宽度随 m 的减小而增大。若要使比值 ε/m 的变化幅度保持在一定的范围内(例如 20%),则随 m 的缩小必须加大被照射生物体的吸收剂量,以抵消由于 m 缩小而增大的能量损失在微观空间分布上的不均匀,如表 4.3 所列。同时,由图还可看出,对于给定的质量 m 和吸收剂量 D,比值 ε/m 存在一个分布,对于不同的 m 和 D,有不同的 ε/m 的分布。

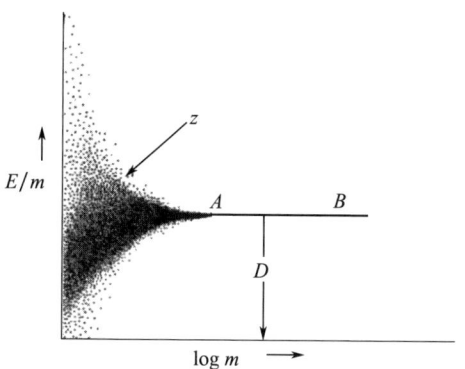

图 4.7 授予能与质量之比随质量 m 的变化情况

至此已清楚地看到,宏观的吸收剂量已无法反映电离辐射能量损失的空间分布,为此需要引进一些新的量,这就是下面要讨论的传能线密度 L_Δ、线能 y 和比能 z。

表 4.3　比值 ε/m 与"靶"的大小及吸收剂量的关系

受照的靶物质	体积/cm³	要求 $\varepsilon/m<20\%$,吸收剂量的最小值/Gy
哺乳动物细胞	10^{-9}	0.03
细胞核	10^{-11}	2
细菌	10^{-12}	10
病毒	10^{-13}	300

4.4　随机量与非随机量的联系

电离辐射与物质分子、原子的作用过程是一个个独立的物理事件,这些事件无法直接观察到,属于微观量范畴,事件在受照组织体积中的分布是不均匀的,每单位质量组织所沉积的平均能量(即吸收剂量)、能量沉积数目的多少、沉积事件的空间分布等特性,都可能影响辐射对生物体本身及其内部结构造成的损伤程度。当带电粒子穿过物质时将使原子或分子发生电离或激发,从而形成一条"径迹(track)"。按 Kellerer 的定义,"粒子径迹就是由原初带电粒子及其次级电子所产生的能量转移点的随机结构",单个径迹是电离辐射剂量转移事件中最小的事件。在非常低的剂量情况下,组织在受到低 LET 辐射照射情况下,并不是组织中每个细胞核都被一个径迹穿过,有些细胞核中可能没有径迹通过,有些细胞核中可能只有一个径迹通过,而另外一些细胞核中的径迹数可能有多个。径迹要么穿过细胞核,要么没有穿过细胞核,没有径迹穿过的细胞核所受的剂量就是 0,在微观尺度水平上的表示就是:没有径迹穿过,就没有吸收剂量。但是在实际应用中,多数采用宏观量描述,在宏观水平上,受照的是整个组织,可以通过受照组织中的一些核进行径迹数平均,于是就存在相应于径迹份额(如每个细胞核内平均有 1.37 个原始电离径迹)剂量的概念,但径迹份额其实是不存在的,只是结果平均值而已。这些宏观量不具有统计上的涨落特性,它们是非随机量(non-stochastic quantity),在时间与空间上是连续的可微分函数。另外,在给定的条件下,非随机量的数值可以由计算求得。由此可见,非随机量可以定义为随机量的期望值。

具有统计涨落特性的物理量称为随机量(stochastic quantity),它是一个微观物理量,只能定义在有限的范围内,其实验结果数值可能每次都不一样,它的量值在时间与空间上的变化是不连续的,所以不能够用变化率的概念描述。随机量在数学上是不可微分的,随机量的值虽不能预知,但其任一特定值的出现概率可由几率分布描述。在辐射与物质的作用过程中,要用能量沉积的真实数值而不能用期望值描述,因为当平均值(宏观量)相同时,随机量的分布(微观量)可能不同,甚至差别很大,所以其结果也就有很大不同。例如,当组织分别受到 ^{60}Co 的 γ 射线、^{252}Cf 的中子及 ^{239}Pu 的 α 粒子照射时,假设宏观吸收剂量均是 0.1Gy,但如果深入组织内部,将组织分成许多个直径和高度均为 0.5μm 的小圆柱体时,则将会发现绝大多数小圆柱体内没有能量沉积,而一旦在某个圆柱体内发生能量沉积事件,局部体积内吸收剂量却会非常大,所以在研究辐射与物质作用的个别行为时,必须从随机量的统计涨落角度来考虑,而不能够用它的非随机量描述。简单地说,剂量学是由非随机量这种宏观物理量阐述电离辐射能量沉积空间行为性质的,而微剂量学则从随机量、微观的角度描述电离辐射能量沉积空间分布与变化的行为特征。

4.5 微剂量学中使用的基本量

因为射线的种类不同,它们在介质中形成的径迹(电离、激发事件的分布)也有所不同,亦即不同辐射的辐射品质不同。所以在评估电离辐射对环境及生物所造成的损伤与影响时,除了必须考虑辐射量(quantity)的大小外,还得考虑到辐射的质(quality),这才能完整评价电离辐射可能引起的生物效应结果。辐射能量在灵敏体积结构内部的空间分布对授予能的有效性也有影响,但是作为一级近似,可以忽略沉积能量在灵敏体积内的空间分布。下面将分别从辐射的质与量两个方面来描述微剂量学的基本量和单位。

4.5.1 传能线密度

除了其他因素外,生物效应与微观体积内局部沉积的辐射能量有密切关系,这种微观体积的线度一般以小于 1μm 的长度来计量,在组织中,这一线度距离相当于 6keV 的电子射程。因此如果带电粒子通过能量转移,产生一个 10keV 的 δ 射线,那么 δ 射线的这部分能量就不能认为是局部授予介质的。

前面曾用碰撞阻止本领 S_{col} 表征带电粒子在介质中由于电离碰撞所致的能量损失率,着重点在于描述带电粒子本身的能量损失,而并不过问这些能量在哪里被吸收,现在讨论带电粒子局部授予介质的能量,并为此引进另外一个量——传能线密度(L_Δ)。

1. 定义

传能线密度也称有限线碰撞阻止本领,是特定能量的带电粒子在介质中穿行单位长度路程时,由能量转移小于某一特定值 Δ 的所有历次碰撞事件所造成的能量损失。

如果带电粒子在介质中穿行 dl 距离,能量转移小于 Δ 的历次碰撞事件所造成的能量损失总共为 dE,那么在此情形下,带电粒子在介质中的传能线密度为

$$L_\Delta = \left(\frac{dE}{dl}\right)_\Delta \tag{4.1}$$

这里,Δ 是能量截止值,即凡由能量转移大于 Δ 的碰撞事件所致的带电粒子能量损失,均不认为是局部授予介质的。至于 Δ 值大小的确定,在很大程度上取决于有关授予能量微观分布的那个质量元大小,通常 Δ 以 eV 为单位。如传能线密度 L_{100} 表示"带电粒子在介质中穿行单位长度路程时,由能量转移小于 100eV 的历次碰撞事件所造成的能量损失",这意味着带电粒子凡在能量转移小于 100eV 的碰撞事件中损失的能量都认为是局部授予介质的。具有 100eV 这一能量的次级电子在组织中的射程约为 4.5×10^{-9}m,如此大小的空间恰与 DNA 分子双螺旋结构的直径相当。

传能线密度的 SI 单位是 $J \cdot m^{-1}$,也允许使用 $keV \cdot \mu m^{-1}$ 作单位。根据以上定义,不难理解 L_∞ 就是带电粒子在介质中穿行的单位长度路程上,能量转移取一切可能值时,由历次碰撞事件所造成的能量总损失,这种情形下,L_∞ 就是线碰撞阻止本领,即有

$$L_\infty = S_{col} \tag{4.2}$$

第 4 章 电离辐射微剂量学

图 4.8 给出初始动能不同的电子、正电子在水中的 L_Δ 与 L_∞ 的比值随截止能 Δ 的变化关系。对于给定的初始动能 T,电子在水中的 L_∞ 值,可以从表 2.3 中查得。于是,利用该图能够求得与任一特定 Δ 值相应的 L_Δ 值。例如,电子初始动能为 1MeV 时,由表 2.3 可得 $(S_{col}/\rho)_{H_2O} = 1.85\text{MeV}/(\text{g}\cdot\text{cm}^{-2})$,相应的 $L_\infty = S_{col} = 0.185\text{keV}/\mu\text{m}$,若 $\Delta = 100\text{eV}$,则由图 4.8 可知,对于电子来说,$g = \Delta/T = (100\text{eV}/1\text{MeV}) = 0.001$ 及 $T = 1\text{MeV}$,相应的 (L_{100}/L_∞) 值为 0.56,则此种情形下,水中的初始动能为 1MeV 的电子,当以 100eV 作为能量截止值时,这时的传能线密度等于:

$$(L_{100}) = [L_{100}/L_\infty] \times L_\infty = 0.56 \times 0.185 = 0.104\text{keV}/\mu\text{m}$$

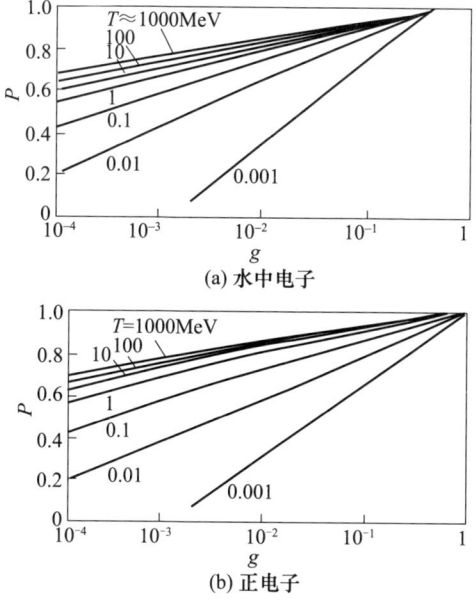

图 4.8 水中电子和正电子的 $P(L_\Delta/L_\infty)$ 值随 $g(\Delta/T)$ 的变化(T 为粒子初始动能,Δ 为能量截止值)

2. 相对生物效应系数

辐射生物效应在很大程度上取决于辐射的品质,传能线密度 L_Δ 就是以带电粒子在单位长度路程上局部授予介质的平均能量来表征辐射品质的。重带电粒子能量损失沿其径迹的分布要比电子密集得多,因而重带电粒子具有较高的 L_Δ 值。

对于产生包括致癌作用在内的各种生物效应,研究表明,具有高传能线密度的辐射比低传能线密度的辐射有着更高的生物学效能。在放射生物学中,可以使用相对生物效应系数(relative biological effectiveness,RBE),比较不同辐射在引起生物效应的效能方面存在的差异。电离辐射的生物效应除了取决于照射的物理条件外,还有赖于受照射的生物种系和用以观察的生物效应类型及其终点目标。

某一研究辐射(t)对某一作为比较基准的参考辐射(r)的相对生物效应系数 RBE,是在影响生物效应的其他因素都相同的条件下,为引起同样类型和同一水平的生物效应,参考辐射所用的吸收剂量(D_r)与研究辐射所用的吸收剂量(D_t)的比值,即有

$$\text{RBE} = D_r/D_t \tag{4.3}$$

不妨将上式写成如下形式:

$$D_r \xrightarrow{\text{引起同一水平的同类效应}} D_t \times \text{RBE} \tag{4.4}$$

这就是说,为了与吸收剂量等于 D_t 的研究辐射造成的生物效应相同,参考辐射要用的吸收剂量在数值上等于研究辐射的吸收剂量 D_t 及研究辐射与参考辐射的相对生物效应系数 RBE 的乘积。对于给定的生物效应和参考辐射,研究辐射的 RBE 值越大,则反映该辐射的生物学效能越高。

RBE 值可以在任何的两种辐射之间由实验确定。通常以 200~250kV 的 X 射线或 ^{60}Co 的 γ 射线作为比较基准的参考辐射。对参考辐射本身,它的相对生物效应系数 RBE 等于 1。

研究 RBE 值与 L_Δ 的关系,有助于建立和检验各种辐射作用机理的模型。同时,可以根据某种辐射的传能线密度来预言它的生物学效应。例如,已知 ^{60}Co 的 γ 辐射和 200kV 的 X 辐射的生物效应,^{137}Cs 的 γ 辐射的传能线密度介于上述两种辐射之间,那么可以预见 ^{137}Cs 的 γ 辐射生物效应一定处于 ^{60}Co 的 γ 辐射和 200kV 的 X 辐射之间。在特定的剂量范围内,根据 RBE 值还可获得关于由给定吸收剂量造成的特定生物效应大小的信息。

就一级近似而言,L_∞ 相等的辐射预期能产生相同的生物效应,但已经发现,对于同一种辐射,其 RBE 值不是一个单一值,而是随剂量大小的改变而改变,

尤其是高传能线密度辐射更是如此,如图4.9所示。

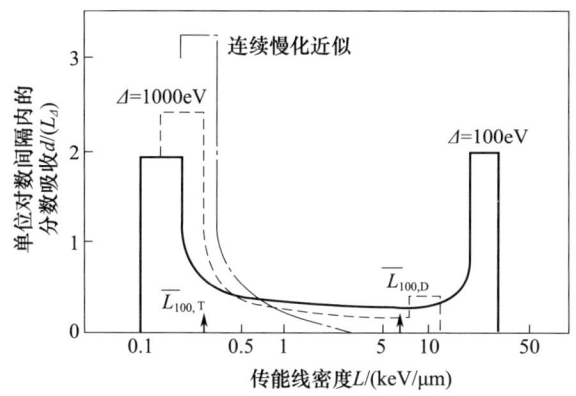

图4.9 ^{60}Co的γ射线在水中产生的电子的传能线密度分布

传能线密度L_Δ提供了一种描述辐射品质的方法,在放射生物学和辐射防护中,它是一个非常有用的量。然而就精确描述能量沉积的空间分布而言,传能线密度还是不够理想的,即使可以利用能量截止限对带电粒子损失的能量与介质局部吸收的能量之间的差异,做出十分粗略的解释。其实在介质中的带电粒子每经一次电离碰撞,总要丢失一部分能量,而碰撞时丢失的能量又与粒子的动能成反比,因而在单个带电粒子行进的每一单位长度路程上,与历次碰撞相应的局部授予能是各不相同的。另外,射入介质的或在介质中产生的带电粒子,即使它们的初始动能相同,终会由于相互作用的随机性,当它们穿过某个质量元时也往往会具有不同的能量。因此,介质中传能线密度L_Δ不是一个恒定值而存在一个分布,根据这一分布可以求得L_Δ的平均值。

图4.9示出了^{60}Co发出的γ射线在水中产生的电子传能线密度分布情况,可以看出:L_Δ的分布形状以及与分布相关的平均值$\bar{L}_\Delta$大小密切依赖于截止能量值Δ的选择。为恰当地描述辐射品质,必须应用完整的传能线密度分布,而不能采用单一的平均值,鉴于存在的上述这些问题,提出了描述辐射品质的其他辐射量和方法。

4.5.2 线能

辐射的生物效应其实在很大程度上是由辐射对介质授予能的实际值确定

的,而不是它的平均值。为了更直接地表述授予能量的空间分布,应该考察一次能量沉积事件中实际沉积的能量数值,为此,引进了一个新的量——线能(linear energy) y。

1. 定义

线能定义为在一小体积单元中由单次能量沉积事件造成的授予能 ε_1 与穿过该小体积单元的各向同性(isotropic)弦长平均值 l 的比值。

$$y = \varepsilon_1/l \tag{4.5}$$

线能是可与传能线密度 LET 相类似的微剂量学量,线能与 LET 都用能量除以长度来定义,它们两者单位相同,均为 $J \cdot m^{-1}$ 或 $keV \cdot \mu m^{-1}$,不过 LET 是带电粒子沿其径迹能量损失的平均值,它是一个受能量截止条件约束的非随机量,线能则是受体积单元几何条件约束的随机量。

指定体积的平均弦长是随机进入并沿直线穿过该体积的粒子在其中产生的径迹段的平均长度,对于半径为 r 的球体,弦长 l 由该弦到球心的距离 x 和球体半径 r 决定,如图 4.10 所示。

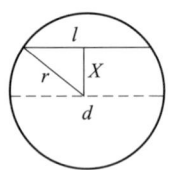

图 4.10　体元内变量尺寸结构

$$(l/2)^2 = r^2 - x^2 \tag{4.6}$$

对式(4.6)微分有

$$-xdx = ldl/4 \tag{4.7}$$

设弦长 l 的几率密度为 $f(l)$,则弦长在 l 到 $l+dl$ 之间的几率是

$$f(l)dl = -\frac{2\pi x dx}{\pi r^2} = -\frac{2x dx}{r^2} \tag{4.8}$$

式中:负号表示 l 随 x 的增大而减小。将式(4.7)代入式(4.8)中,得到球体中弦长的几率密度为

$$f(l) = 2l/d^2 \tag{4.9}$$

式中:d 为球体直径,l 的取值范围介于 0 到 d 之间。由几率密度可以求得球体

的平均弦长 l 为

$$l = \int_0^d lf(l)\,\mathrm{d}l = \frac{2}{3}d \tag{4.10}$$

对于任何一个表面积为 S,体积为 V 的凸面体,其平均弦长一般可由柯西(Cauchy)公式求得:

$$\bar{l} = 4V/s \tag{4.11}$$

2. 线能的分布

因为线能是一个随机量,电离辐射在指定体积内的能量沉积事件可能发生在不同的弦上,或者因辐射粒子起源或终止于体积内而在不同弦段上沉积能量,也可能在体积 V 内产生分枝径迹。因此,指定体积内诸事件的径迹长度不尽相同,即使在同样长度的径迹段上,授予能也有涨落,ε_1 还随辐射粒子的类型和能量而变化,对于给定辐射场中的指定体积,线能 y 存在一个分布,以 $F(y)$ 代表线能的分布函数,表示线能等于或小于 y 的几率:

$$F(y) = p(y \leqslant y) \tag{4.12}$$

用 $f(y)$ 代表其几率密度,线能 $F(y)$ 与 $f(y)$ 的关系可以表示为

$$f(y) = \mathrm{d}F(y)/\mathrm{d}y \tag{4.13}$$

$f(y)$ 也称为线能分布,表示线能出现在 y 附近单位线能间隔内的几率。$F(y)$ 与 $f(y)$ 满足归一化条件。

$$F(\infty) = \int_0^\infty f(y)\,\mathrm{d}y = 1 \tag{4.14}$$

线能 y 的期望值也称为线能的频率平均值,可以表示为

$$\bar{y}_F = \int_0^\infty yf(y)\,\mathrm{d}y \tag{4.15}$$

令 $y\mathrm{d}(y)$ 代表线能为 y 到 $y+\mathrm{d}y$ 之间的部分产生的吸收剂量占总吸收剂量的分数,并称 $\mathrm{d}(y)$ 为线能 y 的剂量几率密度。$D(y)$ 与线能 y、频率几率密度 $f(y)$ 的乘积成正比关系,比例因子满足归一化条件,故有

$$\mathrm{d}(y) = yf(y)\Big/\int_0^\infty yf(y)\,\mathrm{d}y = yf(y)/\bar{y}_F \tag{4.16}$$

线能 y 的剂量分布函数 $D(y)$ 是由小于或等于 y 的线能产生的吸收剂量分

数,表示单位线能间隔内,由线能等于 y 的那些事件造成的那部分吸收剂量占由全部事件造成的吸收剂量的一个分数,$D(y)$ 称为线能 y 的剂量分布。剂量分布函数与剂量几率密度之间有如下关系:

$$D(y) = \int_0^\infty d(y)dy \quad \text{或} \quad d(y) = dD(y)/dy \quad (4.17)$$

剂量几率密度的期望值也称为剂量平均线能,可表示为

$$\bar{y}_D = \int_0^\infty y d(y)dy \quad (4.18)$$

将式(4.16)代入式(4.18),可知:

$$\bar{y}_D = \frac{1}{\bar{y}_F}\int_0^\infty y^2 f(y)dy \quad (4.19)$$

线能 y 的 SI 单位是 $J \cdot m^{-1}$,也允许使用 $keV \cdot \mu m^{-1}$ 作为单位。由定义可见,线能 y 和传能线密度 L_Δ 有相似之处,都是以能量除以长度来定义的,而且单位也一样。不过传能线密度是一个受能量截止条件约束的非随机量,而线能 y 则与所考虑的体积元形状和大小有关,它是一个受几何截止条件约束的随机量。

假若带电粒子的径迹是直的,且径迹的每一段上传能线密度 L_Δ 也相同,那么在此理想情况下,带电粒子经由球心通过一个直径为 d 的球体时,若 $\bar{d}$ 为该球体的平均弦长,则造成的最大线能值为

$$y_{\max} = L_\Delta \cdot d/\bar{d} = \frac{3}{2}L_\Delta \quad (4.20)$$

线能是对单次能量沉积事件定义的,线能 y、分布 $f(y)$ 和 $d(y)$ 均与吸收剂量或剂量率无关,在这点上不同于比能和吸收剂量。利用线能描述辐射品质的主要优点在于线能本身能够直接测定,并且能够与某些辐射作用的理论模型相联系,由线能推导出的表示辐射线质的线能剂量平均值 $\bar{y}_D$ 在放射治疗中是一个非常重要的参数,不同类型辐射的 $\bar{y}_D$ 值存在较大差异,甚至可以反映出相似辐射类型之间的细微差别,这些信息对分析和比较不同放疗设备之间或同一放疗设备不同照射条件下的治疗效果非常有用,图 4.11 中给出了各种电离辐射

第 4 章　电离辐射微剂量学

在直径为 1μm 的靶上的剂量分布情况,可以看出,不同能量、不同类型的电离辐射在生物靶内的能量沉积分布是有很大区别的,在 10keV/μm 以下的线能量区域,能量沉积主要是由 γ 射线产生的次级电子和 β 射线造成的,而高于 10keV/μm 的线能区域上的能量沉积则主要是由中子与组织物质作用产生的反冲粒子(质子)造成的,特别地,由 α 粒子这样的重粒子产生的能量沉积会高达 100keV/μm 以上。表 4.4 中列出了电离辐射在靶上能量沉积事件的数值以及频率,其中,$\bar{n}$ 代表靶内吸收 0.1Gy 剂量时事件平均数或能量沉积频率;σ_z 是同一辐照剂量下,靶内比能标准偏差(Gy);$\bar{y}_D$ 代表该剂量分布下的线能平均值(keV/μm)。

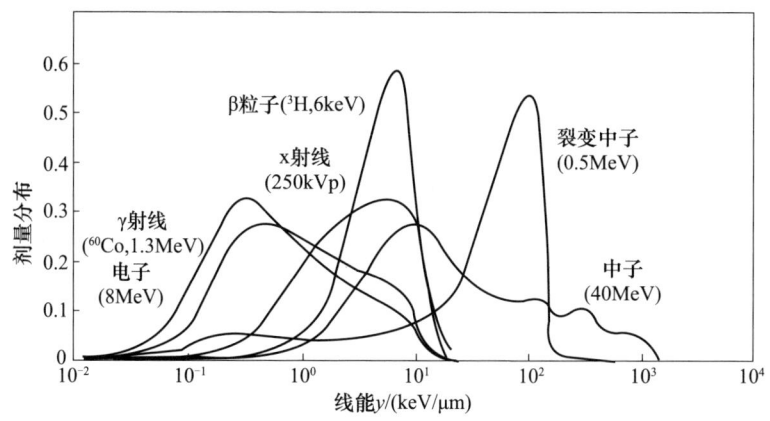

图 4.11　不同电离辐射生物靶上微剂量谱

表 4.4　电离辐射在靶上能量沉积事件的数值以及频率

辐射 \ 靶	细胞核 (≈1μm)	DNA 纤维 (≈10nm)	DNA 分子 (≈2nm)	参数
γ 射线 (^{60}Co,1.25MeV)	1.2	6×10^{-6}	7×10^{-8}	$\bar{n}$
	0.2	60	440	σ_z
	1.6	16.8	37.4	$\bar{y}_D$
x 射线 (250 kVp)	0.5	5×10^{-6}	7×10^{-8}	$\bar{n}$
	0.3	60	440	σ_z
	3.35	17.5	38.3	$\bar{y}_D$

(续)

辐射 \ 靶	细胞核 ($\approx 1\mu m$)	DNA 纤维 ($\approx 10nm$)	DNA 分子 ($\approx 2nm$)	参数
β 射线 (^{3}H,6keV)	0.2	6×10^{-6}	6×10^{-8}	$\bar{n}$
	0.3	60	460	σ_z
	4.8	18.0	41.2	$\overline{y_D}$
裂变中子 (0.5 MeV)	9×10^{-3}	10^{-6}	5×10^{-8}	$\bar{n}$
	1.3	135	730	σ_z
	85.5	90.2	104.4	$\overline{y_D}$

4.5.3 比能

为了指出吸收剂量为某一数值时发生的事件数的统计涨落,需要引进比能(specific energy)或比授予能(specific energy imparted)这个非常重要的微剂量学量。

1. 定义

比能(z)是电离辐射授予某一体积元内的授予能 ε 与该体积元内物质质量 m 之比而得到的商,用公式表示为

$$z = \varepsilon/m \tag{4.21}$$

比能的 SI 单位与吸收剂量相同,也是 Gy,专用单位是 rad。但是,吸收剂量 ($D = d\varepsilon/dm$) 为非随机量,吸收剂量表达式中的 $d\varepsilon$ 为吸收体质量 dm 内的平均授予能,它们均是非随机量。

当作用体积太小或粒子注量非常低时,在该体积内的粒子径迹将会非常少,授予能 ε 的随机波动性很大,故比能也是随机量,需要用几率或随机分布的概念来表示。比能的分布函数以 $F(z)$ 代表,$F(z)$ 表示比能等于或小于 z 的几率,比能可以用统计学的术语来描述,其分布函数为

$$F(z) = P(z \leq z') \tag{4.22}$$

而 $f(z)$ 代表比能的几率密度,表示在所考察的体元中,比能小于或等于特定值 z' 的几率,也即单位比能间隔内出现比能为某一特定值 z 的几率。几率密度定义为

$$f(z) = \mathrm{d}F(z)/\mathrm{d}z \tag{4.23}$$

比能 z 的期望值,称为平均比能,可以表示为

$$\bar{z} = \int_0^\infty z f(z) \mathrm{d}z \tag{4.24}$$

2. 单次事件比能

在某些场合中,特别关心由一次能量沉积事件造成的比能 z_1,此时它的分布函数和几率密度可以表示如下:

$$F_1(z_1) = P(z_1 \leqslant z_1') \tag{4.25}$$

$$f_1(z_1) = \frac{\mathrm{d}F_1(z_1)}{\mathrm{d}z_1} \tag{4.26}$$

其中角标 1 表示由单次能量沉积事件造成的比能及其所形成的分布,以与多次能量沉积事件的情况相区别。

同样分布函数与几率密度之间也存在如下关系:

$$F(z) = \int_0^z f(z') \cdot \mathrm{d}z' \tag{4.27}$$

并且分布亦是归一化的。单次事件比能 z 的期望值,称为单次事件的频率平均值,用公式表示为

$$\bar{z}_F = \int_0^\infty z f_1(z) \mathrm{d}z \tag{4.28}$$

3. 单次事件比能与比能关系

由于能量沉积事件的统计独立性,因此可以找到 $f(z)$ 与 $f_1(z)$ 之间的关系,如果 $f(z)$ 是相应于吸收剂量 D 下的比能分布,于是特定体积内事件的平均数可以表示为

$$n = D/\bar{z}_{1F} \tag{4.29}$$

根据泊松统计分布规律,产生 ν 个能量沉积事件的概率为

$$p_\nu = e^{-n} \frac{n^\nu}{\nu!} \tag{4.30}$$

并且

$$f(z) = \sum_{n=0}^\infty p_\nu f_\nu(z) \tag{4.31}$$

式中：$f_\nu(z)$是ν个事件时比能z的概率分布；谱$f_\nu(z)$可以由单个事件谱$f_1(z)$的卷积得到。

$$f_0(z) = \delta(z) \quad (\delta(z)是\delta函数) \tag{4.32}$$

$$f_1(z) = f_1(z) \tag{4.33}$$

$$f_2(z) = \int_0^z f_1(z')f_1(z-z')\,\mathrm{d}z' \tag{4.34}$$

$$\cdots$$

$$f_\nu(z) = \int_0^z f_1(z')f_{\nu-1}(z-z')\,\mathrm{d}z' \tag{4.35}$$

使用上述公式，$f(z)$可以清楚定义为剂量相关项和独立项：

$$f(z) = e^{-D/\bar{z}_{1F}}\delta(z) + e^{-D/\bar{z}_{1F}}\sum_{n=0}^{\infty}\left(\frac{D}{\bar{z}_{1F}}\right)^\nu \frac{1}{\nu!}f_\nu(z) \tag{4.36}$$

通过测量$f_1(z)$，使用上述公式，可以求出给定剂量的$f(z)$，在剂量很小的情况下，事件的平均数也很少，$n\ll 1$，于是可以有

$$f(z) = (1-\frac{D}{\bar{z}_{1F}})\delta(z) + (\frac{D}{\bar{z}_{1F}})f_1(z) \tag{4.37}$$

单次事件平均比能$\bar{z}_{1F}$与平均比能$\bar{z}$之间的关系可以表示为

$$\bar{z} = n\bar{z}_{1F} \tag{4.38}$$

$$\bar{z}^2 = \bar{z}(\bar{z} + \bar{z}_{1D}) \tag{4.39}$$

$\bar{z}_{1D}$是按剂量平均的单个事件比能，它可以由下式给出：

$$\bar{z}_{1D} = \frac{1}{\bar{z}_{1F}}\int_0^\infty z^2 f_1(z)\,\mathrm{d}z = \frac{\bar{z}^2_{1F}}{\bar{z}_{1F}} \tag{4.40}$$

其中，$\bar{z} = \bar{z}_F = D$。

4. 事件的剂量平均比能

类似于频率平均谱，单次事件比能的剂量分布$D_1(z)$是比能等于或小于z的单次能量沉积事件产生的吸收剂量所占的分数，$D_1(z)$对z的微商称为剂量几率密度，用$d_1(z)$表示。

第 4 章 电离辐射微剂量学

$$d_1(z) = \mathrm{d}D_1(z)/\mathrm{d}z \tag{4.41}$$

单次事件 $d_1(z)$ 期望值,称为单次事件的剂量平均比能,用公式表示为

$$\bar{z}_{1D} = \int_0^\infty z d_1(z) \mathrm{d}z \tag{4.42}$$

$d_1(z)$ 与 $f_1(z)$ 之间有如下关系:

$$d_1(z) = z f_1(z)/\bar{z}_{1F} \tag{4.43}$$

于是有

$$\bar{z}_{1D} = \int_0^\infty z d_1(z) \mathrm{d}z = \frac{1}{\bar{z}_{1F}} \int_0^\infty z^2 f_1(z) \mathrm{d}z \tag{4.44}$$

中心在 z 处的 $\mathrm{d}z$ 间隔中转移的剂量份额可以表示为

$$d(z) = z f(z)/\bar{z}_F \tag{4.45}$$

且 $d(z)$ 是 z 的剂量分布,吸收剂量 $D = \int_0^\infty z f(z) \mathrm{d}z$,剂量分布的平均值表示按剂量平均的比能,用公式记为

$$\bar{z}_D = \int_0^\infty z d(z) \mathrm{d}z = \frac{1}{D} \int_0^\infty z^2 f(z) \mathrm{d}z \tag{4.46}$$

当一组织体积受到辐射照射时,将遭受若干能量沉积事件,即使某一均匀介质受到辐射的均匀照射,且宏观的吸收剂量为 D,但是受照介质内每个微小体元的比能未必一定等于 D,且随体元的缩小,z 与 D 的偏离会逐渐增大。其特性可以用发生的单个事件按 z 值的分布来描述,在该体积中,由若干事件所致的平均吸收剂量是 z 的平均值。在微剂量学应用研究中,可用实验方法反复测量体元的 z 值,用以确定不同大小的小块组织在不同类型电离辐射照射时所产生的 z 值分布。由此得到一个实验分布,它是 z 的几率分布的一种估计。当质量 m 趋于零时,$\bar{z}$ 的极限值便等于同一位置上介质的吸收剂量 D,即有公式

$$D = \lim_{m \to 0} \bar{z} \tag{4.47}$$

式中:

$$\bar{z} = \int_0^\infty z \cdot f(z) \cdot \mathrm{d}z \tag{4.48}$$

比能的分布是比能、体元质量及吸收剂量的复杂函数,因而没有一个简单

的分析表示式来描述它们之间的依赖关系,然而可以用实验方法得到不同辐射的比能分布。图 4.12 示出了不同大小球体中每单位对数比能 z_1 间隔内,一次事件的比能 z_1 的几率分布。图 4.13 示出了吸收剂量为 7.5Gy 时,不同大小球体中每单位对数比能间隔内,比能 z 的频率分布,图中是实际测得的一些比能分布。可见比能不但因辐射种类而变,且随吸收剂量和体元大小的改变而改变,对于体元较大和吸收剂量较高的情况(或两者之一),比能的分布是一个中心在 $z = D$ 处的锐型高斯分布;但对于体元较小和吸收剂量较低的情况(或两者之一),z 的分布在形状上就与 y 的分布完全相同(图 4.12),因为在给定的某一体元内,发生一次以上的能量沉积事件几率小得几乎可以忽略。

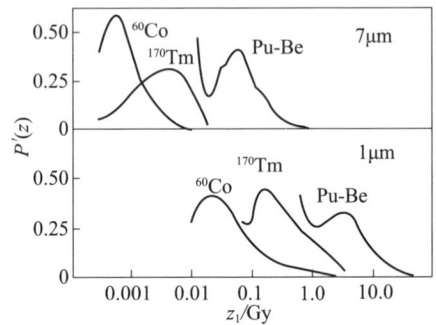

图 4.12　一次事件比能 z_1 几率分布

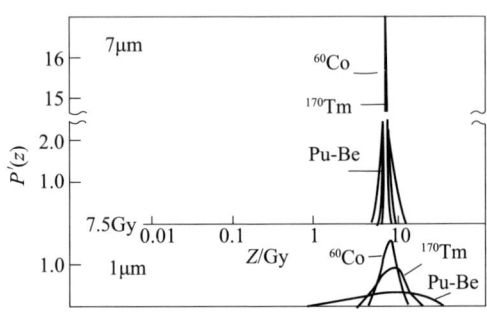

图 4.13　比能 z 的频率分布

由以上讨论可见,线能 y 和比能 z 提供了仅靠吸收剂量和传能线密度知识所不易获得的资料,以后可以知道,正是这些资料对放射医学的基础研究有着重要的意义。

4.5.4 单次事件比能与线能之间关系

某一体元内发生的能量沉积三种情况如图 4.14 所示,事件中都产生了三个离子对,然而这三个离子对则分别是由一个、两个或三个带电粒子通过时产生的。显然,线能 y 只能用于第一种情况(图 4.14(a)),因为线能只涉及单次的能量沉积事件,而比能 z 可以由一次事件引起,也可以由多次事件引起,因而,图中的三种情况均能用比能 z 来描述,线能只涉及单次能量沉积事件(ε_1),比能可以由单次也可由多次事件引起。但是单次事件比能与线能都是针对一次能量沉积事件定义的,两者都与吸收剂量和剂量率无关,于是可知

$$\bar{\varepsilon} = y\,\bar{l} = z_1 m \tag{4.49}$$

又 $\bar{l} = 4V/s$,则有

$$z_1 = 4y/\rho S \tag{4.50}$$

式中:ρ 为体元内物质的密度;S 为体元的表面积。

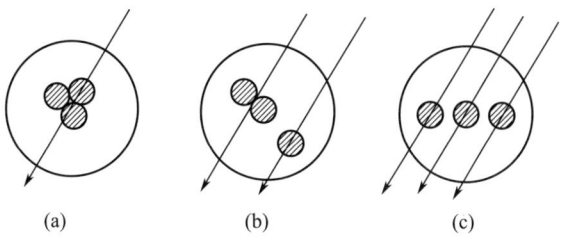

线能 y 只能用于单次能量沉积事件(a),因此 y 的分布与吸收剂量及吸收剂量率无关。
比能 z 能用于图列的三种情况,因为它可以是由一次或一次以上的能量沉积事件造成的,因此 z 的分布与吸收剂量有关。

图 4.14 比能与线能的差别

对于直径是 d,密度为 $1\text{g}\cdot\text{cm}^{-3}$ 的球体,如果 ε_1、z、y、$\bar{l}$ 和 d 的单位分别为 keV、Gy、keV·μm^{-1}、μm 和 μm,则有如下公式(若令 $k = 0.204y$):

$$z_1 = 0.204 y d^{-2} = ky \tag{4.51}$$

由此可见,单次事件比能随球体直径增加比线能下降得更快些。线能 y 与

单次事件比能 z 之间存在着一一对应关系,所以线能小于或等于 y 的几率与比能小于或等于 $z_1 = 0.204yd^{-2}$ 的几率相等;由线能小于或等于 y 的事件产生的吸收剂量分数与由比能小于或等于 $z_1 = kd^{-2}$ 产生的吸收剂量分数的几率也相等;事件出现在线能间隔 dy 的几率等于出现在对应比能间隔 $dz_1(=kdy)$ 的几率。线能 y 与单次事件比能 z_1 的分布之间有如下关系:

$$F(y) = F(z_1), D(y) = D(z_1) \quad (4.52)$$

$$f(y)dy = f(z_1)dz_1, f(y) = kf(z_1) \quad (4.53)$$

$$d(y)dy = d(z_1)dz_1, d(y) = kd(z_1) \quad (4.54)$$

$$yf(y) = z_1 f(z_1), yd(y) = z_1 d(z_1) \quad (4.55)$$

并有

$$\bar{z}_D = k\bar{y}_D \quad 和 \quad \bar{z}_F = k\bar{y}_F \quad (4.56)$$

因此,由 y 的分布和平均值可以求出单次事件的 z 分布和平均值,而 $yd(y)$ 和 $z_1 d(z_1)$、$F(y)$ 和 $F(z_1)$、$D(y)$ 和 $D(z_1)$ 的分布曲线可以公用。图 4.15 中列出了几种能量的光子和中子在直径为 $1\mu m$ 的组织球内的 ydy 和 $z_1 d(z_1)$ 相对于 y 和 z_1 的分布,从图中也可以看出,高能中子释放的重带电粒子在 $1\mu m$ 的组织球内产生的能量沉积事件的 z 值可能超过 $100Gy$,并且可以看出在低剂量时,微观体系内的能量沉积是非常不均匀的,大部分体元内没有能量沉积。

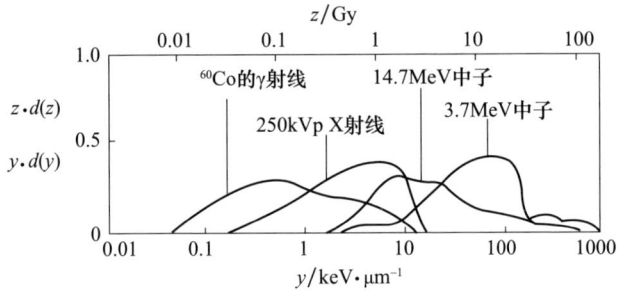

图 4.15 直径为 $1\mu m$ 的组织球内剂量分布

图 4.16 给出不同能量的质子和电子在 $1\mu m$ 直径的组织球内,由一次能量沉积事件造成的最大比能值。如果质子和电子能量均为 $1MeV$,则由图可得,在

一次能量沉积事件中,质子的最大比能值$(Z_1)_{max,p}=8.2\text{Gy}$;电子的最大比能值$(Z_1)_{max,e}=0.043\text{Gy}$。

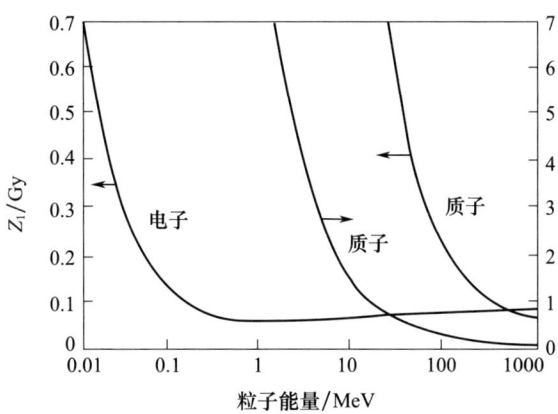

图4.16　质子和电子在组织球中一次能量沉积事件造成的比能$(Z_1)_{max}$最大值

可见,在小体元内由一次事件造成的能量沉积十分可观,尤其是高传能线密度辐射在单次事件中造成的比能z可能非常巨大。当然,并非受照射介质内每一微小体元在每次事件中都有如此巨大的能量沉积。正如前面指出,由于相互作用的随机性,能量沉积事件在空间分布上又非连续,因而当吸收剂量比较小或考察的体元较小时,将有为数众多的体元没有带电粒子通过,也就没有能量沉积,这时的比能为零。

4.6　测量和计算微剂量学量的方法

下面将简单介绍在微观尺度上测量微观剂量、微剂量能谱分布的实验方法。此外,因为测量微剂量能谱的实验结果与计算结果两者之间扮演着互补的角色,可以当作彼此有效性检验的手段,所以在这里也将对计算微剂量学量的方法进行阐述。

4.6.1　微剂量学量测量方法

正比计数器(proportional counters)已经应用于测量包括光子、中子、重带电粒子、π 介子等多种辐射的单一事件分布的模拟中。所谓模拟是指带电粒子通过计数管体积中组织等效气体时,将和通过同一位置上组织的小灵敏体积遭受同样数目的碰撞,因此将计数管放在与生物材料相同的位置上时,可以用计数管测量到的能量沉积分布表示所要模拟的生物材料小组织中的分布。根据剂量测量原理中法诺(Fano)理论,原始辐射和二次辐射与物质内原子的作用不会受其密度影响,所以用正比计数器测量线能 y 的几率密度 $f(y)$ 分布时,可以在非常大的电离室空腔内填充密度极低的组织等效气体,依此来模拟密度为 1 g/cm^3 的组织在其很小的微观体积内线能 y 的分布。计数管工作时所用的气体一般为甲烷、二氧化碳和氮气混合物,其成分含量分别是 CH_4 68.3%、CO_2 29.6%、N_2 2.1%,所模拟的单位密度组织球的直径 d 可以用公式表示为

$$d = \rho \cdot d_c \quad (4.57)$$

其中,d_c 是计数管直径,对于圆柱形计数管来说,d 对应于圆柱的直径和高,所以改变计数管工作时所用的组织等效气体压力就可以模拟不同尺寸的小组织。另外,在具体的测量过程中,为保证组织等效气体成分的恒定,可以采用流气系统。用作微剂量测量的正比计数管通常有圆柱形和球形两种,可以就待模拟的不同小组织的形状具体选择。

在利用正比计数器实验测量过程中,虽然使用的是组织等效的气体和组织等效的室壁(wall),但是由于室壁的密度和其周围的组织密度不同,因此会造成实验上微剂量学量分布的失真,甚至在计数器和其内所含气体的组成完全相同时,失真也会存在,这种失真现象俗称壁效应(wall effect)。形成壁效应的主要原因在于电离辐射粒子会在室壁上发生散射作用,从而在其径迹上形成许多第二和第三分叉,而使得能量沉积不是沿着直线发生。在实际测量过程中。这样的失真是不容忽视的,所以又发展出无壁(wall less)正比计数器,并用于实验之中。图4.17 是最新开发的无壁正比计数器图,计数器的直径一般为几毫米到几厘米,所充气体压力大小取决于被模拟靶的尺寸(一般情况下是几微米),目前这种亚毫米量级的微型计数管已经能够用于 nm 量级范围上靶的研究。

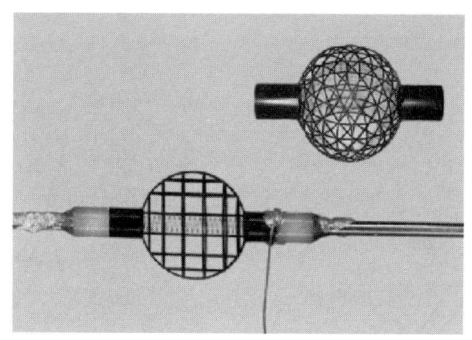

图 4.17　无壁正比计数器

线能 y 分布可以用充有组织等效气体的球形或圆柱形正比计数器测得。图 4.18 就是 ^{60}Co 的 γ 射线产生的线能分布实测结果,由图可见,对于直径不同的球体,线能分布的峰值差不多都分布在 $0.08\text{keV}\cdot\mu\text{m}^{-1}$ 附近,这暗示 ^{60}Co 的 γ 射线经由电子在局部介质中沉积的能量在空间分布上是比较均匀的,只是随着球体直径的减小,统计涨落增大,以致分布变得平坦。

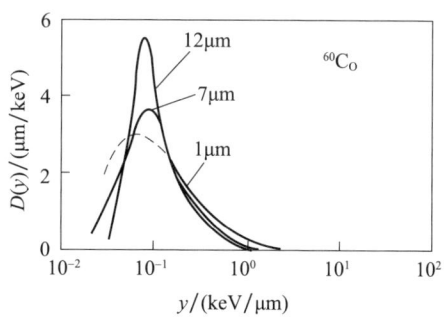

图 4.18　^{60}Co 的 γ 射线照射下球体内的线能分布

图 4.19 是大小不同的球体内,由 0.34MeV 的中子在其中产生的能量沉积事件中的线能分布情况。由于随着球体直径的减小,相互作用的统计涨落渐趋明显,因而分布变得平坦,且整个地向高 y 方向移动,足见在中子辐照情况下,因体元大小的改变而引起的辐射品质上的差异。

图 4.20 是球体直径不变时,线能分布随入射中子能量改变的情况,可见,随中子能量的增加,线能分布趋向于向低 y 区域移动。

最后要指出,由于线能只涉及单次能量沉积事件,因而线能分布并不依赖吸收剂量和吸收剂量率的大小。

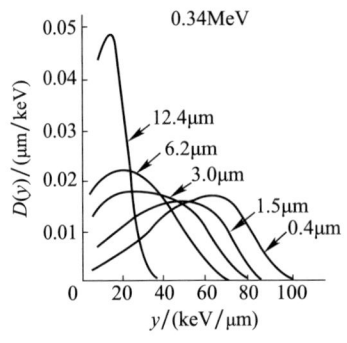
图 4.19　0.34MeV 中子的线能剂量分布

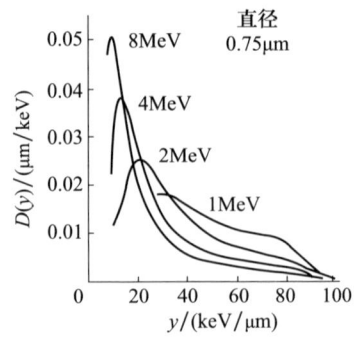
图 4.20　直径 0.75μm 球体内中子线能分布

4.6.2　微剂学量计算方法

尽管在描述的范围上更为细微,能量沉积仍不足以提供辐射损伤形成机制的完全描述,基于现象学方法的研究目前仍是非常重要的一种手段。电离辐射所产生的平均径迹长度一般在 nm 范围($1nm = 10^{-9}m$)内,这在说明辐射诱导的显著生物效应时,基于能量沉积的实验测量方法会受到许多限制。在某种情况下,特别是在电子能量非常低(小于 1keV)的情况下,这种效应曲线与高 LET 粒子作用下的曲线形状虽然相似,但在亚细胞水平上,描述原发事件的精细结构时会产生出许多问题。

径迹结构计算提供了比能量沉积实验测量方法更加精确的物理研究工具,能够对原始粒子作用后及其次级电子历经的所有作用事件进行详细描述。径迹模型利用作用截面作为手段,提供介质内部所有碰撞事件空间分布的概率,通过模拟大量粒子径迹,利用统计抽样的办法,研究电离事件或次级电子群就地能量沉积以及在 DNA 分子尺度上这些事件发生的概率空间分布情况,并可与观察到的 DNA 分子损伤进行比较,这在实践中具有特别重要的意义。

以前基于分子损伤的某些数据对于生物效应的研究也有十分重要的意义,这些数据与能量沉积(或吸收剂量)计算值进行比较,可以帮助获得一些更为基本的概念知识。然而,由于基本物理数据的不确定性和生物介质内部结构复杂性的存在,利用径迹结构方法计算的数值结果在可靠性上会受到一些限制,虽然如此，径迹结构计算方法仍然不失为对辐射作用机制进行全面深刻认识的一种有效手段。由于对物理处理过程和化学核素转移知识认识的不断加深，因此径迹结构计算模型特征正不断趋于完善。另外，在细胞内部也存在着内部通信，这使得该模型又变得非常复杂，例如，在远离击中事件的细胞内，有可能直接观察到生物效应的存在。

目前，对微剂量能谱及微剂量学量平均值的计算，主要有以下两种不同方法，分别是数值计算分析法和计算径迹结构的蒙特卡罗方法（Monte-Carlo method）。数值计算分析法具体包括：与辐射粒子径迹中心距离成函数关系的能量沉积平均值全径迹剂量法以及基于微剂量学基础的微元内能量授予值分布的微元法。一般而言，使用数值计算分析法时，必须假设电离辐射粒子在辐射场达到辐射平衡的条件下，才能进行具体计算。而 Monte-Carlo 方法是计算带电粒子能量沉积分布较理想的方法，不用做这样或那样的假设，可以真实模拟带电粒子能量沉积的微观过程和电离辐射粒子的空间行为，对能量损失歧离、δ射线的产生及其他各种分叉径迹等物理现象能够进行详细描述，但需要待模拟介质中各种准确的截面数据。这些截面数据可以通过实验方法获得，也可以通过理论计算的方法获得，目前只获得了一些较轻的离子（如质子、α粒子等）、电子和光子在水蒸气中的实验数据，对其他较重的离子，它们的径迹结构和能量沉积计算主要依据理论计算获得的截面值。另外，采用蒙特卡罗方法进行计算时，需花费大量的时间进行计算，所以必须在准确度和时间花费上做一抉择。这两种计算方法会从不同角度给出辐射作用的物理现象，可以依据微剂量学量的不同要求加以选择。

4.7 微剂量学量在生物学中的应用

自20世纪50年代末开始，在辐射与生物机体作用机制研究中，逐步形成了微剂量学这门新兴学科。它是研究电离辐射能量沉积的微观分布以及这种分布与生物效应之间联系的一门学科。微剂量学使许多物理学概念与生物效应建立了联系，为辐射生物作用机制的研究做出了贡献，目前它的一些研究成果已应用到辐射治疗和辐射防护的实践之中。

已知辐射生物效应的发生几率将随辐射吸收剂量的增高而增加,器官或组织在一段时间内接受的吸收剂量反映该段时间内单位质量受照器官或组织中沉积的平均能量。已经证明,吸收同样剂量引起的生物效应会因电离辐射能量沉积微观分布的不同而有所差别,也即决定生物效应的因素不仅仅是受照器官或组织中沉积的平均能量,更重要的是这些能量沉积在时间和微观空间中的分布情况,亦即决定于电离辐射的剂量率效应和吸收剂量的微观空间分布特性。而微剂量学研究的就是这种微观分布与生物效应之间的关系,以能量沉积的空间分布微观量来决定电离辐射的吸收剂量,利用现代物理学概念加以解释一些辐射生物效应,其中特别重要的是对低剂量照射效应和起因于单个细胞 DNA 分子损害的生物效应的解释。

4.7.1 线能频率均值与平均致死剂量

根据前面所述,表述电离辐射在某个小体积中发生一次能量沉积事件的线能 y,是遵从统计分布的,$f(y) \cdot dy$ 表示线能的取值在 $y \to y + dy$ 的几率,因此,

$$\bar{y}_F = \int_{y_{min}}^{y_{max}} y \cdot f(y) \cdot dy \tag{4.58}$$

就是一次事件平均造成的线能,亦即在所考察的体积内,由一次能量沉积事件造成的平均授予能为

$$\bar{\varepsilon} = \bar{y}_F \cdot \bar{d} \tag{4.59}$$

式中:$\bar{d}$ 是所考察体积的平均弦长;$\bar{y}_F$ 是被称为线能的频率平均值。

辐射生物损伤的靶学说认为:生物细胞内存在着一个或多个被称为"靶"的辐射敏感部位(例如细胞核、染色体、DNA 分子等),一旦它们被射线击中(即在靶内发生一次能量沉积事件),就会引起整个细胞死亡或致细胞变异;如果靶不被击中,即使细胞得到的能量很大,细胞也不会死亡或发生变异。

细胞受到辐射照射后的剂量-存活曲线是评价细胞辐射敏感性的一种方法,图 4.21 就是 150kV 质子 X 射线对大肠杆菌的剂量-存活曲线,像病毒、细菌一类的细胞只含有一个靶,它们的剂量-存活曲线是简单的指数曲线(在半对数坐标纸上表现为一条直线),细胞的存活率 S 可以用下式表示:

第 4 章 电离辐射微剂量学

$$S = e^{-D/D_0} \tag{4.60}$$

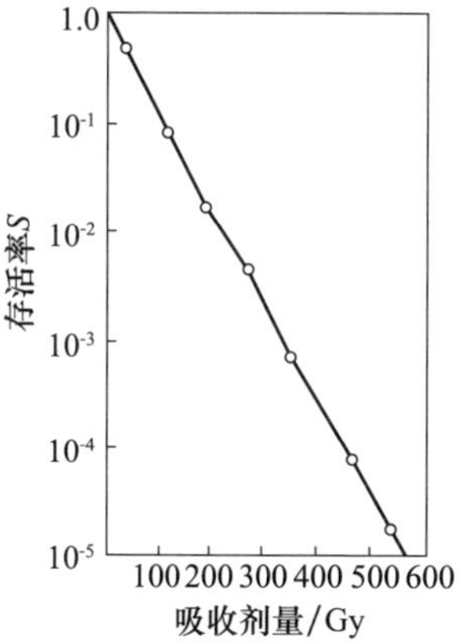

图 4.21　大肠杆菌的剂量-存活曲线

其中，D 为细胞受到的吸收剂量，D_0 是使细胞数目减少到起始数的 37%（亦即 e^{-1}）时所需的吸收剂量，它是表征细胞辐射敏感性的一个参数（在图上它就是存活曲线斜率的负倒数），D_0 值越小，意味着细胞的辐射敏感性也就越高。

假定细胞的密度为 ρ，接受的辐照剂量为 D，其中靶体积为 v，那么细胞中的靶得到的平均能量为 $(D \cdot \rho \cdot v)$；而靶被击中一次得到的平均能量为 $\bar{y}_F \cdot \bar{d}$（这里 $\bar{d}$ 是靶体积的平均弦长），于是在宏观吸收剂量为 D 的情况下，每个靶被击中的平均次数 m 为

$$m = \frac{D \cdot \rho \cdot v}{\bar{y}_F \cdot \bar{d}} \tag{4.61}$$

按泊松分布，若某一事件出现的平均次数为 m，则出现 k 次的几率为

$$P(k) = \frac{m^k}{k!} \cdot e^{-m} \tag{4.62}$$

其中，$m > 0$，k 可取 $0,1,2,\cdots$，于是，靶不被击中（即击中次数 $k = 0$）时，细胞得以存活的几率为

$$S = P(0) = e^{-m} \tag{4.63}$$

比较式（4.59）和式（4.62），可得

$$m = D/D_0 \tag{4.64}$$

当 $D = D_0$ 时,细胞平均被击中的次数 $m = 1$。可见,D_0 就是使每个靶平均被击中一次所需的剂量,故称 D_0 为平均致死(或"纯化")剂量,把式(4.64)代入式(4.61),即得

$$D_0 = \frac{\bar{y}_F \cdot \bar{d}}{v \cdot \rho} \tag{4.65}$$

D_0 和 $\bar{y}_F$ 都可由实验确定,因而式(4.65)还可用来估计靶体积的大小。

4.7.2 线能剂量均值和相对生物效应系数

线能 y 的剂量分布函数是 $D(y)$,$D(y) \cdot dy$ 表示由线能值为 $y \rightarrow y + dy$ 间隔内的能量沉积事件,造成的剂量在由全部事件造成的总剂量中所占的份额,用公式表示为

$$D(y) \cdot dy = \frac{y \cdot f(y) \cdot dy}{\int_{y_{\min}}^{y_{\max}} y \cdot f(y) \cdot dy} \tag{4.66}$$

于是,线能的剂量平均值 $\bar{y}_D$ 就等于

$$\bar{y}_D = \int_{y_{\min}}^{y_{\max}} y \cdot D(y) \cdot dy = \frac{\int_{y_{\min}}^{y_{\max}} y^2 \cdot f(y) \cdot dy}{\int_{y_{\min}}^{y_{\max}} y \cdot f(y) \cdot dy} \tag{4.67}$$

与 $\bar{y}_D$ 相应,还有一次事件比能的剂量平均值 $z_{1,D}$,对于密度为 $1\mathrm{g} \cdot \mathrm{cm}^{-3}$,直径为 $d(\mu\mathrm{m})$ 的球体或高和直径均为 $d(\mu\mathrm{m})$ 的圆柱体,这一平均值分别为

对于球体

$$z_{1,D} = 0.204 \bar{y}_D / d^2 \tag{4.68}$$

对于圆柱体

$$z_{1,D} = 0.136 \bar{y}_D / d^2 \tag{4.69}$$

线能(或一次事件比能)平均值的含意是:平均而言,吸收剂量是在线能值等于 $\bar{y}_D (\mathrm{keV}/\mu\mathrm{m})$(或比能值为 $\bar{z}_{1,D}(\mathrm{Gy})$)的能量沉积事件中给予组织的。在

生物组织中,电离辐射的 $\bar{y}_D$(或 $\bar{z}_{1,D}$)值大,意味着该种辐射授予组织的能量集中,由其诱发的生物效应发生率较高,作为一种近似,可以用 $\bar{y}_D$ 或 $\bar{z}_{1,D}$ 的比值来表示不同类型的电离辐射的相对生物效应系数 RBE:

$$\text{RBE} = \frac{(\bar{y}_D)_{hL}}{(\bar{y}_D)_{lL}} = \frac{(\bar{z}_{1,D})_{hL}}{(\bar{z}_{1,D})_{lL}} \tag{4.70}$$

表 4.5 中的 $\bar{y}_D$ 或 $\bar{z}_{1,D}$ 数据就是用圆柱体正比计数管测得的,对于不同大小的靶,使用 ^{60}Co 的 γ 射线、^{252}Cf 中子及 ^{239}Pu 的 α 粒子的 $\bar{y}_D$ 和 $\bar{z}_{1,D}$,可求得 RBE 值。

表 4.5　用圆柱形正比计数管测得的 $\bar{y}_D$ 和 $\bar{z}_{1,D}$ 以及相应的 RBE 值

靶的尺寸/μm	参数	^{60}Co,γ	^{252}Cf,中子	^{239}Pu,α 粒子
2.0	$\bar{y}_D$/(keV·μm^{-1})	2.0	48.0	128
	$\bar{z}_{1,D}$/rad	6.8	163	435
	RBE	1	24	64
0.5	$\bar{y}_D$/(keV·μm^{-1})	3.1	53.0	125
	$\bar{z}_{1,D}$/rad	167	2883	6800
	RBE	1	17	41

4.7.3　双重辐射作用理论

双重辐射作用理论是目前用微剂量学概念解释辐射损伤机制的一个最为成功例子,这个理论认为:电离辐射对高等生物的效应是由一对亚损伤引起的,也就是说,细胞内两个敏感位点的亚损伤经过相互作用才造成体效应;只损伤一个位点,或第二个位点损伤时第一个位点已经修复,均不能造成体效应。效应的产额 I 取决于宏观的吸收剂量 D 和在与细胞核大小可相比拟的体积内能量沉积的微观分布,即

$$I = K(\bar{z}_{1,D} \cdot D + D^2) \tag{4.71}$$

其中,对于给定的生物种系和效应,K 是常数,$\bar{z}_{1,D}$ 就是一次能量沉积事件比能的剂量平均值,它与辐射类型及敏感体积的空间大小有关。一般高传能线密

度辐射的 $\bar{z}_{1,D}$ 要比低传能线密度辐射的 $\bar{z}_{1,D}$ 高几十倍,如敏感体积的直径为 $2\mu m$ 时,对 0.43MeV 中子,$(\bar{z}_{1,D})_n = 7.5Gy$,而对于 X 射线来说,$(\bar{z}_{1,D})_X = 0.16Gy$。

式(4.71)表明有两种机制导致辐射效应的产生:其一使效应的产额正比于吸收剂量,这意味着造成辐射效应的两个亚损伤是由一个事件(一个带电粒子同时穿过两个敏感位点)引起的,一个带电粒子引起 DNA 分子的双链断裂就是一例;再者就是使效应的产额正比于吸收剂量的二次方,这意味着造成辐射效应的两个亚损伤是由两个彼此无关的事件(即两个粒子分别穿过两个敏感位点)造成的,在此情况下的效应产额对剂量率的依赖性较大,因为只有在第一个亚损伤修复之前立即出现第二个亚损伤,才能有效地导致生物效应的产生。

双重辐射作用理论可用来解释许多生物效应的规律,现举例如下。

1. 剂量—效应关系

对于高传能线密度辐射,由于其 $\bar{z}_{1,D}$ 比较大,因而在小或中等的吸收剂量情况下,因为 $D \ll \bar{z}_{1,D}$,则式(4.71)变成 $I \approx K \cdot z_{1,D} \cdot D$,即效应的发生率与剂量成正比,剂量-效应曲线呈一直线关系。

对于低传能线密度辐射,其 $\bar{z}_{1,D}$ 比较小,所以在较大吸收剂量情况下,$D \gg \bar{z}_{1,D}$,式(4.71)变为 $I \approx K \cdot D^2$,即效应发生率与吸收剂量的二次方成正比,但当剂量较小时,$D \ll \bar{z}_{1,D}$,则有 $I \approx K \cdot z_{1,D} \cdot D$。因而,对于低传能线密度辐射,效应与剂量的关系,一般是吸收剂量的一次方和二次方的叠加,如图 4.22 所示。

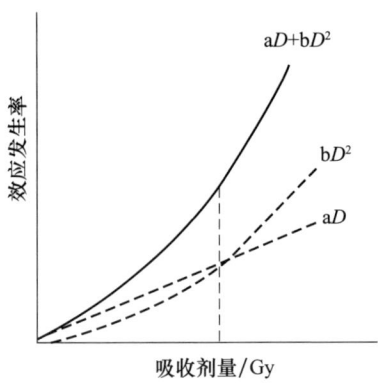

图 4.22 低传能线密度辐射的剂量-效应曲线

第 4 章 电离辐射微剂量学

如果考虑到效应的自然发生率 C，以及吸收剂量很高时细胞被杀死或失去繁殖功能，减少了效应的发生几率，则效应与剂量的关系可用如下更为一般的形式表示出来：

$$I = (C + \alpha D + \beta D^2) \cdot e^{-(\gamma D + \delta D^2)} \qquad (4.72)$$

式中：α、β、γ、δ 为常数，指数项就是为高剂量下由于细胞死亡致使发生率下降而引进的一个修正，与式（4.72）相应的剂量－效应曲线呈 S 形。图 4.23 就是不同肿瘤、不同生物种系和不同辐射种类的剂量－效应曲线的实例。

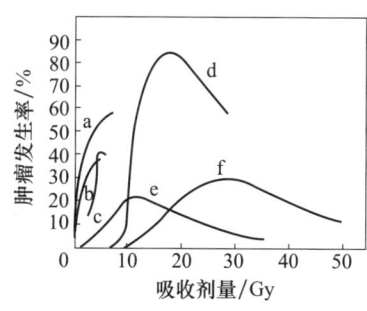

(a) X射线诱发的小鼠的髓细胞型白血病
(b) γ射线诱发的大鼠12个月的乳房肿瘤
(c) X射线诱发的小鼠的胸腺淋巴瘤
(d) X射线诱发的大鼠肾脏肿瘤
(e) α粒子诱发的大鼠皮肤肿瘤(发生百分率已乘以10)
(f) 电子诱发的大鼠皮肤肿瘤(发生百分率已乘以10)

图 4.23　外照射后不同类型肿瘤的剂量－效应曲线

2. 剂量率效应

对于高传能线密度辐射，在中小剂量情况下，效应发生率与剂量成正比，$I \propto K \cdot \bar{z}_{1,D} \cdot D$。这是因为它们的电离密度大，一个粒子同时击中两个敏感位点的几率很大，效应的发生率对剂量率的依赖性不大。

低传能线密度辐射，因其电离密度小，生物效应主要是靠两个粒子分别击中两个敏感位点引起的，而且这两次击中事件必须在很短时间内发生，这就是说在大剂量（大于 1Gy）或高剂量率（约 1Gy/min）条件下，生物效应才可以发生，此时的效应发生率就与吸收剂量的平方成正比。

3. 相对生物效应系数与剂量的关系

在辐射作用机制研究中，探讨 RBE 与剂量的关系是很有意义的，这是因为辐射与物质复杂的相互作用同极端复杂的生命过程交织在一起，使得剂量－效应关系不但依赖于吸收剂量和能量的微观分布，还与继而发生的生物学变化和反应密切相关，因此剂量－效应曲线还不足以精确反映细胞中的能量吸收与效应的关系。RBE 是产生相同效应时两种辐射的吸收剂量比值，除了能量沉积的微观分布,影响生物效应的其他各种因素都在比值中相互抵消了,因此,观察 RBE 随剂量的变化更有利于揭示能量沉积与生物效应之间的关系。下面就以中子为例,用双重辐射作用理论来讨论 RBE 随剂量的变化趋势。

对于给定的生物体系,根据式(4.71),中子和 X 射线的相对生物效应系数 RBE 可由下列方程求得

$$K[(\bar{z}_{1,D})_n D_n + D_n^2] = K[(\bar{z}_{1,D})_X D_X + D_X^2] \quad (4.73)$$

即

中子所致效应发生率 = X 射线所致效应发生率

于是 RBE 可为

$$\text{RBE} = \frac{D_X}{D_n} = \frac{2[(\bar{z}_{1,D})_n + D_n]}{(\bar{z}_{1,D})_X + \sqrt{(\bar{z}_{1,D})_X^2 + 4[(\bar{z}_{1,D})_n + D_n]D_n}} \quad (4.74)$$

由式(4.74)可见,在中子剂量 D_n 很大和很小的情况下,RBE 分别趋于 1 和 $(\bar{z}_{1,D})_n/(\bar{z}_{1,D})_X$,而在中等剂量(零点几到几 Gy)范围内,则有

$$\text{RBE} = [(\bar{z}_{1,D})_X/D_n]^{1/2} \quad (4.75)$$

这时,RBE 与 D_n 的关系在双对数坐标纸上呈现斜率等于"$-1/2$"的一条直线,对于许多较高等的生物体系,这一关系与大量的 RBE 实验结果是相当一致的,如图 4.24 所示,其中的每条曲线所相应的生物学终点列于表 4.6 中,虚线就是根据双重辐射作用理论,由中、高剂量推得的 RBE 对中子剂量的关系曲线。对于其他辐射类型,式(4.75)中描述的关系也仍然有效。

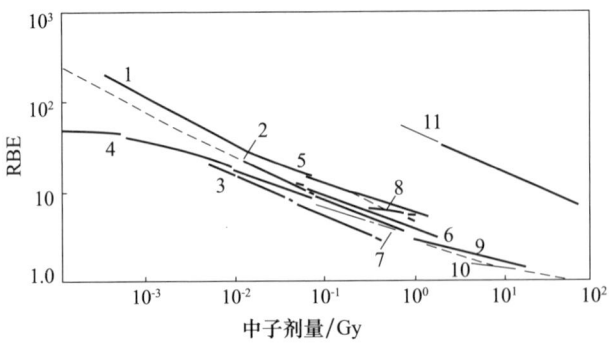

图 4.24 各种生物学终点下的中子 RBE 随中子剂量变化曲线

表 4.6 与图 4.24 中各曲线相应的生物学终点

曲线序号	观察的生物学终点	中子能量
1	鼠类晶状体浑浊	430keV
2	鼠类晶状体浑浊	1.8MeV
3	鼠类晶状体浑浊	14MeV
4	紫露草属,粉红色突变	430keV
5	Sprague – Dawley 大鼠乳脾肿瘤	裂变中子
6	人淋巴细胞染色体畸变	裂变中子
7	蚕豆根生长抑制,暴露于空气	3.7MeV
8	蚕豆根生长抑制,缺氧	3.7MeV
9	皮肤损伤(人、鼠、猪)	6MeV
10	耗子的肠子小囊细胞失活	14MeV
11	玉蜀黍种子的各种效应	裂变中子

4.7.4 微观剂量分布与生物效应发生率

根据微剂量学概念,器官是由一些对辐射敏感的基本单元所组成,这些单元是电离辐射作用的靶,Bond 把它称为含靶体积(target containing volume, TCV),又被称为关键体积(critical volume)或总灵敏体积(gross sensitive volume, GSV),TCV 是相当于直径为 $8\mu m$ 的细胞核。能量沉积事件在微观分布上是不均匀的,电离辐射照射产生的效果取决于以下三个变量。

(1) TCV 被击中的比率 F,它等于击中数与受照数之比 $F = N_H/N_E$。

(2) 授予 TCV 的比能 z。z_1 是单次击中 TCV 的比能,各个单次击中的平均值为 z,它是受照细胞的平均剂量,属于非随机量。

(3) 每个受照 TCV 的平均击中数 h。

宏观吸收剂量 D 可被近似看成 F、z、h 的乘积,即 $D = F \cdot z \cdot h$。

可见吸收剂量是包含几个独立成分的复合量,这使吸收剂量概念失去应有的严密性。在高剂量照射时这个问题并不突出,因为这时 F 经常可以达到 1.0,每个 TCV 可能接受不止一次击中,因此这时对于任何辐射,吸收剂量 D 均将为 $F \cdot z \cdot h$,所以在高剂量照射下,吸收剂量作为非随机性的量同样可以反映 TCV 预期出现的效应;但对低剂量的照射则不然,这时 $F < 1.0$,每个 TCV 只能最多

接受一次击中事件($h=1$),这时的吸收剂量 $D=zF$。由于 TCV 接受的剂量 z 不会因吸收剂量而发生变化,因此改变吸收剂量只能引起击中比率的差异。所以当低剂量照射时,只有少数 TCV 被击中。这时每个 TCV 发生一次能量沉积事件的几率和一次事件造成的平均能量沉积因射线性质不同而有很大的不同,宏观吸收剂量不能反映能量沉积的微观分布,必须由微剂量学的线能和比能概念来加以解释。图 4.25 示出了高 LET(14 MeV 中子)辐射时 D、z 和 F 的关系。

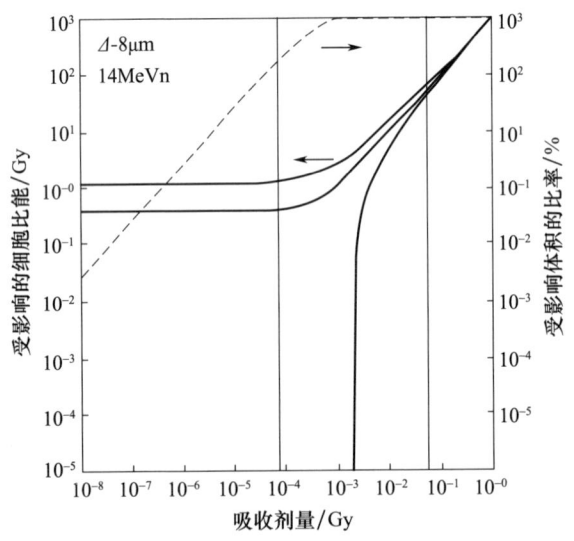

图 4.25 高 LET(14MeV 中子)辐射时 D,z 和 F 的关系(在低剂量区 z(粗黑线)趋于恒定,这时 D 只能引起 F(左上角虚线)增加,在高剂量区 z 与 D 趋于一致。曲线包含区表示单一比能的变动范围,两条直竖线代表低-中-高剂量的界限。)

用来表示灵敏体积所接受辐射大小的吸收剂量,在只有几微米大小的细胞中,不能表现出电离辐射在其中沉积能量的统计特性。如果以微剂量学中的线能 y 定义任意体积在一次事件中所吸收的能量 ε_1 除以此体积之平均弦长 l 时,它对吸收能量的来源不加限制,且当靶的长度小于辐射粒子的射程时,靶体积内的吸收能量几乎全是由在体积外产生的辐射粒子穿透靶体积所引起的。因此穿越靶体积的粒子数应与其表面积成正比,而每次事件所发生的能量转移则应与平均弦长成正比,这比传能线密度仅考虑辐射径迹附近的局部能量转移要周详而精密得多。所以,线能 y 的分布非常重要,并且,也很容易从 y 的分布转

第 4 章 电离辐射微剂量学

换成 Z 的分布。由式(4.19)可知,从 y 的分布也可以计算出剂量平均线能 $\bar{y}_D = \frac{1}{\bar{y}_F}\int_0^\infty y^2 f(y) \mathrm{d}y$。$\bar{y}_D$ 在辐射作用机制中是一个重要的微剂量学参数。根据 Rossi 和 Kellerer 的双重辐射作用理论,生物系统内基元损伤(染色体畸变、DNA 分子损伤等)的产率 ε 正比于作用部位内比能 z 的平方,即 $\varepsilon = K\bar{z}^2$。作用部位是指在细胞中由几何特性决定的一些测量范围,对于细胞水平一般为 $1\sim 2\mu m$ 量级,Rossi 和 Kellerer 证明

$$\bar{z}^2 = \zeta \cdot D + D^2 \tag{4.76}$$

所以

$$\varepsilon = k(\zeta \cdot D + D^2) \tag{4.77}$$

式中:D 为吸收剂量;k 为常数;$\zeta = (\bar{y}_D \cdot \bar{d})/m$,$\bar{d}$ 和 m 分别为小组织球的平均弦长和质量,而 ζ 直接与生物效应实验中存活曲线表达式 $S = S_0 e^{-k(\lambda D + D^2)}$ 中的 λ 相关,通过 ζ 可以把微剂量学的测量结果与生物效应联系起来。中子的 ζ 值一般很大,在剂量不太大时,以剂量的一次项为主,在半对数坐标上呈直线;而 γ 射线和其他低线能射线的 ζ 值很小,以剂量的二次项为主,在半对数坐标上呈肩形曲线,因此从中子和低线能射线能量沉积谱的不同,可以成功地解释细胞存活曲线形状上的差别。图 4.26 中给出了 X 射线和中子照射后的细胞存活曲线,在图 4.27 中也示出了紫露草细胞突变率与吸收剂量大小的关系。

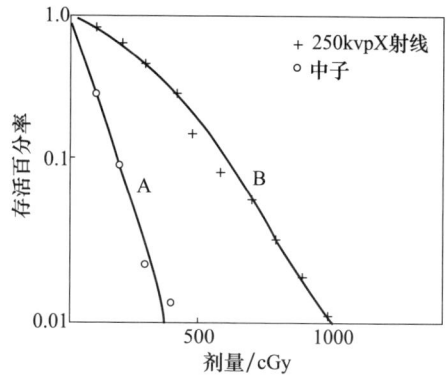

图 4.26　X 射线和中子照射后的细胞存活曲线

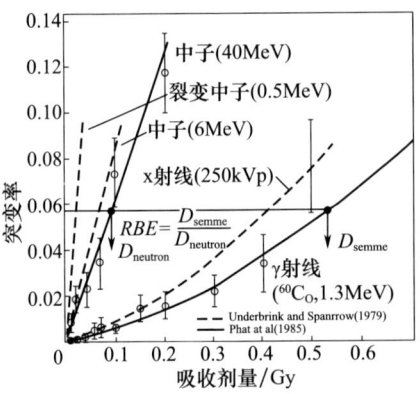

图 4.27 细胞突变率与吸收剂量关系

4.8 微剂量学与放射治疗的关系

在放射治疗中希望利用射线杀死癌细胞时,对正常组织细胞的放射性损伤要最小。对其治疗效果的评估,除了要考虑给定剂量的大小之外,所使用的辐射品质好坏对治疗效果也有极大影响。辐射的品质好的射线在其单位径迹距离内会发生较密集的电离作用,如果只有稀疏的电离发生,其辐射品质就差,从微剂量学角度就是在肿瘤部位应有高的相对吸收剂量和高的辐射线质(即有高 $\bar{y}_D$ 值)。在肿瘤外围部位正常组织中应该有低的相对吸收剂量和低的辐射线质(即有低 $\bar{y}_D$ 值),所以,吸收剂量本身在没有说明的情况下,不能够用来预示照射所产生的对健康方面的有害效应,如效应的严重性、效应发生几率等,故在辐射防护中引进了品质因子 Q。但是,多年来的事实表明,相对生物效能 RBE 按当前规定的 Q 值表示过于简单,假设双重作用理论中的 K 是常数,可以导出 RBE 与中子剂量 D 之间的关系,即有

$$\text{RBE} = \left(1 + \frac{\zeta}{D}\right)^{1/2} \tag{4.78}$$

RBE 与中子剂量 D 之间的关系如图 4.28 所示,从图中可以看出,RBE 与中子剂量之间是函数关系,它随剂量减小而增加(其中曲线 1、2 是不同学者的实

验结果),所以规定品质因子 Q 的最大值为 20(即 L_∞ 很高时都为 20)是不科学的。为此,Rossi 从微剂量学角度提出了一个新的量 q 代替 Q,以反应机体的受损伤情况,根据双重辐射作用理论,当吸收剂量 D 与 ζ_H、ζ_L(H、L 分别代表高、低 LET 辐射)相比很小时,RBE 可以表示为

$$\text{RBE} = \frac{K_H \cdot \zeta_H}{K_L \cdot \zeta_L} = \frac{K_H \cdot (\bar{y}_D)_H}{K_L \cdot (\bar{y}_D)_L} \tag{4.79}$$

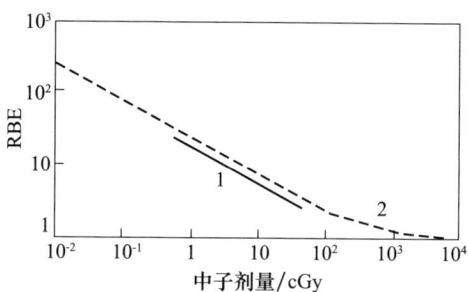

图 4.28 RBE 和中子剂量的关系

在剂量很小时,RBE 主要由 $\bar{y}_D$ 决定,基于 y 而不是 LET 的品质因子更能够反应辐射损伤的本质。他在考虑了多种因素的基础上建议:

$$q = (y^*)^{1.5} \tag{4.80}$$

其中,y^* 为饱和修正因子,用公式表示为

$$y^* = \frac{y_0^2}{y}(1 - e^{-(y/y_0)^2}), y_0 = 125 \text{keV}/\mu\text{m} \tag{4.81}$$

由于辐射总是包含具有一定 y 范围分布的粒子,因此必须求出辐射品质平均值 $\bar{q}$:

$$\bar{q} = \int_0^\infty y^{*1.5} d(y) dy \tag{4.82}$$

在微剂量学中,在诸如吸收剂量、吸收剂量率和照射次数等一些物理因素维持恒定时,辐射品质意指射线在能量转移、能量沉积的空间分布上的特性以及此辐射对其所引起的生物辐射损伤的影响程度。通过微观能量沉积谱的计算与测量,可以选择合适的辐射线种类与治疗深度,根据式(4.78)知道,选择的

ζ 值越大,也即 $\bar{y}_D$ 越大的辐射,在同样照射剂量条件下会得到较大的生物效应,例如,^{60}Co 的 γ 射线的 $\bar{y}_D$ 是 1.7,而 14MeV 中子的 $\bar{y}_D$ 值是 66.4,所以中子的效率比 γ 射线要高得多。另外,人们还研究了射线在不同深度线能 y 谱,如 π^- 介子在水模体表面十几厘米以内的 $\bar{y}_D$ 与低 LET 差不多,而在 18~20cm 深度上,则大于 100keV/μm 的部分增加很大,深部 LET 值远大于浅层部位的 RBE 值,说明 π^- 介子在放射治疗中比中子更具有发展前途。

4.8.1 不同 LET 辐射在微剂量学中作用

当吸收剂量低于某一界限(例如 1mGy)时,吸收剂量的增减已经不能影响受照细胞实际接收的剂量,这一结论对评价低剂量照射的生物效应有重要的理论意义。在低剂量水平上,想要增加或减少细胞剂量不能采取改变吸收剂量的做法,而是需要改变射线的种类,也即要使用不同传能线密度 LET 大小的辐射。在一般药理学和毒理学中,只要改变化学物质的剂量这个单一参数,就能提供连续不同等级的细胞剂量。但是电离辐射却不同,因为辐射的能量是沉积在不连续的大小不同的体积单元之中,所以对低剂量电离辐射概念值得进一步探讨,问题不在于把低剂量的界限设在什么程度上,而是要研究当电离辐射剂量逐渐降低后,受照细胞中发生的事件的微剂量学特征及其与辐射生物效应之间的关系。

对于低 LET 放射治疗而言,目前通常以指出辐射的来源和低 LET 辐射加速器的类型来描述射线的质。而在中子治疗中,则以分别计算中子和 γ 射线所占吸收剂量的比例来描述辐射的质。但在探索中子的吸收剂量所造成的影响时,将会涉及相对生物效能 RBE,例如用硼中子俘获(BNCT)治疗时,生成辐射粒子的反应有 $^{10}B(n,\alpha)^7Li$(产物为 α 粒子和 ^7Li 粒子)、$^{14}N(n,p)^{14}C$(产物是质子和 ^{14}C 粒子)、$^1H(n,\gamma)^2H$(产物是 γ 射线和 ^2H 粒子),所以对靶组织吸收剂量做出贡献的辐射粒子种类繁多,加之能量分布范围又较宽,因此在评估 RBE 时有很多困难。

4.8.2 微剂量学量对 RBE 的影响

RBE 还可被用于确定辐射加权因子 W_R,通过对不同 LET 辐射的吸收剂量进行加权,使其产生的生物效应可以相互加以比较。由于 RBE 在量值上等于产生相同生物效应时所需的两种辐射(如 x,n 两种辐射)吸收剂量之比 D_x/D_n,也即有

$$\text{RBE} = D_x/D_n = z_x F_x h_x / z_n F_n h_n \tag{4.83}$$

假如 RBE 可以真实反应细胞(TCV)剂量的比值,即 $\text{RBE} = Z_x/Z_n$,则要求 $F_x = F_n$ 和 $h_x = h_n$,但对低剂量照射时,吸收剂量概念的限制也会影响到 RBE 概念的限制,所以对低剂量照射而言,上述要求是做不到的。何况不同 LET 辐射的作用具有质的不同,存在能量沉积的时间和空间差异,而且 RBE 值对中子的能量也有依赖性,若能以微观剂量的能谱基础来定义辐射的质,则对于中子、负 π 介子、重离子等高 LET 的辐射或许能提供较合适的参数描述辐射的质,并能从微观剂量中看出高剂量和低剂量所代表的意义。

4.9 微剂量学研究的意义

虽然说宏观剂量学和微观微剂量学都能表达出关于物质受到电离辐射后的能量吸收情形,但是电离辐射对生物体所产生的辐射损伤是随机的。如果希望能进一步了解电离辐射效应,则必须知道生物体的大小及其结构对电离辐射在其中的能量沉积的影响特征,而微剂量学的本质便是在于探讨、研究这些关系。微剂量学概念的形成已经有相当久的一段时间,近年来由于实验设备的完善和实验技术的进步,才能将理论与实验结果真正结合在一起。借助于微剂量学量,才能使人们在细胞这般大小的空间内,深入认识能量沉积的空间分布情形,不再仅限于宏观量的平均值,进而能够更加深入地了解电离辐射对生物细胞靶结构(DNA)所造成的伤害程度,并进一步地将微剂量学所得结果应用在辐射生物、辐射防护以及放射治疗上。辐射剂量学从宏观剂量学演化、进步到现今的微剂量学应用是一个质的飞跃,在这个飞跃过程中,Rossi H. H 和 Kellerer A. M 是公认的微剂量学奠基人。微剂量学经过半个多世纪的发展,在能量沉积的微观分布与辐射的生物效应之间已经筑起一座很好的桥梁,推进了辐射生物作用机制的研究,但是这门学科还很年轻,在理论上还需要不断加以补充和完善。

思考题与习题

1. 什么是传能线密度？传能线密度 LET 不是随机量，为什么会有传能线密度分布？

2. 微剂量学中的随机量与非随机量之间有什么联系？

3. 线能 y 与传能线密度 LET 的联系和区别是什么？

4. 什么叫比能？单次事件比能与线能之间关系如何？

5. 试以传能线密度 L、线能 y 或比能 z 等物理量为例给出频率分布函数、频率几率密度、剂量分布函数、剂量几率密度、频率平均值和剂量平均值的定义，并说明它们之间的定量关系。

6. 双重辐射作用理论的实质是什么？

7. 如何求出任意形状区域的平均弦长？

8. 什么是相对生物效应系数？在实际工作中是如何应用的？

9. 正比计数器用于微剂量学中相关物理量的测量原理是什么？

10. 设细胞有 m 个靶，每个靶被击中 n 次细胞即被致死，试给出细胞存活分数的表达式。

第5章

电离辐射生物效应

当机体受到电离辐射的照射时,辐射即与机体的生命物质发生相互作用。在相互作用中,辐射粒子损失其能量,生命物质则吸收了辐射的能量而产生效应。效应的性质和严重程度取决于多种因素,其中主要与所吸收的辐射能量有关。从机体吸收辐射的能量到发生生物学效应(包括损伤及死亡),需要经历许多性质不同的变化,其中包括分子水平的变化,细胞功能、代谢、结构的变化,以及机体组织、器官、系统及其相互关系的变化,这是一个十分复杂的变化过程,目前人们对其虽有一定的认识,但是对许多细节还不是十分清楚。一般来说,可将辐射与机体相互作用的演变过程概括为图5.1。

5.1 辐射损伤形成机制

5.1.1 原发损伤阶段

当电离辐射穿过机体时,射线能以两种方式作用于机体生命物质的分子,即直接作用和间接作用。直接作用是指射线将能量直接交付给处在射线径迹上的生命物质分子(主要是DNA分子),并使之电离或者被激发而产生损伤,在此过程中,接受了射线能量的分子本身将受到损伤,这是一个纯物理学过程。间接作用是指生命物质分子并未处在射线的径迹上,从而也未直接接受射线的能量,射线能量被生命物质分子周围的水分子或者其他分子所吸收,这些分子被电离或者激发,生成了一种活性极高的原子团(即自由基),然后经过一定距离的迁移,到达生命物质分子并与之发生化学反应,最终造成生命物质分子损伤。在此过程中,水分子或者其他分子是射线能量的直接接受者,生命物质分

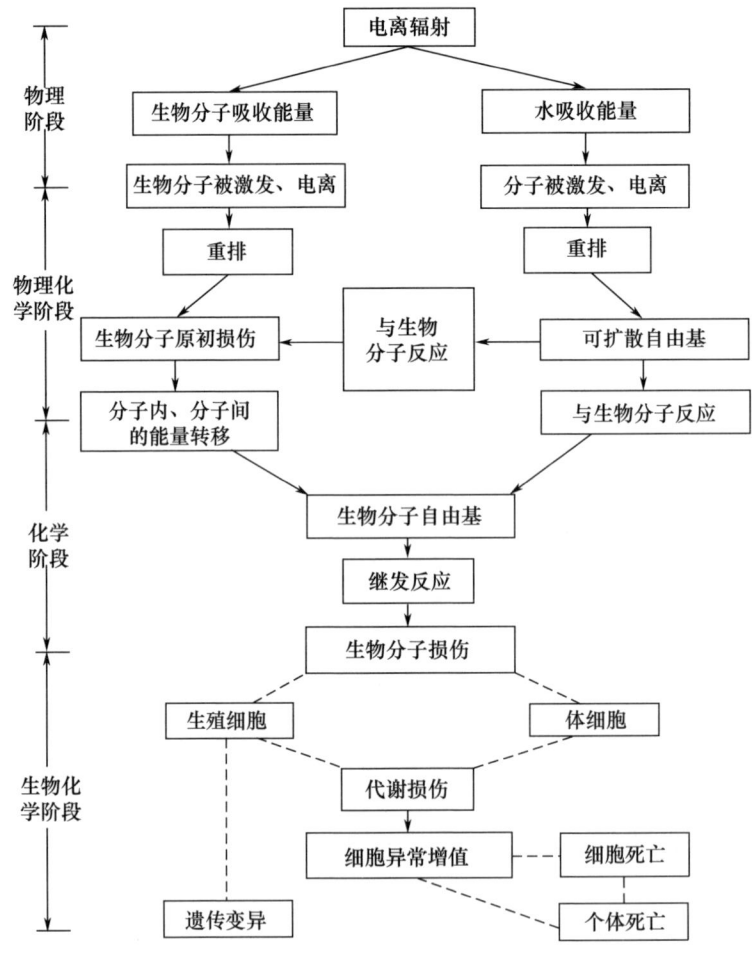

图 5.1 辐射生物效应的演变过程

子并未直接接受射线的能量,所以被称作间接作用。在间接作用过程中,既存在物理作用过程,也存在化学作用过程。

现以水分子为例说明自由基的形成过程,如图 5.2 所示。

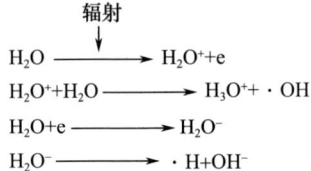

图 5.2 自由基的形成过程(以水分子为例)

第 5 章 电离辐射生物效应

上述反应式中的"·OH"和"·H"就是自由基,自由基的化学性质非常活泼,容易和各种生命物质分子(包括 DNA 分子)发生化学反应。

5.1.2 DNA 受损后的修复

当吸收的辐射剂量达到一定水平时,由于辐射的直接作用或者间接作用,细胞核内的 DNA 分子会受到损伤。已观察到的 DNA 分子损伤有多种形式,其中包括单链断裂、双链断裂和碱基损伤,辐射引致的 DNA 分子损伤被认为是辐射损伤的启动事件,即一切效应的起始点。

大量资料表明,DNA 分子是受照细胞中的主要靶子,DNA 分子受到损伤的直接后果可能会导致细胞死亡,而为了维护细胞存活,细胞存在有复杂的酶介导性 DNA 修复系统,能把受损伤 DNA 分子修复。当发生 DNA 分子单链断裂时,断裂损伤部位被识别后,经切除酶作用将其切除,并由另一条未受损伤的单链(互补链)提供模板,以正确的顺序重建碱基,从而很精确地把所诱发的损伤排除掉,使 DNA 分子结构恢复到原有的形状。这种情况下的 DNA 分子单链损伤对细胞生存繁殖将无任何不良影响。不过,修复过程不会总是无差错的,一旦发生错误的修复

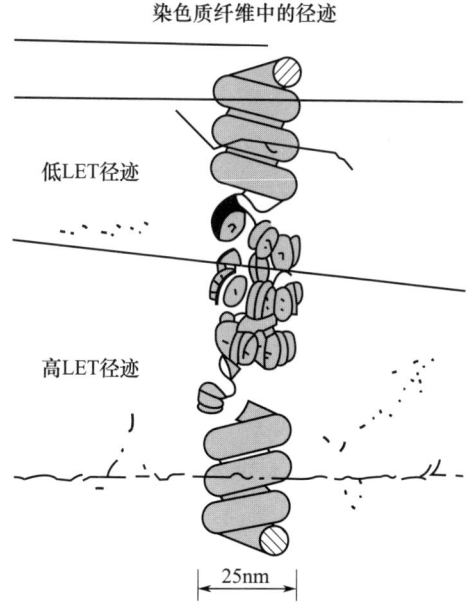

图 5.3 辐射径迹穿过染色质片断示意图

事件,虽使 DNA 分子链保持了完整性,但却可在受损部位引起碱基对顺序的改变,这就是基因突变。DNA 分子双链断裂同样也能通过简单愈合而得到修复,但因在两条链上同时发生有碱基损伤,引起的后果可能就会严重得多,因为在任何一条链上重建碱基顺序的模板已不复存在,修复错误几乎肯定都会发生,进而发生基因点突变或更大范围的基因缺失,使受损伤的细胞死亡或成为变异细胞。图 5.3 示意了辐射径迹穿过染色质(DNA 分子和蛋白质混合物)片断的情况。

5.1.3 细胞死亡

基因突变对细胞生命过程的影响有很大不同,有一些基因对细胞的生存是至关重要的,若这种基因内出现的突变使得含有突变基因的细胞不能继续生存,或者细胞本身虽然生存下来了但不会进行细胞分裂,则这两种情况最终结果都会致细胞死亡。辐射引致的细胞死亡多是后一种类型的死亡,即受到辐射照射的细胞丧失增殖能力。另外,在辐射的剂量很高时,辐射还能直接或者间接地作用于细胞膜,引起细胞膜破损,也能造成细胞死亡。细胞死亡是辐射引起确定性生物效应的直接原因。

细胞死亡出现的时间会因受损伤的细胞群体不同而有所不同。在细胞分裂周期短、分裂比较快的细胞群体(如淋巴细胞)中,细胞死亡可于受到照射后的数小时内表现出来,而在细胞分裂极其缓慢的细胞群体(如神经细胞等)中,这类细胞死亡可能在数月甚至数年内表现出来,也许细胞死亡根本不会发生。

5.1.4 细胞变异

在修复 DNA 分子损伤过程中,如果排列错误的碱基对(突变)出现在并非至关重要的一些基因内,这时携带有突变基因的细胞能够继续生存并可进行细胞分裂,由于突变基因的存在使细胞某些特性发生了变化,该类细胞将会出现原来没有的生命特征,这就是细胞变异。出现在体细胞内变异事件,就是肿瘤(癌)的原发原因,这就是辐射引起体细胞恶性转化的致癌作用。如果生殖细胞(精细胞或卵细胞)出现变异,则变异的生殖细胞在其繁衍的所有后代中会有某些严重疾患表现出来,这就是遗传效应,辐射在生殖细胞内诱发的基因突变是产生遗传效应的原因。辐射防护中将人的生殖腺(睾丸和卵巢)列为关键器官,也是出于防止出现遗传效应出现这方面的考虑。

5.2 影响辐射生物学效应的因素

影响辐射生物学作用的因素很多,基本上可归纳为三个方面,一是与辐射

第 5 章 电离辐射生物效应

有关的,称为物理因素;二是与机体有关的因素,称为生物因素;三是与温度、供氧及化学作用有关的因素,称为环境因素。其中最为重要的是物理与生物因素,在这里重点加以介绍。

5.2.1 物理因素

物理因素主要是指:辐射类型、辐射能量、吸收剂量、剂量率以及照射方式等,这里首先讨论辐射类型、剂量(率)、照射部位和照射的几何条件等对辐射生物学作用的影响。

1. 辐射类型

不同类型的辐射对机体引起的生物效应不同,这种不同主要取决于辐射的传能线密度(LET)大小。大量的放射生物学资料业已表明,为产生给定水平的生物学效应所需的剂量,不同的辐射是不同的。用高 LET 辐射时所需的剂量比用低 LET 辐射时要低,也就是说,高 LET 辐射的生物学效能更强一些。通常,这种诱发生物学效应的效能上的差别,在中等剂量和低剂量的情况下更为明显些。高 LET 辐射径迹中,能量沉积较为集中,导致产生效应的概率较高。例如高 LET 的 α 射线作用于机体,虽然其穿透能力很弱,但其电离密度很大,虽然 α 射线在外照射时对机体损伤作用很小,但在内照射情况下,它对机体的损伤作用很大。在其他条件相同情况下,就 α、β、γ、n 射线引起的辐射危害程度来说,外照射时,$n > \gamma > \beta > \alpha$;而内照射时,$\alpha$(或 n)$> \beta > \gamma$。

2. 剂量大小

剂量是组织中所沉积能量的量度。在特定类型的辐射作用下,作为人体组织内沉积能量后产生的生物效应,必然与所沉积能量多少有直接关系,效应的严重程度与人体接收的剂量大小成直接的正比关系,剂量越大,生物效应也就越严重。

3. 剂量率及分次照射

通常在吸收剂量相同的情况下,剂量率越大,生物效应越显著;同时,生物效应还与给予剂量的分次情况有关,一次大剂量急性照射与相同剂量下分次慢性照射产生的生物效应是迥然不同的,分次越多,各次照射时间越短,生物效应就越小。不断累积的资料表明,就辐射致癌作用而言,在中等剂量至大剂量的情况下,高剂量率产生的效应严重性大于低剂量率时的效应严重性,这种现象称为剂量率效应。其机制可能与低剂量率(或分次)照射时,若在 DNA 分子中有损伤事件发生,将有更多的时间或更大可能性被修复(或被排除)有很大关系。

4. 照射部位和面积

辐射损伤与受照部位及受照面积也密切相关,这是因为与各部位对应的器官对辐射的敏感性不同,不同器官受损伤后对整个人体带来的影响也不尽相同。例如,全身受到 5Gy 的 γ 射线照射时,可能发生重度的骨髓型急性放射病,而同样剂量照射人体的某些局部部位(如四肢皮肤),则可能不会出现明显的临床症状。也即照射剂量相同时,受照面积愈大,产生的效应也愈大。

5. 照射的几何条件

外照射情况下,人体内的剂量分布受到入射辐射的角分布、空间分布以及辐射能谱的影响,并且还与人体受照时的姿势及其在辐射场内的取向有关,因此不同的照射条件所造成的生物效应也往往会有很大的差别。

除以上所述,内照射情况下的生物效应还取决于进入体内的放射性核素的种类、数量、核素的理化性质、在体内沉积的部位以及在相关部位滞留的时间等因素。

5.2.2 生物因素

影响辐射生物学效应的生物因素主要是指生物体对辐射的敏感性。辐射生物学研究表明,当辐射照射的各种物理因素相同时,不同的细胞、组织、器官或个体对辐射的反应有着很大的差异,这是因为它们对辐射的敏感程度不同。在照射条件完全相同情况下,细胞、组织、器官或个体对辐射作用反应的强弱或反应的迅速程度,分别称为细胞、组织、器官或个体的辐射敏感性。在辐射生物学的研究中,辐射敏感性的判断指标多用研究对象的死亡率表示,有时也用研究对象在形态、功能或遗传学方面的改变程度来表示。

1. 不同生物种系的辐射敏感性

大量的放射生物学资料表明,各种生物对辐射作用的敏感性有着巨大的差别。一般来说,生物种系的演化、进化程度越高的种系,机体结构越复杂,这类生物种系对辐射敏感性也越高。X、γ 射线照射的不同种系,使受到照射的生物体死亡50%时,所需要的吸收剂量值被称为半致死剂量值(LD_{50}),表5.1列出了相应的半致死剂量值。

表5.1 致不同种系生物死亡50%需要的X或γ射线吸收剂量

生物种系	人	猴	大鼠	鸡	龟	大肠杆菌
LD_{50}/Gy	4.0	6.0	7.0	7.15	15.00	56.00

2. 个体不同发育阶段的辐射敏感性

同一物种内,不同性别、不同个体间的辐射敏感性也可能存在着明显差别。即使是同一个体,在不同的发育阶段辐射敏感性也会各不相同。众所周知,胚胎和胎儿对辐射就特别敏感,个体出生后,幼年期的辐射敏感性要比成年时的高,而到了老年期,又因机体的各种功能均已衰退,其对辐射作用的耐受力也会因之而减弱。就人类而言,个体的年龄、性别、健康状况以及遗传素质(如某些隐性遗传疾病)等,都与该个体对辐射的敏感性有关。同一人群中,不同个体在上述诸方面的差异是客观存在的,因此对相同剂量的辐射产生的反应必然不会是相同的,这提示人们注意人群中存在有对辐射最敏感的亚群。

一般而言,随着个体发育过程的推进,其对辐射的敏感性会逐渐降低。图5.4示出了人体胚胎发育的不同阶段,个体对辐射敏感性的变化。同时,在表5.2中还列出了在胚胎发育的不同阶段,子宫受照射时可能出现的畸形类型。可见,在胚胎发育的不同阶段,其辐射敏感性表现的特点也有所不同。在个体出生后,幼年的辐射敏感性要比成年时高,但是老年时由于机体各种功能的衰退,对辐射的耐受力则又明显低于成年期。

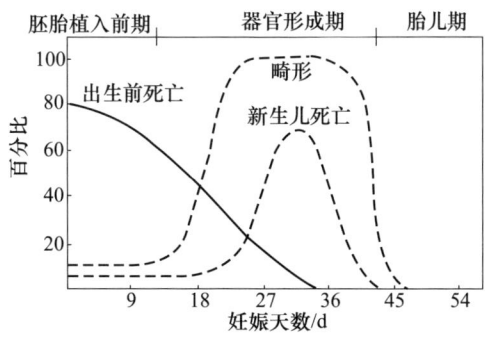

图5.4 2Gy剂量的X射线照射造成死胎和畸形发生率

表 5.2　胚胎在子宫内受照后畸形发生率情况

受照时间(妊娠周数)	0~4	4~11	11~16	16~20	>30
畸形类型	流产很少畸形	多数系统严重畸形	小头症智力异常生长延迟	很少有小头症和智力低下等	很少有严重的解剖学缺陷可能有功能障碍

3. 不同细胞、组织或器官的辐射敏感性

人体内繁殖能力越强、代谢越活跃、分化程度越低的细胞,一般对辐射也就越敏感。由于细胞具有不同的辐射敏感性,因此不同组织也就具有不同的敏感性,若以组织被照射后的形态变化作为其敏感程度的指标,则按辐射敏感性的高低,组成人体的各类组织和器官大致可分为以下几类。

(1) 高度敏感:淋巴组织(淋巴细胞和幼稚淋巴细胞)、胸腺(胸腺细胞)、骨髓(幼稚红、粒和巨核细胞)、胃肠上皮(特别是小肠隐窝上皮细胞)、性腺(睾丸和卵巢的生殖细胞)和胚胎组织。

(2) 中度敏感:感觉器官(角膜、晶状体、结膜)、内皮细胞(主要是血管、血窦和淋巴管内皮细胞)、皮肤上皮(包括毛囊上皮细胞)、唾液腺以及肾、肝、肺组织的上皮组织细胞。

(3) 轻度敏感:中枢神经系统、内分泌腺(包括性腺的内分泌细胞)和心脏。

(4) 不敏感:肌肉组织、结缔组织、软骨和骨组织。

5.3　辐射生物学效应

辐射生物学效应可以按不同方式进行分类,如按效应的发生规律可以分为确定性效应和随机性效应,如按效应出现的对象可以分为躯体效应和遗传效应,如按效应出现时间还可以分为近期效应和远期效应。这些效应的分类是根据不同应用领域而人为加以区分的,它们是相互联系的,如遗传效应按发生规律分类,可归类为随机性效应,按效应出现时间还可归类为远期效应。下面主要按效应的发生规律、按效应出现的对象进行讨论,以从不同侧面深刻了解与认识辐射生物效应。

第 5 章 电离辐射生物效应

5.3.1 确定性效应与随机性效应

根据辐射效应的发生率与剂量之间的关系,可以把辐射对人体的危害分为随机性效应和确定性效应两类,从安全角度发出发,根据实践资料对随机性效应和确定性效应进行了定性描述。

1. 确定性效应

当一种组织或一种器官的全部或者部分受到剂量足够大的电离辐射照射后,构成该组织或器官的细胞中,将会有一定数量的细胞受到损伤乃至死亡。若受损或死亡的细胞达到相当数量(即存在一个阈值)以至不能通过活存细胞的增殖进行补偿,从而造成构成该组织或器官的细胞数量显著减少并引起可查知的组织学改变。众所周知,任何组织或器官的功能都是由其组成细胞完成的,细胞数量不足和组织学改变必然会在该组织或器官的功能上反映出来,使组织或器官产生临床上可查知的功能改变(病理状况),而这些临床上可查知的功能改变就是确定性效应。因此,确定性效应的形成机制主要在于辐射致细胞死亡引起的。当然,辐射除能杀死细胞外,还能以其他的方式作用于细胞,如通过干扰各种组织的功能细胞而损伤组织,干扰对细胞组成的调节,引起可改变细胞通透性的炎症反应等。

辐射的确定性效应是一种有"阈值"的效应,受到的剂量大于该阈值时,这种效应就会发生,而且其严重程度与所受的剂量大小有关,剂量越大后果越严重。换句话说,引起这种效应的概率在小剂量时为零,但在某一阈值剂量水平以上时,概率会陡然上升到 1(100%),且效应的严重程度随剂量的增加而变得严重。细胞数量减少是确定性效应的基础,而细胞减少的程度可因个体接受的剂量大小、个体身体状况的不同而有所差别,这种差别反映在临床上就是效应的严重程度,确定性效应均为躯体效应。图 5.5(a)表示确定性效应的发生率与个体接受的剂量之间的关系,可以看出,在相当窄的剂量范围内,发生几率从 0 增加到 1;图 5.5(b)表示确定性效应严重性与剂量的关系,但对不同个体效应的严重程度有所差别,曲线①表示在比较低的剂量水平下,个体已达病理阈值;曲线②表示有 50% 人员达到病理阈值的情况;曲线③表示最耐受个体达到病理阈值情况。

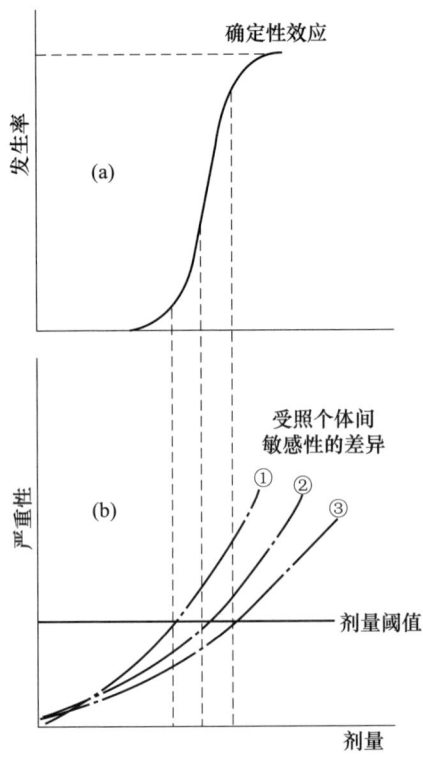

图 5.5　确定性效应发生率、严重性与剂量关系

各种组织和器官对电离辐射作用的反应各不相同。一般认为，卵巢、睾丸和眼睛晶体属于对辐射最为敏感的。在一个给定的群体内，这些组织的剂量与效应发生频度的关系曲线在直线坐标系统上呈 S 状，即效应的发生频度随剂量增加。表 5.3 给出了几类对辐射比较敏感的组织，在能够致确定性效应发生时的剂量阈值，一般是相当大的，在正常情况下一般不可能达到这种水平，只有发生（或出现）大的放射性事故情况下，才有可能发生确定性效应。

表 5.3　确定性效应的剂量阈值

组织与效应		单次照射阈值/Gy	多次照射的累积剂量的阈值/Gy
睾丸	精子减少	0.15	无意义
	永久性绝育	3.5	无意义
卵巢	永久性绝育	2.5~6.0	6.0

(续)

组织与效应		单次照射阈值/Gy	多次照射的累积剂量的阈值/Gy
眼晶体	混浊	0.5~2.0	5.0
	视力障碍	5.0	大于8.0
骨髓	血细胞暂时减少	0.5	无意义
	致死性再生不良	1.5	无意义

2. 随机性效应

电离辐射能量的沉积是一种随机过程,因此,即使在剂量很小的情况下,也可在某个细胞的关键部位(DNA)中沉积能量致使该细胞发生变异。发生变异细胞或因死亡而消失,或以突变细胞形式活存并继续分裂增殖。若细胞变异发生在生殖细胞内,辐射后果将不会在受照个体本身上出现,而出现在受照个体后裔身上,并可继续遗传到后代,这就是辐射遗传效应;若变异细胞发生在体细胞内,辐射后果将出现在受照个体本身上,变异细胞就有可能发生转化而最终发展成恶性肿瘤,这就是辐射致癌效应。遗传效应和致癌效应都可能是由发生在单个细胞内的辐射能量沉积事件引起的严重后果,因为辐射能量在细胞内的沉积事件是随机过程,由其引发的细胞变异也具有随机性。就这种随机性事件发生而言,即使个体接受的辐射剂量极小,也必然存在某个很低的概率分布,且随剂量增大,这种随机事件发生率会逐步增加,在其他因素不变时,效应的严重程度不会发生明显变化。

随机性效应是指以随机方式发生在受照群体或其后裔中的辐射生物效应。效应的发生几率与该群体所接受的剂量有关,且随剂量增大,这种随机事件发生率会逐步增加,如图5.6(a)所示;但其后果的严重程度与所受剂量之间关系不太明显,如图5.6(b)所示。由于发生随机性效应的几率非常低,一般放射性工作人员日常所受的那种小剂量情况下,随机性效应极少发生,资料极其缺乏,所以到目前为止,在一般辐射防护所遇到的剂量水平上,随机性效应发生的几率与剂量之间究竟是什么关系,尚未完全确定。为了慎重起见,把随机性效应与剂量的关系简化地假设为"线性""无阈"。"线性"是指随机性效应的发生几率与所受剂量之间呈线性关系,这一假设是从大剂量和高剂量率条件下的结果外推得到的。已有资料表明,这样假定对一般小剂量水平下的危险估计偏离,是偏安全的做法。"无阈"意味着任何微小的剂量都可能诱发随机性效应,在各种实践活动中,应尽可能降低人体接受的辐照剂量水平,这也是一种尽可能安全、慎重的做法。

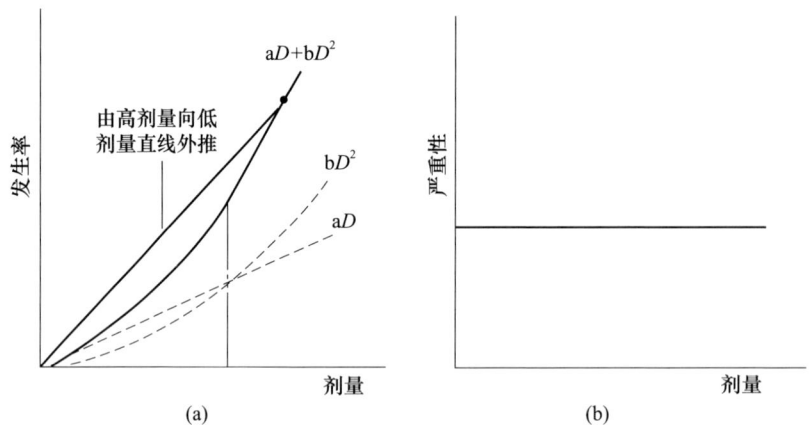

图 5.6　随机性辐射效应发生率、严重性与剂量关系

就剂量评价而言,在通常遇到的照射条件下,可假定随机性效应的发生几率 P 与剂量 D 之间存在着如下关系,即有 $P = aD$,a 是根据观察和实验结果定出的常数。依据这个假定,就可把一个器官或组织受到的若干次照射的剂量简单地相加在一起,用以量度该器官或组织受到特定总辐射剂量后产生随机性效应的总几率。

5.3.2　躯体效应与遗传效应

1. 躯体效应

由辐照引起的显现在受照者本人身上的有害效应称为躯体效应。在事故情况下,发生在短时间内受到大剂量照射时的急性躯体效应,属于确定性效应。人体组织中的细胞能不断地分裂生长出新细胞,毛发和指甲的不断生长是由于其根部细胞不断分裂的结果,血液细胞在不断地死亡并由分裂生成的新细胞取代。辐射可以杀死人体组织的癌细胞,同样也能杀死人体组织内的正常细胞,辐射一旦致细胞的分裂结构遭受损伤,会使细胞不能再进行分裂。当直接被杀死(或损坏)的分裂细胞不太多的情况下,其他正常细胞分裂而生成的新细胞可以取代它们,此时表现为辐射的损伤比较轻缓而且这种损伤能被完全修复。如

第 5 章 电离辐射生物效应

果直接被杀死(或损坏)的分裂细胞数目太多,超过了某个阈值,则损伤了的机体无法被其他正常细胞分裂生成的新细胞来修复,这时整个机体组织就会被破坏或遭受严重损伤,产生足以观察到的生理损伤,于是就表现出了急性的躯体效应。

致癌效应是随机性躯体效应,是辐射在体细胞内诱发细胞变异后变异细胞得以存活并经恶性转化发展而来的严重后果。目前的知识水平尚未发现辐射的致癌过程与其他因子的致癌过程有何不同。也即辐射致癌和化学物致癌一样,也是一种多阶段过程,也需经历始发、促进和发展等多个阶段。经过分析,人们发现一个受照人群中,辐射诱发肿瘤的发生率是该人群所受的辐射剂量的函数,而且在对已知人群的流行病学资料进行总结的基础上,已经推导出一些相应的模型,人们能够以这些模型为依据,对在一定剂量下发生辐射诱发肿瘤的终生致癌危险概率进行预测,这样的预测称为辐射致癌危险估算。推导这些模型所依据的数据虽然来自多个方面,其中最为主要的资料来源对象有:日本广岛和长崎的原子弹轰炸幸存者、接受诊断治疗受照的病人和受到照射的职业人员。

2. 遗传效应

人体是由细胞组成的,每个成年人身体中大约有 5×10^{12} 个细胞,这些细胞都是由一个受精卵细胞分裂而成的。细胞中的细胞核内有 23 对染色体,每一条染色体有许多基因串联而成;细胞质中 70% 是水,其中还有各种生物大分子——酶,这些酶的结构组成决定了细胞的生长和发育状况,而每一种酶的具体结构组成取决于基因结构。当细胞分裂时,细胞核内的染色体和染色体上的基因全部复制两份传给两个子细胞。细胞的分裂具有高度规则性和方向性,所以人类的一个受精卵不至于发育为其他动物。细胞的分裂的规则性和方向性也取决于染色体和基因,所以染色体和基因不论对细胞的生长发育还是对细胞分裂的规则性和方向性都起着决定性作用。

如果因某种原因,致基因的结构发生了改变,必将在生物体上产生某种全新的特征,这就是基因突变。在自然环境下发生的基因突变称为自然突变,自然突变的存在也是物种进化的根据。动物实验结果表明,辐射也可以引起细胞基因突变,如果这种突变发生在母体的生殖细胞上,而且刚好由这个发生了突变的生殖细胞形成了受精卵,那么就会在后代个体上产生某种特殊的变化,这就是辐射引起的遗传效应。遗传效应可以被利用,例如辐射育种就是利用辐射引起的细胞基因突变,配合其他的育种手段得到优良品种的。

人类在长期的历史发展过程中,经过自然选择,有益而适应于生存的自然突变结果被保存下来了,同时逐渐淘汰了有害的突变结果。从慎重的观点出发,一般认为在已有的人体细胞中,基因的非自然性的突变基本上是有害的,所以必须避免人工辐射引起的人体细胞内的基因突变。使自然突变的几率增加一倍的剂量叫突变倍加剂量,联合国原子辐射效应科学委员会和国际放射防护委员会第26号出版物在估算遗传危险时,曾使用过估算值为1Gy的突变倍加剂量,此估算值所依据的是小鼠的数据和低剂量率照射的资料,对于人类的突变倍加剂量为0.1~1Gy,典型代表值为0.7Gy。

如果辐射引起的生殖细胞损伤可传递给受照者的第二代并表现为后代的遗传紊乱,则这种随机效应就称为"遗传效应"。在辐射防护通常遇到的剂量范围内,遗传效应是一种随机性效应,表现为在受照者的后代身上出现某种身体上的生理缺陷。遗传效应的特点为:①效应不出现在受照者本人的身上,而是出现在其子代(第一代、第二代甚至其后的许多世代)中;②遗传效应严重程度的变化范围很大,从小到不可察知的生物化学改变,到严重的身体畸形或丧失正常功能,甚至引起早期死亡。

5.4 短期大剂量照射与长期小剂量照射

5.4.1 短期大剂量照射

按照射线的作用范围,短期大剂量照射引起辐射损伤可以分为全身性辐射损伤和局部性辐射损伤。全身性辐射损伤是指机体全身受到均匀或不均匀照射后出现的急性放射病,这种病症的出现多数是由于意外的核事故、核战争造成的。此外,在放射治疗中也可能由于个体接受的剂量过大或用源不当等原因,造成全身性辐射损伤。急性放射病是大剂量急性照射引起的一种全身性疾病,一般在照射后的几小时或几周内出现,根据剂量大小,主要症状、病程特点和严重程度可分为：骨髓型放射病、肠型放射病和脑型放射病三类。各类急性放射病的临床大致表现如表 5.4 所列。局部性辐射损伤是指机体某一器官或组织受到外照射时出现的某种机体效应,一般在放射治疗中可能出现这类损伤效应。

表 5.4　不同照射剂量对人体损伤的估计

剂量/Gy	类　　型		初期症状或损伤程度
小于 0.25	—		不明显和不易察觉的病变
0.25～0.5			可恢复的机能变化,可能有血液学的变化
0.5～1			机能变化,血液变化,但不伴有临床症状
1～2	骨髓型急性放射病	轻度	乏力,不适,食欲减退
2～3.5		中度	头昏,乏力,食欲减退,恶心,呕吐, 白细胞短暂上升后期下降
3.5～5.5		重度	多次呕吐,可有腹泻,白细胞明显下降
5.5～10		极重度	多次呕吐,腹泻,休克,白细胞急剧下降
10～50	肠型急性放射病		频繁呕吐,腹泻严重,腹疼,血红蛋白升高
大于 50	脑型急性放射病		频繁呕吐,腹泻,休克,共济失调,肌张力增高,震颤,抽搐,定向和判断力减退

5.4.2　长期小剂量照射

长期小剂量照射引起人体生物效应一般属于随机性效应,这类效应的特点是：潜伏期较长,效应出现较晚,发生的几率很低。小剂量低 LET 电离辐射的能量足以破坏生物分子键致 DNA 分子损伤,最终导致癌症,但低剂量辐射是否还可导致其他健康问题,还需要进一步论证。对原子弹爆炸幸存者及其子女研究表明,没有发现辐射对遗传造成的不良影响,但动物实验证明：辐射可引起精子和卵子损伤,并致后代出现先天性遗传疾病。因此,要估计小剂量照射对人体健康的影响,需要对人数众多的群体进行流行病学调查,才能得出有意义的结论。受到辐射照射后,比较危险且易发生各类效应的组织和器官一般都对辐射比较敏感,随机性危险度相对较大。

1. 性腺

性腺受照后发生的有害效应主要是受照射本人生育能力受损和表现在其

后代身上的遗传效应。辐射对生育能力的影响随性别、年龄而异,低 LET 辐射照射性腺的剂量为 3Gy 时,对 20 岁的妇女可引起暂时性闭经,但对 40 岁的妇女可引起绝经,进而造成永不生育的后果;而男性性腺受到低 LET 辐射照射的剂量为 0.25Gy,在高剂量率情况下,可使男性精子数目暂时性减少,但要完全丧失生育能力需要达到 2.5Gy 的剂量。对性腺来说,一般情况下主要考虑的是遗传效应。显性、隐性遗传病和某些染色体疾病的发生率与吸收剂量成正比,在职业放射工作人员从 18~68 岁的 50 年工作年限内,大约只有 1/3 时期内性腺接受的照射才具有遗传生物学意义。

2. 乳腺

育龄妇女的乳腺是辐射敏感性较高的组织之一,育龄妇女受到照射后,诱发乳腺癌的发生率可能比白血病的发生率高出数倍以上,育龄妇女应该尽量少地接触各类辐射。

3. 红骨髓

辐射诱发白血病的主要组织是红骨髓。根据对接受放射治疗的病人及日本原子弹幸存者进行的观察随访表明,因辐射诱发的白血病发生率在个体受到照射后数年达到最高峰,需要经过大约 25 年后才能恢复到受照前的水平。当每年受照个体接受的有效剂量不超过 0.5Sv 时,一般情况下,不至于对红骨髓造血功能有明显的损害,但是诱发白血病的几率会大大增加。

4. 肺

根据调查获得的资料,已在暴露于高浓度氡及其子体的矿工中,观察到了肺癌发生率增加的事实,但尚未见到操作微粒状放射性物质(如吸入钚微尘)而发生肺癌病例的资料,辐射导致肺癌的发生率与辐射诱发白血病的发生率大致相同。另外,各类电离辐射的外照射引起肺癌的发生率也高于其他一般的组织和器官。

5. 甲状腺

甲状腺对辐射致癌效应的敏感性要比红骨髓高,然而甲状腺癌的死亡率却比白血病的死亡率低得多,这主要是因为甲状腺癌的治愈率较高,同时,甲状腺癌的发展过程也较迟缓。甲状腺癌对辐射诱发的敏感性还会因个体的性别和年龄而异。一般情况下,女性较男性敏感,婴儿和儿童比成年人敏感。辐射诱发甲状腺癌的潜伏期一般为 13~26 年,但随病人受照时年龄的增加,潜伏期也将会更长。

6. 骨骼

骨骼中对辐射最敏感的细胞是骨内膜细胞和骨表面的上皮细胞,它们合称为骨衬细胞。就辐射致癌效应而言,按单位当量剂量计算,骨骼的辐射敏感性要比乳腺、红骨髓、肺和甲状腺的低得多,但是这些年的流行病学资料调查表明,骨癌的发生率有增长的趋势。

7. 眼晶体

辐射对眼晶体损伤的主要表现为眼晶体混浊,辐射对眼晶体的损伤也应特别予以重视。

8. 皮肤

皮肤在受到辐射照射后,癌症的发生率要低得多,但是,在数周或数月内局部皮肤受到 2.0Gy 或更高剂量的照射时,可使皮肤发生有损美容的改变。因此以这个数值作为职业工作者一生时间的照射限值,借此防止确定性效应的发生。

9. 其他组织癌发生率

胃、直肠、唾液腺、肝等其他一些组织,受到中等辐射剂量的照射也会发生癌症,但它们的发生率较低。

虽然在低剂量下辐射诱导的癌症数量少,但不存在不会导致癌症的暴露辐射阈值,只是这种暴露于低剂量水平辐射导致的癌症可能需要许多年才会出现症状。低剂量低线性能量转移电离辐射的贡献介于 1~100mSv。美国人每年暴露的本底辐射量平均值约为 3mSv,1 次胸部 X 射线检查的辐射量约为 0.1mSv,1 次全身 CT 扫描的辐射量约为 10mSv。专家委员会估计,如果人体一次接受 100mSv 的辐射量,则患实体癌或白血病的概率为 1%,其中半数病例将会在不同时期死亡。当前,随着核技术应用的普及及各类辐射实践的深入,放射生物学研究也在不断深化,各种最新研究成果的出现必将对辐射防护产生新的影响。如人们最近业已用实验证明,生物体受到低剂量的电离辐射照射不但对生物体无害,反而可能具有一定的有益的刺激作用。当然,这种所谓的小剂量辐射的刺激作用,目前还未能得到最终的肯定,一旦电离辐射的这种作用有充分的科学根据加以证实,则有可能使现有的辐射防护体系发生改观。因为基于目前偏保守的估计,认为任何小的辐射剂量均对生物体有害,可以相信放射生物学领域中的任何研究的新进展,均会对辐射防护现状产生一定的影响。

思考题与习题

1. 简述辐射损伤的形成机制。
2. 辐射生物效应的演变过程分为哪几个阶段?
3. 简述电离辐射对机体的直接作用与间接作用。
4. DNA损伤错误修复是如何进行的?
5. 什么是细胞死亡?什么是细胞变异?
6. 什么是随机性效应和确定性效应?有何特点?
7. 什么是躯体效应?什么是遗传效应?
8. 长期小剂量照射对人体健康有哪些影响?
9. 影响辐射生物学效应的物理因素和生物因素有哪些?
10. 什么是生物体对辐射的敏感性?

第6章
辐射防护物理量

电离辐射可以在生物介质中引起许多物理、化学和生物学上的变化,导致产生的各种生物效应,放射生物学的大量工作在于寻求吸收剂量与生物效应之间的相互关系。为了在宏观层面定量评价辐射效应并进行有效的防护,必须先系统地评价人体吸收的辐射剂量,但通过研究发现,吸收剂量并不是决定生物效应的唯一因素,还取决于辐射种类、辐射能量高低、吸收剂量的分次给予、吸收剂量率大小以及辐射品质等因素,需要首先对不同品质的辐射赋予相应的权重,然后将它们的辐射效应加权后叠加再统一评估。此外,辐射的生物效应除了依赖于不同种类辐射的吸收剂量外,人体各器官对辐射的耐受性质不同,有些组织器官对辐射敏感,也有些组织器官耐受辐射能力较强,即使人体吸收相同的剂量,发生的生物效应差别可能很大,甚至在个体不同器官上产生的辐射效应也有差别。所以,也应该对不同组织器官也给予相应的权重,再统一评估人体所接受的辐射效应。

6.1 剂量当量

辐射防护所关心的是人类受到了一定量的电离辐射照射可能产生的效应。即使人体接受相同吸收剂量的照射,电离辐射的种类不同,也即辐射品质不同的辐射,致生物效应发生几率或效应严重程度也会差别很大。"辐射品质"就是指电离粒子授予介质的能量在微观空间分布上的那些特征,当照射的其他条件保持不变时,辐射效应与辐射品质有密切关系。

6.1.1 定义

剂量当量是与危险度相关联的剂量学量,它表征在低水平照射下,特定辐射的吸收剂量与参考辐射的吸收剂量具有相同的危险度(单位剂量引起某种有害效应发生的概率)。剂量当量是经过一些因子修正之后的吸收剂量,它的引入是为了计及相同吸收剂量下的生物效应的差别性。在职业放射性暴露和公众放射剂量评价中,为了便于比较,常将各种辐射剂量加以转换,引入剂量当量(dose equivalent)H:

$$H = N \cdot Q \cdot D \quad (6.1)$$

式中:D 为吸收剂量;Q 为对不同种类射线引入的权重因子,通常称为品质因子(quality factor),它是一个无量纲量;N 为除品质因素之外的其他修正因子(如剂量率修正、吸收剂量不均匀性修正等),N 值一般指定为 1。所以,剂量当量就是组织中某一点处的吸收剂量和品质因数的乘积,用公式可以表示为

$$H = Q \cdot D \quad (6.2)$$

剂量当量的 SI 单位为 J/kg,专用单位为希沃特(Sievert,简写为 Sv),旧时与法定剂量当量暂时并用的还有雷姆(rem)。剂量当量的 SI 单位与专用单位换算关系如下:

$$1 \text{Sv} = 100 \text{rem} = 1 \text{J/kg}$$

$$1 \text{rem} = 0.01 \text{Sv} = 0.01 \text{J/kg}$$

6.1.2 品质因子

对相同的射线、同样的生物体系,不同生物效应的 RBE 值会有所不同,从而品质因子值也会不同。品质因子值是由各种生物学终点 RBE 值经过加权所得,它适用于一切组织器官,但一般不能代表 RBE 系数。品质因子(Q)用以衡量不同类型的电离辐射在产生有害生物效应时效果方面的差异,这种效果与被吸收的能量在微观分布或亚微观分布上的差异有联系,把 Q 规定为所关心的一点处的水中非限定传能线密度(LET,简写为 L)的函数。由于在受照介质中的任意一点,带电粒子的 L 值分布在一定范围,因此组织中某一点处的品质因数

第 6 章 辐射防护物理量

Q 由下式给出:

$$Q = \frac{1}{D}\int_L Q(L) \cdot D_L \cdot dL \tag{6.3}$$

式中:D 是该点处的吸收剂量;D_L 是吸收剂量按传能线密度 L 的分布;$Q(L)$ 是所关心的那点处相应的品质因子,组织中一点处的剂量当量(H)可表示为

$$H = \int_L Q(L) \cdot D_L \cdot dL \tag{6.4}$$

式中各量的意义与上式相同,由 ICRP 给出的 $Q(L)$ 值如下:

$$Q(L) = \begin{cases} 1 & L \leqslant 10 \\ 0.32L - 2.2 & 10 < L < 100 \\ 300/\sqrt{L} & L \geqslant 100 \end{cases} \tag{6.5}$$

式中:L 的单位是 $keV \cdot \mu m^{-1}$。

式(6.5)粗略地指出了 Q 值随辐射类型变化的性质,不能把 $Q-L$ 函数关系当成是物理量之间精确的数量关系。在实际规定 Q 值时,主要依据由实验资料得出的不同品质辐射的相对生物效应(RBE)值,不但取决于辐射的 L 值,还取决于其他很多复杂因素(如剂量值、剂量率等),而且还会因考虑的生物学终点不同而有所差别。目前,为辐射防护目的选定 Q 值时,所依据的 RBE 值是由较高吸收剂量水平下的 RBE 值外推而来。考虑到各种不确定性因素,$Q-L$ 关系应尽量保持其简单性。随着放射生物学和辐射流行病学的开展,提供的某些数据也会更新,相应的 $Q-L$ 关系也会发生变化,以使 Q 值能够反映出对特定品质辐射的 RBE 值的最新认识。

由于所选定的 Q 值并不一定能够代表所观察到生物效应的 RBE 值,因此剂量当量也只限于在辐射防护领域中使用,还不能用于评价高剂量水平事故照射下的生物效应。为表征高剂量水平下的辐射生物效应,需要使用对每种类型辐射的 RBE 加权之后的吸收剂量。

剂量当量是建立在"点剂量"概念上的物理量,在辐射防护实际中用于限值目的,对一个较大质量的介质,可以取吸收剂量的平均值。因为用平均量值表示随后可能发生的随机性效应概率,依赖于剂量和效应之间的线性关系,这种线性关系是有限剂量范围内的合理近似;对于确定性效应,剂量和效应之间不

再是线性关系,除非在整个器官或组织内分布的剂量相当均匀。一般情况下,把平均剂量直接用于表述确定性效应是不贴切的。

1977年,ICRP推荐的限值量是器官剂量当量和有效剂量当量。器官剂量当量是在指定器官或组织中的平均剂量当量,理论上可由H_T(等于$Q_T \cdot D_T$)给出,Q_T是器官中的平均品质因数,D_T是器官的平均吸收剂量。指定器官或组织T中的平均吸收剂量D_T可由下式给出:

$$D_T = \frac{1}{m_T}\int_{m_T} D \cdot \mathrm{d}m \tag{6.6}$$

式中:m_T是组织或器官的质量;D是在质量元$\mathrm{d}m$中的吸收剂量;D_T等于该器官或组织的授予能ε_T与质量m_T之比(也叫器官剂量)。在外照射的情况下,D_T依赖于辐射场的性质及身体在辐射场中的位置和取向。

指定器官的(平均)品质因子Q_T,由下式确定:

$$Q_T = \frac{1}{m_T D_T}\int_{m_T} Q \cdot D \cdot \mathrm{d}m \tag{6.7}$$

式中:Q和D分别是在质量元$\mathrm{d}m$中的品质因数和吸收剂量;m_T是器官的质量;D_T是器官T的平均吸收剂量。这样,为了确定Q_T,需要在任一点上对传能线密度分布D_L和相应组织的吸收剂量进行双重积分,即

$$Q_T = \frac{1}{m_T D_T}\int_{m_T}\int_L Q(L) D_L \mathrm{d}L \mathrm{d}m \tag{6.8}$$

在外照射情况下,Q_T依赖于周围辐射场、人体在辐射场中的位置和取向以及该组织或器官在身体中的部位。在大多数情况下,不知道辐射场中的粒子能谱,在实际辐射防护实践中,允许使用按辐射类型规定的Q_T近似值$\bar{Q}$,如表6.1所列。

表6.1 按初级辐射类型选用的品质因子近似值

射线种类	X射线、γ射线和电子	能量未知中子、质子	α粒子和重粒子
$\bar{Q}$	1	10	20

这些品质因子取值已经沿用了许多年,但是品质因子本身和其取值并不是完美无缺的。国际上建议增大中子的品质因子,如表6.2所列,表中的数值只限于剂量当量限值范围内使用,不适用于大剂量及高剂量率下的急性照射。

表 6.2　不同种类射线品质因子近似值

辐射类型	现行值	建议值
X 射线、γ 射线	1	1
β 粒子	1	1
热中子	2	5
快中子	10	20
质子	10	20
α 粒子	20	20

6.1.3　剂量当量率

若在时间 dt 内的剂量当量增量为 dH，把剂量当量增量 dH 除以时间 dt 而获得的商，定义为剂量当量率，用公式表示为

$$\dot{H} = \mathrm{d}H/\mathrm{d}t \tag{6.9}$$

剂量当量率国际制(SI)单位为 J/(kg·s)，常用单位还有 Sv/s、mSv/h。

$$1\mathrm{Sv/s} = 1\mathrm{J/(kg \cdot s)} = 1\mathrm{W/kg}$$

6.2　有效剂量当量

吸收剂量和剂量当量是对物质或组织中指定点定义的，相同的辐射剂量在不同器官中导致随机性效应的概率会有很大不同，从而给器官带来的危害也不同。人体不同部位的吸收剂量或剂量当量虽然不可相加，但是辐射对人体产生的危害在某种意义上是可以相加的，例如人肺部和甲状腺同时接受照射，产生的致死性肺癌的几率和致死性甲状腺癌的几率之和，就是接受这次照射的个体因辐照而死于癌症的几率。所以需要先引入危险度，使辐射引起的有害效应按照发生概率表示，危险度是可以相加的。

6.2.1　随机性效应危险度与组织权重因子

1. 随机性效应危险度

随机性效应一般指辐射致癌和辐射遗传效应，其发生概率与剂量当量有

关。在低水平照射情况下，人体中一般不会发生确定性效应，需要关心的辐射危害是可能出现的随机性效应，即辐射致癌和遗传效应，根据先前的无阈假设，辐射诱发的随机性效应发生几率与剂量当量成正比。某器官或组织接受1Sv的剂量当量后，在受照者本人身上出现致死性疾病以及在后代身上出现严重遗传疾病的几率，称为该器官或组织的随机性危险度，记作 r_T。

各器官或组织的随机性效应危险度与人的性别、年龄有关。一般地，潜伏期长的癌症发病率与人体接受照射时的年龄有关，如乳腺癌多发生于女性，生育期过后人体接受的照射无遗传意义等。ICRP 按职业受照人员进行平均，给出了躯体随机性效应危险度。性腺受照在最初两代产生严重遗传缺陷的危险度为 $10^{-2}\mathrm{Sv}^{-1}$，其中有遗传意义的份额，对职业人员为0.3，对广大居民为0.4。为了提供一个既适用于广大居民又适用于大多数工作群体的数据，按 ICRP 建议，性腺有遗传意义的危险度取为 $4\times10^{-3}\mathrm{Sv}^{-1}$。表6.3给出了各组织的随机性效应危险度。表中的数据适用于辐射防护水平下的职业照射，当用于估算广大群体受照后的危害时，遗传效应要考虑对全部后代的影响，这时性腺的危险度取 $8\times10^{-3}\mathrm{Sv}^{-1}$。ICRP 77 号报告中规定，个人最大年吸收剂量应在 0.3mSv 以下，这个年度限值对应的致癌率为 10^{-5}。

表6.3 各组织的随机性效应危险度

组织 T	危险度 r_T/Sv^{-1}	组织 T	危险度 r_T/Sv^{-1}
性腺	4×10^{-3}	甲状腺	5×10^{-4}
乳腺	2.5×10^{-3}	骨表面	5×10^{-4}
红骨髓	2×10^{-3}	其余组织	5×10^{-3}
肺	2×10^{-3}	全身均匀照射	1.65×10^{-2}

注：①其余组织指不包括手、前臂、足、踝、皮肤和眼晶体在内的其余接受剂量当量最大的5个器官或组织，其中每个组织危险度 $r_T=1\times10^{-3}\mathrm{Sv}^{-1}$。
②当胃肠道受照时，胃、小肠、上段大肠和下段大肠当作4个独立的器官

2. 组织权重因子

组织权重因子是组织 T 的随机性效应相对危险度与全身均匀受照时的随机性危险度之比，各组织器官的相应权重因子如表6.4所列，它是一个无量纲的因数，用符号 W_T 表示，公式表示为

$$W_T = r_T \Big/ \sum r_T \tag{6.10}$$

表6.4 组织器官权重因子

组织器官	权重因子			组织器官	权重因子		
	ICRP60	ICRP26	ICRP103		ICRP60	ICRP26	ICRP103
性 腺	0.20	0.25	0.08	肝脏	0.05		0.04
红骨髓	0.12	0.12	0.12	甲状腺	0.05	0.03	0.04
肺	0.12	0.12	0.12	皮肤	0.01		0.01
结肠	0.12		0.12	骨表面	0.01	0.03	0.01
胃	0.12		0.12	脑			0.01
乳腺	0.05	0.15	0.12	唾液腺			0.01
膀胱	0.05		0.04	其余组织	0.05	0.30	0.12
食道	0.05		0.04	全身均匀照射	1.0	1.0	1.0

表中"其余组织"的说明:在ICRP60报告中,其余组织包括脑、肾上腺、肾脏、胰腺、脾脏、胸腺、子宫、肌肉、小肠和上段大肠等;而在ICRP26报告中,其余组织包括胃、唾液腺、肝脏和下段大肠等;在2007年的ICRP103报告中,其余组织包括淋巴结、肾上腺、肾脏、胰腺、脾脏、胸腺、胸组织、胆囊、心、前列腺(子宫及子宫颈)、口腔黏膜、肌肉、小肠等,性腺为睾丸和卵巢的平均值

6.2.2 有效剂量当量

在ICRP第26号报告中,委员会建议用防护量"$\sum_T W_T \cdot H_T$"来表示不同器官或组织受到照射时具有的相应致死危险度。在先前防护标准规定中,都是针对单个"关键器官"规定其剂量当量限值,而实际上几乎任何辐射总是不只涉及一个器官,往往是两个或两个以上的器官同时受到照射,但它们的剂量当量却又不能相加。然而,继ICRP第26号报告发表后,在1978年6月ICRP的斯德哥尔摩会议声明中,正式命名该防护量为"有效剂量当量"概念后,从原则上解决了局部照射和内、外照射相加的问题。

有效剂量当量(effective dose equivalent)就是计及各组织和器官的相对危险度之后,人体各组织剂量当量的加权和,最后获得的量被称为有效剂量当量H_E,表示在非均匀照射下随机性效应发生率与均匀照射下随机性效应发生率相同时,所对应的全身均匀照射的当量剂量,用公式表示为

$$H_E = \sum_T W_T \cdot H_T \tag{6.11}$$

式中:W_T称作组织T的权重因子;H_T是组织T接受的剂量当量。

如果组织 T 接受某种辐射 R 照射时的剂量当量为 $H_{T,R}$,考虑到辐射场内存在的各种类型辐射,H_T 可表示为

$$H_T = \sum_R W_T \cdot H_{T,R} \qquad (6.12)$$

例如,某人(A)骨表面接受 0.3Sv 的剂量当量,而另一个人(B)骨表面接受 0.2Sv 的照射,同时肝脏又受到 0.1Sv 的照射,那么哪个人受照后危险性更大些呢?过去是难以回答的问题,现在有了有效剂量当量 H_E 这一概念,问题马上可以解决,按表 4-7 给出的 W_T 值便可计算并获得结果。

使用 ICRP 第 26 号(或 103 号)中的 W_T 值,由公式 $H_E = \sum_T W_T \cdot H_T$ 可以计算获得有效剂量当量,然后进行比较。

人员 A:因骨表面接受 0.3Sv,骨表面的 W_T 取值 0.03,于是

$$H_E = 0.03 \times 0.3 = 0.009(\text{Sv})$$

相当于全身均匀照射 0.009Sv 的危险度。

人员 B:骨表面接受 0.2Sv,同时肝脏接受 0.1Sv,骨表面的 W_T 取值 0.03,因肝脏为其余组织,W_T 取值 0.06,则

$$H_E = 0.03 \times 0.2 + 0.06 \times 0.1 = 0.012$$

相当于全身均匀照射 0.012Sv 的危险度。显然,人员 B 受照后危险性更大些。若使用 ICRP 103 号中的 W_T 值,A 人员 H_E(0.003Sv)同样小于 B 人员 H_E(0.006Sv),结论一样。

1990 年,ICRP 认为"有效剂量当量"名称比较复杂,决定将其改称为效量(effectance),用 E 表示:

$$E = \sum_T W_T \cdot H_T = \sum_T \sum_R W_T \cdot H_{T,R} = \sum_T \sum_R W_T \cdot W_R \cdot D_{T,R} \qquad (6.13)$$

式中:W_R 是特定类型辐射在给定能量下的权重因子(即品质因数);$D_{T,R}$ 是由辐射 R 在器官或组织 T 内产生的平均吸收剂量;$H_{T,R}$ 是由辐射 R 在器官或组织 T 内产生的平均剂量当量。

值得注意的是,虽然品质因数 Q 和辐射权重因子 W_R 都反映射线品质,但它们有所不同。品质因数与生物学终点及 RBE 值密切相关,而辐射权重因子则与器官性质及损伤性质有关。另外,有效剂量当量是全身剂量当量的加权平均值,其本质是各器官和组织随机性危险的叠加,是对低水平辐射引起的随机性

效应的度量。

6.2.3 待积剂量当量

剂量当量 H 是1977年在ICRP26号出版物提出的量,引入剂量当量之后,出现了许多相关概念,如待积剂量当量(committed dose equivalent),它反映的是放射性核素进入人体后,在人体内部驻留时间内产生的剂量当量。

由外照射引起的剂量总是在机体受照同时接受的,然而由进入人体的放射性物质造成的内照射,对人体组织造成的剂量在时间上是分散的,且随着放射性物质的衰变,射线是陆续放出的,在单位时间内给出的剂量当量(即当量剂量率),也在随时间的延续而改变,如图6.1所示。当量剂量率随时间的变化而改变,它依赖于放射性核素的种类、化学形态、进入人体内的方式及其在体内的代谢规律。若令 $\dot{H}_T(t)$ 为单次摄入放射性物质后,在 t 时刻对器官或组织 T 造成的剂量当量率,于是定义 $H_{50,T}$ 为单次摄入放射性核素后,对器官或组织 T 造成的待积剂量当量,用公式表示为

$$H_{50,T} = \int_{t_0}^{t_0+50年} \dot{H}_T(t)\,dt \tag{6.14}$$

式中: t_0 是放射性核素摄入时刻;对于放射性职业工作人员,积分时间50年相应于成人参加工作始到人的平均寿命期为止所剩余的年限。

可见,待积剂量当量 $H_{50,T}$ 是单次摄入的放射性物质在其后50年内,对所关心的器官和组织造成的总剂量。图6.1中同时示出了放射性核素摄入后在体内滞留的有效时间较长(a)和较短(b)两种核素,对器官或组织的剂量当量率 $\dot{H}_T(t)$ 随时间变化情况,曲线下阴影的面积代表50年内的总剂量当量。可见,对于那些在体内滞留有效时间较短的放射性核素(例如 ^{131}I、^{210}Po 等),单次摄入后不用50年时间,就可给出其全部的待积剂量当量。

如果单次摄入放射性核素对人体器官或组织 T 造成的待积剂量当量 $H_{50,T}$,乘以相应的器官或组织权重因子 W_T,随后对所涉及的器官或组织 T 求积分,即可得待积有效剂量当量 $H_{50,E}$,也即有

$$H_{50,E} = \sum_T W_T H_{50,T} \tag{6.15}$$

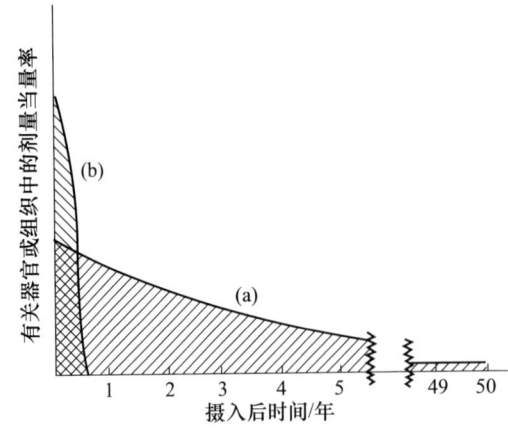

图 6.1 单次摄入放射性核素后器官当量剂量随时间的变化

(a) 摄入后在体内滞留的有效时间较长的核素；

(b) 摄入后在体内滞留的有效时间较短的核素。

待积有效剂量当量 $H_{50,E}$ 可以作为由于单次摄入放射性核素，预计对一个平均个体将要造成的随机性健康效应诱发率的衡量指标。在实际工作中，由于估算待积有效剂量当量需要花费大量时间计算，因此 ICRP 不建议把它应用于实际工作中，而只是把它的计算作为制定内照射次级标准的一个环节。

6.3 当量剂量

1990 年，在 ICRP60 号出版物提出了当量剂量 H_T 这个新概念。

6.3.1 辐射权重因子

对外照射来说，ICRP 推荐以辐射权重因子（radiation weighting factor）W_R 取代品质因子 Q，品质因子 Q 与在 ICRU 球内 10mm 深度处辐射权重因子是一致的，但其他深度是否一致目前尚不清楚。为简化起见，在某一确定深度处，用 W_R 替代 Q 有效值，认为是合理的。

ICRU94 推荐的各种能量射线的辐射权重因子如表 6.5 所列。

2007 年，在 ICRP103 号出版物中将中子的辐射权重因子以如下分段函数的

第6章 辐射防护物理量

形式表示出来,函数形式为

$$w_n = \begin{cases} 2.5 + 18.2\exp\left(-\dfrac{(\ln E_n)^2}{6}\right), & E_n < 1.0\text{MeV} \\ 5.0 + 17.0\exp\left(-\dfrac{(\ln(2E_n))^2}{6}\right), & 1.0\text{MeV} \leqslant E_n \leqslant 50\text{MeV} \\ 2.5 + 3.25\exp\left(-\dfrac{(0.04E_n)^2}{6}\right), & E_n > 50\text{MeV} \end{cases} \quad (6.16)$$

式(6.16)的图像如图6.2所示,可见该分段函数也是连续函数。

表6.5 ICRU94推荐的辐射权重因子

辐射类型和能量范围		辐射权重因子 W_R
光子	所有能量	1
电子、μ	所有能量	1
中子	能量 < 10keV	5
	10～100keV	10
	100keV～2MeV	20
	2～20MeV	10
	>20MeV	5
质子、$\pi^{\pm}$	能量 > 2MeV	2
α粒子、裂变碎片、重离子	所有能量	20

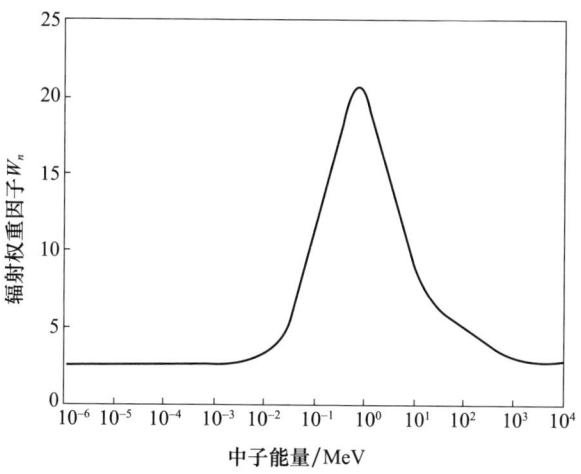

图6.2 中子的辐射权重因子

6.3.2 当量剂量定义

辐射 R 在组织或器官 T 中产生的当量剂量(equivalent dose),用符号 $H_{T,R}$ 表示,由下式给出:

$$H_{T,R} = W_R \cdot D_{T,R} \tag{6.17}$$

式中:$D_{T,R}$ 是辐射 R 在组织或器官 T 中产生的平均吸收剂量;W_R 是辐射权重因子。

射线 R 对组织 T 的平均吸收剂量为 $D_{T,R}$,将各种射线对组织 T 的剂量进行归一化,引入组织或器官 T 的当量剂量 H_T,可以表示为

$$H_T = \sum_R W_R \cdot D_{T,R} \tag{6.18}$$

式中:$\sum$ 是对各种种类辐射 R 求和,可为 a、β、γ、p、n 等粒子,当量剂量中辐射权重因子 W_R 是无量纲量,应根据生物效应 RBE 确定。

由于 W_R 是无量纲量,当量剂量的 SI 单位与吸收剂量的 SI 单位也相同,即为 $J \cdot kg^{-1}$,其专用名称是希沃特(Sv)。当量剂量中的辐射权重因子 W_R 相当于剂量当量中的品质因数 Q,在小剂量时选定的 W_R 值,使其能代表这种辐射在诱发随机性效应方面的 RBE 数值差别。W_R 数值大致与 Q 值一致,与 Q 值相比,W_R 要相对简单些,一方面 W_R 不再与 L 直接联系,另一方面,W_R 可由照射到人体表面的辐射类型和能量确定,因而 W_R 不再依赖于组织或器官在人体中的位置和对辐射的取向方式。

在实际应用中,当辐射场是由具有不同能量、不同类型的辐射构成时,为确定总的当量剂量,必须把吸收剂量细分为一些组,每组的吸收剂量乘以相应的 W_R 值,然后再求和,即有

$$H_{T,R} = \sum_R W_R \cdot D_{T,R} \tag{6.19}$$

综上所述,当量剂量与剂量当量的不同之处在于:①剂量当量是以组织或器官中的一个点的吸收剂量乘以该点处的辐射品质因子 Q,而当量剂量是以组织或器官中的平均吸收剂量乘以辐射权重因子 W_R,是根据入射到人体的辐射种类和能量(外照射)或辐射源的粒子种类和能量(内照射)选取的;②计算剂

量当量的辐射品质因子 Q 是按辐射的传能线密度（LET）而定的，而计算当量剂量的辐射权重因子 W_R 则是依据辐射在低剂量率时诱发随机效应的相对生物效应（RBE）值选取的。在相当多的情况下，两者在数值上相差无几。

6.3.3 当量剂量率

相应于剂量当量率 $\dot{H}$，也有当量剂量率 $\dot{H}_{T,R}$。若在时间 dt 内，射线 R 对组织 T 的当量剂量增量为 $dH_{T,R}$，把剂量当量增量 $dH_{T,R}$ 除以时间 dt 而获得的商，定义为当量剂量率（当量剂量对时间的导数），用公式表示为

$$\dot{H}_{T,R} = dH_{T,R}/dt \tag{6.20}$$

同样，当量剂量率国际制（SI）单位也是 J/(kg·s)，专用单位是 Sv/s、mSv/h 等。

6.4 有效剂量

ICRP 第 60 号出版物用有效剂量取代了有效当量剂量，省略了"当量"二字，两者在形式上无多大差别。

各组织、器官接受的当量剂量，以其随机性危险度 W_T 为权重求和，便得到有效剂量（effective dose），用符号 H_E 表示，公式为

$$H_E = \sum_T W_T \cdot H_T \tag{6.21}$$

式中：H_T 为器官或组织 T 接受的当量剂量；W_T 为器官或组织 T 的组织权重因子（tissue weighting factor）权重，它反映了接受照射剂量的某器官或组织的相对危险度。

有效剂量与有效剂量当量的主要变化体现在 W_T 的概念和数值上：①受到计权的组织和器官由过去（ICRP 第 26 号出版物）的 8 个（包括皮肤）增加到现在的 13 个（其余器官计 1 个），增加的辐射敏感组织和器官有膀胱、肝、结肠、食管、胃等；②在数值上有变化，如骨表面 W_T 由 0.03 改为 0.01，乳腺的 W_T 由 0.15 改为 0.05，性腺的 W_T 由 0.25 改为 0.20，使权重因子总和等于 1；③ICRP 第 60

号出版物的 W_T 选定值适用于广泛年龄、男女两性,且不分放射职业人员和一般公众;④组织权重因子的定值依据有较大变化,它不仅考虑了致死性癌症和严重遗传效应,还考虑了相对寿命的损失、非致死性癌等综合总危害(detriment);⑤明确规定了9个其余组织和器官(肾上腺、脑、小肠、肾、肌肉、胰、脾、胸腺和子宫)。

有效剂量的引入,使得人体辐射剂量评价和估算更加简便实用。对内照射引起的辐射粒子能量沉积,放射性核素进人体后,可用待积有效剂量(committed effective dose),以此估算放射性核素在人体内驻留时间内产生的有效剂量。这样,外照射和内照射剂量可在同一框架体系内处理,人体内、外照射及各种粒子的辐射贡献都可相加。有效剂量无法直接测量,只能通过近似方法获得。

在辐射剂量学的研究及实践中,普遍反映剂量当量及当量剂量容易导致混乱,有人建议用"辐射权重剂量(radiation weighted dose)"这一新概念替代"当量剂量"名称,以使所含科学内容更加明晰、准确地表达在概念当中,但这需要一个过程,并且首先需要 ICRP 确认。

6.5 剂量当量指数

人体受到外照射时,身体各部分的剂量当量是不均匀的,而直接测定身体中的剂量当量也是不可能的。做辐射防护工作的基本要求是确定人体受照的最大剂量当量,并与辐射防护标准基本限制进行比较,以判断所受照射是否处在可以接受的水平。

外照射防护最关心的身体部位是人体的躯干,因此,ICRU 建议用一直径为 30cm 的组织等效球作为人体躯干的模型,用以足够准确地估计人体躯干中的最大剂量当量。为了适应辐射防护上表征任何处所的四周辐射(周围辐射)水平的需要,ICRU 于 1971 年 19 号报告中定义了下述广义指数量和狭义指数量。

6.5.1 广义指数量

在某点处的吸收剂量当量指数 D_1,是以该点为中心,由密度为 $1g/cm^3$ 的软

第 6 章 辐射防护物理量

组织等效材料组成的,直径为 30cm 的球体(ICRU 球)中的最大吸收剂量。在某一点处的剂量当量指数(H_1)是以该点为中心,由密度为 $1g/cm^3$ 的软组织等效材料组成的,直径为 30cm 球体(ICRU 球)中的最大剂量当量。

吸收剂量指数(D_1)和剂量当量指数(H_1)适用于一切致电离辐射场,但必须说明是哪种辐射场的指数量,如 γ 辐射的吸收剂量指数 D_1,中子吸收剂量指数 D_1 或中子剂量当量指数 H_1,借以区分混合辐射场中的各个组成部分。

所谓 ICRU 球,是密度为 $1g·cm^{-3}$ 的软组织等效材料,球体直径为 30cm,它可以作为模拟人体躯干部分的模型,采用球形作为标准受体的选择就使得定义的量与体模的取向无关。软组织等效材料为:氧占 76.2%,氢占 10.1%,碳占 11.1%,氮占 2.6%,这里没有考虑其他微量元素。

例:人体分别受到如下外照射。①受 β 射线照射,剂量为 10^{-2} Gy;②受能量为 0.1 MeV 的中子照射,吸收的剂量同样为 10^{-2} Gy。β 射线和中子在人体内剂量当量各为多少?

解:①对于 β 射线外照射,$N=1, Q=1, D=10^{-2}$ Gy,则有
$$H = D · Q · N = 1 \times 1 \times 10^{-2} = 0.01 (\text{Sv})$$

②对于中子外照射,$N=1, Q=10, D=10^{-2}$ Gy,于是有
$$H = D · Q · N = 1 \times 10 \times 10^{-2} = 0.1 (\text{Sv})$$

例:亲骨性核素 ^{239}Pu 在 20 年内对骨骼造成的累积吸收剂量为 5×10^{-2} Gy。相应的剂量当量为多少?

解:^{239}Pu 是 α 放射性核素,内照射时,$N=1, Q=20, D=5 \times 10^{-2}$ Gy,则有
$$H = D · Q · N = 1 \times 20 \times 5 \times 10^{-2} = 1.0 (\text{Sv})$$

应当指出,各辐射组分造成的最大吸收剂量(或当量)在球体内可能出现在不同的深处,通常品质因数的最大值 Q_{max} 和吸收剂量的最大值 D_1 并不出现在球体内的同一位置。因此,球体内的剂量当量最大值 H_1 的位置,就不一定是吸收剂量最大值 D_1 的位置,用 $Q_{max} · D_1$ 估算 H_1 值显然偏于保守。因此,作为整体看待的辐射场的指数 D_1 或 H_1,一般小于其各个组分的 D_1 或 H_1 总和。混合场的剂量当量指数可由下式给出:

$$H_1 = \sum_i D_1^i Q_{max}^i \tag{6.22}$$

式中：D_1^i 为第 i 种辐射成分的吸收剂量指数；Q_{max}^i 为第 i 种辐射成分在球体中的最大品质因数。

6.5.2 狭义指数量

剂量当量指数和吸收剂量指数主要是量度人体躯干和头部所受剂量的辐射量，实际工作中，往往要把贯穿辐射造成的剂量当量和基本上局限皮肤的剂量当量区分开来。皮肤剂量当量往往大于较深部位的剂量当量，而且对皮肤规定的剂量限值也总比全身或较深部位的器官或组织的剂量限值要高。

为了区分"浅层"和"深层"的剂量当量，把上述的球体分为两个外壳层和一个内核：第一外壳层为 $0\sim0.07\ mm$，代表皮肤表皮基底层，即角质层；第二外壳层为 $0.07\sim10\ mm$；内核为半径为 $14\ cm$ 的球体。因为第一外壳层属于角质层，其辐射效应可以忽略，那么当辐射的贯穿能力不太强，其在球体内受到强烈减弱时，则应分别考虑内核和第二壳层中最大剂量当量。这两个最大值分别称为深部剂量当量指数 $(H_{1,d})$ 和浅表剂量当量指数 $(H_{1,s})$，它们分别代表人体较深部位组织中和皮肤内的最大剂量当量的近似值。

在实际防护监测中，一个最主要的困难是剂量当量指数是一个不具备相加性质的辐射量。不同组分的辐射在 ICRU 球中最大剂量当量并不出现在同一位置上。对于混合辐射场、非单能辐射场或多向辐射场，实际上剂量当量指数一般并不等于而是小于它们各个辐射组分的剂量当量指数值的总和。然而，辐射监测中使用的仪表、对辐射场各组分的响应，通常是相加的，并且多数是在单向辐射的条件下进行刻度的。因此，只有在单能单向且单一辐射情况下，仪表才有可能给出合乎指数定义的测量结果，否则偏差会很大。即使是单向辐射场，由于工作人员在辐射场内的移动身体，身体对辐射场的取向也经常发生改变，人体受到的照射就不是单向而是多向，佩戴在人体上的剂量计也就不能测得剂量当量指数的精确值。

鉴于上述的讨论，ICRU 第 39 号报告提出了两个假设的辐射场——扩展场(expanded field)和齐向扩展场(aligned and expanded field)，引入 ICRU 组织等效球，定义了 4 个剂量当量实用量，明确区分了场所监测与个人监测的量。

在扩展场的情况下，在所研究的整个体积内，注量及其角分布和能谱与参考点处的实际辐射场具有相同的值;在齐向扩展场的情况下,注量及其能谱与扩展场相同,但注量是单向的。

6.6 辐射防护中使用的实用量

人体多处于外照射辐射场中,器官或组织当量剂量和有效剂量本质上是不能用简单仪表直接测量的,需要发展一些在实际辐射防护中可测定的与有效剂量和皮肤当量剂量相关的一些量。为此,采用 ICRU 推荐的用于辐射防护的实用量,预期会给出依据 Q-L 关系计算出的有效剂量和皮肤当量剂量的合理近似。目前,ICRP 正在对这些剂量学量进行仔细的考察,并将在其后的出版物中引进这些新的辐射权重因子。这些实用量包括使用于环境和场所监测的周围剂量当量 $H^*(d)$ 和定向剂量当量 $H'(d)$,以及用于个人监测的个人剂量当量 $H_p(d)$,所有这些量都基于 ICRU 球中某点处的剂量当量的概念。

6.6.1 几个术语

为定义这些实用量,需要规定某些由实际辐射场导出的辐射场,为此规定了某些有特定明确含义的术语。

1. 扩展场

在扩展场内,注量和它的角分布以及能量分布与参考点处的实际辐射场中要研究的体积内注量及其角分布有相同的值。

2. 齐向扩展场

在齐向扩展场内,注量和它的能量分布与扩展场内相同,但注量是单向的。

3. 贯穿个人剂量当量

贯穿个人剂量当量是指体表指定的一点下,与强贯穿性辐射相应的那个深度上软组织的剂量当量,该量适用于受到强贯穿辐射照射的深部器官。

4. 浅表个人剂量当量

浅表个人剂量当量是指体表指定的一点下,与弱贯穿性辐射相应的那个深度上软组织的剂量当量,该量适用于受到弱贯穿辐射照射和强贯穿辐射照射的处于人体浅表的那些器官。弱贯穿辐射通常适用于 β 辐射和能量低于 15keV 的光子辐射。

6.6.2 环境监测中的实用量

环境监测是指与辐射场中一给定地点相联系的测量实践,这里引入的两个实用量把外部辐射场与有效剂量、皮肤当量剂量联系起来。

1. 周围剂量当量

辐射场中某点处的周围剂量当量(ambient dose equivalent)$H^*(d)$是由相应的齐向扩展场在ICRU球内,在逆向齐向场的半径上且在深度d处产生的剂量当量,单位是$J \cdot kg^{-1}$,专用单位是Sv。

任何对周围剂量当量的表述都应当包括指明参考深度,为简化以后的表述,d以mm为单位,如$H^*(10)$表示在10mm深度处。测量$H^*(d)$时要求辐射场在仪器尺寸范围内是均一的,且使用的仪器是各向同性的。

对于强贯穿辐射,经常使用量$H^*(10)$;对于弱贯穿辐射,经常使用量$H^*(0.07)$;对眼晶体,经常使用量$H^*(3)$。

2. 定向剂量当量

辐射场中某点处的定向剂量当量(directional dose equivalent)$H'(d,\Omega)$是由相应的扩展场内,在ICRU球某一指定方向Ω的半径上,在深度d处产生的剂量当量,单位是$J \cdot kg^{-1}$,专用单位是Sv。

任何定向剂量当量的表述应当包括指明参考深度d和相应参考方向Ω。同样,为了简化表述,d应当用mm为单位。测量定向剂量当量时,同样要求辐射场在测量仪器尺寸范围内是均一的,而仪器具有所要求的方向响应。

对于弱贯穿辐射,对皮肤使用0.07mm深度,对眼晶体使用3mm深度,这些定向剂量当量分布被记做$H'(0.07,\Omega)$和$H'(3,\Omega)$;对于强贯穿辐射,用$H'(10,\Omega)$表示,是指特定Ω方向半径上10mm深度处的剂量。为表明方向Ω,要求选用一个参考坐标系,方向Ω需要在这个坐标系中表示出来。

在单向场的特殊情况下(图6.3),可以用逆向入射场的半径与指定的半径之间的夹角α表示方向,当$\alpha=0$时,$H'(d,0)$可以被写成$H'(d)$,它等于

第6章 辐射防护物理量

$H^*(d)$。对于弱贯穿辐射,用于测定平板中适当深度处的剂量当量的仪器(如外推电离室),也将适合于测量 $H'(0.07,\Omega)$ 以及 $H'(3,\Omega)$,这时要将平板的表面与 Ω 方向垂直。

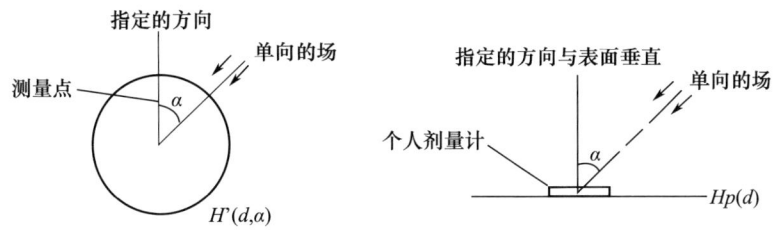

图 6.3　定向剂量当量测量示意图

6.6.3　个人监测中的实用量

个人监测是指与给定的个人相联系的测量,有两个用于个人监测的剂量当量:表征强贯穿辐射对人体深部器官照射的贯穿个人剂量当量(individual dose equivalent,penetrating)$H_p(d)$ 和表征浅部组织受弱贯穿辐射的浅层个人剂量当量(individual dose equivalent,superficial)$H_s(d)$,它们是在人体上预定佩带剂量计的部位深度 d 处定义的,d 一般用 mm 为单位表示。

(1) 贯穿个人剂量当量:身体上指定点下适于强贯穿辐射的深度 d 处软组织中的剂量当量称作贯穿个人剂量当量 $H_p(d)$,表示身体上指定点下面软组织中的适当深度 d 处的剂量当量。对于强贯穿辐射,软组织深度 d 建议值为 10mm,相应的 $H_p(d)$ 记作 $H_p(10)$,其单位是 $J \cdot kg^{-1}$,专用单位是 Sv。

(2) 浅层个人剂量当量:身体上指定点下适于弱贯穿辐射的深度 d 处软组织中的剂量当量称作浅层个人剂量当量 $H_s(d)$。对于弱贯穿辐射,皮肤使用的深度 d 的建议值为 0.07mm,这时,$H_s(d)$ 记作 $H_s(0.07)$;对眼晶体使用 3mm 深度,相应的 $H_s(d)$ 记作 $H_p(3)$,其单位是 $J \cdot kg^{-1}$,专用单位是 Sv。

个人剂量当量是在人体组织中定义的,因而既不能直接测量,也不可能从一种普遍的刻度方法推导出来。但是,佩带在身体表面的探测器覆盖以适当厚度的组织等效材料(或其代用品),可以用于个人剂量当量的测量。个人剂量计的体积一般都比较小,其测定值由指定点的辐射场所决定。由于人体躯干部对辐射的衰减和散射作用与 ICRU 球接近，因此，剂量计的刻度条件比较简易，在适当体模上进行。在常规条件（平行均匀射束）下，简便测定个人剂量当量的剂量计可以于 ICRU 球中适当深度处进行，这样可以保持个人剂量当量与定向剂量当量的定义相对应。只要辐射场是均匀的并且身体上指定点的外法线方向与定义 $H'(d)$ 的指定方向重合，则有 $H_p(d)$ 或 $H_s(d)$ 近似与 $H'(d)$ 相等。

一般而言，$H'(d)$ 与辐射粒子能量和方向的关系，及其与空气中的吸收剂量或粒子注量的关系等，也可以用来近似地描述 $H_p(d)$ 或 $H_s(d)$ 随相应参数变化的规律。同理，在单向均匀辐射场中，如果人体指定点外法线的方向与入射辐射的方向反平行，则 $H_p(d)$ 或 $H_s(d)$ 与周围剂量当量 $H^*(d)$ 接近。除了上述特殊情况外，个人剂量当量总是小于周围剂量当量。

对于戴在手臂上的个人剂量计，用 ICRU 球刻度会产生过高的反散射，由 ICRU 确定的 $H^*(d)$、$H'(d)$ 和 $H_p(d)$ 都会对手臂的剂量当量给出过高的估计值，但 β 辐射除外，因为手臂已足以对电子提供最大的反散射。对 β 射线的测量和计算表明，只要其能量不超过 3.5MeV，0.07mm 和 3mm 深度处剂量当量的比值总是大于 3.3，因此在大多数情况下，当有效剂量当量和皮肤剂量当量的限值没有超过时，眼晶体的剂量限值也能得到满足，因针对眼晶体的 $H_s(3)$ 监测，只有在极特殊的情况下才有必要进行。测量 $H_p(d)$ 或 $H_s(d)$ 的剂量计都是按佩戴在人体表面设计的，人体提供了反散射条件，但剂量计要覆盖适当厚度的衰减材料，使之对不同方向的入射辐射获得正确的响应，如剂量计突出在体表外面，而在侧向没有足够的物质层，则有可能对大角度入射的辐射给出过高的响应。由此看来，平板形个人剂量计比球形个人剂量计能给出更符合要求的角响应。

6.6.4 应急核辐射监测实用量

应急核辐射监测实用量主要用于核爆炸及重大核事故发生后高剂量率环境中的使用的应急辐射监测仪器。在高剂量率环境中，外照射剂量限值主要是针对骨髓型（造血细胞）辐射损伤（属于确定性效应），而规定的红骨髓平均吸收剂量（D_m），在外照射条件下，通常不能用核辐射监测仪器直接测量，必须使用法定计量单位表示的实用辐射量，要求该实用辐射量是偏安全和可测的。

1. 周围吸收剂量 $D*(d)$

周围吸收剂量 $D*(d)$ 用于表示相应扩展齐向辐射场在 ICRU 球内,针对入射方向半径上深度 d 为 10mm 处产生的吸收剂量,它适用于 γ 辐射和中子监测。使在应急核辐射监测条件下,剩余核辐射的 γ 辐射 $D*(10)$ 能合理地代表红骨髓平均吸收剂量 (D_m),转为平时状态下,γ 辐射监测的周围吸收剂量 $D*(10)$ 与周围剂量当量 $H*(10)$ 在数值上相等。

2. 定向吸收剂量 $D'(d,\Omega)$

定向吸收剂量 $D'(d,\Omega)$ 是相应扩展辐射场在 ICRU 球体内,指定方向半径上深度 d 产生的吸收剂量。在应急核辐射监测条件下,对于弱贯穿辐射(β 辐射),d 的数值取 0.07mm,它能合理代表剩余 β 辐射在皮肤中的吸收剂量。对于强贯穿辐射(中子、γ 辐射),d 的数值取 10mm,它也能代表中子、γ 辐射在红骨髓中的平均吸收剂量 (D_m)。

3. 个人吸收剂量 $Dp(d)$

个人吸收剂量 $D_p(10)$ 用于表示在外照射条件下,γ 辐射和中子在人体软组织深度 d 为 10mm 处的软组织吸收剂量。它能合理地代表早期核辐射中子、γ 辐射以及剩余 γ 辐射在人体红骨髓中所致平均吸收剂量 (D_m)。在 β 辐射外照射时,$D_p(0.07)$ 用于表示人体软组织深度 d 为 0.07mm 处的软组织吸收剂量。对于剩余 β 辐射,它能合理地代表外照射致表面皮肤的吸收剂量。

6.7 群体相关的辐射量

辐射量除从剂量限值、辐射剂量危险度等方面把握外,还需从照射人群整体上进行考察。与群体相关的辐射量都是与特定辐射源(如天然辐射源)或特定辐射实践(如核爆炸、核动力生产等)相联系的,群体的剂量评价重点在于辐射诱发随机性健康效应的总数,而不是每个个体的效应诱发率,并且此种情形下,采用集体量、人均量及与集体量或人均量相关的负担量,评价核设施带来的整体利益和危害方面会更加方便,也更加有意义。集体剂量取决于照射水平、照射时间及照射人数,为减小集体剂量也应从上面三个方面加以控制。

6.7.1 集体量

受到特定辐射源或在某辐射实践中受到照射的群体,由于地理位置、生活习俗等原因,其中每个成员的受照水平不会完全相同,因而群体中每个成员的剂量当量在零至某个最大值之间总是有个分布。

1. 集体量定义

如果这一群体中的个体全身或某一器官(或组织)平均剂量当量为 $\bar{H}_i$ 的那部分成员数为 $N(\bar{H}_i)$,那么,可定义该群体的集体剂量当量(collective dose equivalent),用公式表示为

$$S = \sum_i \bar{H}_i \cdot N(\bar{H}_i) \tag{6.23}$$

符号 S 表示集体剂量当量,可见,集体剂量当量实际上就是受照群体每个成员的剂量当量总和。

如果式(6.23)中的 $\bar{H}_i$ 指的是全身均匀受照射时的剂量当量,那么 S 便是该群体全身的集体剂量当量 $S_{全身}$;如果 $\bar{H}_i$ 是身体某个器官或组织 T 的剂量当量,那么由式(6.23)获得的 S 便是该群体人的器官或组织的集体剂量当量 S_T。如果 $\bar{H}_i$ 表示个体有效剂量,则 S 就是集体有效剂量(collective effective dose) S_E,即有

$$S_E = \sum_i H_{E_i} \cdot N(H_{E_i}) \tag{6.24}$$

式中:$N(H_{E_i})$ 是群体中有效剂量等于 H_{E_i} 的那部分成员的人数。

集体剂量当量 S 和集体有效剂量 S_E 的 SI 单位是"man·Sv"也即"人·希(沃特)"。

可见,集体剂量(collective dose)定义为受照射人群中各组的平均剂量与各组人数乘积之和,对每组的平均剂量与其人数乘积得到这个组的总集体剂量,再对各组求和便得到人群的总集体量;集体当量剂量(collective equivalent dose)为受照射人群中平均当量剂量与各组人数乘积之和;集体有效剂量(collective effective dose)定义为受照射人群中各组的平均有效剂量与各组人数乘积之和。

第 6 章　辐射防护物理量

前面在计算与个体相关的有效剂量当量时,没有计入皮肤的贡献,认为对个体而言,因为皮肤受照而导致的随机性效应发生率可以忽略不计,但在估算群体生物效应时,应当计入皮肤受照的贡献。对于整个皮肤表面而言,皮肤危险度系数约为 $10^{-4}\mathrm{Sv}^{-1}$,相应的权重因子为 $W_{皮肤}=0.01$,于是,可定义一个包括皮肤在内的集体有效剂量当量 $S_{E(包括皮肤)}$:

$$S_{E(包括皮肤)} = S_E + 0.01\sum_i \bar{H}_{皮肤,i} \cdot N(\bar{H}_{皮肤,i}) = S_E + 0.01 S_{皮肤} \quad (6.25)$$

式中:S_E 是由式(6.24)定义的集体有效剂量当量;$N(\bar{H}_{皮肤,i})$ 是个体整个皮肤表面平均剂量当量为 $\bar{H}_{皮肤,i}$ 的那部分成员的人数;$S_{皮肤}$ 是皮肤的集体剂量当量。

在给出集体剂量当量或集体有效剂量当量时,必须说明计算这一集体剂量当量数值时所涉及的时间范围和相关群体的人数。

2. 集体量应用

集体量 S_T、$S_{全身}$ 和 S_E 可用来估计源于特定辐射实践或某种辐射源,在群体中发生健康效应的期望数,发生随机性辐射效应的人员期望数,可用公式表示成

$$G_T = r_T S_T (人) \quad (6.26)$$

$$G = r_{全身} \cdot S_{全身} = r_{全身} \cdot S_E \quad (6.27)$$

式中:r_T 是关于器官或组织 T 的危险度系数,其值可从表 4.6 中查得;G_T 是群体中因为器官或组织 T 受照,发生相应随机性辐射效应的期望数;$r_{全身} = 1.65 \times 10^{-2}\mathrm{Sv}^{-1}$,为包括致死癌症及最初两代遗传效应在内的随机性健康效应的诱发率;G 是因为全身均匀受照或不均匀受照时,预计发生随机性健康效应的期望数。

6.7.2　人均量

1. 人均量定义

假若群体受到均匀照射,即每个成员受到相同水平的辐照,那么当群体人数增加时,集体剂量当量也会按比例地增大,因此有时使用平均剂量当量。

某一群体中的人均剂量当量(per caput dose equivalent)$\bar{H}$ 或人均有效剂量

(per caput effective dose equivalent) $\bar{H}_E$ 定义为

$$\bar{H} = S(t)/N(t) \tag{6.28}$$

$$\bar{H}_E = S_E(t)/N(t) \tag{6.29}$$

式中:$S(t)$ 和 $S_E(t)$ 分别是 t 这段时间内,人数为 $N(t)$ 的那一群体的人员集体剂量当量和集体有效剂量。

虽然人均剂量当量 $\bar{H}$ 或人均有效剂量 $\bar{H}_E$ 好像是指一个个体的量,其实它仅仅是一个假设的个体,$\bar{H}$ 和 $\bar{H}_E$ 只是一系列分布范围较广的个体实际剂量当量的平均值。

2. 有特定意义的剂量当量

为个人剂量评价目的,把辐射诱发的致死癌症和最初两代的遗传疾患合在一起,称为随机性健康效应,并以有效剂量 $\bar{H}_E$ 作为上述效应诱发率的一个指标。但为群体剂量评价目的,常需要把遗传效应与躯体效应分开,有时甚至还需要把某些重要的躯体效应,同总的躯体效应分开,而单独予以考虑和比较。为此,提出了某些特殊的人均剂量当量,例如有遗传意义的剂量当量 H_{GS}、有躯体效应意义的剂量当量 H_{SS} 和有白血病意义的剂量当量 H_{LS}。

1) 有遗传意义的剂量当量 H_{GS}

H_{GS} 是受照群体的人均性腺剂量当量值,如果群体中每个成员性腺都接受这一剂量当量值,则由此造成的遗传效应总数,与受照群体每个成员性腺实际接受的剂量当量所致遗传效应的总数相等,数值上它等于

$$H_{GS} = \frac{\sum_g \sum_k (H_{gk}^{男} N_{gk}^{男} W_k^{男} + H_{gk}^{女} N_{gk}^{女} W_k^{女})}{\sum_k (N_k^{男} W_k^{男} + N_k^{女} W_k^{女})} \tag{6.30}$$

式中:男、女代表男性和女性;N_k 代表 k 年龄组成员的人数;W_k 是 k 年龄组成员生育子女数的期望值;N_{gk} 是 k 年龄组成员中平均性腺剂量当量为 H_{gk} 的那部分成员人数,且 $\sum_g N_{gk} = N_k$。

2) 有躯体效应意义的剂量当量 H_{SS}

H_{SS} 是受照群体的人均全身剂量当量值,如果群体每个成员全身都均匀地

受这一剂量当量照射,则由此造成的患致死肿瘤人数,与受照群体由各个成员实际接受的剂量当量造成的患致死肿瘤人数相等,数值上它等于

$$H_{ss} = \frac{\sum_i \sum_k \sum_T (H_{i,k,T}^{男} \cdot N_{i,k,T}^{男} \cdot S_{k,T}^{男} + H_{i,k,T}^{女} \cdot N_{i,k,T}^{女} \cdot S_{k,T}^{女})}{\sum_k \sum_T (N_k^{男} \cdot S_{k,T}^{男} + N_k^{女} \cdot S_{k,T}^{女})} \quad (6.31)$$

式中:$S_{k,T}$ 是 k 年龄组成员的器官或组织 T 受到单位剂量当量照射时诱发致死肿瘤的几率;$N_{i,k,T}$ 是 k 年龄组成员的器官或组织 T 平均剂量当量为 $H_{i,k,T}$ 的那部分成员的人数。

在计算 H_{ss} 时,既需要了解群体中各类组织或组织的剂量当量 $H_{i,k,T}^{男或女}$ 按年龄、性别的分布,又需要了解各类组织或组织受照后,肿瘤诱发率 $S_{k,T}^{男或女}$ 随年龄、性别的变化。但基于目前这方面资料掌握的情况,一般基于有效剂量当量,按照公式

$$H_{ss} = \frac{\sum_i \sum_k \left(H_{E_i,k}^{男} \cdot N_{i,k}^{男} \cdot S_k^{男} + H_{E_i,k}^{女} \cdot N_{i,k}^{女} \cdot S_k^{女} \right)}{\sum_k \left(N_k^{男} \cdot S_k^{男} + N_k^{女} \cdot S_k^{女} \right)} \quad (6.32)$$

进行计算。虽然计算中包括了遗传效应成分,但获得的结果仍可视为 H_{ss} 的合理近似。公式中的 $N_{i,k}$ 是 k 年龄组成员中个人有效剂量为 H_{E_i} 的那部分成员人数,S_k 为 k 年龄组成员的肿瘤死亡率。

3) 有白血病意义的剂量当量 H_{LS}

H_{LS} 是受照群体中人均红骨髓剂量当量值,如果受照群体中每个成员都接受这一红骨髓剂量当量,则由此造成的白血病总例数,与群体中每个成员实际接受的红骨髓剂量当量所致白血病总例数相同,数值上它等于

$$H_{LS} = \frac{\sum_m \sum_k \left(H_{m,k}^{男} N_{m,k}^{男} L_k^{男} + H_{m,k}^{女} N_{m,k}^{女} L_k^{女} \right)}{\sum_k \left(N_k^{男} L_k^{男} + N_k^{女} L_k^{女} \right)} \quad (6.33)$$

式中:$N_{m,k}$ 是 k 年龄组成员中红骨髓剂量当量为 $H_{m,k}$ 的那部分成员的人数;L_k 是 k 年龄组成员的白血病死亡率。

对于不同性别、年龄组成员,上述公式中的 W_k、S_k、L_k 的数值如表6.6所列。H_{GS}、H_{SS} 和 H_{LS} 的 SI 单位是 Sv。

受照群体中(包括全部后代在内)预计蒙受的遗传效应人数 G_g、肿瘤死亡人数 G_S 和白血病死亡人数 G_L 为

$$G_g = 0.8 \times 10^{-2} \times N \times H_{GS} \tag{6.34}$$

$$G_S = 1.65 \times 10^{-2} \times N \times H_{SS} \tag{6.35}$$

$$G_L = 0.2 \times 10^{-2} \times N \times H_{LS} \tag{6.36}$$

式中:N 是受照群体的总人数;H_{GS}、H_{SS} 和 H_{LS} 是相应效应的人均量。

表6.6 不同性别、年龄组成员的 W、L、S 值

年龄组 K	子女期望数,W		白血病死亡率,L		肿瘤死亡率,S	
	男	女	男	女	男	女
18~19	1.0	1.0	0.99	0.99	0.82	0.87
20~24	0.97	0.92	0.98	0.99	0.74	0.82
25~29	0.72	0.47	0.98	0.98	0.65	0.74
30~34	0.34	0.12	0.97	0.98	0.54	0.65
35~39	0.092	0.007	0.95	0.97	0.45	0.54
40~44	0.019	0.003	0.93	0.95	0.34	0.45
45~49	0.0041	0.0001	0.90	0.93	0.26	0.34
50~59	0.0007	0.0000	0.78	0.89	0.14	0.22
60~69	0.0000	—	0.51	0.63	0.035	0.075
70及以上	0.0000	—	0.38	0.46	0.004	0.020

6.7.3 负担量

某些情形下,群体由于某种辐射源而受的照射将长时间地持续下去,例如核爆炸的放射性沉降物或核电厂排放的废物所产生的照射。为了评价现时(或当前)的辐射实践在后来的时间中造成的危害程度,引进一系列有关的负担量。

由于对群体造成辐照作用的辐射源强度往往是随时间变化的,因而群体受到的剂量当量率也随时间而改变。如果在 t 时刻,由某一实践造成的群体中某一器官或组织的人均剂量当量率为 $\dot{H}(t)$,那么这一剂量当量率在无限长时间内的积分,就称为该群体器官或组织 T 的剂量当量负担(dose equivalent commitment) H_C,用公式表示为

$$H_C = \int_0^\infty \overline{\dot{H}}(t)\,\mathrm{d}t \tag{6.37}$$

可见,剂量当量负担 H_C 是无限长时间内,某一器官或组织的累积剂量当量。

剂量当量负担 H_C 同样以 Sv 为单位,人群范围大时可用于全世界人口,人群范围较小时,甚至可以用于个人。在对个人使用时,"实践"就是指摄入一定数量的放射性核素,待积剂量当量 $H_{50,T}$ 就是剂量当量负担的一个特例。

按照式(6.37),也可得到有效剂量负担(effective dose equivalent commitment) $H_{E,C}$:

$$H_{E,C} = \int_0^\infty \overline{\dot{H}}_E(t)\,\mathrm{d}t \tag{6.38}$$

式中: $\overline{\dot{H}}_E(t)$ 是 t 时刻群体的人均有效剂量率。

同样,如果某一实践对特定群体造成的集体剂量当量率和集体有效剂量率分别为 $\dot{S}(t)$ 和 $\dot{S}_E(t)$,则在无限长时间内,对这两个集体剂量当量率施行积分,便可分别得到集体剂量当量负担 S_C 和集体有效剂量负担 $S_{E,C}$。

$$S_C(t) = \int_0^\infty \dot{S}(t)\,\mathrm{d}t = \int_0^\infty N(t)\,\overline{\dot{H}}(t)\,\mathrm{d}t \tag{6.39}$$

$$S_{E,C}(t) = \int_0^\infty \dot{S}_E(t)\,\mathrm{d}t = \int_0^\infty N(t)\,\overline{\dot{H}}_E(t)\,\mathrm{d}t \tag{6.40}$$

式中: $N(t)$ 是 t 时刻的群体人数,如果在整个积分时间内,群体的人数保持不变,则 S_C 和 $S_{E,C}$ 即可分别按下列公式计算:

$$S_C(t) = N \cdot \int_0^\infty \overline{\dot{H}}(t) \cdot \mathrm{d}t = N \cdot H_C \tag{6.41}$$

$$S_{E,C}(t) = N \cdot \int_0^\infty \overline{\dot{H}}_E(t) \cdot \mathrm{d}t = N \cdot H_{E,C} \tag{6.42}$$

可见, S_C 和 $S_{E,C}$ 是特定辐射源或辐射实践在无限长时间内,对群体中每个成员给出的累积剂量当量或累积有效剂量的总和,它们可以作为衡量特定辐射源或辐射实践对群体产生健康危害的指标。

实际应用中,负担量定义中的积分上限可不取无限大,而是用某个终止时刻 T,即有

$$H_C^T = \int_0^T \overline{\dot{H}}(t)\,\mathrm{d}t \qquad (6.43)$$

$$H_{E,C}^T = \int_0^T \overline{\dot{H}}_E(t)\,\mathrm{d}t \qquad (6.44)$$

$$S_C^T(t) = \int_0^T \dot{S}(t)\,\mathrm{d}t \qquad (6.45)$$

$$S_{E,C}^T(t) = \int_0^T \dot{S}_E(t)\,\mathrm{d}t \qquad (6.46)$$

以上,H_C^T、$H_{E,C}^T$、S_C^T、$S_{E,C}^T$ 分别称为积分截止时间为 T 的截尾剂量当量负担、截尾有效剂量负担、截尾集体剂量当量负担和截尾集体有效剂量负担。

思考题与习题

1. 什么是剂量当量？品质因子是如何定义的？
2. 什么是随机性效应危险度？如何利用随机性效应危险度定义组织权重因子？
3. 什么是有效剂量当量？为什么要引进有效剂量当量？
4. 什么是待积剂量当量？主要在什么情况下使用？
5. 什么是当量剂量？它与剂量当量的区别是什么？
6. 什么是周围剂量当量？什么是定向剂量当量？两者有什么区别？
7. 什么是剂量当量负担？与待积剂量当量主要区别是什么？
8. 什么叫 ICRU 球？其在定义辐射防护物理量中的作用是什么？
9. 集体有效剂量这些概念的引入目的是什么？
10. 为什么要引入狭义指数量？
11. 某实验室内使用 ^{241}Am－Be 中子源（$E_\alpha = 5.0\mathrm{MeV}$）进行实验,室内空间某点的中子注量率为 $10^7 \mathrm{m}^{-2} \cdot \mathrm{s}^{-1}$,当工作人员每月工作 16.0h 时,试问 2 个月内在该点处工作人员眼晶体所受的累积当量剂量是多少？

第 6 章 辐射防护物理量

12. 人体受到能量为 0.1MeV 的 γ 射线照射,测得体表处 γ 照射量率为 $3.0 \times 10^{-2} \mu C \cdot kg^{-1} \cdot s^{-1}$,问在这种条件下可连续工作多长时间?(假设工作人员的年剂量限值为 20mSv)

13. 一位辐射工作人员在非均匀照射条件下工作,肺部受到 $50mSv \cdot a^{-1}$ 的照射,乳腺也受到 $50mSv \cdot a^{-1}$ 的照射,问这一年中她所受的有效剂量是多少?

14. 在某基地核武器库泄漏现场处置过程中,一部分堵漏作业人员吸入了放射性烟尘,致肺部遭受 6mGy 的 α 粒子照射;另一部分器材搬运人员因吸入致肺部遭受 2mGy 的 α 粒子照射,同时还受到来自器材库存放的中子、γ 射线源的复合照射。假设全身均匀接受的中子、γ 射线辐照剂量均为 2mGy,试比较堵漏、搬运两类人员受辐射影响的情况。

第7章

外照射剂量学

外照射剂量学(external radiation dosimetry)主要研究体外辐射场中人体、实验动物或其他辐照材料的剂量学问题,包括辐射剂量、辐射效应和辐射防护,也涉及射束参数、模型建立、测量方法、防护标准及剂量计算等问题。外照射分为主动照射、目的照射以及事故等原因造成的被动照射。外照射剂量学通过设计测量技术手段,或根据积累数据对复杂结构建立模型,模拟计算来获得被照射物体的剂量大小及分布,不仅可用于医学或生物材料照射,还可用于辐射加工等领域。

7.1 体模及其剂量场参数

7.1.1 组织等效性

要获知体外辐射对人体作用的剂量数据,不可能用真人做实验,为此需要寻找已有物质材料或者合成新材料进行辐射测量实验,这类材料组成、性质和相关参数都应该与人体组织相近,两者的接近程度称为组织等效性,这类材料就称为组织等效材料(tissue equivalent material)。要求组织等效材料对不带电粒子的线性衰减系数、能量转移系数、能量吸收系数与不带电粒子在人体组织中的这些参数相同,而且对带电粒子碰撞阻止本领、辐射阻止本领、散射阻止本领与机体组织中的这些特性参数也应该相同。理想的组织等效材料很难找到,只能要求材料组织等效性尽量接近组织,或对部分辐射粒子(甚至对部分能区粒子)具有等效性。在实际工作中,对不同种类或不同能区粒子常选择不同的组织等效材料,如对 $2\sim40$ MeV 电子及 $0.2\sim20$ MeV 光子,经常使用水作为肌肉、脂肪等软组织的等效材料,并且误差很小(不到1%)。人体照射主要关心的是人体组织中常量元素含量,其百分含量组成如表 7.1 所列。

表 7.1 人体主要元素的平均百分含量

元素	软组织	骨骼	器官	元素	软组织	骨骼	器官
H	10.55	7.41	10.18	P	0.07	4.177	0.138
C	27.11	34.43	13.71	S	0.2275	0.307	0.2267
N	2.958	2.91	2.37	Cl	0.185	0.1	0.22
O	58.42	41.37	72.8	K	0.1425	0.2	0.21
Na	0.1225	0.05	0.176	Ca	0.0133	13.59	0.0175
Mg	0.015	0.135	0.0125	Fe	0.05	0.01	0.02

不同组织器官的元素含量相差很大,为尽可能接近生物组织材料,1964 年 ICRU 定义了理想化生物组织等效材料的物质成分,如表 7.2 所列。

表 7.2 理想化生物组织等效材料中各元素百分含量

名称	主要元素百分含量				其他元素
	H	C	N	O	
ICRU 软组织	10.1	11.1	2.6	76.2	
ICRU 组织、肌肉	10.2	12.3	2.5	72.9	Mg 0.2,Na 0.8,P 0.2,S 0.5,K 0.3,Ca 0.1
组织等效材料 A150	10.1	77.6	3.5	5.2	Fe 1.7,Ca 1.9
甲烷组织等效气体	10.2	45.6	3.5	40.7	
丙烷组织等效气体	10.3	56.9	3.5	29.3	
空气等效塑料 C562	2.5	50.2		0.4	Fe 46.5,Si 0.4
聚丙烯	14.4	85.6			
树脂玻璃	8	60		32	

不同生物组织对应不同等效材料,不同类型辐射的等效材料也不同。目前已有许多等效介质材料,有些还可以购买。对中子而言,A150 等效塑料、聚甲基丙烯酸甲酯(PMMA)是常用体模材料,此外石墨、空气、聚酰胺、聚丙烯、低分子量聚乙烯、聚苯乙烯和丙烯酸塑料都是常用体模材料。塑料体模中要加入一定量石墨来提高其电导率,以防在受电子束照射时体模中因电荷积累出现强静电场。A150 等效塑料由于是很好的中子等效介质材料,因此使用比较多,其中各原子含量,H 为 10.10%,C 为 77.60%,N 为 3.50%,O 为 5.20%,Ca 为

1.80%，Fe 为 1.80%。为了衡量不同材料的组织等效性,定义材料对光电吸收的有效原子序数 Z_{eff} 等于

$$Z_{eff} = \sigma_a / \sigma_e \tag{7.1}$$

式中:σ_a 为原子阻止截面;σ_e 为电子阻止截面。两者计算方法类似,具体计算时常采用如下计算公式:

$$Z_{eff} = \left(\sum_{i=1}^{n} a_i Z_i^{2.94} \right)^{1/2.94} \tag{7.2}$$

式中:系数 a_i 是各元素中的电子数占组织等效材料总电子数的百分比;Z_i 是各元素的原子序数,由式(7.1)可求得人体组织 $Z_{eff} = 7.5$,所求材料的 Z_{eff} 值越接近 7.5 的材料组织等效性就越好,表 7.3 给出了几种物质 Z_{eff} 值。由于 σ_a 和 σ_e 都是能量的函数,有效原子序数 Z_{eff} 也随能量变化。

表 7.3 生物材料及剂量计工作介质的 Z_{eff} 值

物质名称	Z_{eff}	物质名称	Z_{eff}
人体组织	7.5	$MgSO_4$	12.2
LiF	8.307	$CaSO_4$	15.62
MgB_4O_7	8.515	$SrSO_4$	30.0
Al_2O_3	11.3	$BaSO_4$	46.9

7.1.2 体模及分类

体模(phantom)就是为模拟测量、计算受照体内吸收剂量及其分布而设计制作的由特定尺寸材料组成的模型,在放射治疗及辐射生物研究中,将组织等效材料制成人体模型进行照射。根据类型和用途可分为医学治疗体模、医学成像体模、辐射加工体模等类型。水是软组织等效性很好的体模材料,但水需要辅助材料控制其形状。固体材料具有良好的几何形状,制成体模时使用方便,现在具有组织等效性的固体水已有商业产品。不同的照射目的和照射条件,选用的体模也有所不同。

1. 标准体模

标准体模(standard phantom)是指 30cm×30cm×20cm 长方体均匀体模,主要用于窄束照射下的剂量测量,此外还有圆柱体模和椭圆柱体模,圆柱体模的

直径为 30cm、高为 60cm,椭圆柱体模长轴和短轴分别为 36cm 和 24cm,高为 60cm。

2. ICRU 球

ICRU 球(ICRU sphere)是直径 30cm、密度 $1g/cm^3$ 的组织等效球形体模。ICRU33 号报告规定了组织等效球体材料元素组分(按质量计):氧 76.2%、碳 11.1%、氢 10.1%、氮 2.6%。ICRU 球体模结构相对简单、用途很广,人体深部剂量和表皮剂量都可以利用 ICRU 球来测定。

3. 数学体模

数学体模(mathematical phantoms)将人体主要部分简化为圆柱、圆锥等几何形体,并用含参数的数学函数来描述。数学体模主要有三大部分:①躯干和手臂用椭圆柱表示;②腿和脚分别用两个截断的圆锥体表示;③头和颈用一个圆柱,其上连接一个椭圆柱和半个椭球体。另外,对女性体模,躯干上再附两个椭球代表乳房。数学体模也仅作为基础模型存在,人体解剖模型如此复杂,再复杂的数学公式化模型也摆脱不了简单和粗糙的缺点。医学界已经开始使用计算机断层扫描(CT)和核磁共振(NMR)来研究特定患者的解剖结构,这些新技术将能够帮助开发更加逼真的人体模型。

4. MIRD 体模

医学内照射剂量(medical internal radiation dose,MIRD)模型是基于 ICRP 23 号报告中关于"参考人(reference man)"的定义开发的。1975 年,ICRP 规定了参考人解剖和生理性质,参考人以 20～30 岁成年白种人为研究对象,身高为 170cm,体重为 70kg。MIRD 体模有多种模型,美国橡树岭国家实验室为美国核医学协会的 MIRD 委员会开发了第一个异类同型同性模型。最初 MIRD 模型主要有三个部分:①一个椭圆形圆柱体用来代表胳膊、躯干和臀部;②一个平头椭圆形圆锥体用来代表腿和脚;③一个椭圆形圆柱体用来代表头和颈。MIRD 体模是非均匀的拟人体模,其几何形状和尺寸、内部主要器官的尺寸和位置都与真人十分相似,如图 7.1 所示。

MIRD 体模中骨骼密度为 $1.5g/cm^3$,肺密度为 $0.3g/cm^3$,其他组织密度为 $1.0g/cm^3$,材料成分都是这些组织器官的等效材料。

5. BOMAB 体模

人体吸收瓶(bottle manikin absorption, BOMAB)放射治疗体模主要用于刻度、几何条件校正。BOMAB 是模拟体内放射性均匀分布的参考人,如图 7.2 所示,由 10 个壁厚为 25mm 的聚乙烯瓶组合而成,尺寸如表 7.4 所列。

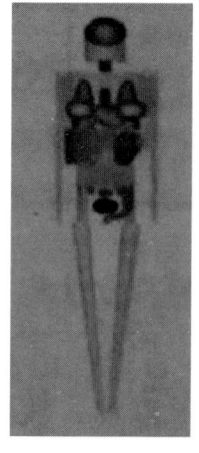

图 7.1 MIRD 体模

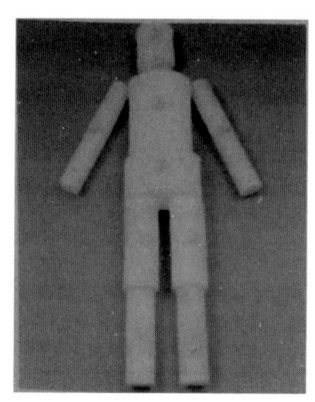

图 7.2 BOMAB 体模

表 7.4 BOMAB 体模各器官尺寸

名称	数量	形状	尺寸/cm	高度/cm	体积/ml
头部	1	椭球体	19×14	20	3525
颈部	1	圆柱	13	10	1030
胸	1	椭球体	30×20	40	16970
骨盆	1	椭球体	36×20	20	9990
手臂	2	圆柱	10	60	3800×2
大腿	2	圆柱	15	40	6050×2
小腿	2	圆柱	12	40	3745×2

模拟女性和儿童的体模尺寸要小一些,BOMAB 内充以含聚亚安酯为基质的填充物,^{40}K、^{137}Cs、^{152}Eu、^{154}Eu、^{155}Eu、^{125}Sb、^{133}Ba、^{60}Co 等放射性物质均匀分布在瓶内,为得到合适的光子能量,所含的放射性物质可以是一种或几种元素的混合。人体腹部、骨盆、胸部和头部是放射治疗过程中的辐射敏感部位,因此大部分人体体模用来模拟人体头部和躯干部分。

7.1.3 确定体模的剂量场参数

1. 照射野

辐射源向整个 4π 空间发射粒子,但目的辐照中需要加速器提供准直束流,使粒子经过准直光阑或限束光阑,射向体模或其他被照物体。通过源几何中心和光阑中心的直线,称为射束轴(beam axis)或参考轴(reference axis)。

在参考轴上通过参考点且垂直于射束轴的平面为参考平面,包含射束轴的任意平面称为基本平面,基本平面与参考平面互相垂直。从源到体模表面的距离称为源表皮距(source to surface distance),以 SSD 表示;垂直于参考轴的射束截面称为照射野(radiation field),也即照射野是指与射线束中心轴垂直的平面内由射线束边缘所包围的平面范围,有时也简称"射野",一般用符号 W 表示野的大小,W 也可以是射野的边长或半径,有时 W' 用于表示矩形野的面积($a \times b$)。照射野线度(圆形射野半径)与其到源的距离有关,射野大小需保证在垂直束轴的区域内达到电子平衡。此外,在比较两种材料中的数据时,还有等效厚度、标度因子等概念,在此不再详述。显然,在点源形成的发散射线束内,射野的边长和面积(对圆形照射野,是半径或直径)将分别与照射野至辐射源距离的一次方或二次方成正比,如图 7.3 所示,皮下深度 d 处的照射野边长(W)与射野至源的距离成正比:$W_d/W_0 = (\text{SSD} + d)/\text{SSD}$;照射野面积($W'$)与射野至源的距离平方成正比:$W'_d/W'_0 = (\text{SSD} + d)^2/\text{SSD}^2$。

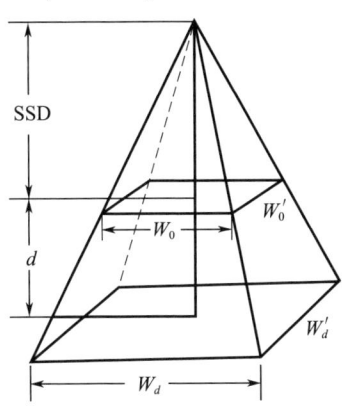

图 7.3 点源照射野边长和面积

固定照射野治疗有两种实施方法：①固定源皮距方法，简称"固定 SSD 方法"，在治疗过程中，患者体表的照射野面积及其到辐射源的距离保持不变，但患者体内病灶位置上的射野大小，取决于射野在皮下所处的深度；②固定源轴距方法，简称"固定 SAD 方法"或"等中心方法"，相当于"旋转照射"，射线束固定在某一特定位置。固定 SAD 方法中，辐射源到患者病灶某一特定点（"旋转中心"）的距离保持不变；此时，源皮距、体表照射野大小、病灶区域内射野所处的深度将取决于患者的身围和轮廓以及射线束的入射方向，然而病灶区域内的照射野面积，则不因这些因素的改变而变化。

2. 反散射因子

反散射因子（back scatter factor，BSF）定义为：体模内沿射线束中心轴参考深度（d_m）处的吸收剂量（D_m）与体模不在时的同一位置上空气中小块组织吸收剂量（$D_{m,a}$）的比值。反散射因子值的大小，取决于皮下的组织厚度、辐射线质（Q），以及照射野的大小、形状。

3. 百分深度剂量

体模中吸收剂量沿参考轴的分布，称为深度剂量分布。在射束轴上深度 z_m 处有一个剂量最大值，体模中的剂量分布通常由相对于最大剂量值的相对值给出。在体模的射束轴上吸收剂量最大处的剂量受环境介质影响较小，其附近剂量梯度很小，比较容易准确测量，把最大吸收剂量值所处位置称为参考点，参考点在体模中的深度（记为 d_m）与体模性质、射线类型、能量均有关，如表 7.5 所列。

表 7.5　标准水体模中 X、γ 辐射参考点深度（d_m）

辐射品质	参考点深度/cm	辐射品质	参考点深度/cm
小于 150kV	0	5.0MV	1.35
1.0MV	0.1	10.0MV	2.5
^{137}Cs	0.17	20.0MV	4.1
1.5MV	0.25	30.0MV	4.5
^{60}Co	0.5	50.0MV	5.5

百分深度剂量（percentage depth dose，PDD）的实质是体模内沿射线束中心轴两个不同深度上吸收剂量的比值，具体定义为体模内沿射线束中心轴某一特

定深度 d 处的吸收剂量(D_d)与参考深度 d_m 处吸收剂量(D_m)之比的百分数。影响百分深度剂量值的因素有特定的皮下深度(d)、参考深度上射野(W_m)的大小和形状、源皮距(SSD)及辐射的线质(Q),所以,百分深度剂量宜写成 PDD(Q, SSD, W_m, d),以强调每一个 PDD 的特定数值与这些影响因素的依赖性。表 7.6 则是源皮距 SSD = 100 cm 时,来自 ^{60}Co 源的不同面积正方形照射野的百分深度剂量值,至于更详细及不同线质的 x 射线百分深度剂量值,可以参见相关文献。

表 7.6　^{60}Co 的百分深度剂量值(PDD)

深度/cm	参考深度处正方形照射野面积 W_m/cm^2					
	0	20	50	100	200	400
BSF	1.000	1.016	1.025	1.035	1.048	1.059
0.0		25	28	31	36	40
0.5	100	100	100	100	100	100
1.0	97	98	98	99	99	100
2.0	89	95	96	97	98	98
3.0	82	90	91	92	92	93
4.0	75	83	85	86	87	88
5.0	69	77	79	81	83	84
6.0	63	71	73	75	77	78
7.0	58	67	70	72	74	74
8.0	53	62	64	66	68	70
9.0	49	57	60	62	65	67
10.0	45	53	55	57	60	63
11.0	42	49	52	55	58	60
12.0	37	45	48	50	53	56

如果工作中遇到的源皮距 SSD_2 有别于特定源皮距,那么只要辐射线质(Q)、皮下深度(d)、参考深度(d_m)处射野的形状和大小(W_m)等因素相同,SSD_2 的百分深度剂量值(PDD_2)可利用相关文献中数据,参考 SSD_2 相近的特定源皮距 SSD_1 的百分深度剂量值 PDD_1,按下列公式加以估计:

$$PDD_2 = PDD_1 \times [(SSD_2 + d_m)/(SSD_2 + d)]^2 / [(SSD_1 + d_m)/(SSD_1 + d)]^2 = PDD_1 \times F \quad (7.3)$$

这里，$F = [(\text{SSD}_2 + d_m)/(\text{SSD}_2 + d)]^2 / [(\text{SSD}_1 + d_m)/(\text{SSD}_1 + d)]^2$，在放射治疗中，把 F 值称为"F 因子"。

4. 组织－空气比（TAR）

组织－空气比（tissue－air ratio，TAR）定义为体模内沿射线束中心轴所关注的深度 d 处的吸收剂量（D_d）与体模不在时的同一位置上空气中小块组织吸收剂量（$D_{m,a}$）比值。

与百分深度剂量（PDD）类似，组织深度、射野形状和大小以及辐射线质的改变，同样会引起组织－空气比（TAR）数值的变化，且组织－空气比值随这些因素的变化规律，亦与百分深度剂量相仿。不过特别的地方是：①与组织－空气比（TAR）数值关联的射野是特定深度 d 处的射野（W_d），包括形状和大小；②组织－空气比（TAR）数值与源皮距（SSD）基本无关。计算表明，SAD（源轴距）从50cm 变化到100cm，TAR 数值的差异不过1%～2%，依上所述，组织－空气比记作 $\text{TAR}(Q, W_d, d)$，以强调 TAR 数值的每个决定因素。

5. 组织－最大比（TMR）

利用组织－空气比计算人体深部剂量，会涉及自由空气中空气比释动能的测量，然而对于高能 X 射线，难以实现为精确测量空气比释动能所需满足的次级电子平衡条件，为克服这个困难，参考点剂量改用体模内参考深度处的组织吸收剂量，于是提出利用参考深度上的吸收剂量，推算人体深部剂量的另一个参数——组织－最大比。

组织－最大比（tissue－maximum ratio，TMR）定义为体模内沿射线束中心轴与源距离相同，且射野形状、尺寸也相同，组织厚度为 d 时的吸收剂量（D_d）与组织厚度等于参考深度 d_m 时的吸收剂量（D_m）的比值。

与组织－空气比类似，组织－最大比数值取决于辐射的线质（Q）、特定的皮下深度（d）及该深度上射野的形状和大小（W_d），但与源皮距无关，所以组织－最大比记做 $\text{TMR}(Q, W_d, d)$。

例：^{60}Co 点源放射性活度为 0.2 PBq，患者体表离源为 150cm，正方形射野面积（W_0）为 200cm²，受照时间为 1.5min。①按固定 SSD 方法，计算沿射线束中心轴、皮下深度（d）为 10cm 处的软组织吸收剂量；②按固定 SAD 方法，计算沿射线束中心轴、皮下深度（d）为 10cm 处的软组织吸收剂量。

$(\mu_{en}/\rho)_{肌肉}/(\mu_{en}/\rho)_{空气} = 0.0294(\text{m}^2 \cdot \text{kg}^{-1})/0.0267(\text{m}^2 \cdot \text{kg}^{-1}) = 1.11$,
$\Gamma_k = 8.50 \times 10^{-17} \text{Gy} \cdot \text{m}^2$,且 $d_m = 0.5\text{cm}$,BSF$(200\text{cm}^2) = 1.048$,PDD$(100, 200\text{cm}^2, 10\text{cm}) = 60\%$,$t = 90\text{s}$。

① 此时,参考点剂量是参考深度上的峰值剂量,参考点离源的距离应该是

$$r = \text{SSD} + d_m = (150 + 0.5)\text{cm} = 1.505\text{m}$$

参考点处的射野面积为

$$W_m = W_0 \cdot [(\text{SSD} + d_m)/\text{SSD}]^2 = 200\text{cm}^2 \cdot [1.505\text{m}/1.5\text{m}]^2 \approx 200\text{cm}^2$$

参考点处的空气比释动能为

$$K_a = t \cdot A \cdot \Gamma_k/r^2 = [(0.2 \times 10^{15}) \times (8.50 \times 10^{-17}) \cdot 90]/1.505^2 = 0.6755\text{Gy}$$

于是,位于参考点处空气中的小块组织内的比释动能为

$$K_m = K_a \cdot (\mu_{en}/\rho)_{肌肉}/(\mu_{en}/\rho)_{空气} = 1.11 \times 0.6755 = 0.7498\text{Gy}$$

对于 ^{60}Co 点源光子在软组织中吸收剂量:$D_m \approx K_m$。

可以知道,体模内参考点处的峰值剂量为

$$D_m = D_{m,a} \cdot \text{BSF}(W_m) = D_{m,a} \cdot \text{BSF}(200\text{cm}^2) = 0.7498\text{Gy} \cdot 1.048 = 0.7858\text{Gy}$$

估计 SSD $= 150\text{cm}$,$W_m = 200\text{cm}^2$、$d = 10\text{cm}$ 时的百分深度剂量:

$$\text{PDD}(150\text{cm}, 200\text{cm}^2, 10\text{cm})$$
$$= \text{PDD}(100\text{cm}, 200\text{cm}^2, 10\text{cm}) \times [(\text{SSD}_2 + d_m)/$$
$$(\text{SSD}_2 + d)]^2/[(\text{SSD}_1 + d_m)/(\text{SSD}_1 + d)]^2$$
$$= 60\% \times [(150 + 0.5)/(150 + 10)]^2/$$
$$[(100 + 0.5)/(100 + 10)]^2 = 60\% \times 1.06 = 63.6\%$$

于是人体内沿射线束中心轴、皮下 10cm 处的软组织吸收剂量为

$$D_{10\text{cm}} = D_m \cdot \text{PDD}(100\text{cm}, 200\text{cm}^2, 10\text{cm}) = 0.7858 \times 63.6\% = 0.5\text{Gy}$$

② 此时的参考点剂量是沿射线束中心轴、皮下深度(d)为 10cm 处"小块软组织的吸收剂量",参考点离源的距离应该是:$r = \text{SSD} + d = (150 + 10)\text{cm} = 1.6\text{m}$

参考点处的射野面积:$W_m = W_0 \cdot [(\text{SSD} + d)/\text{SSD}]^2 = 200\text{cm}^2 \cdot [1.6\text{m}/$

$1.5m]^2 \approx 228cm^2$

参考点处的空气比释动能：

$$K_a = t \cdot A \cdot \Gamma_k / r^2 = [(0.2 \times 10^{15}) \times (8.50 \times 10^{-17}) \cdot 90]/1.6^2 = 0.5977 Gy$$

同样，位于参考点处空气中的小块组织内的吸收剂量：

$$D_m = K_m = K_m \cdot (\mu_{en}/\rho)_{肌肉} / (\mu_{en}/\rho)_{空气} = 1.11 \times 0.5977 = 0.6634 Gy$$

与参考点处照射野相应的组织-空气比，可以查阅组织-空气比值表（详细数据见相关文献）：$TAR(10cm, 200cm^2) = 0.75, TAR(10cm, 400cm^2) = 0.78$。

于是，利用数值内插方法可以估计：$TAR(10cm, 228cm^2) = 0.756$。

人体内沿射线束中心轴，皮下10cm处的软组织吸收剂量：

$$D_{10cm} = D_m \cdot TAR(10cm, 228cm^2) = 0.6634 \times 0.756 = 0.502 Gy$$

D_{10cm}（固定SAD方法）$/D_{10cm}$（固定SSD方法）$= 0.502/0.5 = 1.004$，可见两种方法所得结果十分相近，差别不到1%。

7.2 射束的剂量特性

7.2.1 电子束特性

电子束应用于医疗活动已有很长历史，国内已普遍用于肿瘤治疗，其束流特征参数如下。①束流能量，加速器提供的并非严格单色电子束，且电子注量谱有一定分布，最大能量为E_m，最可几能量（即电子谱峰值）为E_p；②能量展宽，从加速器引出的电子束是对称的高斯（Gauss）分布，体模表层能量有所下降，能谱增宽，经过一定厚度介质后成为非对称分布，能谱半高宽也随介质厚度增加而增大，平均能量进一步降低；③射程参数，典型电子束射程参数如图7.4所示，R_s是靠近表面0.5mm深度处的剂量（可作为表面剂量），对应于最大吸收剂量的85%，会有两个剂量深度与之对应。R'_{85}为靠近表面85%最大剂量处的深度，R_{85}为离体模较远的85%最大剂量处的深度，R_{100}是最大剂量处的深度，R_{50}是50%最大剂量处的深度，剂量曲线的渐近延长线交于X轴，得到电子束射程R_p。

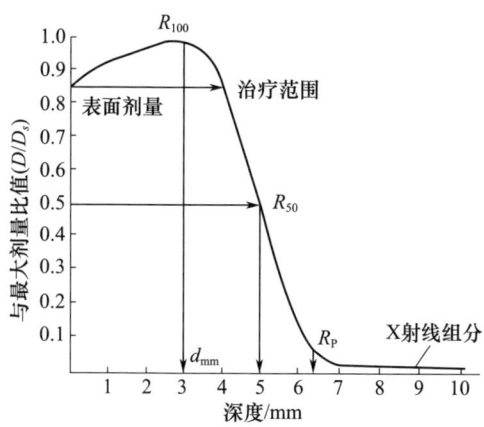

图 7.4　电子束射程参数

7.2.2　光子束特性

光子束也是医疗活动中广泛使用的辐射束流,光子束可通过加速电子得到,也可以利用放射源提供。目前医用光子束主要位于两个能区,即 γ 射线区和 X 射线区。

1. γ 射线

放射性原子核衰变产生 γ 射线,其能量和产额均固定,经准直后的 γ 射线可视为单色束,由于放射源的自吸收会使 γ 射线平均能量降低,原来单能 γ 射线的能量也会变宽。另外,利用电子加速器也可以产生高能光子,从能量范围看应当属于 γ 射线,但这时候的 γ 能谱连续,最大能量对应于电子加速器的最大能量。

2. X 射线

X 射线其实是被加速的高能电子产生的轫致辐射,由于轫致辐射能谱连续,其最大能量和电子能量相同,轫致辐射品质参数一般用半值厚度(half value thickness,HVT)表征,HVT 表示平行 X 射线束的照射量减小到原来的一半时所需的材料厚度。北欧临床物理学协会(Nordic Association of Clinical Physics,NACP)提出用 J_{100}/J_{200} 表示,其中 J_{100}、J_{200} 分别表示在源皮距 SSD 为 1.0m 时,射野面积为 100mm×100mm 时的 X 射线在水体模中 100mm、200mm 深处的电离量。

7.2.3 重离子束特性

重离子束主要品质参数是束流强度、能量和能量分布宽度。重离子束能量很高,用于表皮治疗的质子能量达 70MeV,用于体内深部治疗的质子能量达 250MeV,用于成像的质子可以有多种能量,但高能量的质子最好。质子在人体内不同部位的束流分布也不同,图 7.5 是 250MeV 质子穿过不同厚度的水层后的能量分布情况。

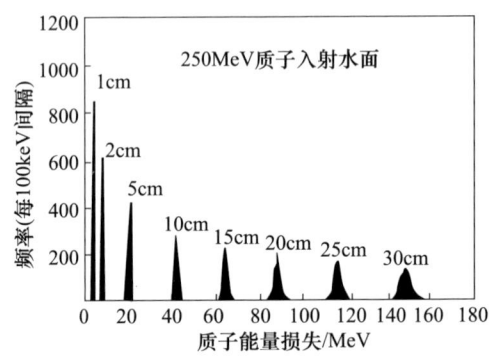

图 7.5　质子穿过不同厚度水层的能量分布

医用重离子射束通常为质子和 α 粒子。当然加速器能够提供原子序数更大的重离子,在这些重离子射束中,含有各种电荷态的重离子,因此有时还要考察重离子的电荷态。重离子在介质中的径迹基本为直线,重离子束的照射野控制更加方便准确。

7.2.4 射束的监测

实时获取核设施和辐射装置运行状态,在线监测射束技术参数是确保医学治疗、辐射加工等领域辐射安全的基础。辐射装置和核设施状态监测方法很多,射束监测方法直接可靠。①Faraday 筒测量方法,通过测量加速器提供的最后一级束流大小,可获得辐射装置的状态,该方法仅提供带电粒子束流强度;②中子探测器,对于提供中子束流的核设施,通常利用裂变室、中子计数器来监测核设施状态;③次级电子探测器,核设施工作过程中,在其束流输运线上放置次级粒子探测器,进行实时在线束流诊断;④透射探测室,在辐射粒子照射野前端放置穿透探测器,辐射粒子在穿透探测器中产生信号,提供进入照射野的粒子注量和注量率等,穿透探测器本身对辐射粒子基本无干扰,如可用气体探测器。

辐射实践过程中不仅需要射束剂量特征参数,还需要其照射野以及周围环境中剂量分布参数、核设施工作状态的特性。射束监控主要获得核设施提供的粒子注量及注量谱分布、能量及能谱分布,有时候仅需要积分注量。

7.3 体模中的吸收剂量

7.3.1 参考点吸收剂量

测得参考点吸收剂量后,体模中吸收剂量即可相对测出,参考点剂量的测量精度对测定剂量分布有重要影响。理论上参考轴上的任意一点都可作为参考点,但由于相对剂量以参考点处的剂量为基准,它附近剂量梯度越小,剂量测量结果就更可靠。因而参考点一般选在剂量最大值处,置于参考点的剂量计就是参考剂量计。因参考点剂量测量要求精度高,所用剂量计应该选初级标准剂量计,或经过国家标准实验室校准及国家标准传递的量热辐射剂量计、电离室等。初级标准剂量计对 $2\sim30\mathrm{MeV}$ 光子在水体模中的测量精度可达 2% 。因电离室操作简单、测量精度高,常用作参考剂量计,剂量计必须事先刻度,将其置于体模中时,参考点剂量就为

$$D_{st} = D_{ref} \cdot P_u \cdot R_{st,ref} \tag{7.4}$$

式中:D_{ref} 为参考剂量计测量结果;D_{st} 为最后得到的参考点剂量;$R_{st,ref}$ 为腔室理论下空腔中的介质材料与体模组织等效材料的转换因子;P_u 为空腔剂量计置换体模材料后的干扰因子。当使用电子束和光子束时,体模为水、空腔充空气。用薄壁电离室时转换因子为 $R_{st,ref} = (L_\Delta/\rho_m)/(L_\Delta/\rho_a)$,参考剂量计除了用电离室外,还可以用量热剂量计(有关腔室理论可参考本书第 10 章)。

7.3.2 剂量分布测量

体模中的剂量分布和辐射类型、能量、源皮距、照射野、体模材料等因素均有关,测量参考点剂量之后,其他位置剂量即可相对于参考点给出,可以利用体积很小的同体剂量计分别置于体模不同位置,通过逐点测量方式,最后得到剂量分布。另外,也可以利用胶片剂量计进行测量。胶片剂量计具有空间位置分辨能力,能够提供剂量二维分布模式。各种剂量计的响应都与射线能量有关,带电粒子在体模中的不同深度会有不同能量,因此,在体模不同深度处的剂量计也会有不同响应,剂量相对响应和吸收剂量并非一致。射束进入体模中,沿参考轴上某深度 z_m 处有一剂量最大值 D_m,利用百分比深度剂量(PDD),其他深度处的剂量 D_z 可以使用相对于 D_m 给出:

$$P(z) = D_z/D_m \tag{7.5}$$

射束进入体模后,吸收剂量会随产生的次级电子增加而逐渐增加,在体模内接近次级电子最大射程处达到最大,之后当深度增加时,剂量逐渐减小。PDD 与最大剂量处的射野、最大剂量处的深度、源皮距及射线品质 Q 等均有关。图 7.6 是光子在水体模中的 PDD 曲线,示出了 6MeV、10MeV、18MeV 的 X 射线与 ^{60}Co 的 γ 射线最大剂量随深度分布情况。图 7.7 是不同能量的电子 PDD 分布。

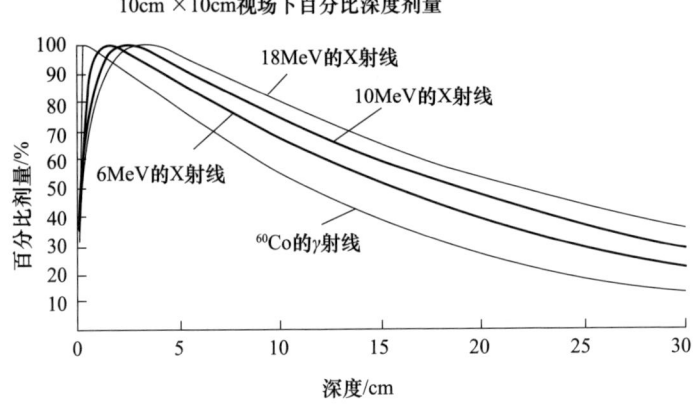

图 7.6　不同能量光子在水体模中的 PDD 曲线

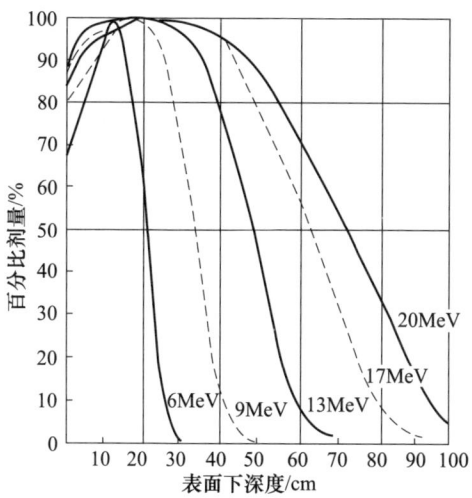

图 7.7 中心轴上不同能量的电子 PDD 分布

辐射粒子在介质中的能量沉积沿着入射粒子射束轴方向、垂直于射束轴方向上的分布与辐射粒子种类、能量及受照介质均有关。250MeV 质子在水中沉积能量时径迹末端有很大能量沉积份额,如图 7.8(a)所示。由于入射质子在水中的相互作用,质子能量沉积沿垂直于射束轴方向有展宽,随深度增加展宽

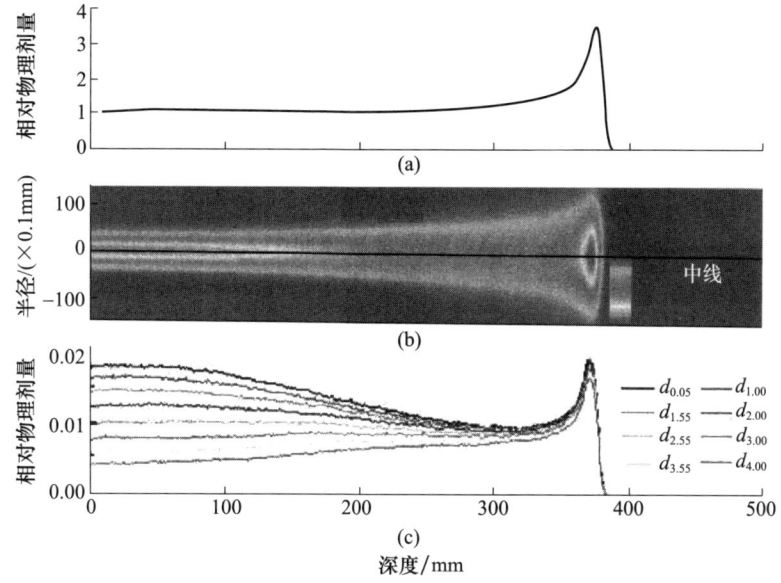

图 7.8 沿中心轴不同能量质子相对剂量分布

范围逐步增大,如图 7.8(b)所示,在离轴不同距离处,能量沉积随深度的变化如图 7.8(c)所示。

各种剂量计的响应都有能量依赖性,当射束的注量谱分布随深度变化时,剂量计响应与能量沉积并不一致,主要是与介质中射线平均电离能 w 和射线能量有关。在实际测量中,要求剂量计响应对能量依赖性要弱。水中剂量计响应与能量沉积有一定差距,在介质深处两者差别更大,且剂量计的电离响应总是小于介质中沉积的能量。已经明确平均电离能 w 与射线能量的依赖性,当射线能量比较低时,平均电离能 w 将增大。

7.3.3 非均匀体模中的剂量计算

均匀体模是简单体模,具有容易制作、使用简便、实验测量数据容易获得等许多优点。但均匀体模与实际情况有较大区别,因人体不仅在形状上不规则,而且在成分上也很不均匀。为了确定人体不均匀性对吸收剂量分布的影响,常利用材料成分、密度与人体组织相近的材料制作人体器官模块,用骨或骨等效材料制作骨模块,用软木或锯屑制作肺模块。实际可行的办法是在均匀体模的基础上引入体模非均匀性修正,不同组织对高能光子的质量作用系数(如质量能量吸收系数、质量能转移系数)差别不大,而骨对光子有明显衰减。此外,骨中氢含量少,中子吸收和衰减也小。将人体器官模块置于水体模中,用剂量计测量射束在模块内和穿过模块后的剂量,根据这种剂量的变化来修正均匀体模的数据。

在不同介质交界处附近,次级带电粒子射程区域内吸收剂量很不均匀,这个区域是剂量不均匀的过渡区域。利用外推电离室,将电极和气体分别使用肌肉和骨等效介质材料可测得过渡区域剂量分布。由此可以看出,高能光子的过渡区域剂量变化不明显,而对低能光子而言,过渡区域剂量分布有很大差别,软组织中紧贴骨表面处剂量和远离骨表面处剂量差别会达 1 倍以上。

7.3.4 辐射加工中的剂量监测

在辐射加工与核设施应用实践中,不同辐照目的会对一些具体辐射控制参数提出要求,在普通辐射场中,有照射剂量、照射剂量的空间分布、照射剂量率三方面要求。在医疗用品灭菌时,要求照射剂量在规定剂量值以上,随辐射剂量增大,有害菌的存活率会下降,达到规定的照射剂量时,有害菌的检出率会低于既定标准;食品辐射加工时要求剂量介于设定的上下限之间;除此之外,对被辐射产品的剂量均匀性也有一定要求,除了对辐射产品、辐射场剂量方面的要求外,还要对辐射设施进行检测,监控辐射设施的工作状态,此时往往用透射电离室、Faraday 桶、次级电子监测器等。

平时为防护目的辐射监测,包括有个人监测、场所监测、环境监测、流出物监测和事故监测等。①个人监测(individual monitoring):主要测量受照个人所接受的辐射剂量,通过测定人员的累积吸收剂量,采取相应措施避免受到超标准的照射,同时也有助于分析超剂量原因,为进一步治疗和研究辐射损伤提供数据。个人剂量监测常用的剂量计有胶片个人剂量计、光致荧光个人剂量计、热释光个人剂量计等。②场所监测(area monitoring)和环境监测(environmental monitoring):主要测定工作场所和周围环境的辐射水平,从而预测工作人员和公众可能受到的辐射程度,也为各种辐射防护设计提供准确数据,并采取正确的防护措施,确保工作人员和公众安全。场所剂量监测常用剂量计有便携式照射量率计和巡测仪等,巡测仪主要有电离室、闪烁计数器、G-M 计数管和正比计数器。③流出物监测(effluent monitoring):对放射性工作单位的排放物进行监测,测量其排出物中可能含有的放射性核素活度与总量,避免对环境造成污染,以及对公众和社会造成危害。④事故监测(accident monitoring):通过分析事故现场中收集的相关样品,获得事故现场中的人员和环境中辐射剂量。事故监测可用生物剂量计及物理剂量计。

7.4 外照射剂量计算方法

外照射辐射剂量理论计算手段必不可少:①人体形状很不规则,且组成成分差别很大,很难对所有人体或器官部位的剂量给出直接测量结果,有时必须计算剂量;②辐射防护所需个人剂量限值是基于人体组织的剂量当量和有效剂量当量,通常无法直接测量,要通过体模测量数据计算,剂量计算成为必需;③在大多数核事故中不可能预先设置剂量计,而通过现场收集样品得到的剂量未必可靠,需要通过计算来获得剂量。

人体组织剂量分布的计算方法分为两大类:经验解析方法和 Monte Carlo 模拟方法。

7.4.1　经验解析方法

经验解析方法是早期剂量计算方法,所用经验参数与辐射源、照射介质有关,对不同的射线类型(α、β、γ 和 n),经验公式形式不同,适用条件差别也很大。经验解析方法的优点是计算简单,但是缺点也很明显,如精度不高、适用范围有限等,随着计算机应用技术的发展,Monte Carlo 方法获得了广泛的应用,已经成为计算剂量学的重要方法手段。

求解辐射剂量场输运方程的过程,在理论上也是计算辐射剂量的过程,但该方程是积分微分方程,目前数学上还未能提供解析形式的解,需借助 Monte Carlo 模拟来解输运方程。这种方法理论基础很好,输运过程中辐射粒子能量传递和沉积过程图像清晰、包含粒子种类多,可处理辐射粒子的能量区间很宽、相互作用种类多、辐射场描述的方法可靠,只是涉及的技术复杂。

7.4.2　蒙特卡罗模拟计算

蒙特卡罗模拟方法简称 MC 方法,是一种辐射剂量计算的强有力工具。蒙特卡罗模拟计算目前已有良好的公共平台,国际上多个研究组织已提供了公开的计算程序,用户可直接运用于计算。MC 方法通过计算机模拟手段跟踪大量粒子,粒子位置、能量损失以及次级粒子各种参数都在整个跟踪过程中存储下来,最后可得到所需各种物理量的期望值和相应的统计误差。在 MC 方法计算过程中,入射粒子与材料靶原子核的碰撞采用两体碰撞描述,作用结果导致入射粒子运动轨迹的曲折,能量损失来自于弹性碰撞与非弹性碰撞过程中的能量损失。而在两次碰撞之间,认为入射粒子与材料中的电子作用,连续均匀地损失能量。当入射为重离子时,可认为在这期间入射粒子做直线运动,能量损失来自于非弹性能量损失部分。两次碰撞之间的距离以及碰撞后的参数可通过随机抽样得到。

蒙特卡罗模拟计算可用于较复杂的照射野几何条件、射束或者放射源。MC方法的优点是计算结果精度高。复杂问题的处理能力已经使其成为一种不可替代的方法。使用MC方法，可以精确地对放射治疗过程所涉及的各种物理过程进行建模。特别是由于计算机技术和计算方法的发展，MC方法实际应用已经相当普及。MC方法最大的不足在于计算强度较大，有时计算耗时较长。随着计算机处理速度的大幅提升以及新的方差减小技巧的引入，有些MC方法程序系统已用于临床，作为治疗计划系统的剂量计算模块。

在辐射防护领域，应用最广的MC方法软件包是粒子输运程序MCNP（Monte Carlo N – Particle Transport Code System），它是由美国Los Alamos国立实验室应用物理和理论物理部的输运方法研究组研制的大型、多功能粒子（中子－光子－电子）输运程序，MCNP可以处理任意三维材料结构问题。几何块界面可以是平面、二次曲面及某些特殊四次曲面组合（如椭圆环面），几何模块中的材料可以是任意多种同位素的组合。在使用多群截面数据的同时，也可以使用精确的连续能量点截面数据。通过对多群截面数据的选择，可以进行固定源相关输运问题的计算。在特定的截面评价库中，考虑了该库中所有中子反应类型。对于热中子可以选用自由气体和$S(\alpha,\beta)$热处理两种处理方法，除了固定的点源和面源之外，还可以使用临界源进行输运问题的计算；对于光子输运问题，MCNP考虑了有无电子束缚效应的相关和非相关散射问题，以及光电吸收和电子对湮灭辐射吸收后的荧光辐射概率；对于电子输运则采用连续慢化模型，MCNP软件包的通用性也很强，计数也很方便，它可以使用各种形式的源，并且每种计数类型都有广泛的统计检验措施，通过利用各种降低方差的技巧，使得计数结果快速收敛。MCNP对于中子可处理的能量范围介于0～60MeV，而对于电子和光子的能量范围在1keV～1GeV。所有实际工作中遇到的剂量计算问题，几乎都可以通过MCNP找到答案。

7.5 X射线剂量计算

普通应用的X射线，通常由X射线管产生，利用电子加速器等产生的高速电子轰击高原子序数物质靶，从而产生能量比较高的X射线，图7.9是利用X

射线管产生 X 射线的示意图。X 射线管阳极为一粗铜棒,棒端镶有金属钨靶;阴极有钨丝制作的灯丝,两极间施加高电压。阴极通电被加热,电子就会从灯丝逸出,逸出的电子在高压作用下加速飞向金属钨靶阳极。高速电子到达阳极板,撞击钨靶,于是产生轫致辐射(即 X 射线),且从管窗射出。

X 射线管产生的 X 射线,其能量会从某个最低值直到轰击钨靶电子所具有的能量,形成一个连续能谱,如图 7.9 所示。临床放射学应用中,为减少无用的低能光子对皮肤的照射,常用适当厚度的过滤板把低能的光子过滤掉。

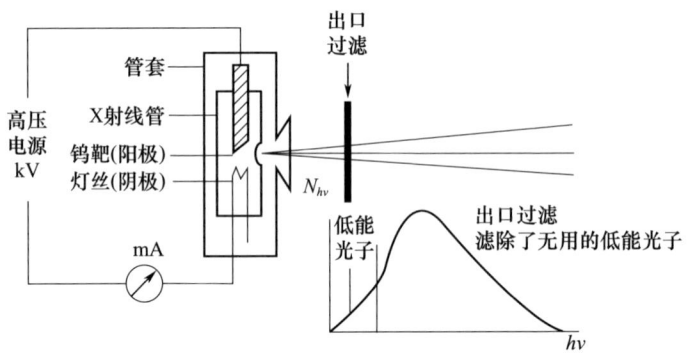

图 7.9　X 射线产生示意图

7.5.1　X 射线的线质

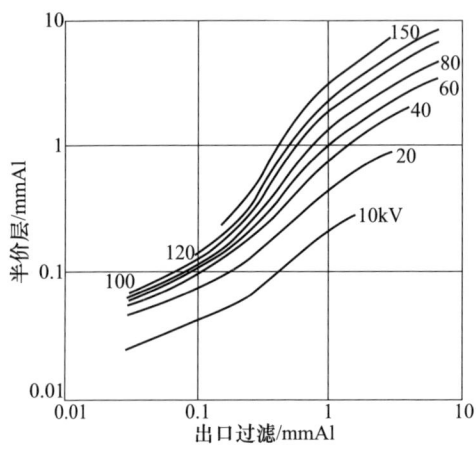

图 7.10　以铝表示的半价层与 X 射线管电压、出口过滤的依赖关系

所谓 X 射线的"线质"就是 X 射线在物质中的穿透能力,常以"半价层(HVL)"表示,即能使入射 X 射线照射水平减弱到原来值一半时的物质层厚度。依激发 X 射线的电压高低,半价层分别用毫米铝、毫米铜或毫米铅表示。

图 7.10 和图 7.11 分别为以铝和铜表示的半价层与 X 射线管电压、出口过滤的依赖关系。

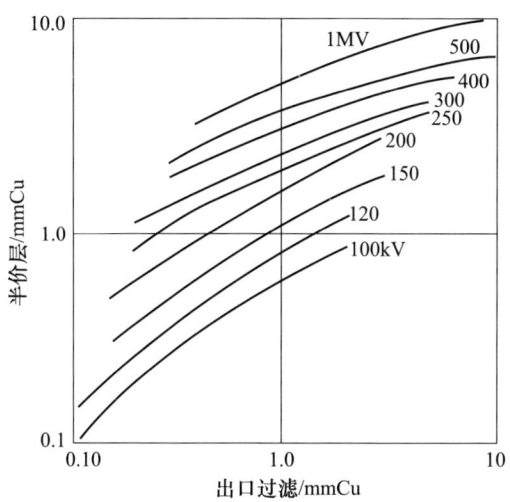

图 7.11　以铜表示的半价层与 X 射线管电压、出口过滤的依赖关系

X 射线的线质也可以用"等效能量"表示，X 射线的等效能量就是与 X 射线半价层相同的单能光子束的光子能量。图 7.12 示出的是不同材料的半价层与光子等效能量间的联系。

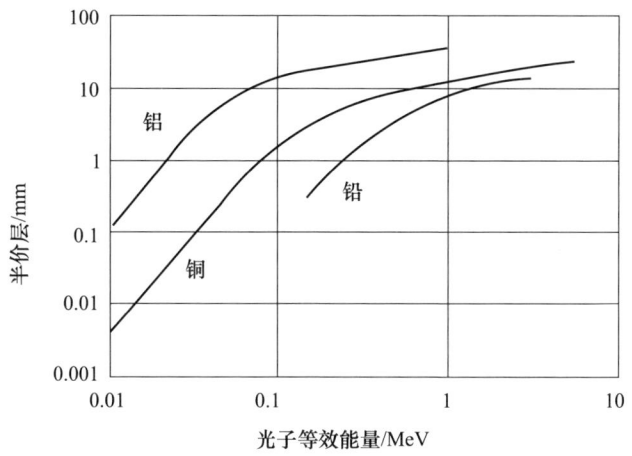

图 7.12　半价层与光子等效能量的对应关系

7.5.2　X 射线源照射水平的计算和发射率常数

X 射线辐射源周围的照射水平主要依赖于 X 射线的激发电压、电极间通过

的电流、X 射线出口的过滤条件以及离开 X 射线源的距离等因素。

离开钨靶距离的 r 处,X 辐射源产生的空气比释动能率可按下式粗略估计:

$$\dot{K}_a(r) = \frac{I \cdot V_\Delta}{r^2} \tag{7.6}$$

式中:I 是管电流(mA)或加速器的平均电子束流(μA);V_Δ 是在特定管电压(或加速器的加速电压)以及特定出口过滤条件下 X 射线源的"发射率常数",V_Δ 在数值上等于距离钨靶 1m 处,由单位管电流(mA)或单位电子束流(μA)所致的空气比释动能率,发射率常数国际制单位是 Gy·m^2·mA^{-1}·min^{-1}。图 7.13 ~ 图 7.16 分别给出了各种典型各种过滤或工作条件下,X 射线辐射源的发射率常数值。

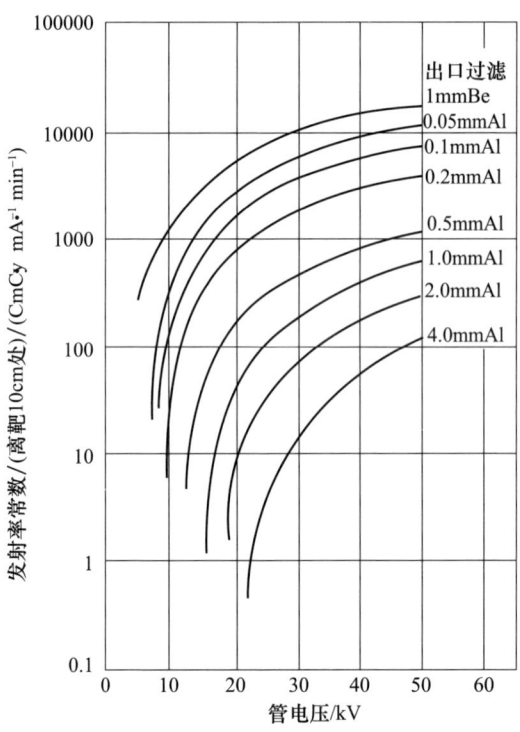

图 7.13　恒定电压(10~50kV)X 射线管在离钨靶 10cm 处产生的空气比释动能率

第 7 章 外照射剂量学

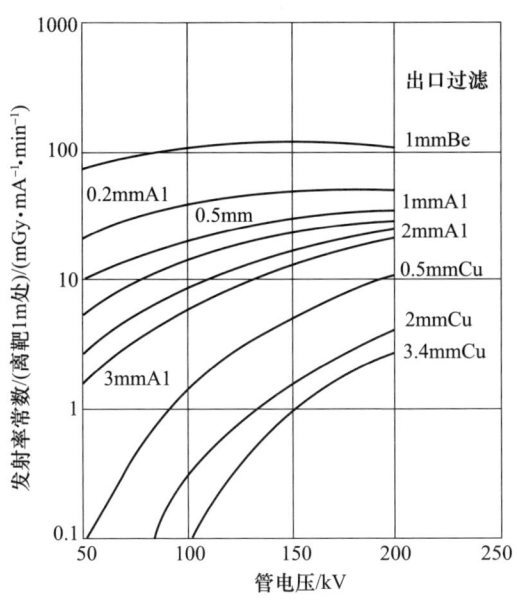

图 7.14 恒定电压(50~200kV)X 射线管
在离钨靶 1m 处产生的空气比释动能率

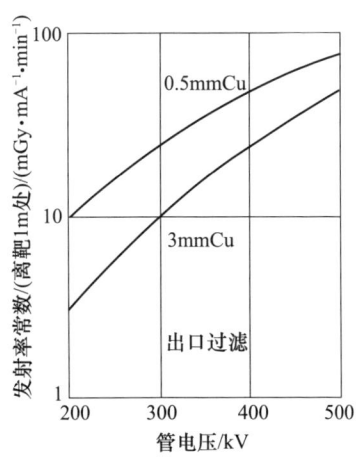

图 7.15 恒定电压(200~500kV)X 射线管
在离钨靶 1m 处产生的空气比释动能率

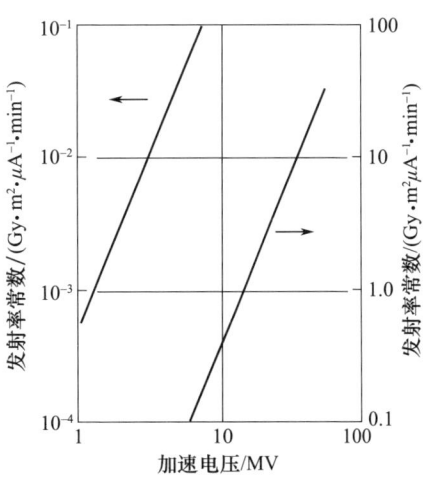

图 7.16 直线加速器 X 射线源
(高 Z 靶)的发射率常数

例:临床 X 线透视检查中,X 射线管的电压通常设置为 50~80kV,管电流为 2~5mA。若取管电压 70kV,管电流 3mA,射线出口过滤为 2mm 铝,估计此种情形下,距离钨靶50cm处的空气比释动能率。

据图7.14估计,与管电压70kV,出口过滤2mm铝相应,X辐射源的发射率常数约为5.3(mGy·m²·mA⁻¹·min⁻¹)。据上述情形,利用公式,距离钨靶50cm处的空气比释动能率为

$$\dot{K}_a(r) = \frac{I \cdot V_\Delta}{r^2}$$

$$= 3\text{mA} \times 5.3(\text{mGy} \cdot \text{m}^2 \cdot \text{mA}^{-1} \cdot \text{min}^{-1})/(0.5\text{m})^2$$

$$= 63.6(\text{mGy} \cdot \text{min}^{-1})$$

7.6 γ射线剂量计算

γ辐射源可分点源和非点源两大类,如果辐射场中某点与辐射源的距离比辐射源本身的线度大5倍以上,即可把辐射源看成点源。外照射的剂量计算是屏蔽计算的基础,而点源的剂量计算又是非点源剂量计算的基础。本节主要讨论点源的剂量计算方法。

7.6.1 照射量率计算

辐射源在空气中某点的照射量率大小,取决于源形状、源活度、γ辐射能量以及与源距离的远近等因素。如果空气中某一点与源的距离一定,且源的活度也相同,那么点源在空气中的照射量率就唯一地取决于辐射源本身的性质。为此,引进照射量率常数用以定量地描述辐射光子的核素在产生照射量率方面的特征。

1. 照射量率常数

发射γ辐射的放射性核素的照射量率常数Γ_X就是放射性活度为1Bq的点源,在距离1m远处由能量大于Δ(一般取10keV)的光子所造成的照射量率。也即照射量率常数Γ_X定义为:$r^2\dot{X}$除以A所得的商,用公式表示为

$$\Gamma_X = r^2 \cdot \dot{X}/A \tag{7.7}$$

式中:$\dot{X}$是距离放射性核素活度为$A(\text{Bq})$的γ点源$r(\text{m})$处,由能量大于Δ的光

子所造成的照射量率。照射量率常数 Γ_x 的单位是 $C \cdot m^2 \cdot kg^{-1} \cdot Bq^{-1} \cdot s^{-1}$，也即 $C \cdot m^2 \cdot kg^{-1}$。

通常一个核素不只发射一种能量的光子，所以对于非单能的 γ 点源，其照射量率常数，可根据定义由下列计算公式导出：

$$\Gamma_X = \sum_i \Gamma_i = \frac{1}{4\pi(w/e)} \sum_i n_i \cdot E_i (\mu_{en}/\rho)_{a,i}$$

$$= 3.766 \times 10^{-16} \sum_i n_i \cdot E_i (\mu_{en}/\rho)_{a,i} \qquad (7.8)$$

式中：$n_i E_i$ 表示所考虑核素每次衰变发射的第 i 种光子数目和能量的乘积，单位是 $MeV \cdot Bq^{-1} \cdot s^{-1}$；$(\mu_{en}/\rho)_{a,i}$ 是空气对第 i 种光子的质量能量吸收系数，单位是 $m^2 \cdot kg^{-1}$；w 是电子在干燥空气中每形成一个离子对需要消耗的平均能量（33.97eV）；e 是单位电荷，单位是 C。

2. γ 点源的照射量率计算

活度为 $A(Bq)$ 的 γ 辐射点源，在离该点源的距离为 $r(m)$ 处的照射量率为

$$\dot{X} = A \cdot \Gamma_X / r^2 \qquad (7.9)$$

式中：照射量率 $\dot{X}$ 的单位为 $C \cdot kg^{-1} \cdot s^{-1}$。

7.6.2 空气比释动能率计算

1. 比释动能率常数

发射光子的放射性核素空气比释动能率常数 Γ_k，是 $r^2 \cdot \dot{K}_a$ 除以 A 所得的商，即

$$\Gamma_k = r^2 \cdot \dot{K}_a / A \qquad (7.10)$$

式中：$\dot{K}_a$ 是距离活度为 $A(Bq)$ 的放射性核素 γ 点源 $r(m)$ 处，由能量大于 Δ 的光子所造成的空气比释动能率。空气比释动能率常数 Γ_k 的单位是 $Gy \cdot m^2 \cdot Bq^{-1} \cdot s^{-1}$，也即 $Gy \cdot m^2$，其值如表 7.7 所列。

2. γ 点源的比释动能率

活度为 $A(Bq)$ 的 γ 点源，在距离该点源为 $r(m)$ 处的空气比释动能率 $\dot{K}_a$ 为

$$\dot{K}_a = A \cdot \Gamma_k / r^2 \qquad (7.11)$$

式中:空气比释动能率 $\dot{K}_a$ 的单位为 $Gy \cdot s^{-1}$。

7.6.3 其他相应剂量学量计算

各向同性 γ 点源的"剂量学常数 Γ"指的是距离点源 1m 处,由单位放射性活度的特定放射性核素发出的,能量不小于 Δ(keV) 的所有光子造成的照射水平。这里的光子不仅包括 γ 跃迁的光子,同时还包括伴随电子俘获、内转换过程产生的特征 X 射线的光子,能量截止值(Δ)一般取 10keV。

作为照射水平的指标,不仅有照射量率($\dot{X}$)、空气比释动能率($\dot{K}_a$),还可以有周围剂量当量率($\dot{H}^*(10)$)、定向剂量当量率($\dot{H}'(0.07)$)为叙述方便,以下统称"剂量率",且统一使用字母 Q 代表。相应的剂量学常数除 Γ_x、Γ_k 之外,还有周围剂量当量率常数 Γ_{H^*}、定向剂量当量率常数 $\Gamma_{H'}$。表 7.7 列出了部分发射光子的放射性核素剂量学常数值,表中数值并未计及源物质中电子产生的内轫致辐射光子,也没有考虑周围空间和物体对 γ 射线的散射和吸收,必要时应按具体情况进行适当修正。利用和前述类似的公式,可以获得相对应的剂量率数值,公式形为

$$\dot{Q} = A \cdot \Gamma / r^2 \qquad (7.12)$$

式中:$\dot{Q}$ 是距离放射性活度为 A(Bq)的 γ 辐射点源 r(m)处,由能量大于 Δ 的光子所造成的剂量率量。对于周围剂量当量率常数、定向剂量当量率,其单位取 $Sv \cdot s^{-1}$。

例:已知 ^{60}Co 的 γ 点源放射性活度为 185 TBq,某位置与点源距离为 1.5m,求该位置上的照射量率、空气比释动能率、小块肌肉中的碰撞比释动能率。

对于 ^{60}Co 放射源,由表 7.7 可得 $\Gamma_k = 8.50 \times 10^{-17} Gy \cdot m^2$,$\Gamma_x = 2.5 \times 10^{-18}$ $C \cdot m^2 \cdot kg^{-1}$。

^{60}Co 源光子产生的次级电子能量在 1MeV 左右,其在水(软组织替代物)和

第 7 章 外照射剂量学

空气中辐射损失份额可忽略,可以认为 ^{60}Co 源光子在空气中的碰撞比释动能与总比释动能数值上相差不大,近似相等。

又因为 $(\mu_{en}/\rho)_{肌肉}/(\mu_{en}/\rho)_{空气} = 0.0294(\mathrm{m}^2 \cdot \mathrm{kg}^{-1})/0.0267(\mathrm{m}^2 \cdot \mathrm{kg}^{-1}) = 1.11$,可得如下数据。

(1) 离源 1.5m 处的照射量率为

$$\dot{X} = A \cdot \Gamma_X/r^2 = [(185 \times 10^{12}) \cdot (2.5 \times 10^{-18})]/1.5^2$$
$$= 2.06 \times 10^{-4} (\mathrm{C} \cdot \mathrm{kg}^{-1} \cdot \mathrm{s}^{-1})$$

(2) 离源 1.5m 处的空气中碰撞比释动能率为

$$\dot{K}_a = A \cdot \Gamma_k/r^2 = [(185 \times 10^{12}) \cdot (8.50 \times 10^{-17})]/1.5^2$$
$$= 6.99 \times 10^{-3} (\mathrm{Gy} \cdot \mathrm{s}^{-1})$$

(3) 同一位置上小块肌肉组织的碰撞比释动能率为

$$\dot{K}_{肌肉} = \dot{K}_a \cdot (\mu_{en}/\rho)_{肌肉}/(\mu_{en}/\rho)_{空气} = 6.99 \times 10^{-3} \times 1.11$$
$$= 7.70 \ (\mathrm{mGy} \cdot \mathrm{s}^{-1})$$

表 7.7 一些发射光子的放射性核素剂量学常数值(Γ)

核素	剂量学常数 $\Gamma_X/(\mathrm{C} \cdot \mathrm{m}^2 \cdot \mathrm{kg}^{-1})$	剂量学常数 $\Gamma_k/(\mathrm{Gy} \cdot \mathrm{m}^2)$	剂量学常数 $\Gamma_{H*}/(\mathrm{Sv} \cdot \mathrm{m}^2)$	剂量学常数 $\Gamma_{H'}/(\mathrm{Sv} \cdot \mathrm{m}^2)$
^{24}Na	3.53×10^{-18}	1.23×10^{-16}	1.37×10^{-16}	1.37×10^{-16}
^{44}Sc	2.27×10^{-18}	7.71×10^{-17}	9.19×10^{-17}	9.19×10^{-17}
^{47}Sc	1.05×10^{-19}	3.55×10^{-18}	5.14×10^{-18}	4.91×10^{-18}
^{59}Fe	1.20×10^{-18}	4.08×10^{-17}	4.74×10^{-17}	4.74×10^{-17}
^{57}Co	1.84×10^{-19}	6.24×10^{-18}	6.30×10^{-18}	7.95×10^{-18}
^{60}Co	2.50×10^{-18}	8.50×10^{-17}	9.83×10^{-17}	9.83×10^{-17}
^{65}Zn	5.95×10^{-19}	2.03×10^{-17}	2.36×10^{-17}	2.36×10^{-17}
^{91}Sr	7.33×10^{-19}	2.49×10^{-17}	2.94×10^{-17}	2.94×10^{-17}
^{99}Mo	1.77×10^{-19}	6.00×10^{-18}	6.97×10^{-18}	7.21×10^{-18}
^{110}Ag	3.36×10^{-20}	1.14×10^{-18}	1.37×10^{-18}	1.37×10^{-18}
^{111}Ag	2.86×10^{-20}	9.71×10^{-19}	1.26×10^{-18}	1.25×10^{-18}
^{125}I	2.94×10^{-19}	9.79×10^{-18}	9.99×10^{-18}	1.16×10^{-17}

(续)

核素	剂量学常数 $\Gamma_x/(\text{C}\cdot\text{m}^2\cdot\text{kg}^{-1})$	剂量学常数 $\Gamma_k/(\text{Gy}\cdot\text{m}^2)$	剂量学常数 $\Gamma_{H*}/(\text{Sv}\cdot\text{m}^2)$	剂量学常数 $\Gamma_{H'}/(\text{Sv}\cdot\text{m}^2)$
^{131}I	4.20×10^{-19}	1.44×10^{-17}	1.82×10^{-17}	1.82×10^{-17}
^{134}Cs	1.70×10^{-18}	5.72×10^{-17}	6.90×10^{-17}	6.90×10^{-17}
^{137}Cs	6.31×10^{-19}	2.12×10^{-17}	2.56×10^{-17}	2.57×10^{-17}
^{182}Ta	1.30×10^{-18}	4.47×10^{-17}	5.32×10^{-17}	5.28×10^{-17}
^{192}Ir	8.97×10^{-19}	3.15×10^{-17}	3.84×10^{-17}	3.84×10^{-17}
^{195}Au	4.86×10^{-19}	1.65×10^{-17}	5.19×10^{-18}	1.75×10^{-17}
^{198}Au	4.49×10^{-19}	1.51×10^{-17}	1.91×10^{-17}	1.91×10^{-17}
^{226}Ra	1.37×10^{-20}	4.65×10^{-19}	3.56×10^{-19}	5.41×10^{-19}
^{235}U	3.46×10^{-19}	1.18×10^{-17}	8.82×10^{-17}	1.36×10^{-19}
^{238}U	6.80×10^{-20}	2.31×10^{-18}	7.70×10^{-19}	2.62×10^{-18}
^{241}Am	4.57×10^{-19}	1.55×10^{-17}	6.14×10^{-18}	1.61×10^{-17}

例:^{192}Ir 是管腔肿瘤治疗常用的 γ 源,假设源放射性活度为 740GBq,操作人员与源的距离为 2.5m,估计此种情况下操作人员的有效剂量率。

因为周围剂量当量 $H^*(10)$ 可作为同一位置上人体有效剂量合理的估计值,故不妨利用式(7.12),通过周围剂量当量率的计算,估计操作人员的有效剂量率。由表 7.7 可得 ^{192}Ir 的周围剂量当量率常数 $\Gamma_{H*} = 3.84\times10^{-17}\text{Sv}\cdot\text{m}^2$,所以离放射源 2.5m 处的周围剂量当量率为

$$\dot{H}^*(10) = A\cdot\Gamma_{H*}/r^2 = [(740\times10^9)\times(3.84\times10^{-17})]/2.5^2$$
$$= 4.55\times10^{-6}(\text{Sv}\cdot\text{s}^{-1}) = 16.37\text{mSv/h}$$

因此,估计上述情况下如无任何防护措施,操作人员的有效剂量率为 16.37mSv/h。

例:当前临床实践中,利用组织间植入"种籽源(长约 5mm,直径不足 1mm)"治疗实体癌或某些良性疾病已非罕见。若"种籽源"所含核素系 ^{125}I,手术中"种籽源"的总活度为 3GBq,假定临床医生身体离源 50cm,手离辐射源 5cm,估计手术过程中临床医生的有效剂量率和手部皮肤的当量剂量率。

这里不妨计算周围剂量当量 $H^*(10)$、定向剂量当量 $H'(0.07)$,它们可分别作为同一位置上人体有效剂量和皮肤当量剂量合理的估计值。

对于核素^{125}I，查表 7.7 可以知道，$\Gamma_{H*} = 9.99 \times 10^{-18}\,\text{Sv} \cdot \text{m}^2$，$\Gamma_{H}' = 1.16 \times 10^{-17}\,\text{Sv} \cdot \text{m}^2$

（1）同一位置上人体有效剂量为

$$\dot{H}*(10) = A \cdot \Gamma_{H*}/r^2 = [(3 \times 10^9) \times (9.99 \times 10^{-18})]/0.5^2$$
$$= 1.2 \times 10^{-7}(\text{Sv} \cdot \text{s}^{-1}) = 0.432(\text{mSv} \cdot \text{h}^{-1})$$

（2）手部皮肤人体有效剂量为

$$\dot{H}'(10) = A \cdot \Gamma_{H'}/r^2 = [(3 \times 10^9) \times (1.16 \times 10^{-17})]/0.05^2$$
$$= 1.4 \times 10^{-5}(\text{Sv} \cdot \text{s}^{-1}) = 50.1(\text{mSv} \cdot \text{h}^{-1})$$

7.6.4 非点源的照射量率、比释动能率计算

实际上辐射源总是具有一定大小和形状，因此不是在任何时候都能简单地视为点状源。但任何一个辐射源都可以分割成许多个小块辐射源，每一小块源都能被看成是点源，该辐射源在空间某点的照射量率、比释动能率，是所有这些点源在此点处造成的照射量率、比释动能率叠加总和，在数学形式上是一个积分过程。针对非点源情况，除要考虑其体积、形状外，还要考虑辐射源自身吸收与散射等因素对照射量率、比释动能率的影响，下面以线源作为一个实例进行讨论。

图 7.17 示出了核燃料后处理厂中的放射性料液的运输管道，若管道直径比起管道到考察点 Q 的距离小很多，可将这管状源看成为全部放射性物质都集中在轴线上的线状源，设此线状源长度为 $L(\text{m})$，总活度为 $A(\text{Bq})$，单位长度上的活度为 $\eta_l = A/L$（称线活度），则其中一小段管道 $\text{d}x$ 可被看成为点源，其活度为 $\eta_l \text{d}x$，它在 Q 点造成的比释动能率 $\text{d}\dot{K}$ 为

$$\text{d}\dot{K} = \frac{\eta_l \cdot \Gamma_k}{a^2}\text{d}x \tag{7.13}$$

因 $a^2 = x^2 + r^2$，代入上式，得

$$\text{d}\dot{K} = \frac{\eta_l \cdot \Gamma_k}{x^2 + r^2}\text{d}x \tag{7.14}$$

上式对 $-L/2$ 至 $L/2$ 积分，使得线源 L 在 Q 点的比释动能率为

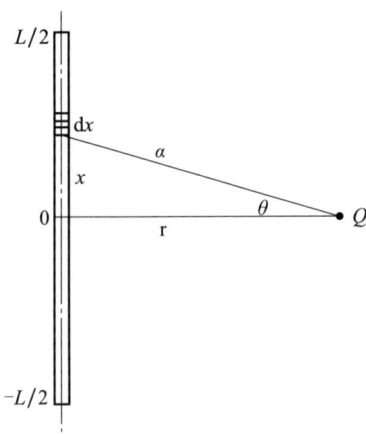

图 7.17 线源比释动能率、照射量率计算示意图

$$\dot{K} = \int_{-L/2}^{L/2} \frac{\eta_1 \cdot \Gamma_k}{x^2 + r^2} dx = \eta_1 \cdot \Gamma_k \cdot \frac{2}{r} \tan^{-1} \frac{L}{2r}$$

将 $\eta_1 = A/L$ 代入上式,得

$$\dot{K} = \frac{2 \cdot A \cdot \Gamma_k}{L \cdot r} \tan^{-1} \frac{L}{2r} \tag{7.15}$$

式中:L、r 的单位是 m;A 的单位是 Bq;Γ_k 的单位是 Gy·m²·Bq⁻¹·s⁻¹。如 Γ_k 用照射量率常数 Γ 代替,则线源在 Q 点处的照射量率为

$$\dot{X} = \frac{2A\Gamma}{Lr} \tan^{-1} \frac{L}{2r} \tag{7.16}$$

式中:Γ 的单位是 c·m²·kg⁻¹·Bq⁻¹·s⁻¹,$\dot{X}$ 的单位是 c·kg⁻¹·s⁻¹。

式(7.15)、式(7.16)中的 $\tan^{-1} \frac{L}{2r}$ 就是图 7.17 中的 θ 角(以弧度为单位),当角度很小时,$\theta \approx \frac{L}{2r}$,这样式(7.15)、式(7.16)分别为

$$\dot{K} = \frac{A\Gamma_k}{r^2} \tag{7.17}$$

$$\dot{X} = \frac{A\Gamma}{r^2} \tag{7.18}$$

这就是点源的比释动能率和照射量率的计算公式。由此可见。当 θ 角很小,即 $r \gg L$ 时,就可以将线源近似地看成点源。计算证明:当 $r > 5L$ 时,用点源公式计算的结果和用线源公式计算得到的结果之差,误差仅在 5% 以内。

通过上述分析,可以知道点源概念不是一个简单的几何概念,而是一个物理内涵上的近似。计算表明,对任何形状的辐射源,当考察点与源的距离比辐射源本身的最大限度大 5 倍以上时,都可将该辐射源视为点源,如果辐射源自吸收不能忽略时,则需作自吸收修正。

下面给出了几种不同形状的 γ 辐射源的照射量率 $\dot{X}$ 的计算公式。在下列所有情况中,假设放射性是均匀分布的,且不计空气及周围物质的吸收和散射。若放射性活度的单位是 Bq,照射量率常数 Γ 的单位是 $C \cdot m^2 \cdot kg^{-1} \cdot Bq^{-1} \cdot s^{-1}$,所有长度、面积、体积的单位分别是 m、m^2、m^3,则照射量率的单位是 $C \cdot kg^{-1} \cdot s^{-1}$。若所有公式中的 Γ 用比释动能率常数 Γ_k 代替,可得到比释动能率 $\dot{K}$ 的计算公式,其单位是 $Gy \cdot s^{-1}$。

1. 线状源

源长为 L,总放射性活度为 A,则图 7.18 上所示各点的照射量率可用下列公式表示。

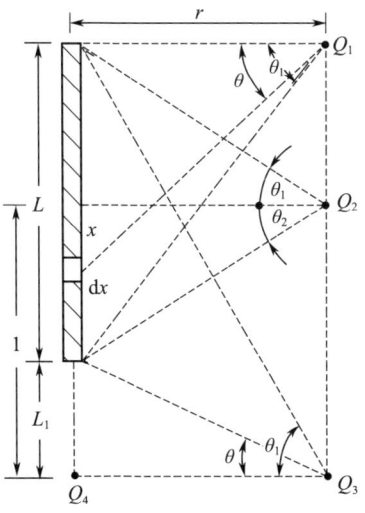

图 7.18 计算线源照射量率示意图

(1) 过线源端点的垂直线上的一个点 Q_1：

$$\dot{X}_1 = \frac{A\Gamma}{Lr}\tan^{-1}\frac{L}{r} \qquad (7.19)$$

(2) 过线源中心的垂直线上的一个点 Q_2：

$$\dot{X}_2 = \frac{2A\Gamma}{Lr}\tan^{-1}\frac{L}{2r} \qquad (7.20)$$

(3) 与线源的垂直距离为 r，其在线源轴上的投影与线源近端的距离为 L_1 的点 Q_3：

$$\dot{X}_3 = \frac{A\Gamma}{Lr}\left[\tan^{-1}\left(\frac{L+L_1}{r}\right) - \tan^{-1}\frac{L_1}{r}\right] \qquad (7.21)$$

(4) 线源轴延长线上的一个点 Q_4：

不计及自吸收

$$\dot{X}_4 = \frac{A\Gamma}{l^2 - (L/2)^2} \qquad (7.22)$$

计及自吸收

$$\dot{X}_4 = \frac{A\Gamma}{l^2} \cdot \frac{1 - e^{-\mu l}}{\mu l} \qquad (7.23)$$

式中：l 为源中心到 Q_4 点距离；μ 为源物质对 γ 射线的线减弱系数（m^{-1}）。

2. 圆盘源

下面给出了圆盘状源（图 7.19）周围不同点处照射量率计算公式，假设圆盘源半径为 a，放射性总活度为 A。

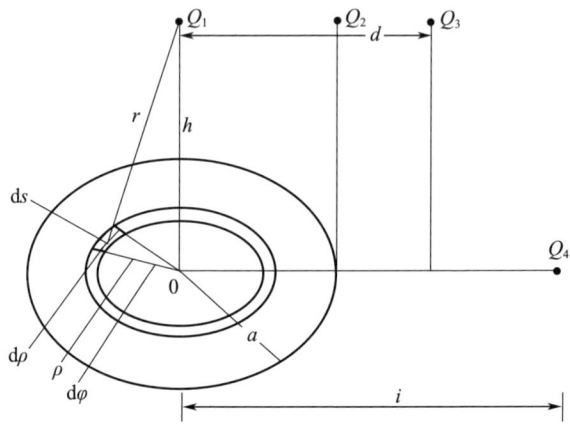

图 7.19　计算圆盘源照射量率的示意图

第 7 章 外照射剂量学

（1）垂直圆盘源平面，在中心轴延长线上且距离中心为 h 的 Q_1 点：

$$\dot{X}_1 = \frac{A \cdot \Gamma}{a^2} \ln\left(\frac{h^2 + a^2}{h^2}\right) \tag{7.24}$$

（2）平行于圆盘中心轴延长线，且距离其为 a 的点 Q_2：

$$\dot{X}_2 = \frac{A \cdot \Gamma}{a^2} \ln\left[\frac{h + \sqrt{h^2 + 4a^2}}{2}\right] \tag{7.25}$$

（3）平行于圆盘中心轴延长线，且距离其为 a 的点 Q_3：

$$\dot{X}_3 = \frac{A \cdot \Gamma}{a^2} \ln\left\{\frac{1}{2h^2}\left[h^2 + a^2 - d^2\right] + \sqrt{a^4 + 2a^2(h^2 - d^2) + (h^2 + d^2)^2}\right\}$$

$$\tag{7.26}$$

（4）过圆盘中心且在其半径延长线上，距中心点为 l 的点 Q_4：

$$\dot{X}_4 = \frac{A \cdot \Gamma}{a^2} \ln\left(\frac{l^2}{l^2 - a^2}\right) \tag{7.27}$$

3. 球面源

如图 7.20 所示的球面源，设球的半径为 a，总放射性活度为 A，在其中心点 Q 处的照射量率为

$$\dot{X} = A \cdot \Gamma / a^2 \tag{7.28}$$

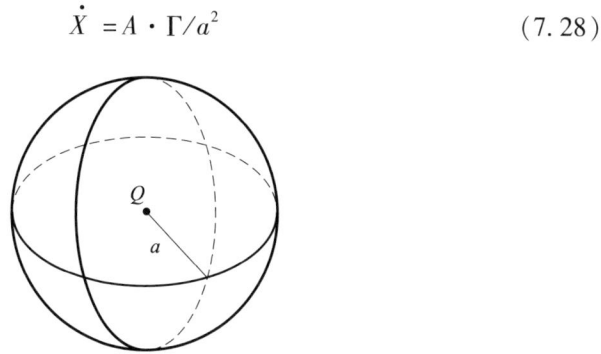

图 7.20　计算球面源照射量率的示意图

4. 圆柱状面源

对于半径为 a、高度为 h 的空心圆柱体，假设其总放射性活度为 A，可以计算出其中心轴线上不同点处的照射量率，如图 7.21 所示。

(1) 圆柱轴线上距离底平面为 l 处的一点 Q_1：

$$\dot{X}_1 = \frac{A \cdot \Gamma}{a \cdot h}\left[\tan^{-1}\frac{l}{a} + \tan^{-1}\frac{h-l}{a}\right] \qquad (7.29)$$

(2) 在圆柱轴线中央的点 Q_2：

$$\dot{X}_2 = \frac{2A \cdot \Gamma}{a \cdot h}\tan^{-1}\frac{h}{2a} \qquad (7.30)$$

5. 球体源

对于一个球体源，假设球半径为 a（图 7.22），则其中心点的照射量率为

$$\dot{X} = \frac{4\pi \cdot A_s \cdot \Gamma}{\mu}(1 - e^{\mu a}) \qquad (7.31)$$

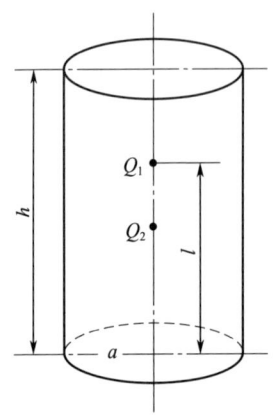
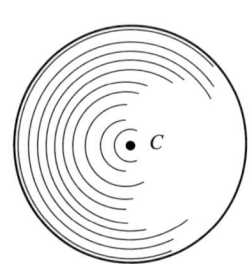

图 7.21 计算圆柱面源照射量率的示意图　　图 7.22 计算球体源照射量率的示意图

式中：A_s 为球体中放射性物质的比活度（$Bq \cdot m^{-3}$）；μ 为源物质对 γ 射线的线减弱系数（m^{-1}）。

6. 无限大体积源

如图 7.23 所示，其中任一点的照射量率为

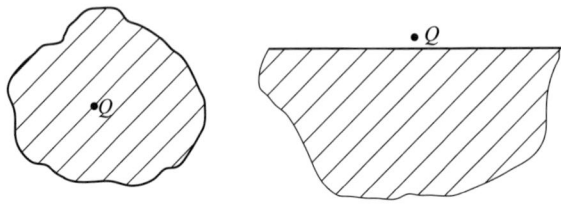

图 7.23 计算无限（半无限）大体积源照射量率的示意图

$$\dot{X} = \frac{4\pi \cdot A_s \cdot \Gamma}{\mu} \quad (不计多次散射) \tag{7.32}$$

$$\dot{X} = \frac{4\pi \cdot C \cdot \Gamma}{\mu}\left[\frac{A_1}{1+a_1} + \frac{1-A_1}{1+a_2}\right] \quad (计多次散射) \tag{7.33}$$

式中:A_s、μ 同上,a_1,a_2 和 A_1 为常数(表 8.4)。

7. 半无限大体积源

如图 7.23 所示,其中任一点的照射量率为

$$\dot{X} = \frac{2\pi \cdot A_s \cdot \Gamma}{\mu} \quad (不计多次散射) \tag{7.34}$$

$$\dot{X} = \frac{4\pi \cdot A_s \cdot \Gamma}{\mu}\left[\frac{A_1}{1+a_1} + \frac{1-A_1}{1+a_2}\right] \quad (计多次散射) \tag{7.35}$$

式中:各符号同上。

8. 有限厚平板源

如图 7.24 所示,其表面上一点的照射量率为

$$\dot{X} = \frac{2\pi \cdot A_s \cdot \Gamma}{\mu}[l - E_2(\mu d)] \tag{7.36}$$

式中:l 是平板源的厚度;$E_2(\mu d)$ 是一个特殊函数,用公式表示为:$E_2(x) = x \cdot \int_0^\infty \frac{e^{-x}}{x^2}dx$,其主要特点是随着 x 值增大,$E_2(x)$ 比 e^{-x} 下降更快;当 $x = 0$ 时,$E_2(0) = 1$;当 $x = \infty$ 时,$E_2(\infty) = 0$。$E_2(x)$ 值如表 7.8 所列。

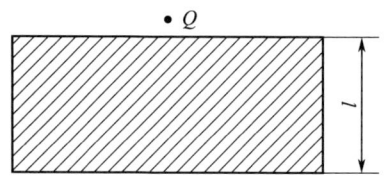

图 7.24 有限厚平板源照射量率的示意图

同式(7.34)相比,仅差 $E_2(\mu d)$ 一项。因为 $E_2(2) = 0.375$,所以只要 γ 射线在源中穿过的厚度不小于 2 个平均自由程,即 $\mu d = 2$,那么可将该源看成是无限的,由此引入的照射量率 $\dot{X}$ 的误差小于 5%,因为更厚的那一部分 γ 射线到达 Q 点至少要经过 2 个平均自由程以上厚度的自吸收,因而对 Q 点的照射量率

贡献甚微。

表 7.8 函数 $E_2(x) = x \cdot \int_0^\infty \frac{e^{-x}}{x^2} dx$ 随 x 取值的变化情况

x	$E_2(x)$	x	$E_2(x)$
0.00	1.00×10^{-0}	3.0	1.06×10^{-3}
0.01	9.47×10^{-1}	3.5	5.80×10^{-3}
0.05	8.28×10^{-1}	4.0	3.20×10^{-3}
0.1	7.23×10^{-1}	4.5	1.76×10^{-3}
0.2	5.74×10^{-1}	5.0	1.00×10^{-3}
0.3	4.69×10^{-1}	5.5	5.61×10^{-4}
0.4	3.89×10^{-1}	6.0	3.18×10^{-4}
0.5	3.27×10^{-1}	6.5	1.81×10^{-4}
0.6	2.76×10^{-1}	7.0	1.04×10^{-4}
0.8	2.01×10^{-1}	7.5	5.94×10^{-5}
0.9	1.72×10^{-1}	8.0	3.41×10^{-5}
1.0	1.48×10^{-1}	8.5	1.97×10^{-5}
1.5	7.31×10^{-2}	9.0	1.14×10^{-5}
2.0	3.75×10^{-2}	9.5	6.60×10^{-6}
2.5	1.98×10^{-2}	10.0	3.83×10^{-6}

9. 有限大小、无限厚截头圆锥体源

在圆锥顶角处点 Q 上(图7.25)的照射量率为

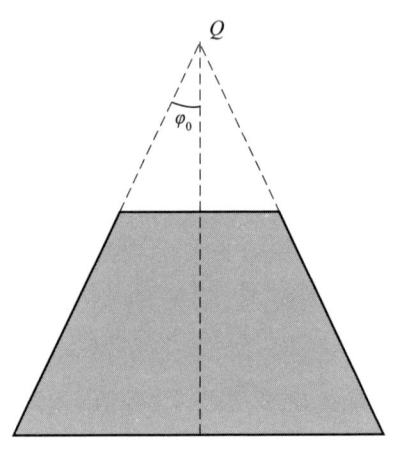

图 7.25 去顶圆锥体源照射量率计算的示意图

$$\dot{X} = \frac{2\pi \cdot A_s \cdot \Gamma}{\mu}(1 - \cos\varphi_0) \tag{7.37}$$

同式(7.34)相比,仅差一项 $\cos\varphi_0$,当 $\cos\varphi_0$ 较大时,就可以把它看成是无限宽的情况($\varphi_0 = \pi/2$)。

7.7 β射线剂量计算

虽然 β 射线在物质中的减弱近似地遵守指数规律,但物质对它的散射很显著,而且散射程度与源几何形状、散射物的性质以及到源距离等因素有关,加之 β 射线具有连续的能谱,目前还没有一个计算 β 射线剂量的满意理论公式,通常都用经验公式进行近似计算。对 β 射线的剂量计算远比 γ 射线剂量计算复杂得多。

7.7.1 点源的剂量计算

假设 β 辐射源可视为点源,且点源周围介质均匀,则离该点源距离 r 处的吸收剂量率 $\dot{D}$ 可表示为

$$\dot{D} = \frac{4.608 \times 10^{-8} A \cdot \rho^2 \cdot \nu \cdot \bar{E}_\beta \cdot a}{r^2} \left\{ c \left[1 - \frac{\nu r}{c} e^{1-(\nu r/c)} \right] + \nu r e^{(1-\nu r)} \right\} \tag{7.38}$$

当 $\nu r \geq c$ 时,$1 - \frac{\nu r}{c} e^{1-(\nu r/c)} \equiv 0$

式中:$\dot{D}$ 是吸收介质中离 β 点源距离 r($g \cdot cm^{-2}$)处的吸收剂量率($Gy \cdot h^{-1}$);A 是 β 点源的活度(Bq);ρ 是介质的密度($g \cdot cm^{-3}$);$\bar{E}_\beta$ 是 β 射线平均能量(MeV)。注意这里公式中使用的距离(r)是质量厚度。

式(7.38)中的 α 值可由下式确定:

$$\alpha = [3c^2 - (c^2 - 1)e]^{-1} \tag{7.39}$$

由下面公式给出参数 c 和 ν。

对空气:

$$c = 3.11e^{-0.55E_{max}}, \nu = \frac{16.0 \cdot (2 - \bar{E}_\beta/\bar{E})}{(E_{max} - 0.036)^{1.40}} \qquad (7.40)$$

对软组织：

$$c = \begin{cases} 2, & 0.17\text{MeV} < E < 0.5\text{MeV} \\ 1.5, & 0.5\text{MeV} < E < 1.5\text{MeV} \\ 1, & 1.5\text{MeV} < E < 3.0\text{MeV} \end{cases}, \nu = \frac{18.6 \cdot (2 - \bar{E}_\beta/\bar{E})}{(E_{max} - 0.036)^{1.37}} \qquad (7.41)$$

式中：参数 c 是无量纲量；E_{max} 是 β 射线的最大能量（MeV）；$\bar{E}$ 是假定 β 转变为容许跃迁时，理论计算出的 β 能谱平均能量（MeV）。对 ^{90}Sr、RaE 来说，$\bar{E}_\beta/\bar{E}$ 值分别为 1.17 和 0.77，对其他常用 β 放射性核素均为 1。

式(7.38)的能量适用范围为 0.167~2.24MeV。表 7.9 给出了某些放射性核素 β 谱最大能量和平均能量。

一般情况下，可用下式对空气的吸收剂量率做粗略的估算：

$$\dot{D} = 8.1 \times 10^{-12} A/r^2 \qquad (7.42)$$

式中：A 是 β 点源的活度（Bq）；r 是离 β 点源的距离（m）；$\dot{D}$ 的单位是 $\text{Gy} \cdot \text{h}^{-1}$。

例：设有一个活度为 3.7×10^{10}Bq 的 ^{90}Sr + ^{90}Y 核素 β 点源，求离该点源 30cm 处的空气中的吸收剂量率。

解：当 ^{90}Sr 衰变时，会放出 0.546MeV 的 β 射线，之后转变为 ^{90}Y，而 ^{90}Y 衰变时又会放出 2.284MeV 的 β 射线。

已知 ^{90}Y 发射的 β 射线最大能量 E_{max} 为 2.284MeV，平均能量 $\bar{E}_\beta$ 为 0.9348MeV，空气密度 ρ_0 为 $1.293 \times 10^{-3} \text{g} \cdot \text{cm}^{-3}$，因此，$r = 30 \times 1.293 \times 10^{-3} = 3.88 \times 10^{-2} \text{g} \cdot \text{cm}^{-2}$，$\bar{E}_\beta/\bar{E} = 1$，由式(7.40)得到 $c = 3.11 \times e^{-0.55E_{max}} = 0.89$，于是有

$$a = [3c^2 - (c^2 - 1)e]^{-1} = 0.34$$

$$\nu = \frac{16.0}{(E_{max} - 0.036)^{1.40}}(2 - \bar{E}_\beta/\bar{E}) = 5.15 \text{cm}^2 \cdot \text{g}^{-1}$$

这样，$\nu r = 0.20$，$\nu r/c = 0.225$，$(\nu r/c)e^{1-(\nu r/c)} = 0.49$，$\nu r e^{1-\nu r} = 0.445$，活度 $A = 1.85 \times 10^{10}$Bq，把所有相关值代入式(7.38)，得

第 7 章 外照射剂量学

$$\dot{D} = \frac{4.608 \times 10^{-8} A \cdot \rho^2 \cdot \nu \cdot \bar{E}_\beta \cdot a}{r^2} \left\{ c \left[1 - \frac{\nu r}{c} e^{1-(\nu r/c)} \right] + \nu r e^{(1-\nu r)} \right\}$$

$$= 1.55[0.89(1-0.49) + 0.445] = 1.39 \text{Gy} \cdot \text{h}^{-1}$$

同理,可计算出 ^{90}Sr 发射的 β 射线在 $r = 30$cm 处的吸收剂量率:$\dot{D}_2 = 1.81 \text{Gy} \cdot \text{h}^{-1}$。因此,^{90}Sr + ^{90}Y β 点源在 30cm 处,空气中的总吸收剂量率为

$$\dot{D} = \dot{D}_1 + \dot{D}_2 = 3.20 \text{Gy} \cdot \text{h}^{-1}$$

表 7.9 某些放射性核素 β 射线的最大能量和平均能量

核素	半衰期	β 射线的最大能量,MeV（分支比,%）	β 射线的平均能量 MeV
^{3}H	12.35a	0.0186(100)	0.00571
^{14}C	5730a	0.1561(100)	0.0493
^{32}P	14.29d	1.711(100)	0.695
^{35}S	87.44d	0.1674(100)	0.0488
^{45}Ca	164d	0.2687(100)	0.0778
^{60}Co	5.271a	0.3179(99.92)	0.0958
^{63}Ni	96a	0.06587(100)	0.01713
^{89}Sr	50.5d	1.488(99.985)	0.5815
^{90}Sr	28.5a	0.546(100)	0.1958
^{90}Y	64.0h	2.284(99.984)	0.9348
^{147}Cs	30.0a 2.62a	0.5140(94.6) 1.176(5.4)	0.1743 0.0479
^{147}Pm	2.696d	0.225(约100) 0.2853(1.3)	0.064 0.0796
^{198}Au		0.9612(98.7)	0.3148
^{204}Tl	3.78a	0.7634(97.45)	0.139
混合裂变产物		3.5	1.01
天然铀		2.32	0.865

7.7.2 β 平面源剂量计算

对于一个半径为 a(cm) 的 β 面源,假设其放射性核素的面活度为 σ(Bq·cm^{-2}),则在面源中心上方 r(g·cm^{-2}) 处的吸收剂量率为

$$\dot{D} = 2.89 \times 10^{-7} \nu \cdot \bar{E}_\beta \cdot a \cdot$$
$$\sigma \left\{ c \left[1 + \ln\frac{c}{\nu r} - e^{1-(\nu r/c)} + e^{1-\nu r} - e^{[1-\nu(r^2+a^2)^{1/2}]} \right] \right\} \tag{7.43}$$

当 $\nu r \geq c$ 时，$1 + \ln\dfrac{c}{\nu r} - e^{1-(\nu r/c)} \equiv 0$。

当半径 $a \to \infty$ 时，圆面源可视为无限大平面源，式(7.43)可简化为

$$\dot{D} = 2.89 \times 10^{-7} \nu \cdot \bar{E}_\beta \cdot a \cdot \sigma \left\{ c \left[1 + \ln\frac{c}{\nu r} - e^{1-(\nu r/c)} + e^{1-\nu r} \right] \right\} \tag{7.44}$$

式中：$\dot{D}$ 的单位是 $Gy \cdot h^{-1}$；r 的单位是 $g \cdot cm^{-2}$；其他符号意义同式(7.38)。

为了简单估算具有较大线密度的 β 源在空气中的吸收剂量率，公式可表示为

$$\dot{D} = 2.7 \times 10^{-10} A_s \cdot \bar{E}_\beta \cdot \frac{\omega}{2\pi} \tag{7.45}$$

式中：A_s 是比放射性活度($Bq \cdot g^{-1}$)；$\bar{E}_\beta$ 是 β 射线的平均能量(MeV)；ω 是 β 源到测量点所张的立体角(Sr)；吸收剂量率 $\dot{D}$ 的单位是 $Gy \cdot h^{-1}$。同样，这里公式中使用的距离(r)是质量厚度。

例：设皮肤表面被 $^{90}Sr + {}^{90}Y$ 放射性核素污染，皮肤表面污染物的面比活度 σ 为 $3.7 \times 10^4 Bq \cdot cm^{-2}$，求被污染皮肤所受的吸收剂量率。

解：通常人们以表皮基底所受的剂量为代表，为辐射防护目的，基底层的平均深度取为 $7 mg \cdot cm^{-2}$，即 r 取值为 $7 \times 10^{-3} g \cdot cm^{-2}$，它与半径 a 相比要小得多，故可把被污染的皮肤表面视为无限大平面源，它在 $7 mg \cdot cm^{-2}$ 处造成的剂量率可用式(7.44)计算，面比活度可用 $1.85 \times 10^4 Bq \cdot cm^{-2}$，并分别对 ^{90}Sr、^{90}Y 做出剂量计算。

对 ^{90}Y：由表7.9知，$E_{max} = 2.284 MeV$，$\bar{E}_\beta = 0.9348 MeV$，$\rho = 1 g \cdot cm^{-3}$，$\bar{E}/E = 1$，$r = 7 \times 10^{-3} g \cdot cm^{-2}$，根据式(7.41)，得 $c = 1$，于是有

$$a = 0.33$$

$$\nu = \frac{18.6}{(E_{max} - 0.036)^{1.37}}(2 - \bar{E}/\bar{E}^*) = 6.13 cm^2 \cdot g^{-1}$$

$\sigma = 1.85 \times 10^4 \mathrm{Bq} \cdot \mathrm{cm}^{-2}, \nu r = 0.043, e^{1-\nu r} = 2.60, \dfrac{\nu r}{c} = 0.043, e^{1-(\nu r/c)} =$
$2.60, c/\nu r = 23.3, \ln\dfrac{c}{\nu r} = 3.15$,将所有各量值代入式(7.44),得

$$\dot{D}_1 = 2.89 \times 10^{-7} \nu \cdot \bar{E} \cdot a \cdot \sigma \left\{ c \left[1 + \ln\dfrac{c}{\nu r} - e^{1-(\nu r/c)} + e^{1-\nu r} \right] \right\}$$

$$= 1.01 \times 10^{-2}(1.55 + 2.60) = 4.19 \times 10^{-2} \mathrm{Gy} \cdot \mathrm{h}^{-1}$$

对 ^{90}Sr 仿照上述计算,得 $\dot{D}_2 = 3.3 \times 10^{-2} \mathrm{Gy} \cdot \mathrm{h}^{-1}$,故最后得到皮肤的吸收剂量率为

$$\dot{D} = \dot{D}_1 + \dot{D}_2 = 7.49 \times 10^{-2} \mathrm{Gy} \cdot \mathrm{h}^{-1}$$

7.7.3 轫致辐射剂量计算

β射线被自身源物质及源周围的其他物质阻止时会分别产生内、外轫致辐射,某些情况下,这些辐射是不能忽视的,在估算外照射剂量时,还需要考虑β射线产生的轫致辐射。

一束β射线入射在屏蔽材料中,被完全阻止时,转移给轫致辐射的能量分数为

$$F = 3.33 \times 10^{-4} Z_e E_{\max} \tag{7.46}$$

式中:$E_{\max}$ 是β谱的最大能量(MeV);Z_e 是吸收β射线的屏蔽材料(或靶核)的有效原子序数。

轫致辐射具有连续的能谱,在实际屏蔽计算时,可以假定轫致辐射的平均能量 E_b 是入射的β射线最大能量的1/3,即 $E_b \approx E_{\max}/3$。

如果将轫致辐射源看成为点源,且忽略其在空气中的减弱,则离β辐射源 $r(\mathrm{m})$ 处,轫致辐射的能量注量率 ψ 可表示为

$$\psi = 1.6 \times 10^{-13} A \cdot F \cdot E_b / 4\pi r^2 \tag{7.47}$$

式中:A 是该源的活度(Bq);能量注量率 ψ 的单位是 $\mathrm{J} \cdot \mathrm{m}^{-2} \cdot \mathrm{s}^{-1}$,系数 1.6×10^{-13} 是兆电子伏(MeV)与焦耳(J)的换算系数。

将式(7.47)代入式(3.56),并注意 $E_b = (1/3) \cdot E_{\max} = \bar{E}$,整理后可得

$$\dot{D} = 4.58 \times 10^{-14} A Z_e (E_b/r)^2 \cdot (\mu_{en}/\rho) \tag{7.48}$$

式中:$\dot{D}$ 是屏蔽层中的 β 射线所产生的韧致辐射,在空气中某一点 $r(\mathrm{m})$ 处的吸收剂量率$(\mathrm{Gy \cdot h^{-1}})$;$\mu_{en}/\rho$ 是平均能量为 $E_b = E_\beta$ 的韧致辐射在空气中的质量能量吸收系数$(\mathrm{m^2 \cdot kg^{-1}})$;其他符号的意义同前。

7.8 中子剂量的计算

对中子剂量学而言,主要考虑中子与组成人体组织元素之间的相互作用。机体组织按重量百分比计,氢、碳、氮、氧这 4 种元素占整个人体重量的 95% 以上,而若按组成人体组织的原子数计,氢原子数可占组成人体原子总数的 60% 以上。快中子通过与人体组织的 H、C、N、O 等原子核之间的弹性和非弹性散射,不断地将能量传递给组织而被慢化,慢化后的热中子又通过 $^1\mathrm{H}(n,\gamma)^2\mathrm{H}$ 和 $^{14}\mathrm{N}(n,p)^{14}\mathrm{C}$ 等反应方式被人体组织吸收。核反应中产生的反冲质子(0.6MeV)、γ 射线(2.2MeV)的能量,最终也将被机体吸收。

7.8.1 中子剂量的计算

1. 比释动能的计算

前面章节中已经讨论了单能中子的比释动能,可用下式表示:

$$K = f_K \cdot \Phi \tag{7.49}$$

式中:$f_K = (\mu_{tr}/\rho) \cdot E$,被称为中子比释动能因子。它表示单位中子注量的比释动能,据此,可以利用对辐射场实测得到的中子注量 Φ,使用与中子能量相对应的 f_K 值,便可算出中子的比释动能 K。

对具有谱分布的中子源,其周围辐射场中某点处的比释动能 K 可表示为

$$K = \int \Phi_E \cdot \left(\frac{\mu_{tr}}{\rho}\right) \cdot E \cdot \mathrm{d}E = \int \Phi_E \cdot f_K(E) \cdot \mathrm{d}E \tag{7.50}$$

式中:Φ_E 是按能量微分分布的粒子注量。与此相应,还可计算与上述谱分布相应的中子平均比释动能因子 $\bar{f}_K$:

第 7 章 外照射剂量学

$$\bar{f}_K = \int \Phi_E \cdot \left(\frac{\mu_{tr}}{\rho}\right) \cdot E \cdot dE / \int \Phi_E \cdot dE$$

$$= \int \Phi_E \cdot f_K(E) \cdot dE / \int \Phi_E \cdot dE \tag{7.51}$$

不同能量中子在常用组织等效材料中的比释动能因子值 f_K,可在相关文献中找到。

对具有谱分布的中子源,在物质(m)中的比释动能,可由下式给出:

$$K_m = \Phi \cdot \bar{f}_K \tag{7.52}$$

如果已知中子辐射场中的某种物质(m)比释动能 K,则在同一点上受到照射的一小块组织(T)中的比释动能 K_T,可由下式求得:

$$K_T = \frac{(\mu_{tr}/\rho)_T}{(\mu_{tr}/\rho)_m} K_m \tag{7.53}$$

式中:$(\mu_{tr}/\rho)_m$、$(\mu_{tr}/\rho)_T$ 分别是物质 m 和组织 T 的质量能量转移系数。

2. 中子吸收剂量的计算

在满足带电粒子平衡条件下,相关组织的中子吸收剂量可表示为

$$D_T = K_T = \frac{(\mu_{tr}/\rho)_T}{(\mu_{tr}/\rho)_m} K_m \tag{7.54}$$

组织内的中子吸收剂量的计算,可先求出其中的比释动能,并将比释动能值看作为吸收剂量的近似值,对于能量低于 30MeV 的中子,这种近似引入的偏差常常可以忽略。

例:在壁厚为 3mm 的尼龙试管中装有 1ml 的血液样品,试计算与 14MeV 的单位中子注量相应的吸收剂量。

解:当 E = 14MeV 时,反冲质子在尼龙中的射程 R 为 2mm,故对管壁厚度为 3mm 的尼龙,已满足了带电粒子平衡条件,于是,血液中的吸收剂量就等于血液中的比释动能,即有下面公式成立:

$$D_1 = K_1 = \frac{(\mu_{tr}/\rho)_1}{(\mu_{tr}/\rho)_2} K_2 = \frac{(\mu_{tr}/\rho)_1}{(\mu_{tr}/\rho)_2} \Phi (f_K)_2 \tag{7.55}$$

式中:脚标 1 代表血液;2 代表尼龙。

从附表3查得$(f_K)_2 = 0.658 \times 10^{-8} \text{Gy} \cdot \text{cm}^2$,且中子注量$\Phi = 1.0 \text{cm}^{-2}$。若近似认为$(\mu_{tr}/\rho)_1$与$(\mu_{tr}/\rho)_2$的比值为1,便可得

$$D_1 = K_1 = \Phi (f_K)_1 \approx \Phi (f_K)_2 = 1 \times 0.658 \times 10^{-8} = 6.58 \times 10^{-9} \text{Gy}$$

与γ辐射相类似,中子入射到大块机体组织后将被散射、慢化,于是组织内低能中子的比例将会增加,当慢化后的中子被吸收后,主要是热中子会与氢核发生辐射俘获反应,这时会有次级γ射线产生,因此在同样照射条件下,中子在大块组织中的比释动能和吸收剂量会与小块组织中的情况有很大不同。在大块组织中,中子的比释动能一般由三部分组成:①中子给予反冲质子的部分(K_P);②中子给予较重的反冲核(如反冲碳核、反冲氮核、反冲氧核)的部分(K_H);③次级γ射线给予电子的部分(K_γ)。图7.26(a)、(b)分别给出5MeV与5keV的平行宽束中子垂直入射到30cm厚的半无限大组织等效板中时,比释动能随深度的变化情况,从图7.26可见,在5MeV的快中子照射情况下,比释动能主要是K_P的贡献,K_γ在浅层时贡献很小,但随着深度的增加,K_γ在总的比释动能中所占的相对比例逐渐增大;而在5keV的中能中子照射情况下,总的比释动能K_T主要来自K_γ,而K_P、K_H的贡献不大,尤其是随深度增加时,它们对总的比释动能K_T的贡献甚至可以忽略,所以若简单地应用式(7.54)来估算处于人体深部组织处的中子吸收剂量将会有较大的误差。

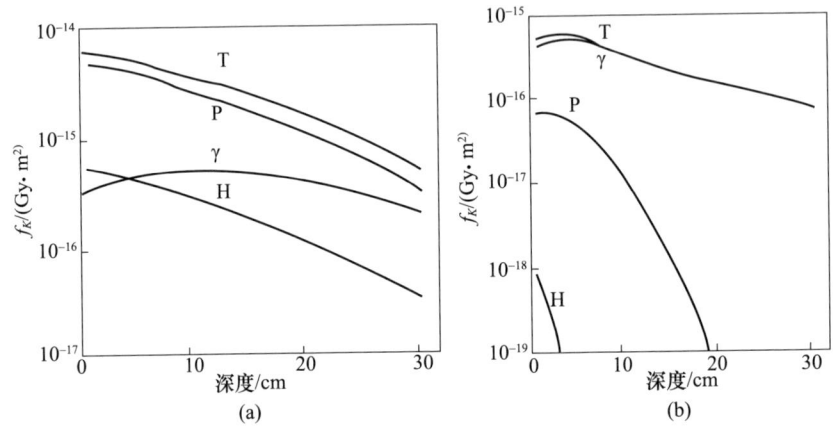

图7.26 5MeV(a)和5keV(b)的平行宽束中子垂直入射时,30cm厚半无限组织等效板内中子比释动能的分布

7.8.2 中子当量剂量的计算

表7.10列出了与不同能量中子对应的平均辐射权重因子 $\bar{W}_R$，与单位中子注量相应的中子当量剂量换算因子 $f_{H_1 \cdot n}$ 的数值，以及与 $25\mu Sv \cdot h^{-1}$ 对应的中子注量率 φ_L 值。于是中子的当量剂量 H_1 即可使用相关公式算出。

对于单能中子辐射场，当量剂量 H_1 表示为

$$H_1 = \varphi_L \cdot f_{H_{1,n}} \tag{7.56}$$

对具有能量分布的中子辐射场，当量剂量 H_1 表示为

$$H_1 = \int \Phi_{n,E} \cdot f_{H_{1,n}}(E) \cdot dE \tag{7.57}$$

式中：$\Phi_{n,E}$ 是辐射场中所关心的位置上中子注量按其能量的谱分布。

与式(7.51)类似，可求与中子谱 $\Phi_{n,E}$ 相应的平均当量剂量换算因子 $\bar{f}_{H_1 \cdot n}$ 的数值：

$$\bar{f}_{H_{1,n}} = \int \Phi_{n,E} f_{H_{1,n}}(E) \cdot dE \Big/ \int \Phi_{n,E} \cdot dE \tag{7.58}$$

例：对于活度为 $3.7 \times 10^{11} Bq$ 的 $^{210}Po-Be$ 中子源，求距该源 1.0m 处的中子当量剂量率大小。

解：查表1.10可知，$^{210}Po-Be$ 中子源的中子发射率为

$$\delta = AY = 3.7 \times 10^{11} \times 67.6 \times 10^{-6} = 2.5 \times 10^7 s^{-1}$$

查表 1.10 知道，$^{210}Po-Be$ 中子源的 $f_{H_1 \cdot n} = 35.5 \times 10^{-15} Sv \cdot m^2$，与式(7.56)相应，有

$$H_1 = \varphi \cdot f_{H_1 \cdot n} = \frac{2.5 \times 10^7}{4\pi \times 1^2} \times 35.5 \times 10^{-15}$$

$$= 7.07 \times 10^{-9} Sv \cdot s^{-1} = 25.4 \mu Sv \cdot h^{-1}$$

表7.10列出了与当量剂量率 $25\mu Sv \cdot h^{-1}$ 相对应的中子注量率 φ_L 值，利用这个值也能算出在中子辐射场中某点的当量剂量率值。

表 7.10　不同能量中子对应于 $25\,\mu\text{Sv} \cdot \text{h}^{-1}$ 时的中子注量率

E_n/MeV	平均辐射权重因子 $\overline{W}_R$	当量剂量换算因子 $f_{H_1 \cdot n}/(\times 10^{-15}\,\text{Sv} \cdot \text{m}^2)$	中子注量率 $\Phi_L/(\text{cm}^{-2} \cdot \text{s}^{-1})$
2.5×10^{-8}	2	1.068	650.2
1×10^{-7}	2	1.157	600.2
1×10^{-6}	2	1.263	549.8
1×10^{-5}	2	1.208	574.9
1×10^{-4}	2	1.157	600.2
1×10^{-3}	2	1.029	674.9
1×10^{-2}	2	0.992	700.0
1×10^{-1}	7.4	5.787	120.0
5×10^{-1}	11	19.84	35.0
1.0	10.6	32.68	21.52
2.0	9.3	39.68	17.50
5.0	7.8	40.65	17.08
10.0	6.8	40.85	17.00
20.0	6.0	42.74	16.25
50.0	5.0	45.54	15.25
$^{210}\text{Po} - \text{B}\ \overline{E}_n = 2.8$	8.0	33.1	21.0
$^{210}\text{Po} - \text{Be}\ \overline{E}_n = 4.2$	7.5	35.5	19.6
$^{226}\text{Ra} - \text{Be}\ \overline{E}_n = 4.0$	7.3	34.5	20.1
$^{238}\text{Pu} - \text{Be}\ \overline{E}_n = 4.1$	7.5	35.2	19.7
$^{241}\text{Am} - \text{Be}\ \overline{E}_n = 4.5$	7.4	39.5	17.6
^{252}Cf 源 $\overline{E}_n = 2.13$	9.15	33.21	20.91

思考题与习题

1. 外照射的剂量水平取决于哪些因素？
2. 什么是组织等效材料？为什么人体辐射剂量测量时需要使用组织等效

材料?

3. 人体体模主要有哪些种类？分别用在什么场合？

4. 什么是照射野？什么是反散射因子？

5. 照射装置发出的射线束的监测方法主要有哪些？

6. 什么是百分深度剂量、组织－空气比、组织－最大比？

7. 百分深度剂量与组织－最大比间关系如何？组织－最大比与组织－空气比间关系如何？

8. 什么是 X 射线线质？什么是 X 射线的半价层？

9. X 射线的半价层与线衰减系数有何关系？

10. 什么是 X 射线源的发射率常数？发射率常数值与哪些因素有关？

11. X 射线源的照射水平与哪些因素有关？列出 X 射线源原射线照射水平的计算公式。

12. 什么是 γ 点源的空气比释动能率常数？

13. 什么是中子的比释动能因子？

14. 如果 X 射线的激发电压大于 8MV，体模内 X 射线束的反散射因子有多大？

15. 设线源长度为 L，经过线源端点并垂直于线源的某点距离该端点为 r，试推导此点处的比释动能率的表达式。

16. 设 ^{60}Co 的 γ 点源放射性活度为 0.2PBq，计算距离该点源 150cm 处的空气比释动能率、周围剂量当量率，并估计人体处于该位置时的有效剂量率。

17. 设 ^{60}Co 线源长 1cm，其中均匀分布的放射性活度也为 0.2PBq，计算沿该线源中垂线、垂直距离为 150cm 处的空气比释动能率，且与题 16 计算结果比较，可以得到什么结论？

第8章
外照射防护与屏蔽计算

随着核能的普及与核技术广泛应用,含源设备已遍及生产、科研、教育、卫生、生活各个领域,各类辐射应用在为人类带来巨大利益的同时,也对人类健康效应构成了一些负面影响。人们开始研究辐射生物效应的同时,基于不同时期的国情,逐步建立健全了一系列有关核设施、核技术、核监测及辐射照射等领域的标准、条例和法规。

辐射防护是一门研究如何减少电离辐射对人体产生危害的综合性边缘学科,辐射防护的目的是在核和辐射科学技术的研究和利用中,人类获得最大利益的同时,尽可能减少辐射对人类可能造成的伤害。国家制定的有关辐射防护方面的标准,一切从事辐射工作的单位、场所和个人都必须严格遵守。1956年制定我国科学技术发展12年规划,把原子能科学技术的发展列为重点任务之一,之后我国原子能事业从初创迈进到发展阶段,为保障工作人员和公众的人身健康和安全,1960年国务院批准了《放射性工作卫生防护暂行条例》,相当于我国的第一部辐射防护标准;1979年全国环境保护会议召开,1974年国家计委、建委、科委和卫生部联合发布《放射防护规定》(GB J8—1974),在当时比较规范,也是比较适用的我国第二代辐射防护基本标准。1979年具有划时代意义的 ICRP 第26号出版物发表,在改革开放的新形势下,我国卫生部等部门于1984年批准发布《放射卫生防护基本标准》(GB 8703—1984),4年后国家环境保护总局又批准发布了另一个基本标准《辐射防护规定》,这两个基本标准虽大同小异,但在执行中也因此产生了一些不便。1991年 ICRP 第60号出版物发表,1996年,IAEA、WHO 等6个国际组织发表了新的国际基本安全标准 IAEA 115-1号安全丛书(BSS),之后经反复酝酿,我国卫生部、国家环境保护总局和国防科工委组织力量研制新一代基本标准,我国第四代放射防护基本标准《电

第 8 章 外照射防护与屏蔽计算

离辐射防护与辐射源安全基本标准》于 2002 年 10 月由国家质量监督检验检疫总局发布,并于 2003 年 4 月起实施,该标准规定了放射工作人员和公众的年剂量当量限值,对保障辐照工作人员、公众及其后代的健康与安全,提高放射防护措施,促进我国放射工作具有十分重要的作用。

8.1 辐射防护目的和方法

为了维护公共安全,公安机关把放射性物质纳入危险物品管理范围,以减少放射性事故的发生,保障工作人员和公众的安全。而放射性物质对公共安全的危害方式,不同于爆炸物品、剧毒物品、枪支、弹药,它是通过向空间不断地辐射肉眼看不见的射线,对公共安全构成隐形危害。为了更好地管理放射性物质,防范其对公共安全形成危害,必须掌握放射性的安全防护。

8.1.1 辐射防护目的

辐射防护的目的是保障放射工作人员和公众及其子孙后代的健康与安全,促进原子能事业的顺利发展。具体讲,辐射防护的目的有两个:一是防止有害的确定性效应发生,即使用放射性物质的场所必须采取防护措施,限制个人的受照剂量,使之低于可引起决定性效应的剂量阈值;二是限制随机性效应的总发生率,使之达到被认为可以接受的水平。

为了防止有害的确定性效应的发生,国家相关部门制定了剂量当量限值标准,以保护公众和工作人员,必要时采取一切有效措施,使有正当理由的照射保持在可以合理达到最低水平,以限制随机性效应的发生率。

8.1.2 辐射防护原则

国际放射防护委员会(ICRP)提出了一套新的剂量限制体系,指出辐射防护必须遵循以下三项基本原则,即任何来源的照射必须具有正当的理由(正当性);对各类辐射实践的防护要求,要实现最优化;任何人接受的照射不得超过规定的个人剂量限值。

1. 辐射实践的正当化

辐射实践的正当性,就是指接受任何剂量的照射都必须有正当的理由,从工作或个人来说都是需要的、有价值的,否则,任何放射照射也不应无故接受。这就要求人们在进行伴有辐射照射的实践活动时,首先要权衡利与弊的关系,判断要不要进行这次辐射实践,论证这次实践必要性有多大,只有带来的利益大于付出代价时,才能认为是正当的、可以进行的,否则就不应当进行这种实践。当然判断一项社会实践是否正当,要综合考虑其政治、经济、社会等多方面的因素,辐射防护仅是其中因素之一。

2. 辐射防护的最优化

防护的最优化是指用最小的代价,获得最大的净利益,使一切必要的照射保持在可以合理达到的最低水平。要求最优化,也不是盲目地追求无限制的降低剂量,否则就会大大增加防护费用,造成得不偿失的后果,也就被认为是不合理的。利益是指整个社会所得到的利益,也不仅仅指某些个人或集团所得的利益;代价是该实践活动引起的消极方面,既包括金钱上的代价和对人体健康的危害代价,也包括对环境带来的危害及对社会心理上带来为消极影响。

3. 个人剂量的限值

即对任何个人所接受的照射总剂量必须加以限制。在实际工作中,仅有上面两项原则往往达不到安全防护的要求,为此,还必须根据具体情况,限制个人所接受的照射剂量不能超过制定的相应剂量限值,以确保公众和工作人员的健康安全。

在辐射防护三原则运用中,三者是有联系的。实践的正当性是由负责全面工作的总部或当局决定,个人剂量限制是防护标准中所规定的,因此最优化原则才是要研究的问题。实践的正当性是辐射防护最优化研究的前提,个人剂量限值是最优化过程的约束条件。在实际辐射防护工作中,评价的主要标准应该是是否实现了辐射防护的最优化,不是评价是否超过个人剂量限值。

8.1.3 辐射防护方法

对单个个体以外的辐射源产生的辐射所采取的防护动作(或措施),称为外

第 8 章 外照射防护与屏蔽计算

照射防护。通常外照射防护的方法有:时间防护、距离防护、屏蔽防护,适用于一切具有外照射意义的辐射源,且经常综合使用。另外,在具体运用时,还应注意高能粒子束照射到物质上后,有时会产生感生放射性,或产生类似臭氧或氮氧化物等有害气体,需注意额外采取相应的措施,防止内照射或有害气体的二次损害作用。

1. 时间防护

减少与辐射源接触的时间,即缩短受照射时间的防护动作称为时间防护。在外照射情况下,人体所受的辐射剂量随接触放射源时间的延长而增加,因此在平时辐射实践中,应该保证按要求完成实践任务的前提下,尽可能缩短人员与放射源接触的时间。为此在操作放射源之前,做好充分准备,操作时要迅速熟练;对于剂量率较大、工作时间长的辐射环境,可采用轮班作业,限制单个人的作业时间,以减少单个人员接受的辐射剂量。

2. 距离防护

加大与辐射源之间的距离会使人体接受的辐照剂量减少,称为距离防护。由理论计算和实验可以知道,在点源窄束的情况下,空间辐射场中某点的剂量率与该点到源的距离平方成反比,因此增大与源的距离,会大大减少接受的剂量,如操作放射源可以使用长柄钳或机械手之类的工具。应该强调,由于距离加大,或手柄过长,使得操作不够灵便,可能会延长操作时间,有时距离防护和时间防护必须统筹灵活运用。平时应该善于利用距离防护手段,保持人员活动场所与放射源之间应该有足够远的距离。

3. 屏蔽防护

对于不便采用时间防护、距离防护的操作,为减少人员所受剂量,必须在人与辐射源之间设置特定屏蔽性能的介质,这样的防护手段称为屏蔽防护。屏蔽防护根据的是辐射通过物质时被减弱的原理,将辐射减弱到某一辐射水平以下。选择屏蔽材料时,主要考虑源活度、射线种类与能量以及材料的易获得性、价格等因素,根据防护要求不同,可灵活选择使用固定式(如墙壁、天花板、防护门、水井等)或移动式(如铅砖、各种包装容器、含铅屏风等)等屏蔽设施或材料。在实践中,有时还对放射源操作者本人进行屏蔽,如放射性工作人员在工作场所穿戴的防护服。

8.2 剂量限值现行标准

《电离辐射防护与辐射源安全基本标准》(GB 18871—2002)包括适用范围、定义、一般要求、对实践的主要要求、对干预的主要要求、职业照射的控制、医疗照射的控制、公众照射的控制、潜在照射的控制(源的安全)、应急照射情况的干预、持续照射情况的干预等10个章节内容,9个附录分别涉及:豁免、剂量限值和表面污染控制水平、非密封源工作场所的分级、放射性核素的毒性分组、任何情况下预期应进行干预的剂量水平和应急照射情况的干预水平与行动水平、电离辐射的标志和警告标志、放射诊断和核医学诊断的医疗照射指导水平、持续照射情况下的行动水平、术语和定义,内容非常翔实,并给出了大量参考数据。

8.2.1 年有效剂量限值

年有效剂量限值是基本值,适用于一切实践所引起的照射,不适用于医疗照射,年有效剂量限值如表8.1所列。

1. 职业照射水平

国标对任何工作人员的职业照射水平提出了控制要求,具体包括以下剂量限值。

(1)由审管部门决定的连续5年的年平均有效剂量(但不可做任何追溯性平均)20mSv。

(2)任何一年中的有效剂量 20mSv。

(3)眼晶体的年当量剂量 150mSv。

(4)四肢(手和足)或皮肤的年当量剂量 500mSv。

2. 培训中的照射水平

对于年龄为16~18岁接受涉及辐射照射就业培训的学徒工,以及年龄为16~18岁在学习过程中需要使用放射源的学生,应控制其职业照射使之不超过下列限值。

(1)年有效剂量 6mSv。

（2）眼晶体的年当量剂量 50mSv。

（3）四肢（手和足）或皮肤的年当量剂量 150mSv。

3. 公众照射水平

在辐射实战中,有关关键人群组的成员所受到的平均剂量估计值不应超过下列限值。

（1）年有效剂量 1mSv。

（2）特殊情况下,如果 5 个连续年的年平均剂量不超过 1mSv,则某一单一年份的有效剂量可提高到 5mSv。

（3）眼晶体的年当量剂量 15mSv。

（4）皮肤的年当量剂量 50mSv。

表 8.1 放射工作人员和公众的年剂量当量限值

范围	职业照射剂量限值/mSv		公众剂量限值/mSv
	辐射工作人员	16~18 岁人员	
全身有效剂量	20（5 年内平均剂量） 50（任何单独一年内剂量）	6	1（特殊情况下,如果 5 个连续年的平均剂量不超过 1mSv,则某一单一年份的有效剂量可提高到 5mSv）
眼晶体	150	50	15
皮肤	500	150	50
手和足	500	150	50

8.2.2 表面污染控制水平

放射性工作人员的体表,衣物及工作场所设备、墙壁、地面等表面污染水平列于表 8.2 中,对此需要说明的是:①所列数值系指表面上固定污染和松散污染的总数;②手、皮肤、内衣、工作袜污染时,应及时清洗,尽可能清洗到本底水平,其他表面污染水平超过表中所列数值时,应采取去污措施;③设备、墙壁、地面经采取适当的去污措施后,仍超过表中所列数值时,可视为固定污染,经审管部门或审管部门授权的部门检查同意,可适当放宽控制水平,但不得超过表中所列数值的 5 倍;④对最大能量不超过 0.3MeV 的 β 放射性物质的表面污染控制水平,可为表 8.2 中所列数值的 5 倍;⑤^{227}Ac、^{210}Pb、^{228}Ra 等 β 放射性物质,按 α 放射性物质的表面污染控制水平执行;⑥氚和氚化水的表面污染控制水平,可为表中所列数值的 10 倍;⑦表面污染水平可按一定面积上的平均值计算,皮肤和工作服取 100cm^2,地面取 1000cm^2。

表 8.2 放射性物质污染表面导出限值(Bq/cm^2)

表面类型		α 放射性物质		β 放射性物质
		极毒性	其他	
工作台、设备、墙壁、地面	控制区	4	4×10	4×10
	监督区	4×10^{-1}	4	4
工作服、手套、工作鞋	控制区 监督区	4×10^{-1}	4×10^{-1}	4
手、皮肤、内衣、工作袜		4×10^{-2}	4×10^{-2}	4×10^{-1}

对于职业工作人员来说,标准中确定剂量限值的主要依据是辐射产生的危害,但剂量限值的确定不仅是根据对健康影响,还考虑了社会和经济的因素。剂量限值是不允许接受剂量范围的下限,而不是允许接受剂量范围的上限。因为剂量限值是与个人直接相关的,所以它是最优化过程的约束条件。评价照射引起的危害时,通常使用以下 4 个剂量水平:①不可接受的,即在任何情况下都没有理由能够容忍的剂量水平;②可容忍的,即虽不情愿但是有理由能够忍受的剂量水平;③可接受的,表示能够接受,不需进一步改善防护措施,即已经达到最优化要求的剂量水平;④可忽略的,不需要采取任何防护措施的剂量水平。

8.2.3 次级限值与参考水平

根据基本限值,通过一定的模式导出一系列供辐射防护监测结果比较有用的限值,这种限值称为次级限值或导出限值。在实际应用中,经常使用次级限值"放射性核素年摄入量(ALI)"和导出限值"导出空气浓度(DAC)"。

为了管理目的,主管部门或企业负责人可以根据最优化原则,对辐射防护有关的任何量制定管理限值,但它们必须严于基本限值或导出限值,这些限值通常与参考水平相联系。所谓参考水平,就是为有效实施辐射防护,相关部门可事先规定各种参考水平,即为决定采取某种行动而规定的水平。对于辐射防护中测定的任一种量都可以建立参考水平,达到或超过该水平时,则应采取某种相应的行动,这种行动可以是把测量值记录存档,或者进一步调查,乃至进行干预,相应的参考水平分别称为记录水平、调查水平和干预水平,前两个水平是直接与职业照射相关的水平。

1. 记录水平

该水平是对辐射防护实践中测定的量所规定的水平,达到或超过这个水平时的测量结果是有意义的,值得记录和保存。记录水平通常是按照剂量或摄入量来规定的值,若超过此水平,那么监测的结果具有记录和保存的价值。个人监测的记录水平应为年限值的 1/10 乘以进行个人监测的时间所占全年工作时间的份额。对于常规监测,记录水平为监测周期所占年总监测时间之比的 1/10。因此若每年监测 N 次,对于任意放射性核素的摄入,其记录水平 $RL = (1/10) \times (ALI/N)$,另外,ICRP 还建议,若监测结果均在记录水平以下时,仍可将监测结果记录到个人剂量档案。实际上目前很多机构将其仪器的测量下限作为记录水平,因为有时在集体剂量计算以及最优化分析时需要保存记录,对个人来说,因可能涉及职业补偿,也有必要妥善保存记录。

2. 调查水平

此水平是由辐射防护部门制定的量值,如剂量当量、摄入量、单位面积污染水平等大于此量值时被认为足够重要,当被测量的某量高于此水平时,值得进一步调查其发生的原因和可能造成的后果。根据辐射防护基本限值制定调查水平,有利于进行更有效的辐射防护管理,因其直接与测量值相关,更有助于判断是否在管理方面应该采取相应的措施。一般情况下,监测的结果不会超过调查水平,若超过该水平,则应查明原因,调查受照剂量的合适性。

对于个人监测,调查水平为年剂量基本限值的 3/10 乘以作业时间所占全年工作时间的份数。对于空气污染监测仪的报警阈的设定,可用于启动对空气污染的原因进行调查。调查水平的量值一般为剂量或摄入量。但这些量有时用起来不方便,因此,通常采用更加容易使用的数值,如作业场所的剂量率、空气中放射性物质的浓度或者放射性物质的体内滞留量或尿中的排泄量,这些量值被称为导出水平。ICRP 按照监测的种类给出了个人监测的调查水平。在常规监测情况下调查水平按照年剂量的 3/10 乘以监测时间所占全年监测时间的份额来确定,因此,若一年中的监测次数为 N 次,对于任意的放射性核素的摄入,其调查水平 IL 应为 $IL = (3/10) \times (ALI/N)$。

3. 干预水平

为了便于干预的决策,需要引入一个可以定量的量,以判断什么情况下需要进行干预,这个量就是干预水平,它被定义为在应急情况下需要采取专门防护行动时所依据的可防止剂量水平。这里的可防止剂量指采取某种专门防护措施后,可以防止(或避免)的剂量。

早先的干预水平是以预期剂量表示的,所谓预期剂量指不采取防护措施时预期会受到的剂量。鉴于防护措施的采取与否,不仅和预期受到的剂量大小有关,同时要进行防护措施的利益与代价的权衡,因此用于判断是否采取某种专门防护行动的剂量水平,必然与环境特征及事件、事故特点有关。基于这种情况,ICRP 等国际组织曾明确提出了不可能制定出一个确定的适用于所有情况的干预水平。为此,ICRP、IAEA 等曾同时推荐了对于特定防护措施的干预水平的剂量范围值。凡公众预期接受的剂量低于此剂量范围的下边界值,认为干预是不正当的,而预期剂量高于此剂量范围的上边界值时,采取防护措施肯定是必要的。当时推荐的适用于早期的防护措施的干预水平分别为:隐蔽,5～50mSv;撤离,5～50mSv;服稳定碘,50～500mGy(对甲状腺)。显然,各个国家还需要规定或推荐反映场址特征的具体干预水平值。

1986 年苏联发生的切尔诺贝利核电站事故为干预水平的应用提供了一次实践的机会。针对干预水平应用中出现的一些问题,特别是为了协调解决因各国干预水平取值不同造成国际农产品贸易出现的分歧和纠纷,国际上在 1986 年后对干预水平的剂量表示量和取值大小做了相应变更。目前国际上普遍采用可防止剂量替代预期剂量作为干预水平的剂量表示量,而且推荐一组对典型情况做了优化的确定通用干预水平值替代推荐的剂量范围。

附表 15 中列出了器官或组织到急性照射时,任何情况下都应进行干预的剂量水平。表中的剂量水平相当于发生确定性效应的阈剂量,所以这些剂量水平实质是以预期剂量表示的干预水平。只要预期剂量超过这些水平,干预总是正当的。

适用于紧急防护行动的通用优化干预水平分别如下。

隐蔽:2 天内可防止剂量为 10mSv,决策部门也可建议在较短时间内和在较低干预水平下进行隐蔽;或者为便于执行下一步防护措施(如撤离),也可以将隐蔽的干预水平适当降低。

临时撤离:不长于一周的时间里可防止剂量为50mSv,当能迅速和容易完成撤离(如对小的人群)时,决策部门可建议在较短时间内在较低干预水平下开始撤离;而在撤离有困难(如对大的人群或交通工具不足)时,采用更高的干预水平可能是合适的。

碘防护:甲状腺的可防止待积吸收剂量为100mGy。

对于较长期防护行动,开始和终止临时避迁的通用干预水平分别是一个月内30mSv和10mSv;如果预计一年或两年之内月累积剂量不会降低到该水平以下,则考虑实施永久再定居;当预计终生剂量可能会超过1Sv时,也应考虑实施永久再定居。

对于食物、饮水的控制,采用与干预水平相对应的另一个量——通用行动水平,将通用行动水平定义为在应急情况下应采取防护行动的剂量率水平或活度浓度水平,当超过这一水平时,宜进行干预。附表16中列出了针对食品的通用行动水平,在应用的时候应将对应核素组的通用行动水平值独立用于该组中各核素活度的总和。

8.3 应急人员核辐射控制量

在发生核事故(或核爆炸)这种特殊条件下,应急救援人员在执行抢险救灾现场任务时,人员核辐射控制量可参照《战时参战人员的核辐射控制量》(GJB 2793—1996)这一标准执行。接受应急核辐射照射的原则是:①只有在任务需要时,方可接受核辐射照射,并避免一切不必要的照射;②根据任务的要求和可能具备的条件,应使一切必要的照射保持在可以合理达到的最低水平;③在一般情况下,个人所接受的照射不得超过规定的限值。

1. 早期核辐射全身外照射的剂量限值

(1) 一次或数日内受照射剂量一般不得超过0.5Gy。

(2) 一次或数日内受到0.5Gy照射后的一个月内不得再次接受照射。

(3) 一次或数日内受0.5~1.0Gy照射后的两个月内,不得再次接受照射。

(4) 分次或迁延受到照射的年累积剂量一般不得超过1.5Gy。

（5）终身累积剂量不得超过 2.5Gy。

2. 放射性沾染全身外照射控制量

放射性沾染 γ 射线外照射控制量必须满足早期核辐射全身外照射的剂量限值的规定。

3. 放射性落下灰食入控制量

（1）通过饮水、食物和药物等经口摄入体内的早期放射性落下灰放射性总活度不得超过 1×10^7 Bq。

（2）连续饮用（或食用）7 天的水（或食物），其放射性落下灰沾染活度不得超过 2×10^5 Bq/L（或 2×10^5 Bq/kg），连续饮用（或食用）90 天的水（或食物），其放射性落下灰沾染活度不得超过 2×10^4 Bq/L（或 2×10^4 Bq/kg）。

4. 空气中放射性落下灰控制浓度

（1）在沾染地域内较长时间（数天）停留时，空气中早期放射性落下灰的吸入起始浓度一般不应超过 400Bq/L。

（2）在沾染地域内短时间（数天）通过或停留时，空气中放射性落下灰控制浓度为 8kBq/持续吸收小时（h）(kBq/L)。

5. 各种表面早期放射性落下灰沾染控制水平

各种表面早期放射性落下灰沾染控制水平列于表 8.3 中。

表 8.3 放射性落下灰在人员和物体表面上沾染水平限值

物体名称	β 表面沾染水平/(Bq/cm²)	γ 剂量率/(μGy/h)	
		<10 天	10~30 天
手及全身其他部位皮肤	1×10^4	40	80
创伤表面	3×10^3	—	—
炊具、餐具	3×10^2	—	—
服装、防护用品、轻型武器	2×10^4	80	160
建筑物、工事和车船内部	2×10^4	150	300
大型武器、装备露天工事	4×10^4	250	500

6. 复合照射的剂量控制

早期核辐射或放射性沾染 γ 射线全身外照射、食入或吸收放射性落下灰引起的内照射以及 β 粒子对体表照射三种途径复合照射时，若各种途经的照射剂量均不超过本标准规定的控制量,则此种复合照射是可以接受的。

8.4 γ射线的衰减

γ射线与物质相互作用,主要因发生光电效应、康普顿散射、电子对效应而强度逐步减弱,同时将产生许多次级粒子,如光电子、康普顿散射电子、正负电子对、俄歇电子以及康普顿散射光子、湮没光子和特征 X 射线等,它们可以继续在物质中发生相互作用,直到全部能量耗尽为止,这些级联过程的发生均与γ射线的能量、靶物质的性质和几何尺寸等因素有关。有关电子在介质中衰减与屏蔽问题,后面会讲述。

8.4.1 窄束射线的减弱规律

下面先结合实际工作可能会遇到的问题进行分析。设有一束强度为 I_0 的准直单能 γ 射线沿水平方向垂直通过吸收物质,如果吸收物质单位体积中的原子数为 n,密度为 ρ,吸收物质的厚度为 t,试计算通过吸收物质后的 γ 射线束强度 I。

按题意,在穿过物质前的 $t=0$ 处,γ 射线强度为 I_0,设在物质中 t 处的 γ 射线强度减少为 I,通过 dt 薄层后,其强度变化为 dI。按照截面定义,如果定义 σ_γ 是光电效应、康普顿散射、电子对效应的截面之和($\sigma_\gamma = \sigma_c + \sigma_{ph} + \sigma_p$),则有关系:

$$-dI = \sigma_\gamma \cdot I \cdot n \cdot dt \tag{8.1}$$

式中:负号表示 γ 强度沿 t 方向减少;$-dI$ 就是受到原子的作用而离开原来入射 γ 束的光子数。于是,可以得到:

$$-dI/I = \sigma_\gamma \cdot n \cdot dt \tag{8.2}$$

利用初始条件($t=0$ 时,$I=I_0$),解此微分方程便得:

$$I = I_0 e^{-\sigma_\gamma \cdot n \cdot t} \tag{8.3}$$

由得到的解,可以看出准直的 γ 射线束通过物质时,其强度衰减遵循指数规律。

在前面学习中,已经知道乘积 $\sigma_\gamma \cdot n$ 就是线性衰减系数(μ),如果入射的单能光子数为 N_0,穿过物质层厚度为 d,由于在物质中的减弱同样遵从简单的指

数规律,根据分析计算结果,光子与物质相互作用后剩余光子数为

$$N = N_0 \cdot e^{-\mu d} \tag{8.4}$$

式中:N_0、N 分别表示穿过物质层前、后的光子数;d 是物质层厚度(m);μ 是 X、γ 射线在该物质中的线减弱系数(m^{-1})。

由于光电效应、康普顿散射、电子对效应的截面都是随入射 γ 射线能量 $h\nu$ 和吸收物质的原子序数 Z 而变化,因而线性衰减系数 μ 也随 $h\nu$ 和 Z 而变化($\mu_{ph} \propto Z^5$、$\mu_c \propto Z$、$\mu_p \propto Z^2$)。γ 射线减弱特性集中地反映在线性衰减系数中,它是入射光子能量 E_γ 及物质原子序数 Z 的函数关系,图 8.1 和图 8.2 给出了铅和铝的线减弱系数随光子能量的变化曲线,这些曲线对后面问题分析将非常重要,其中,铅(原子序数是 82)代表高原子序数材料,铝(原子序数是 13)则代表低原子序数材料,可以看出:

(1) 对于能量较低的光子,光电效应占优势,之后康普顿散射逐渐成为主要作用过程,而对于高能量的光子,电子对效应开始占优势,并且这种趋势适用于所有物质。但是,对不同物质,每种相互作用效应所占优势的能量范围有所不同。例如,对于铝介质来说,康普顿散射占优势的能量范围很宽,在 50keV ~ 15MeV,康普顿散射过程的概率比光电效应、电子对产生效应都大,只是对能量处于 50keV 以下的光子,光电效应才是明显的;而在介质铅中,康普顿散射效应仅在 500keV ~ 4.7MeV 较小范围内起主要作用,低于 500keV 的光子发生光电效应的概率迅速增大,这样的光子极容易被介质吸收掉。

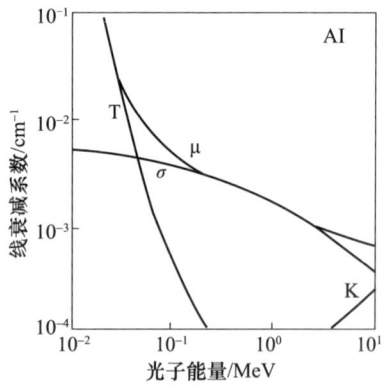

图 8.1 光子在铝中的线减弱系数

第 8 章 外照射防护与屏蔽计算

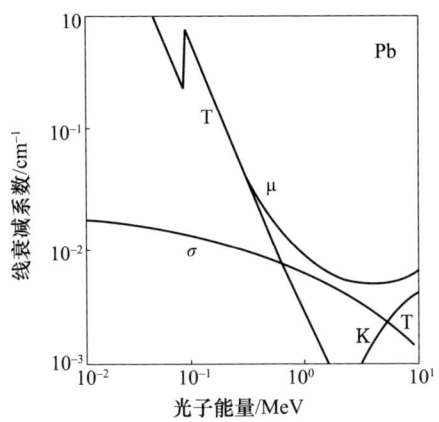

图 8.2 光子在铅中的线减弱系数

（2）μ-E_γ 曲线还会在某个能量时出现极小值，其原因在于随着光子能量 E_γ 的增加，康普顿散射的线性减弱系数单调下降，而对应的电子对效应线减弱系数则逐渐上升，因此，总线减弱系数 μ 将在某一特定能量处出现一个最小值，把与 μ 最小值相对应的光子能量记为 $(E_\gamma)_{min}$，一般情况下，能量在 $(E_\gamma)_{min}$ 附近的光子在该物质中的穿透本领最强，即最不易被减弱。原子序数在 50 以上物质中，线减弱系数最小值对应的光子能量一般介于 3～4MeV 之间，如在介质铅中，与线减弱系数最小值相应的光子能量为 3.4MeV；对于低原子序数的物质，与其线减弱系数最小值对应的光子能量一般在 10MeV 以上，如与铝作用线性减弱系数最小值相应的光子能量达 23MeV。

因为质量衰减系数（$\mu_m = \mu/\rho$，单位为 cm^2/g）与吸收物质密度及物理状态无关，所以在许多情况下用 μ_m 更为方便，定义物质密度与其厚度的乘积（$\rho \cdot d$），称为物质的质量厚度 d_m（单位为 g/cm^2），特定能量光子的质量减弱系数值，可从有关表中查得，于是式（8.4）还可以表示为

$$N = N_0 \cdot e^{-\mu_m d_m} \tag{8.5}$$

由指数减弱规律，不难理解下面两个概念。

1. 能谱的硬化

若入射 γ 射线由几种能量的光子组成，则由于不同能量的 γ 光子的线性减弱系数（μ）值不同，当它们通过物质时，μ 大的成分减弱得快，μ 小的减弱得慢。

因此,随着通过物质厚度的增加,那些不易被减弱的"硬成分"所占比重会越来越大,这种现象称为能谱的硬化。硬成分的存在对屏蔽是很不利的。

2. 平均自由程

通常将线减弱系数的倒数,称为光子在物质中的平均自由程,以 λ 表示,即 $\lambda = 1/\mu$,它表示一个光子每经过一次相互作用之前,在物质中所穿过的平均厚度。例如,^{60}Co 核素产生的 γ 射线平均能量为 1.25MeV,它在水中的线减弱系数 $\mu = 6.413 \text{m}^{-1}$,则该能量光子在水中的平均自由程 $\lambda = 0.156\text{m}$。

这样式(8.4)还可以改写成

$$N = N_0 \cdot e^{-d/\lambda} \tag{8.6}$$

如果物质厚度 d 与平均自由程 λ 相等,即 X 或 γ 射线穿过的介质厚度等于一个平均自由程时,光子数将减少到原来的 e^{-1}。所以在讨论屏蔽问题时,可用平均自由程数目表示屏蔽物质的厚度,如屏蔽层厚度为 4 个平均自由程,即 $d = 4\lambda$ 时,由式(8.6)可知,入射的窄束、单能 X 或 γ 射线穿过该厚度的介质后,窄束强度将被减弱到原来的 e^{-4}。

假设要将 X 或 γ 射线减弱到一定程度 N/N_0,需要质量减弱系数为 $(\mu/\rho)_1$ 的物质质量厚度是 $d_{m,1}$,质量减弱系数为 $(\mu/\rho)_2$ 的物质质量厚度是 $d_{m,2}$,同时假设康普顿散射是使 X 或 γ 射线减弱的主要因素,则在此种情况下有下列关系:

$$d_1/d_2 = \rho_2/\rho_1 \tag{8.7}$$

例如,混凝土、砖、灰泥、泥土等常用建筑材料,都是由硅、钙、铝、铁一类低 Z 物质组成,在很宽的能量范围内,其中发生的康普顿散射效应占主要优势,所以式(8.7)也用来估计砖、灰泥或泥土所等效的混凝土厚度。

8.4.2 宽束射线的减弱规律

单能 X 或 γ 射线窄束在物质中减弱的指数规律隐含着这样一个假设:不管在物质中发生何种作用形式,只要入射光子发生一次相互作用,即认为该光子便从射线束中消失。实际上,当射线通过物质时,与物质的原子发生了作用的那些光子,如果作用形式是光电效应或是电子对效应,相当于光子被介质吸收;但若发生康普顿散射效应,光子所带能量会减少,方向也会改变,散射光子有可

第 8 章 外照射防护与屏蔽计算

能会穿出该物质。窄束的指数减弱规律仅是一个简化了的理想情况,窄束指数减弱规律只发生在准直射线束穿过较薄的物质层时才能成立,如图 8.3(a)所示。

辐射防护中遇到的辐射大多系宽束辐射,其准直性较差(甚至没有准直),且它所穿过的物质层也可能相当厚,如图 8.3(b)所示。在此情况下,散射光子经二次或多次散射后仍有可能穿过物质,且到达所考察的某个空间位置,于是在考察点处观察到的光子不仅包括那些未经相互作用的入射光子,而且还有经多次散射后的光子,可见窄束、宽束不仅是几何概念上的差别,而且在物理概念上也有根本的不同。

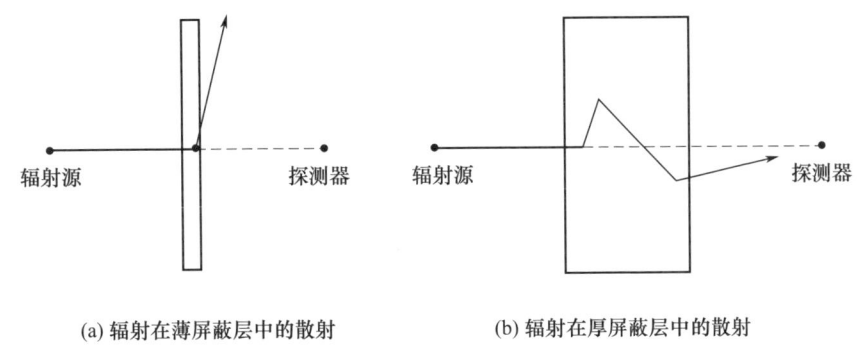

(a) 辐射在薄屏蔽层中的散射　　(b) 辐射在厚屏蔽层中的散射

图 8.3　窄束、宽束示意图

考虑到光子被多次散射的影响,在宽束条件下,必须引进一个修正因子 B,用来对窄束减弱规律加以修正,于是式(8.4)就成为

$$N = B \cdot N_0 \cdot e^{-\mu d} \tag{8.8}$$

式中:修正因子 B 被称为积累因子。积累因子是指在所考察点上,用仪器测量到的某一辐射量数值,同用窄束减弱规律计算获得的同一辐射量值的比值,辐射量不同,相应的积累因子不同。

实际应用中,常用照射量积累因子 B_X,即有

$$\dot{X} = B_X \cdot \dot{X}_0 \cdot e^{-\mu d} \tag{8.9}$$

式中:在辐射场中同一点,$\dot{X}_0$、$\dot{X}$ 分别表示通过屏蔽层厚度 d 的前、后的照射量率。

从式(8.8)、式(8.9)可知,屏蔽层厚度 $d=0$ 时的积累因子等于1,在其他情况下,其数值总是大于1,且 B_x 值的大小与源形状、光子能量、屏蔽介质原子序数及其厚度等因素有关。

对于给定几何形状的辐射源和特定屏蔽介质,积累因子主要与光子能量 E_γ 和屏蔽介质厚度有关,一般将积累因子表示成 $B(E_\gamma, \mu d)$ 的形式。

1. 单一均匀介质的积累因子

在屏蔽设计中,积累因子是一个必须考虑的重要因素,它可以用实验方法或理论计算方法得出。图8.4～图8.7给出了各向同性点源在水、混凝土、铁和铅中的照射情况下的积累因子随光子能量 E_γ 和介质厚度 μd 的变化规律,由此可以看出:一般情况下,入射光子能量 E_γ 越低,介质厚度 μd 越大,积累因子 B_x 也就越大;介质原子序数 Z 越大,积累因子 B_x 越小。但是对于铅来说,由于康普顿散射占优势的光子能区很窄,因此它的积累因子变化显得比较特殊。

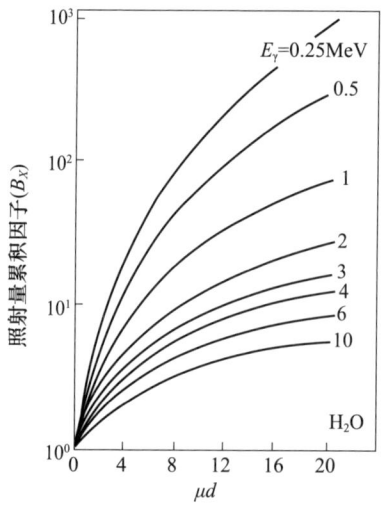

图8.4 点源在水中照射量积累因子

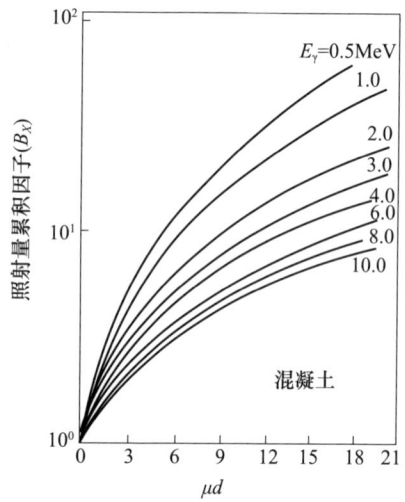

图8.5 点源在混凝土中照射量积累因子

为了使用方便,通常把积累因子的理论计算值编制成各种表格,附表4给出了各向同性点源在水、混凝土、铁、锡、铀和铅等材料中的照射量积累因子的数值。附表5给出了单向平行束垂直入射在水、铅和铁等材料中的照射量积累因子的数值。只要已知 γ 射线能量 E_γ 和介质的厚度 μd,就可从这些表格中直接查出相应的照射量积累因子的数值。如果实际情况的 B_X 值介于表格中给定的两种 γ 射线能量或两种 μd 值之间,则可用内插法求出所需的 B_X 值。

对于各向同性点源,介质的积累因子 B_X 与材料厚度 μd 的关系,在一定的条件下可以用解析式子近似地表示,最常用的近似表示式是二项指数之和:

$$B_X = A_1 e^{-a_1 \mu d} + (1 - A_1) e^{-a_2 \mu d} \tag{8.10}$$

式中:μ 是线减弱系数(m^{-1});d 是屏蔽介质厚度(m);对特定的材料,a_1、a_2 和 A_1 仅仅是 γ 射线能量的函数,有关数值如表 8.4 所列。

对于能量在 0.5~10 MeV 的 γ 射线,当屏蔽介质厚度在 1~20μd 范围时,由式(8.10)算得 B_X 值与附表 4 列出的 B_X 值相差在 5% 以内。

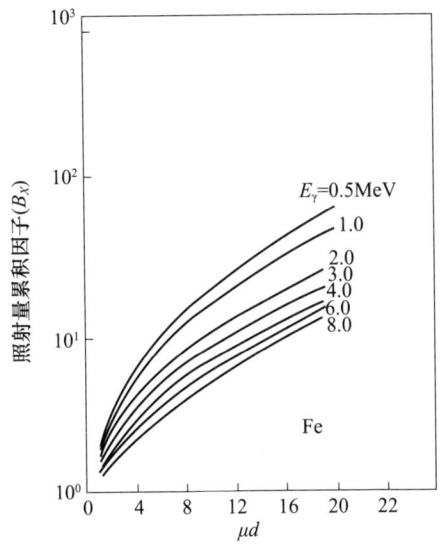

图 8.6　点源在铁中照射量积累因子

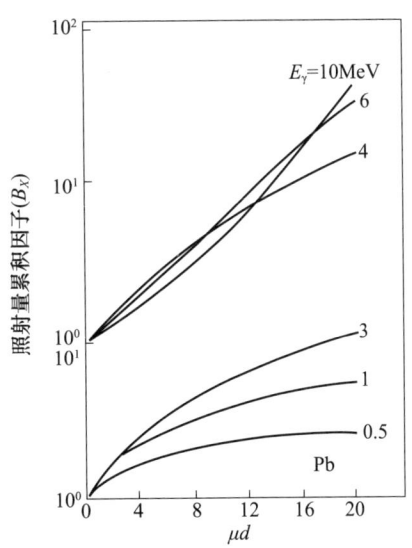

图 8.7　点源在铅中照射量积累因子

2. 多层介质的积累因子

实际遇到的辐射防护屏蔽层可以由几层不同介质组成,这时确定积累因子比较复杂。对于能量为 E_γ 的 γ 光子,当垂直入射到 a、b 两种不同介质上时,如果它们的原子序数相差不大,与入射光子能量及两层介质总厚度相应的两个积累因子值中,可取较大的一个作为双层屏蔽结构的总积累因子值,即有

$$B_X = \max \begin{cases} B[E_\gamma, \mu_a(d_a + d_b)] \\ B[E_\gamma, \mu_b(d_a + d_b)] \end{cases}$$

表 8.4 用泰勒式计算各向同性点源照射量积累因子的有关参数

材料	能量/MeV	A_1	$-a_1$	a_2	材料	能量/MeV	A_1	$-a_1$	a_2
水	0.5	100.845	0.12687	-0.10925	铁	0.5	31.379	0.06842	-0.03742
	1.0	19.601	0.09037	-0.02522		1.0	24.957	0.06086	-0.02463
	2.0	12.612	0.05320	0.01932		2.0	17.622	0.04627	-0.00526
	3.0	11.110	0.03550	0.03206		3.0	13.218	0.04431	-0.00087
	4.0	11.136	0.02543	0.03025		4.0	9.624	0.04698	0.00175
	6.0	8.835	0.01820	0.04164		6.0	5.867	0.06150	-0.00186
	8.0	4.635	0.02633	0.07097		8.0	3.243	0.07500	0.02123
	10.0	3.545	0.02991	0.08717		10.0	1.747	0.09900	0.06627
混凝土	0.5	38.225	0.14824	-0.10579	锡	0.5	11.440	0.01800	0.03187
	1.0	25.507	0.07230	-0.01843		1.0	11.426	0.04266	0.01606
	2.0	18.089	0.04250	0.00849		2.0	8.783	0.05349	0.01505
	3.0	13.640	0.03200	0.02022		3.0	5.400	0.07440	0.02080
	4.0	11.460	0.02600	0.02450		4.0	3.496	0.09517	0.02598
	6.0	10.781	0.01520	0.02925		6.0	2.005	0.13733	-0.01501
	8.0	8.972	0.01300	0.02979		8.0	1.101	0.17288	-0.01787
	10.0	4.015	0.02880	0.06844		10.0	0.708	0.19200	0.01552
铝	0.5	38.911	0.10015	-0.06312	铅	0.5	1.677	0.03084	0.30941
	1.0	28.782	0.06820	-0.02973		1.0	2.984	0.03503	0.13486
	2.0	16.981	0.04588	0.00271		2.0	5.421	0.03482	0.04379
	3.0	10.583	0.04066	0.02514		3.0	5.580	0.05422	0.00611
	4.0	7.526	0.03973	0.03860		4.0	3.897	0.08468	-0.02383
	6.0	5.713	0.03934	0.04347		6.0	0.926	0.17860	-0.04635
	8.0	4.716	0.03837	0.04431		8.0	0.368	0.23691	-0.05864
	10.0	3.999	0.03900	0.04130		10.0	0.311	0.24024	-0.02873

如果两种介质的原子序数相差很大,则双层屏蔽结构的总积累因子与低 Z、高 Z 介质的前后摆放次序有关。

(1) 低 Z 介质在前、高 Z 介质在后时,总积累因子为

$$B_X = B[E_\gamma, (\mu d)_H] \tag{8.11}$$

即总积累因子值可以用高 Z 介质的积累因子代替,这是因为光子从低 Z 介

第8章 外照射防护与屏蔽计算

质中射出的散射光子很容易被后面的高 Z 介质吸收。

（2）高 Z 介质在前、低 Z 介质在后时，若光子能量较低，总积累因子值是各自的积累因子值的乘积，于是有

$$B_X = B[E_\gamma,(\mu d)_H] \cdot B[E_\gamma,(\mu d)_L] \tag{8.12}$$

如果光子能量较高，且超过与高 Z 介质线减弱系数 μ 最小值相应的那个能量 $(E_{\gamma,\min})_H$ 时，则总积累因子为

$$B_X = B[(E_{\gamma,\min})_H,(\mu d)_L] \cdot B[E_\gamma,(\mu d)_H] \tag{8.13}$$

式中：$B[E_\gamma,(\mu d)_H]$ 是与入射光子能量 E_γ 相关的高 Z 介质中积累因子值；$B[(E_{\gamma,\min})_H,(\mu d)_L]$ 是与能量 $(E_{\gamma,\min})_H$ 相关的低 Z 介质的积累因子值。一般对于高 Z 介质，与其 $\mu_{\min}$ 相应的能量 E_γ 为 3～4MeV。

例：设能量为 8MeV 的单向 γ 光子束注量率为 $10^{10}\text{m}^{-2}\cdot\text{s}^{-1}$，且垂直入射到 1m 厚的水和 0.08m 厚的铅组成的双层屏蔽结构上，如何排列这两种不同介质，使得其屏蔽效果较好。对于 8MeV 的光子，$1.3\times10^6\text{m}^{-2}\cdot\text{s}^{-1}$ 的注量率相当于剂量当量率为 $1\times10^{-2}\text{mSv}\cdot\text{h}^{-1}$。

解：查附表 1 得 $\mu_{H_2O}=2.429\text{m}^{-1}$，$\mu_{Pb}=53.02\text{m}^{-1}$。于是 $(\mu d)_{H_2O}=2.429$，$(\mu d)_{Pb}=4.242$。查附表 5，得 $B[E_\gamma,(\mu d)_{Pb}]=1.76$，又由附表 1 知，与铅的 $\mu_{\min}$ 相应的能量为 3.4MeV，再查附表 5，得 $B[E_{\gamma,\min},(\mu d)_{H_2O}]=2.66$。

（1）若低 Z 介质在前，高 Z 介质在后，则由式（8.11），得

$$B_1 = B[E_\gamma,(\mu d)_{Pb}] = 1.76$$

于是

$$\phi = B_1 \cdot \varphi_0 \cdot e^{-[(\mu d)_{H_2O}+(\mu d)_{Pb}]}$$
$$= 1.76\times10^{10}\exp[-(2.429+4.242)]$$
$$= 2.23\times10^7(\text{m}^{-2}\cdot\text{s}^{-1})$$
$$H_t = (2.23\times10^7/1.3\times10^6)\times10^{-2}$$
$$= 0.172(\text{mSv}\cdot\text{h}^{-1})$$

（2）若高 Z 介质在前，低 Z 介质在后，则由式（8.13），得

$$B_1 = B[(E_{\gamma,\min})_{Pb},(\mu d)_{H_2O}] \cdot B[E_\gamma,(\mu d)_{Pb}] = 2.66\times1.76 = 4.68$$

于是

$$\varphi = 4.68\times10^{10}\exp[-(2.429+4.242)] = 5.93\times10^7(\text{m}^{-2}\cdot\text{s}^{-1})$$

$$H_t = 5.93 \times 10^7 / (1.3 \times 10^6) \times 10^{-2} = 0.456 (\text{mSv} \cdot \text{h}^{-1})$$

可见，原子序数相差很大的两种介质所组成的双层屏蔽结构，以低 Z 介质在前，高 Z 介质在后序排列，其屏蔽效果较好。

8.4.3　宽束射线屏蔽的透射曲线

在 X、γ 辐射场中，某一点上的吸收剂量率 $\dot{D}_1$（或当量剂量率 $\dot{H}_1$），与同一点上的照射量率 $\dot{K}_1$ 成正比，因此，宽束 X 或 γ 射线穿过屏蔽层后，在描述其吸收剂量率或当量剂量率减弱特性时，也可借用照射量积累因子 $B_X(E_\gamma, \mu d)$。由式(8.8)，可得

$$\dot{H}_1(d) = B_X \cdot \dot{H}_{10} \cdot e^{-\mu d} \tag{8.14}$$

式中：$\dot{H}_{10}$、$\dot{H}_1$ 分别表示辐射场中 X 或 γ 射线通过厚度为 d 的屏蔽层前后某一点上的当量剂量率。

1. 屏蔽计算中用的几个参量

1) 减弱倍数 K

减弱倍数定义为

$$K = \dot{H}_{10} / \dot{H}_1(d) = e^{\mu d} / B_X(E_\gamma, \mu d) \tag{8.15}$$

它表示辐射场中某点处没有设置屏蔽层的当量剂量率 $\dot{H}_{10}$ 与设置厚度为 d 的屏蔽层后的当量剂量率 $\dot{H}_1(d)$ 比值，即表示该屏蔽层材料对辐射的屏蔽能力，减弱倍数无量纲。

当给定 γ 光子能量和屏蔽材料后，线减弱系数 μ、积累因子 $B_X(E_\gamma, \mu d)$ 也就确定了，由式(8.15)可求出 $K-d$ 的依赖关系。对于各向同性 γ 点源，水、混凝土、铁、铅、钨、铀的 $K-d$ 之间的数值对应关系可以在相关数据表中查出。对于复杂的 γ 谱核素，应按线谱百分比，计算出各自的剂量贡献，然后通过比较的方法，确定出合适的屏蔽层厚度。无限均匀介质是指所考虑的点到边界的距离足够大，以至于边界外有无介质存在，对该点散射光子能谱的影响均可不计；均匀介质是指各点组织的不均匀部分的线度比光子在介质中的平均自由程小得多。

2)透射比

透射比定义为

$$\eta = \dot{H}_1(d)/\dot{H}_{10} = B_X(E_\gamma, \mu d)e^{-\mu d} \tag{8.16}$$

表示在辐射场中某点处,通过厚度为 d 的屏蔽层后的 X 或 γ 射线当量剂量率 $\dot{H}_1(d)$ 与屏蔽层前的 X 或 γ 射线当量剂量率 $\dot{H}_{10}$ 的比值,也即透射比表示辐射透过屏蔽材料的能力,透射比 η 是无量纲的系数,透射比与减弱倍数之间互为倒数,即有 $\eta = 1/K$。

对式(8.16)两边取自然对数,以透射比的自然对数为纵坐标,以屏蔽层厚度 d 作为横坐标,可以做出相应于不同屏蔽材料和不同能量 γ 射线的透射比曲线。

3)透射系数

透射系数(ζ)定义为穿过厚度为 d 的屏蔽层之后,在离 X 射线发射点 1m 处,由单位工作负荷(1mA·min)的该 X 射线装置所造成的当量剂量,其单位为 Sv·m²·(mA·min)$^{-1}$。

2. 半减弱厚度 $\Delta_{1/2}$ 和十倍减弱厚度 $\Delta_{1/10}$

将入射 X 或 γ 光子数(注量率或照射量率等)减弱一半所需的屏蔽层厚度,定义为半减弱厚度($\Delta_{1/2}$),也称半吸收厚度,图 8.8 给出了几种吸收材料的 γ 射线半吸收厚度与 γ 射线能量的变化关系,它们是在好几何(散射光子不会进入探测器)条件下测量到的曲线。同理,十倍减弱厚度($\Delta_{1/10}$)定义为将 X 或 γ 光子数(注量率或照射量率等)减到十分之一所需的屏蔽层厚度。$\Delta_{1/2}$ 和 $\Delta_{1/10}$ 之间有下列关系:

$$\Delta_{1/2} = 0.301\Delta_{1/10} \quad 或 \quad \Delta_{1/10} = 3.32\Delta_{1/2} \tag{8.17}$$

宽束 X 或 γ 射线在屏蔽介质中的减弱不是简单的指数规律,故给定辐射在屏蔽介质中的 $\Delta_{1/2}$ 和 $\Delta_{1/10}$ 值也不是一个常数,而是随着减弱倍数 K 的增加而略有变化,但当辐射穿过一定厚度的物质层之后,存在着一个平衡的 $\Delta_{1/2}$ 和 $\Delta_{1/10}$ 值。表 8.5、表 8.6 中分别给出了宽束 X 射线和某些能量 γ 射线平衡时的 $\Delta_{1/2}$ 和 $\Delta_{1/10}$ 值,这些值不能用于初级 X 或 γ 射线的屏蔽计算,但可用于经过一定程度减弱的射线束,如可计算放射源泄漏射线所需的屏蔽厚度,也可用于评价材

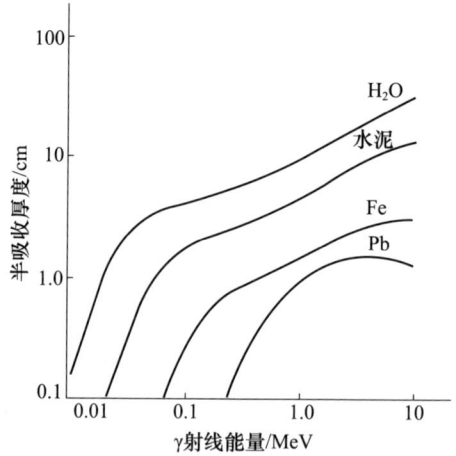

图 8.8 不同吸收材料 γ 射线半吸收厚度与 γ 射线能量关系

料对辐射的屏蔽能力和屏蔽厚度的近似估算。

表 8.5 宽束 X 射线的平衡 $\Delta_{1/2}$ 和 $\Delta_{1/10}$ 值

管电压	$\Delta_{1/2}$		$\Delta_{1/10}$	
	铅	混凝土	铅	混凝土
50kV	0.005	0.4	0.018	1.3
70	—	1.0	—	3.6
75	0.015	—	0.050	—
100	0.025	1.6	0.074	5.5
125	—	1.9	—	6.4
150	0.029	2.2	0.096	7.0
200	0.042	2.6	0.14	8.6
250	0.086	2.8	0.29	9.4
300	0.17	3.0	0.57	10.0
400	0.25	3.0	0.82	10.0
0.5MV	0.31	3.6	1.03	11.9
1	0.76	4.6	2.52	15.0
2	1.15	6.1	3.90	20.1
3	—	6.9	—	22.6
4	1.48	8.4	4.9	27.4
6	1.54	10.2	5.1	33.8

(续)

管电压	$\Delta_{1/2}$		$\Delta_{1/10}$	
	铅	混凝土	铅	混凝土
10	1.69	11.7	5.6	38.6
20	1.63	13.7	5.4	45.7
30	1.57	13.7	5.2	45.7
38	—	13.7	—	45.7

表 8.6　宽束 γ 射线的平衡 $\Delta_{1/2}$ 和 $\Delta_{1/10}$ 值 （cm）

核素	铀		铅		钢		混凝土	
	$\Delta_{1/2}$	$\Delta_{1/10}$	$\Delta_{1/2}$	$\Delta_{1/10}$	$\Delta_{1/2}$	$\Delta_{1/10}$	$\Delta_{1/2}$	$\Delta_{1/10}$
^{60}Co	0.7	2.2	1.2	4.0	2.0	6.7	6.1	20.3
^{137}Cs	0.3	1.1	0.7	2.2	1.5	5.0	4.9	16.3
^{182}Ta	—	—	1.2	4.0	—	—	—	—
^{192}Ir	0.4	1.2	0.6	1.9	1.3	4.3	4.1	13.5
^{198}Au	—	—	1.1	3.6	—	—	4.1	13.5
^{226}Ra	—	—	1.3	4.4	2.1	7.1	7.0	23.3

8.4.4　屏蔽 X 或 γ 射线的常用材料

如果仅从屏蔽水平来看,则作为 X 或 γ 射线屏蔽的材料种类是相当多的,但在选定何种材料时,应根据辐射防护的最优化原则,综合考虑所选材料的防护性能、结构性能、稳定性能和经济成本等因素。常用的 X 或 γ 射线屏蔽材料有以下几种。

（1）铅:原子序数 82、密度 11.34g·cm^{-3},有很好的抗腐蚀特性,在射线照射下不易损坏,铅对高低能 X 射线或 γ 射线有很高的减弱能力,是理想的屏蔽材料,但在 1MeV 到几 MeV 的能区范围内,铅对 X 或 γ 射线的减弱能力最差,此外,铅也具有某些方面的缺点,如使用成本较高,结构强度也非常差,不耐高温。常用于做铅容器、活动屏等,但用铅做较大容器和设备时要用钢材作结构骨架,否则会因自重而坍塌。

（2）铁:原子序数 26、密度 7.89g·cm^{-3}（钢）、7.2g·cm^{-3}（铸铁）,虽然铁的使用成本低,且容易获得,但其屏蔽性能要比铅差,在减弱倍数相同的情下,使用的铁重量大约比铅重量多30%,但铁(钢)机械强度很高,容易加工,并且多用于防护铁门、铁沟盖板等。

(3) 混凝土:普通混凝土(水泥:砂子:碎石:水 = 1:2:2:0.5)的有效原子序数为18、密度是$2.3g \cdot cm^{-3}$,价格便宜,有良好的结构性能,在工程中多用作固定的防护屏体。为了减少屏蔽厚度、缩小体积,有时使用高密度的混凝土(称为重混凝土),其办法是用铅砂、铁砂代替普通砂子,用重晶石矿石(含Ba)、铁矿石以至铸铁块、废钢块代替碎石。混凝土的密度可高达$6.0g \cdot cm^{-3}$,由于这类混凝土成本很高,若不是特别需要,一般不随意采用重混凝土做屏蔽材料。

(4) 水:有效原子序数为7.4、密度是$1.0g \cdot cm^{-3}$,对X或γ射线屏蔽性能比铅、铁、混凝土的性能都差,但水透明度好,常以水井、水池形式贮存或分装固体γ辐射源。但水中含有可溶性盐类时,在强辐射作用下,水会出现辐射分解现象,生成有害气体,因此在作为屏蔽目的使用时,需要对水进行去离子处理。

(5) 对于某些特殊需要,为了减少屏蔽材料的重量和体积,有时还采用一些较为贵重的高密度材料,如钨、铀等。另外,砖、砂石、泥土对X或γ射线也具有一定屏蔽效果,所以建筑物对一部分射线也具有屏蔽效果。

8.5 γ射线的屏蔽计算

8.5.1 点源的屏蔽计算

屏蔽防护的目的在于通过设置足够厚度的屏蔽层,使各种辐射源在所关心的某点(参考点)处造成的剂量当量率总和H_0不超过事先规定的控制水平$H_{L,h}$,也即有

$$H_0 \leqslant H_{L,h} \quad (8.18)$$

当初级γ射线束是确定屏蔽层厚度考虑的主要因素时,H_0可用下式表示:

$$H_0 = \frac{1.4 \times 10^5 A \cdot \Gamma \cdot q}{r^2} \quad (8.19)$$

于是,γ射线束通过厚度为d的屏蔽层后的透射比为

$$\eta \leqslant \frac{H_{L,h} \cdot r^2}{1.4 \times 10^5 A \cdot \Gamma \cdot q} \quad (8.20)$$

第 8 章 外照射防护与屏蔽计算

相应地,屏蔽层厚度 d 对 γ 射线束的减弱倍数为

$$K \geqslant \frac{1.4 \times 10^5 A \cdot \Gamma \cdot q}{H_{L,h} \cdot r^2} \qquad (8.21)$$

式中:A 是 γ 辐射点源的活度(Bq);Γ 是照射量率常数($C \cdot kg^{-1} \cdot m^2 \cdot Bq^{-1} \cdot s^{-1}$),$q$ 是居留因子;r 是点源到参考点的距离(m);$H_{L,h}$ 是参考点上的剂量当量率控制水平($Sv \cdot h^{-1}$),1.4×10^5 是相关换算的因子。

居留因子 q 表示在辐射源开启时间内,人员在屏蔽层外侧停留的时间分数,用来对工作负荷或辐射发射率进行修正的一个因数。在屏蔽设计中,常依人员在参考点位置上全部居留、部分居留或偶然居留三种情况的不同,居留因子 q 取值分别为 1、1/4 或 1/16。由式(8.20)算出透射比 η_γ 后,查阅或参考附图、附表就可得到所需屏蔽材料的厚度 d。

例:欲将放射性活度为 3.7×10^{14} Bq 的 ^{60}Co 辐射源置于一个铅容器中,要求在容器表面的当量剂量率小于 $2.0 \times 10^{-3} Sv \cdot h^{-1}$,并且要求距容器表面 1m 处的当量剂量率小于 $10^{-4} Sv \cdot h^{-1}$。设容器表面到源距离 $r_1 = 25cm$,求铅容器的屏蔽层厚度。

解:查表 7.7,知 $\Gamma(^{60}Co) = 2.503 \times 10^{-18} C \cdot kg^{-1} \cdot m^2 \cdot Bq^{-1} \cdot s^{-1}$。按题意,$q = 1$,$r_1 = 25cm = 0.25m$,由式(8.21)得

$$K_1 = 1.04 \times 10^6$$

同样,令 $r = 0.25 + 1.0 = 1.25m$,$H_{L,h} = 10^{-4} Sv \cdot h^{-1}$ 代入式(8.21),得

$$K_2 = 8.3 \times 10^5$$

根据较大的减弱倍数 K_1 值,确定屏蔽层厚度。于是,查附表 9 得铅屏蔽层厚度为 23.7cm,实际可取 24cm。

例:图 8.9 是钴治疗机机头,在贮源位置盛放着一个活度为 3.33×10^{14} Bq 的 ^{60}Co 辐射源,为使在机头外表面处的当量剂量率不超过 $7.5 \times 10^{-6} Sv \cdot h^{-1}$ 水平,所需的铅屏蔽层的厚度是多少?

解:将 $\Gamma(^{60}Co) = 2.503 \times 10^{-18} C \cdot kg^{-1} \cdot m^2 \cdot Bq^{-1} \cdot s^{-1}$,$H_{L,h} = 7.5 \times 10^{-6} Sv \cdot h^{-1}$,$A = 3.33 \times 10^{14} Bq$ 各量值代入式(8.21),可知

$$K_1 = \frac{1.4 \times 10^5 \times 3.33 \times 10^{14} \times 2.503 \times 10^{-18} \times 1}{7.5 \times 10^{-6} \times r^2} = 1.56 \times 10^7 r^{-2}$$

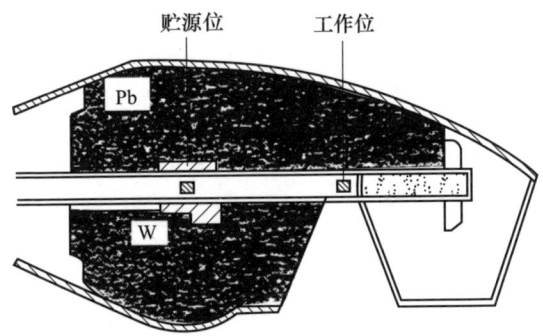

图 8.9 ^{60}Co 治疗机机头的示意图

这里的 r 是 ^{60}Co 辐射源与铅层外表面间的垂直距离(铅屏蔽层的厚度 d),其一方面要满足式(8.21),另一方面针对 ^{60}Co 放射源,减弱倍数 K 随铅屏蔽层厚度 d 的变化也要符合相关规律,于是,铅屏蔽层厚度应是与 A、B 曲线交点相对应的那个厚度(图 8.10)。

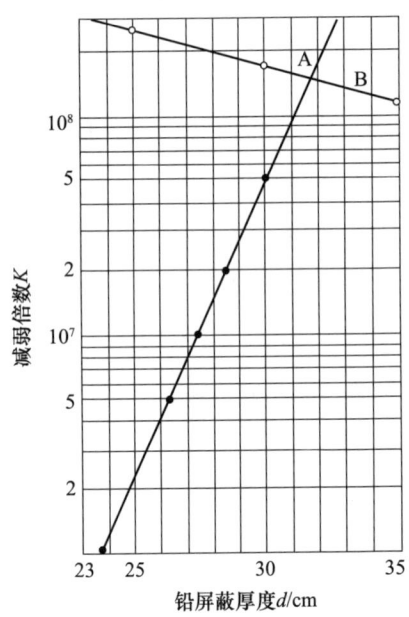

图 8.10 用作图法确定屏蔽层厚度

$$K = f(d) \tag{8.22}$$

$$K = 1.56 \times 10^7 d^{-2} \tag{8.23}$$

第 8 章 外照射防护与屏蔽计算

图 8.10 中的曲线 A、B 分别对应于式(8.22)、式(8.23)，A、B 两曲线交点对应的铅屏蔽层厚度为 31.7cm，所以使用 ^{60}Co 进行治疗机机头设计时铅屏蔽层厚度取值为 31.7cm。

8.5.2 非点源的屏蔽计算

在辐射实践中，非点源的示例很多，如在核燃料后处理中，废液管道中流动着的含裂变产物溶液，废液管道就是一线状源，如图 8.11 所示，假设其线活度为 $\eta_1(\mathrm{Bq \cdot cm^{-1}})$，为要求 Q 点处的照射量率 $\dot{X}_0$ 在某一控制水平以下，需要对屏蔽层进行具体设计，这就是一个非点源的具体例子。

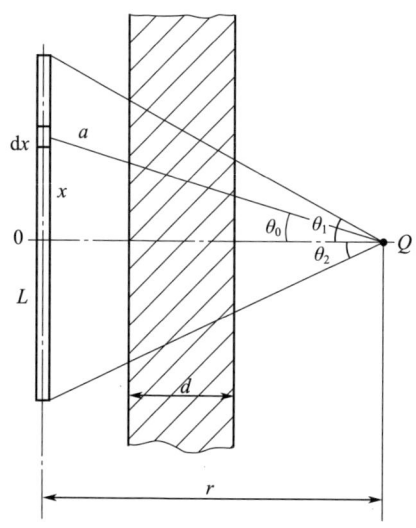

图 8.11 线源屏蔽计算的示意图

因为 Q 点到管道的距离 OQ 比管道直径大许多，因此，该管状源可视为线状源，在管道 L 上取任意一无限小段 $\mathrm{d}x$，则其活度为 $\eta_1 \cdot \mathrm{d}x$，并且 $\eta_1 \cdot \mathrm{d}x = (A/L)\mathrm{d}x$（其中 L 是线源的长度，A 是源的活度），于是，在 Q 点处的照射量率为

$$\mathrm{d}\dot{X} = \frac{(\eta_1 \cdot \mathrm{d}x) \cdot \Gamma}{a^2} e^{-\mu_0 d\sec\theta} \tag{8.24}$$

式中：$\dfrac{(\eta_1 \cdot \mathrm{d}x) \cdot \Gamma}{a^2}$ 是点源照射量率计算公式，$e^{-\mu_0 d\sec\theta}$ 是 γ 射线在屏蔽层中的指

数减弱因子,线状源 L 在 Q 点的总照射量率应是所有 $\mathrm{d}\dot{X}$ 的叠加,于是

$$\dot{X} = \int \mathrm{d}\dot{X} = \int \frac{\eta_1 \cdot \Gamma}{a^2} e^{-\mu_0 \mathrm{d}\sec\theta} \mathrm{d}x$$

因为 $a^2 = (r \cdot \sec\theta)^2, x = r \cdot \tan\theta, \mathrm{d}x = r \cdot \sec^2\theta$,并设 $\theta_1 = \theta_2 = \theta_0$,则

$$\dot{X} = \int_{\theta_1}^{\theta_2} \frac{\eta_1 \cdot \Gamma}{r^2 \cdot \sec^2\theta} e^{-\mu_0 \mathrm{d}\sec\theta} r \cdot \sec^2\theta \mathrm{d}\theta = \frac{2\eta_1 \Gamma}{r} \int_0^{\theta_0} e^{-\mu_0 \mathrm{d}\sec\theta} \mathrm{d}\theta \quad (8.25)$$

$$= \frac{2\eta_1 \Gamma}{r} \cdot F(\mu_0 \mathrm{d}, \theta_0) \quad (8.26)$$

式中:$F(\mu_0 \mathrm{d}, \theta_0)$ 是正割积分函数,在没有屏蔽层的情况下,$\mu_0 \mathrm{d} = 0$,则

$$\dot{X} = \frac{2\eta_1 \cdot \Gamma}{r} \cdot \theta_0 \quad (8.27)$$

这里,θ_0 是 $\tan^{-1}(1/2r)$,θ_0 单位是弧度,$\eta_1 = A/L$,所以式(8.27)变成了线源 L 在 Q 点照射量率的计算公式(7.20)。

如果考虑多次散射,则式(8.24)应改写为

$$\mathrm{d}\dot{X} = \frac{\eta_1 \cdot \mathrm{d}x \cdot \Gamma}{a^2} e^{-\mu_0 \mathrm{d}\sec\theta} \cdot B_x \quad (8.28)$$

即要比式(8.24)要多一个 B_x 值,B_x 值是指线源 L 上某一小段 $\mathrm{d}x$(视为点源)的照射量积累因子,B_x 值与贯穿深度($\mu_0 \mathrm{d} \cdot \sec\theta$)有关,不同位置的 $\mathrm{d}x$ 到 Q 点经历的屏蔽厚度不同,因而 γ 射线多次散射的贡献也不同,也就有不同的 B_x 值。考虑了多次散射后,有下面公式:

$$\dot{X} = \frac{2\eta_1 \Gamma}{r} \left\{ A_1 \int_0^{\theta_0} e^{-(1+a_1)\mu_0 \mathrm{d}\cdot\sec\theta} \mathrm{d}\theta + (1 - A_1) \int_0^{\theta_0} e^{-(1+a_2)\mu_0 \mathrm{d}\cdot\sec\theta} \mathrm{d}\theta \right\} \quad (8.29)$$

如令 $(1+a_1)\mu_0 = \mu_0'$,$(1+a_2)\mu_0 = \mu_0''$,则这两项积分的形式就与式(8.25)完全相同,因此可写成

$$\dot{X} = \frac{2\eta_1 \Gamma}{r} \{ A_1 F(\mu_0' \mathrm{d}, \theta_0) + (1 - A_1) F(\mu_0'' \mathrm{d}, \theta_0) \} \quad (8.30)$$

同式(8.26)比较可知,为考虑多次散射影响,需要将不考虑多次散射时的计算公式分成两项,第一项前面乘以系数 A_1,且将 μ_0 用 μ_0' 代替,即 $(1+a_1)\mu_0$;第二项前面乘以 $(1-A_1)$,且将 μ_0 用 μ_0'' 代替,即 $(1+a_2)\mu_0$,然后两项相加就是包括多次散射在内的计算公式。从这里可以看出,泰勒近似公式优点,即积累

因子写成二项指数和近似表达式后的优点。

在大多数情况下,非点源照射量率计算公式都包含着特殊函数,需要查找特殊函数表,并且需要反复试算,才能将 $\mu_0 d$ 数值确定下来,所以只是在工程设计求比较严格时才用这种方法,许多情况下通常是将问题加以适当的简化,并做一些近似处理,详细处理方法可参考有关专著中的内容。

8.6 β射线的衰减与屏蔽计算

由于电子与物质相互作用时会产生韧致辐射,所以在β射线外照射防护屏蔽计算中,除了应考虑β射线本身的屏蔽外,还必须考虑其在屏蔽材料中产生的韧致辐射,有时主要是对韧致辐射进行屏蔽。

8.6.1 β射线的衰减

β射线穿过一定厚度的吸收物质时,其本身强度出现减弱的现象称为射线吸收。β射线穿过物质时,主要通过激发、电离过程损失能量,只要物质层的厚度大于等带电粒子在其中的射程,那么入射的所有带电粒子都将被吸收。

和光子在介质中的吸收情况相类似,β射线在物质中的吸收也近似地服从指数衰减规律,假设 I_0 为没有吸收片时($t=0$)的β射线强度;I 是通过厚度为 t 的吸收片后的β射线强度,用公式可以表示为

$$I = I_0 e^{-\mu t} \tag{8.31}$$

式中:μ 为线性吸收系数(cm^{-1});t 是吸收片厚度(cm)。

如果使用质量厚度为单位,式(8.31)可以写成

$$I = I_0 e^{-(\mu/\rho)\cdot(t\cdot\rho)} = I_0 e^{\mu_m t_m} \tag{8.32}$$

式中:ρ 为吸收物质密度(g/cm^3);$\mu_m(\mu/\rho)$ 是质量吸收系数或质量衰减系数(cm^2/g);$t_m(t\cdot\rho)$ 是质量厚度(g/cm^2)。

对于不同吸收物质,电子的 μ_m 随原子序数 Z 的增加而缓慢增大,对于同一吸收物质,μ_m 与 $E_{\beta\max}$ 有关,如对于铝来说,有下面的经验公式:

$$\mu_m = 17/(E_{\beta\max})^{1.43} \quad (0.15\text{MeV} < E_{\beta\max} < 3\text{MeV}) \tag{8.33}$$

式中：$E_{\beta max}$ 单位为 MeV；μ_m 单位为 cm^2/g。

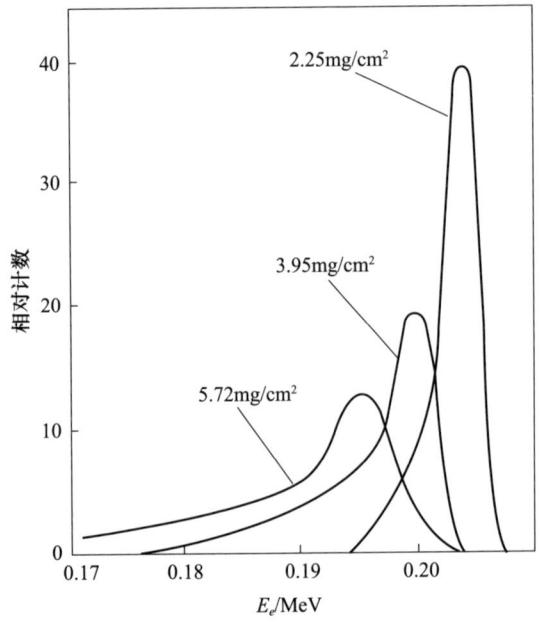

图 8.12　0.206MeV 单能电子穿过云母后形成的能谱

应该指出的是：在测量吸收曲线时，实验几何条件会对测量结果有影响，所以不同的测量条件得出的 μ_m 与 E 的经验关系式也会出现些偏差。

使 β 射线的强度减弱一半（$I/I_0 = 1/2$）的吸收层厚度，称为半衰减层厚度或半吸收厚度，记作 $d_{1/2}$。$d_{1/2}$ 和 μ_m 的关系为

$$d_{1/2} = 0.693/\mu_m \tag{8.34}$$

以上讨论了 β 粒子穿过吸收物质时的强度变化情况，如果测量单能电子通过吸收片后的能量，则得到如图 8.12 所示的曲线。可见电子通过物质时，不仅能量减小，而且能量歧离现象很严重。

能量为 $E(MeV)$ 的单能电子束，在低 Z 物质中的射程可由下列经验公式计算：

$$R = 0.412 E^{(1.265 - 0.0954\ln E)}, \quad 0.01 < E < 2.5 \text{MeV} \tag{8.35}$$

$$R = 0.53E - 1.06, \quad 2.5 \leqslant E < 20 \text{MeV} \tag{8.36}$$

式中：R 是电子在低 Z 物质中的射程（$g \cdot cm^{-2}$）。

第 8 章 外照射防护与屏蔽计算

由于 β 射线的能谱是连续谱,β 射线的射程一般等于最大能量 β 射线的射程。

带电粒子射程常用质量厚度($g \cdot cm^{-2}$)表示,这使得尽管 β 射线屏蔽材料密度相差很大,但以 $g \cdot cm^{-2}$ 为单位的质量射程在数值上都很接近。由式(8.35)、式(8.36)两式算出质量射程后,分别除以有关材料的密度 ρ($g \cdot cm^{-2}$),就可得到相应材料对应的单能电子或 β 射线的屏蔽厚度 d(cm),即有

$$d = R/\rho \quad (8.37)$$

图 8.13 和图 8.14 分别给出了单能电子和 β 射线在物质中以 $g \cdot cm^{-2}$ 为单位的质量射程。

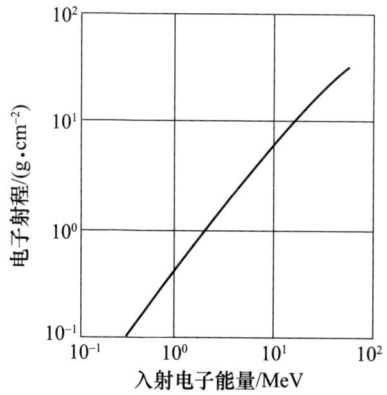

图 8.13 单能电子的射程与能量的关系

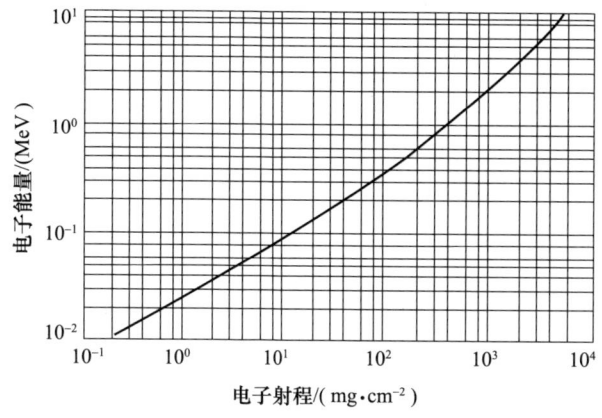

图 8.14 β 射线的最大射程与能量的关系

为了使电子或β射线在吸收过程中产生的韧致辐射尽量减少,屏蔽材料最好选用诸如铝、有机玻璃、混凝土一类的低Z物质,表8.7给出了屏蔽电子或β射线常用材料的密度和有效原子序数。

表8.7 屏蔽电子β射线常用材料的密度和有效原子序数

材料	有效原子序数 Z_e	密度 $\rho/(g \cdot cm^{-3})$	材料	有效原子序数 Z_e	密度 $\rho/(g \cdot cm^{-3})$
空气	7.36	1.293×10^{-3}	混凝土	14	2.2~2.35
水	6.60	1	砖	14	1.7~1.9
普通玻璃	10.6	2.4~2.6	铜	29	8.9
有机玻璃	5.85	1.18	铁	26	7.1~7.9
铝	13	2.754	铅	82	11.34
塑料	—	1.4	钨	74	19.3
铀	92	18.7			

当屏蔽层厚度小于β射线的最大射程时,β射线在屏蔽材料中的减弱可用β射线的半减弱层$\Delta_{1/2}$方法估算,这样屏蔽层对β射线的减弱倍数为

$$K_\beta = e^{0.69d/\Delta_{1/2}} \tag{8.38}$$

式中:d为屏蔽层厚度,其单位和半减弱层$\Delta_{1/2}$一致,表8.8中列出β射线在铝中的$\Delta_{1/2}$值。β^+射线的屏蔽计算与β^-射线基本相似,但需注意对正、负电子结合时产生的湮没辐射的屏蔽。

表8.8 β射线在铝中的$\Delta_{1/2}$值($mg \cdot cm^{-2}$)

E_β/MeV	$\Delta_{1/2}$	E_β/MeV	$\Delta_{1/2}$	E_β/MeV	$\Delta_{1/2}$
0.05	0.8	0.6	24	1.8	121
0.07	1.3	0.7	30	2	140
0.10	1.8	0.8	37	2.5	173
0.15	2.6	0.9	45	3	210
0.20	3.9	1.0	53	3.5	244
0.30	7	1.2	70	4	280
0.40	11.7	1.4	87	4.5	313
0.50	17.5	1.6	107	5	350

第8章 外照射防护与屏蔽计算

8.6.2 韧致辐射屏蔽计算

β放射源放出的射线(电子)被源自身物质及源周围其他物质阻止时,由于其质量很小,特别是当穿过的物质原子序数较大时,韧致辐射绝对不能忽视,可以在源自身物质和源周围介质中产生韧致辐射(分别被称为内、外韧致辐射),所以在确定屏蔽厚度时,必须考虑电子可能产生的韧致辐射。

在厚度为 d 的屏蔽层后,到距屏蔽层 $r(\mathrm{m})$ 处,产生的当量剂量率 $\dot{H}_1(d)$ ($\mathrm{Gy \cdot h^{-1}}$) 为

$$\dot{H}_1 = 4.58 \times 10^{-14} A \cdot Z_e \cdot \left(\frac{E_b}{r}\right)^2 \cdot (\mu_{en}/\rho) \cdot q \cdot \eta \leqslant \dot{H}_{L,h}$$

即

$$\eta = \frac{\dot{H}_{L,h} \cdot r^2}{4.58 \times 10^{-14} A \cdot Z_e \cdot E_b^2 \cdot (\mu_{en}/\rho) \cdot q} \tag{8.39}$$

式中:$\dot{H}_{L,h}$ 是离屏蔽层 $r(\mathrm{m})$ 处当量剂量率的控制水平;其他符号的意义同前。

根据式(8.39),算出透射比 η,再求与此相应的减弱倍数 $K = 1/\eta$,并取 $E_b \approx E_{\max}/3$,就可得到屏蔽韧致辐射所需的屏蔽材料厚度。

例:设活度为 $3.7 \times 10^{11} \mathrm{Bq}$ 的点状 $^{32}\mathrm{P}$ 固体 β 源,当用铝做材料屏蔽 β 射线时,问所需要的厚度为多少?当 β 射线被铝完全屏蔽时,由此产生的韧致辐射在 0.2m 处空气中的吸收剂量率为多大?若用铅屏蔽韧致辐射,那么所需要的铅屏蔽层为多厚?假设当量剂量率的控制水平 $\dot{H}_{L,h}$ 为 $25\mu\mathrm{Sv \cdot h^{-1}}$。

解:由表7.9可知,$^{32}\mathrm{P}$ 发出的 β 射线最大能量 $E_{\max}$ 为 1.711MeV,平均能量 $\bar{E}_\beta$ 为 0.695MeV,由表8.7可知铝的密度 $\rho = 2.754 \mathrm{g \cdot cm^{-3}}$,铝的有效原子序数 Z 为 13。

(1)由式(8.35)得 β 射线在铝中的射程为

$$R = 0.412 E^{(1.265 - 0.0954 \ln E)} = 0.412(1.711)^{(1.265 - 0.0954 \ln(1.711))} = 0.79 (\mathrm{g \cdot cm^{-2}})$$

与此相应铝的厚度为

$$d = k/\rho = 0.790/2.754 \approx 0.29 (\mathrm{cm})$$

故可取 3mm 厚铝皮做成一个小圆柱状壳子作为 ^{32}P 发射 β 射线的屏蔽层。

（2）β 射线产生的韧致辐射平均能量 E_b 为 0.695MeV，相应的空气质量能量吸收系数为 $2.198 \times 10^{-3} \text{m}^2 \cdot \text{kg}^{-1}$，用式（7.48）可算得空气中的吸收剂量率为

$$\dot{D} = 4.58 \times 10^{-14} A Z_e \left(\frac{E_b}{r}\right)^2 (\mu_{en}/\rho)$$

$$= 4.58 \times 10^{-14} \times 3.7 \times 10^{11} \times 13 \times \left(\frac{0.695}{0.2}\right)^2 \times 2.198 \times 10^{-3}$$

$$= 7.8 \times 10^{-3} (\text{Gy} \cdot \text{h}^{-1})$$

因 β 射线的辐射权重因数 W_R 为 1，故有

$$\dot{H}_1 = W_R \dot{D} = 7.8 \times 10^{-3} (\text{Sv} \cdot \text{h}^{-1})$$

（3）由式（8.39）得

$$\eta = \frac{\dot{H}_{L,h} \cdot r^2}{4.58 \times 10^{-14} A \cdot Z_e \cdot E_b^2 \cdot (\mu_{en}/\rho) \cdot q}$$

$$= 25 \times 10^{-6} / 7.8 \times 10^{-3} = 3.2 \times 10^{-3}$$

相应的减弱倍数为

$$K = 1/\eta = 3.1 \times 10^2$$

查铅对 γ 辐射衰减倍数与厚度关系知道，得铅屏蔽层厚度为 5.5cm。

从上述计算结果可以看出，对于活度为 3.7×10^{11}Bq 的 β 辐射源（^{32}P），若用 0.3cm 铝皮做容器内衬，外面再用 5.5cm 厚铅屏蔽韧致辐射，就能保证在离源 0.2m 处的当量剂量率降低到 25×10^{-6}Sv·h^{-1} 的水平。

一般可以认为，活度为 3.7×10^{11}Bq 的辐射体，在将其 β 射线完全阻止于容器之内所引起的韧致辐射照射量率，与能量等于 β 射线的最大能量，且活度为 3.7×10^7Bq 的 γ 辐射源所造成的照射率大体上相等。对于 β$^+$ 辐射体产生的 0.511MeV 的 γ 光子，K 俘获时产生的特征 X 射线，也都必须加以考虑。

8.7 中子的衰减与屏蔽计算

随着核科学技术应用的发展，中子在活化分析、照相技术、辐射育种、测井

等方面得到了广泛应用,对中子剂量计算及其防护也就显得十分重要和迫切。这里主要介绍常用放射性核素中子源的吸收问题,对于反应堆、加速器等大型设施的屏蔽设计,可参考有关专著。

8.7.1 中子在屏蔽层中的衰减

1. 屏蔽层内中子束的减弱原理

从中子屏蔽角度看,中子在物质中的减弱可分成两个过程:首先是快中子通过与物质的非弹性散射与弹性散射作用过程,使中子慢化变成热中子,其次是热中子被物质俘获吸收。非弹性散射时,中子的一部分能量用于激发原子核,而后离开相互作用点,而被激发的原子核在放出 γ 射线后,即回到基态,所以发生非弹性散射核反应后的部分中子能量便转变成了 γ 辐射能。

非弹性散射过程的发生具有阈能,只有中子能量大于阈能时才有可能发生非弹性散射,不同原子核的第一激发态的能级位置是不一样的,越重的原子核其第一激发态能级越低,对于中等质量数(如 100~150)的原子核,靠近基态附近的那些能级分布较密,其能级间距(或间隔)约为 0.1MeV;而对于轻核,相应的能级间距一般在 1MeV 左右,所以几兆电子伏以上的快中子更容易与具有中等质量数以上的原子核发生非弹性散射损失能量。研究结果还表明,中子能量在 25MeV 以下时,所有元素的非弹性散射截面都将随中子能量增大而增加,因此中子一旦与原子核发生非弹性散射,其能量会大幅度下降,使再次发生非弹性散射的作用概率显著减小,当其能量降低到引起非弹性散射的阈能时,中子一般只会发生弹性散射作用,在弹性散射作用过程中,与中子作用的原子核越轻,中子转移给其的能量就越多,因此中子与氢核发生弹性散射作用时,氢核(反冲质子)得到的能量最多,中子平均有一半能量交给氢核,有时甚至会交出其的全部能量。氢是 1MeV 左右快中子的最好慢化剂,表 8.9 中给出了物质中的中子当其能量从 1MeV 降到 0.025eV 时所需的单次碰撞平均次数。

综上所述,要使快中子很快慢化,首先应使用较重的物质,通过非弹性散射作用方式使中子能量很快降低到非弹性散射阈值以下,此后再利用含氢物质,通过一系列弹性散射作用,使中子能量进一步降低到热能区范围。

表 8.9　物质中的中子能量从 1MeV 降到 0.025eV
时所需碰撞的平均次数

元素	H	D	He	B	Be	C	O	Fe	U
质量数	1	2	4	7	9	12	16	56	238
碰撞数	18	24	41	65	84	111	146	485	2088

虽然热中子能被各种物质所吸收,但并不是任何物质都适宜用来吸收热中子,因为许多物质吸收热中子后,常伴有高能量的俘获 γ 辐射产生,表 8.10 列出某些元素的热中子吸收截面及相应的俘获 γ 辐射的最大能量,可见在选择吸收热中子的材料时应选择对热中子吸收截面大而产生的俘获 γ 辐射能量又低的那些材料,这样便于吸收俘获 γ 辐射。在实践过程中,为了减少或避免热中子吸收过程中产生的俘获 γ 辐射,可在屏蔽层中加入适量对热中子的吸收截面特别大的核素 ^{10}B 和 ^{6}Li(分别为 3837b 和 910b),进而发生 (n,α) 反应,放出的 α 粒子在外照射防护中常可忽略,而 ^{10}B 吸收热中子伴有的 γ 辐射,能量又很低,易于屏蔽。

快中子的非弹性散射和热中子的吸收过程中产生的次级 γ 辐射,仍然可用前述 γ 辐射屏蔽方法进行屏蔽,但在实际屏蔽设计中,为慢化快中子已使用了不少中等质量以上的材料,它们对次级 γ 辐射已具有相当的屏蔽能力,屏蔽体在防护中子的过程中足以减弱或屏蔽掉这些次级 γ 辐射。

2. 中子在屏蔽体中的减弱规律

与 γ 辐射在屏蔽体中的减弱规律相似,窄束中子流在屏蔽层中的减弱也同样遵循简单的指数规律:

$$\varphi_n(d) = \varphi_{n0} \cdot e^{-\Sigma d} \tag{8.40}$$

式中:$\varphi_n(d)$、φ_{n0} 分别是辐射场中与源距离为 r 的一点处,厚度为 d 的屏蔽层前、后的中子注量率;Σ 是屏蔽材料对入射中子的宏观作用总截面。

同样,宽束中子流在屏蔽层内的减弱规律可写为

$$\varphi_n(d) = \varphi_{n0} \cdot B_n \cdot e^{-\Sigma d} \tag{8.41}$$

式中:B_n 是宽束情况下中子的积累因子,用来表征因屏蔽体中多次散射中子的产生,使屏蔽体后所关心的某位置上中子注量率增加的比例。

第 8 章　外照射防护与屏蔽计算

表 8.10　某些元素的热中子吸收截面及相应俘获 γ 辐射的最大能量

元素	热中子(n,γ)截面,b	俘获 γ 之最高能量/MeV	元素	热中子(n,γ)截面,b	俘获 γ 之最高能量/MeV
氢	0.032	2.23	钴	37.0	7.49
硼-10①	3837	0.478	镍	4.8	9.00
氮	0.075	10.8	铜	3.77	7.91
钠	0.534	6.41	锌	1.10	9.51
镁	0.036	10.09	锆	0.18	8.66
铝	0.235	7.72	铌	1.15	7.19
硅	0.160	10.59	钼	2.7	9.15
磷	0.190	7.94	银	63	7.27
钙	0.44	7.83	镉	2450	9.05
钪	24	8.85	铟	196	5.87
钛	5.8	10.47	锡	0.625	9.35
钒	4.98	7.98	钽	21	6.04
铬	3.1	9.72	钨	19.2	7.42
锰	13.2	7.26	铅	0.17	7.38
铁	2.35	10.16	铋	0.084	4.17

注：①(n,a)反应的截面及伴随的 γ 光子能量

3. 计算宽束中子减弱的分出截面法

根据中子在屏蔽层内的减弱原理，通过屏蔽材料的适当选择和安排，仍然可以把屏蔽层中的宽束中子减弱问题按简单的指数规律来处理，这就是下面介绍的分出截面法，其基本出发点在于：选择合适的屏蔽材料使得中子在屏蔽层中一经散射，便能在很短的距离内迅速慢化，并保证能在屏蔽层内被吸收，也即那些经历了散射作用的中子被有效地从穿出屏蔽层的中子束中"分出"了，使穿过屏蔽层的都是那些在屏蔽层内未经相互作用的中子，在这种情况下，即使是宽束中子，在屏蔽层中的减弱规律也能满足简单的指数规律。

为了运用分出截面法处理宽束中子的减弱，屏蔽材料必须满足下列条件。

（1）屏蔽层要足够厚，使得在屏蔽层后面的当量剂量主要是由中子束中一组贯穿能力最强的中子贡献所致。

（2）屏蔽层内须含有像铁、铅之类的中量或重量材料，以使入射中子能量

可通过非弹性散射作用,很快降到1MeV左右。

(3)屏蔽层内要含有足够含氢介质,并放在屏蔽层的最后,以保证在很短的距离内,使中子能量能从1MeV左右很快地降到热能以下,使其能在屏蔽层内被充分吸收。

上述条件得到满足时,则宽束中子在屏蔽体中的减弱就可用下面公式进行描述:

$$\varphi_n(d) = \varphi_{n0} \cdot B_n \cdot e^{-\Sigma_R d} \tag{8.42}$$

$$H_1 = H_{10} \cdot e^{-\Sigma_R d} \tag{8.43}$$

式中:φ_{n0}、$\varphi_n(d)$和H_{10}、H_1分别是在辐射场中的屏蔽层前、后离源距离为r处的中子注量率或当量剂量率;Σ_R是屏蔽材料对中子的宏观分出截面(cm^{-1});d是屏蔽层厚度。

屏蔽材料对裂变中子的宏观分出截面Σ_R与其微观分出截面σ_R的关系为

$$\Sigma_R = 0.602(\rho \cdot \sigma_R)/M_A \tag{8.44}$$

式中:ρ是材料的密度(g/cm^3);M_A是核素的摩尔质量(g/mol)。

如果屏蔽材料是混合物或化合物,则总的宏观分出截面等于各元素宏观分出截面之和,即有公式:

$$\Sigma_R = \sum_i N_i \cdot \sigma_{R,i} = 0.602\rho \sum_i \sigma_{R,i} \cdot Q_i/M_{A,i} \tag{8.45}$$

式中:Q_i是第i种核素在混合物中所占的重量百分比;M_{Ai}是第i种核素的摩尔质量;σ_{Ri}是第i种核素微观分出截面;$0.602\rho Q_i/M_{Ai}$是单位体积内第i种核素的原子个数N_i。

对于原子量A超过10的元素,它们的宏观分出截面可近似表示为

$$\Sigma_R = 0.21 \cdot \rho \cdot A^{-0.58} \tag{8.46}$$

表8.11~表8.13分别列出了某些材料和若干元素对裂变中子的宏观分出截面,这些截面值在处理放射性核素中子源的问题时,也非常有用。

表8.11 裂变中子的宏观分出截面

材料	含水10%的土	石墨($\rho=1.54$)	混凝土	水	石蜡	聚乙烯	铁
Σ_R/cm^{-1}	0.041	0.0785	0.089	0.103	0.118	0.123	0.1576

表8.12 若干元素对裂变中子的宏观分出截面

原子序数	元素	原子量A	密度	宏观分出截面
3	Li	6.94	0.534	0.0449
4	Be	9.013	1.85	0.1248
5	B	10.81	2.535	0.1458
6	C	12.001	1.67	0.0838
13	Al	26.982	2.699	0.0792
26	Fe	55.847	7.865	0.156
27	Co	58.933	8.9	0.1728
28	Ni	58.7	8.9	0.1693
29	Cu	63.546	8.94	0.1667
30	Zn	65.38	7.147	0.1306
47	Ag	107.87	10.503	0.1491
70	Au	197.0	19.32	0.2045
82	Pb	207.2	11.347	0.1176
92	U	238.0	18.7	0.1816

表8.13 某些化合物对裂变中子的宏观分出截面

化合物	化学式	密度/(g/cm^3)	宏观分出截面/cm^{-1}
轻水	H_2O	1.0	0.1
重水	D_2O	1.1	0.0913
石蜡	—	0.952	0.109
钢(1%C)	—	7.83	0.163
沙	—	2.2	0.082
橡皮	$(C_5H_3)n$	0.92	0.098
聚乙烯	$(CH_2)n$	0.92	0.11
石油	—	0.876	0.107
氢化锂	LiH	0.92	0.14
氧化镁	MgO	3.65	0.12
汽油	C_8H_{18}	0.639	0.095
硼化铁	FeB	6.0	0.16
氧化铁	Fe_2O_3	5.12	0.134
氧化铝	Al_2O_3	4.0	0.132

(续)

化合物	化学式	密度/(g/cm³)	宏观分出截面/cm⁻¹
二氧化硅	SiO_2	2.32	0.076
氧化钠	Na_2O	2.27	0.075
氧化钾	Na_2O	2.32	0.06
碳化硼	B_4C	1.81	0.093
砾石	—	—	0.092

氢的分出截面约等于其总截面的 90%，即有：$\sigma_R(H) = 0.9\sigma_H$，其中，$\sigma_R$、$\sigma_H$ 分别表示屏蔽层中氢的微观分出截面和微观总截面，σ_H 可表示为

$$\sigma_H = \frac{10.97}{E_n + 1.66} \tag{8.47}$$

式中：E_n 是中子的能量（MeV），中子在 1.5～20MeV 的范围内，上式的计算结果准确度在 2% 左右。

有时为了进行精确计算，必须知道分出截面与能量的依赖关系，表 8.14 给出了某些元素的分出截面与中子能量的关系，目前数据还不很完善。

4. 宽束中子的透射曲线

在进行中子屏蔽计算时，也会用到中子的透射系数、透射比以及减弱倍数这三个参数。中子透射系数 ξ_n 是指中子源发出的单位中子注量在屏蔽体后造成的当量剂量，其单位是 Sv·cm²；中子透射比 η_n 是指在中子辐射场中的某位置处，有屏蔽体时的吸收剂量率（或当量剂量率）与无屏蔽体时的吸收剂量率（或当量剂量率）之比，η_n 是无量纲的量，且 $\eta_n < 1$。

减弱倍数 K_n 是指在中子辐射场中，没有蔽体时的吸收剂量率（或当量剂量率）与有屏蔽体时的吸收剂量率（或当量剂量率）之比，它表示屏蔽材料对中子辐射的屏蔽能力，K_n 是无量纲的量。

根据上述定义可看出，η_n 与 K_n 互为倒数关系，即有 $\eta_n = 1/K_n$。

在相关文献中，可以找到不同屏蔽材料中的各种能量中子透射曲线，同时对于不同类型中子源（Am-Be、Pu-Be、Sb-Be 以及 ^{252}Cf）的中子穿过水、聚乙烯、石蜡等屏蔽材料时的透射曲线也可在有关文献中找到。

第 8 章 外照射防护与屏蔽计算

表 8.14 中子的微观分出截面 σ_R 值(b)

元素	中子能量/MeV				
	0.5	1.0	1.2	3.0	15.0
Be				2.3±0.2	1.04±0.05
B				1.3±0.1	0.62±0.07
C	3.16±0.25	2.08±0.23		1.58±0.2	0.92±0.02
O				0.48±0.19	0.7±0.06
Na	2.5±0.2	2.5±0.3	2.8±0.4		
Al				1.68±0.07	1.24±0.11
S				1.4±0.2	1.58±0.09
Ti				2.4±0.4	1.54±0.04
Fe	2.4±0.5	1.04±0.11		1.96±0.04	1.53±0.05
Ni	4.3±0.8	2.0±0.7		1.9±0.03	1.59±0.07
Cu				2.3±0.1	1.84±0.1
Zn				1.73±0.11	1.64±0.15
Zr				2.77±0.03	1.90±0.12
W				4.8±0.5	3.63±0.4
Pb	1.2±0.8	2.87±0.63		3.72±0.13	3.39±0.18
Bi				3.78±0.33	3.35±0.28

5. 屏蔽中子的常用材料

屏蔽材料的选择和材料厚度的确定应依据辐射防护最优化原则,综合考虑材料的屏蔽性能、稳定性能以及经济成本等几个因素。

根据前面介绍的中子与物质相互作用规律可知,对于几兆电子伏以上的快中子,屏蔽体中必须含有一定数量原子序数在中等以上的元素,以便通过非弹性散射使快中子能量迅速地降下来,同时屏蔽材料中也必须含有适当数量的轻元素,尤其需要氢元素,表 8.15 中列出了某些常用屏蔽材料中的氢含量,为有效地吸收热中子,并为减少屏蔽层前提下,尽量减少俘获 γ 的产生,在屏蔽材料中还可掺入适量的 ^{10}B 或 ^6Li。下面列出了几种常用的中子屏蔽材料。

表 8.15　常用屏蔽材料中的含氢量

材料	化学组成	H 原子含量/cm^{-3}
水	H_2O	6.7×10^{22}
石蜡	C_3H_{62}	7.87×10^{22}
聚乙烯	$(CH_2)n$	7.92×10^{22}
聚氯乙烯	$(CH_2CHCl)n$	4.1×10^{22}
有机玻璃	$(C_4H_8O_2)n$	5.7×10^{22}
石膏	$CaSO_4 \cdot 2H_2O$	3.25×10^{22}
高岭土	$Al_2O_3 \cdot 2SiO_2 \cdot 2H_2O$	2.42×10^{22}
92%聚乙烯+8% B_4C	$(CH_2)n + B_4C$	7.68×10^{22}

水:水中含有大量的氢,它是一种非常好的中子慢化剂,氢的热中子俘获截面为332mb,从表8.10可知,氢的俘获γ辐射能量最低,只有2.2MeV,屏蔽体中的氢常足以捕获屏蔽材料中存在的热中子。在使用水作为屏蔽材料使用时,可把它灌注在水门、水箱屏蔽体里。

混凝土:普通混凝土密度为 $2.3g \cdot cm^{-3}$,它是多种元素的混合物,既含有轻元素,也含有较重的元素,并含有一定数量的水分,所以它对中子和光子都有较好的屏蔽作用。混凝土是一种较好的建筑材料,多用作固定的屏蔽体。在需要提高混凝土屏蔽能力时,还可在混凝土中加入重材料组分(如重晶石、铸铁块等)以制成密度较大的重混凝土,混凝土的应用很广泛。但要注意,混凝土长期使用会失水,而降低它对中子的防护性能。图8.15给出了单能中子在普通混凝土中的屏蔽十倍减弱厚度与中子能量的关系。有的资料中给出的混凝土透射曲线,都是对应于含水量为5.5%的碳质混凝土(密度为 $2.31g \cdot cm^{-3}$)计算得到的,若混凝土的含水量低于5.5%,应根据混凝土厚度在相应资料中查得相应的透射系数,然后乘上一个修正因子,用以估计混凝土中因含水量减少而降低的屏蔽效果,与不同含水量的混凝土相应的修正因子值如表8.16所列。如果不知道混凝土确切的含水量,则应按最低含水量(2.5%)进行修正,图8.16表示混凝土含水量不同对快中子剂量率减弱效果的影响,其中与曲线B、C、D相应的三种混凝土含水量分别是A型混凝土的3/4、1/2和1/4,由图可见,混凝土的含水量的多少对中子屏蔽效果的影响十分显著。混凝土对中子的屏蔽效果还与混凝土的成分有关,表8.17中列出了硅质混凝土和碳质混凝土的成分,若两者厚度相等含水量也相同,则硅质混凝土对中子的减弱能力比碳质混凝土差一些,图 8.16 中 A、B、C、D 曲线分别对应含结晶水铁矿石混凝土的不同密度($g \cdot cm^{-3}$),即 3.52、3.47、3.42、3.38,相应的含氢量($g \cdot cm^{-3}$)分别为 0.022、0.016、0.011、0.0054。

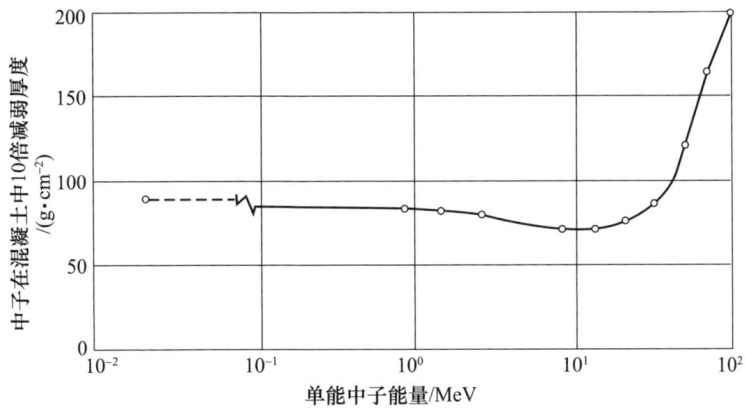

图 8.15　单能中子束减弱十倍所需的混凝土厚度

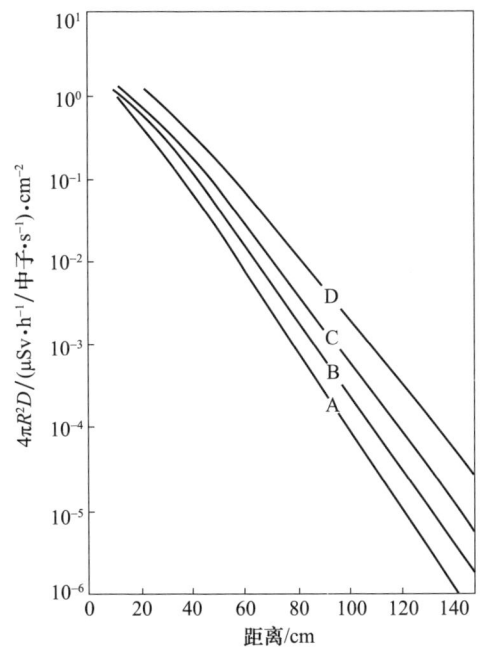

图 8.16　混凝土含水量对快中子剂量率减弱效果影响

表 8.16　混凝土中不同含水量时相应的中子透射系数修正因子

含水量(%)	修正因子
2.5	4.1
3.5	2.6
4.5	1.6
5.5	1.0
大于 5.5	1.0

表 8.17　混凝土中元素成分($\times 10^{21}$ 原子·cm^{-3})

元素	碳质混凝土			硅质混凝土(含水 5.0%)
	含水 3.0%	含水 5.5%	含水 8.0%	
H	4.64	8.5	12.36	7.76
C	20.73	20.2	19.67	
O	34.39	35.5	36.61	43.29
Mg	1.91	1.86	1.81	1.17
Al	0.62	0.6	0.58	2.35
Si	1.74	1.7	1.66	15.68
Ca	11.6	11.3	11.0	3.55
Fe	0.2	0.19	0.18	0.30

石蜡:含有大量氢,价格也便宜,且容易成型,是很好的中子慢化剂。但是,气温高时石蜡易软化,气温低时,大块石蜡也容易收缩、干裂,其结构性能较差。另外,石蜡容易燃烧,并且对 γ 辐射的防护性能很差,所以石蜡往往和其他屏蔽材料配合使用。

聚乙烯:含氢丰富,也是较好的中子防护材料,它易于加工成型,但在温度高于 100℃时,容易软化,高温条件下易燃,也常和其他结构材料配合使用。

泥土:含水也较多,是一种廉价材料,为充分利用它的防护性能,有时就将一些中子发生装置建造在地下或半地下室。

锂和硼:作为慢中子的吸收体,除了要求吸收截面大以外,还要求它们在俘获中子后不放出贯穿性的次级 γ 辐射,以利于防护设计,为此,在中子屏蔽材料的选择中,常会用到锂(^{6}Li)和硼(^{10}B),它们的热中子吸收截面分别在 940b 和 3837b 左右,锂俘获中子后放出的 γ 辐射也很少,可以忽略不计。硼虽在 95%

的俘获事件中放出 0.47MeV 的 γ 辐射,但较容易屏蔽,通常在没有特殊要求时,可使用价格较低的硼酸为佳;硼砂中含有钠,在热中子作用下,产生的 ^{23}Na(n,γ)^{24}Na 反应放出的 γ 辐射能量为 2.754MeV,在要求缩小屏蔽体的体积时,可考虑使用硼含量较高的碳化硼(B_4C),在要求低 γ 辐射产额的特殊情况下,可考虑选用硼酸锂,还可以使用硼酸水溶液或含硼砂的石蜡。

8.7.2 放射性核素中子源的屏蔽计算

分出截面法也可以用于对放射性核素中子源的屏蔽计算问题,通常使用的放射性核素中子源其中子能量不高,中子发射率一般也不会太强,所需要的屏蔽层也不会太厚,因而,散射中子还有可能穿出屏蔽层,进而对屏蔽层外所考虑的那个点上的当量剂量有贡献,对于这种因屏蔽层不很厚,中子减弱不完全服从指数规律的情况,仍须引入中子的积累因子 B_n,以便对散射中子的影响做出修正。从偏保守考虑,对于厚度不小于 20cm 的水、石蜡、聚乙烯一类的含氢材料,B_n 可以取 5.0;对铅材料,B_n 一般取 3.55;对铁材料,B_n 一般取 2.6。

根据式(8.42),为使参考点上的中子注量率降低到 $\varphi_L(\mathrm{m}^{-2}\cdot\mathrm{s}^{-1})$ 所需的屏蔽层厚度 d,可按下式算得

$$\varphi_n(d) = \varphi_{n0} \cdot B_n \cdot q \cdot e^{-\Sigma_R d} \leqslant \phi_L \tag{8.48}$$

$$e^{\Sigma_R d} \geqslant \frac{\varphi_{n0} \cdot B_n \cdot q}{\phi_L} = \frac{A \cdot y \cdot B_n \cdot q}{4\pi r^2 \phi_L} \tag{8.49}$$

所以有

$$d = \frac{1}{\Sigma_R}\ln\left(\frac{A \cdot y \cdot B_n \cdot q}{4\pi r^2 \cdot \phi_L}\right) \tag{8.50}$$

式中:d 是屏蔽层厚度(cm);Σ_R 是屏蔽材料的宏观分出截面(cm^{-1});A 是放射性核素中子源中的放射性核素活度(Bq);y 是放射性核素中子源的产额(Bq^{-1});$A \cdot y$ 为中子源的中子发射率(s^{-1});B_n 是中子积累因子;q 是居留因子;r 是参考点离源的距离(m)。

例:用专用汽车运输一个 $A = 3.7 \times 10^{11}$Bq 的钚-铍中子源,源用石蜡屏蔽罐盛装,要求将离源 1.0m 处驾驶员所在位置上的当量剂量率 H_L 控制在 $2.5\mathrm{\mu Sv}\cdot\mathrm{h}^{-1}$

以下,求需用多厚石蜡屏蔽罐?

解:查表 1.10 得:$\delta = A \cdot y = 2.5 \times 10^7 \text{s}^{-1}$

查表 7.10 对应于 H_L 为 $2.5\mu\text{Sv} \cdot \text{h}^{-1}$ 的 $\varphi_L = 1.96 \text{cm}^{-2} \cdot \text{s}^{-1}$

查表 8.11 得石蜡的宏观分出截面为 $\Sigma_R = 0.118 \text{cm}^{-1}$,取 $B_n = 5$;$q = 1$ 则根据式(8.50),可以有

$$d = \frac{1}{\Sigma_R}\ln\left(\frac{A \cdot y \cdot B_n \cdot q}{4\pi r^2 \phi_L}\right) = \frac{1}{0.118}\ln\left(\frac{2.5 \times 10^7 \times 5 \times 1}{4\pi \times 100 \times 1.96}\right) = 91.8(\text{cm})$$

根据中子在物质中的减弱规律,绘制成若干屏蔽材料的减弱曲线,这样就可以从这些减弱曲线图中直接查得所需的屏蔽材料厚度。

例:活度为 $3.7 \times 10^{11} \text{Bq}$ 的锔-铍中子源,装入壁厚为 40cm 聚乙烯方形屏蔽箱中,求容器表面处的当量剂量率。

解:查表 1.10 得:$\delta = A \cdot y = 2.0 \times 10^7 \text{s}^{-1}$。

查附图 18 得锔-铍中子源穿过 40cm 板状聚乙烯屏蔽层后,当量剂量透射比 $\eta_n = 7.2 \times 10^{-3}$,查表 7.10 得锔-铍中子源的 $f_{H_I,n} = 39.5 \times 10^{-15} \text{Sv} \cdot \text{m}^2$,所以得

$$\dot{H}_I = \frac{\delta}{4\pi r^2}\eta_n \cdot f_{H_I,n}$$

$$= \frac{2.0 \times 10^7}{4\pi \times 0.4^2} \times 7.2 \times 10^{-3} \times 39.5 \times 10^{-15} \times 3600 = 10.2\mu\text{Sv} \cdot \text{h}^{-1}$$

例:如图 8.17 所示,在一水桶中央放一个钚-铍中子源,^{239}Pu 的活度为 3.7×10^{11}Bq,要求把桶外侧与源所在深度相应的 P 点处的当量剂量率控制在 $7.5\mu\text{Sv} \cdot \text{h}^{-1}$ 以下,求所需的水屏蔽层厚度 d 是多少?又若要求桶内水表面处的中子注量率小于 $5.9 \text{cm}^{-2} \cdot \text{s}^{-1}$,则源应放在离水面深度为多少的位置?

解:①水桶外侧 P 点。

从表 1.10 查得:$\delta = A \cdot y = 1.6 \times 10^7 \text{s}^{-1}$,因为附图 19 是单位中子注量率的当量剂量率 $\dot{H}_I/\phi$ 与屏蔽厚度的关系曲线,所以先要求出与题意相应的 $\dot{H}_I/\phi$ 比值:

$$\dot{H}_I/\phi = \dot{H}_I/(\delta/4\pi \cdot r^2) = \frac{7.5 \times 10^{-3} \times 4\pi \times 0.6^2}{1.6 \times 10^7}$$

$$= 2.12 \times 10^{-9} (\text{mSv} \cdot \text{h}^{-1}/\text{m}^2 \cdot \text{s}^{-1})$$

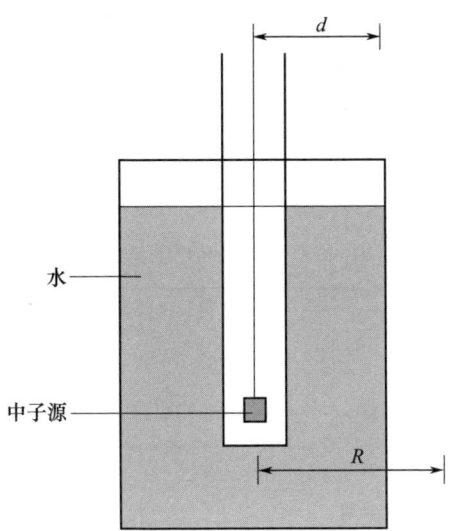

图 8.17　^{239}Pu – Be 源在水屏蔽时计算示意图

进而从附图 19 查得：$d = 50 \mathrm{cm}$

② 水表面处。

查表 8.11 得水的宏观分出截 $\Sigma_R = 0.103 \mathrm{cm}^{-1}$。$\delta = A \cdot y = 1.6 \times 10^7 \mathrm{s}^{-1}$，$\varphi_L = 5.91 \mathrm{cm}^{-2} \cdot \mathrm{s}^{-1}$，

取 $Bn = 5, q = 1$，根据式(8.49)得

$$e^{0.103 \cdot d} \geqslant \frac{1.6 \times 10^7 \times 5 \times 1}{4\pi \cdot d^2 \times 5.91} = \frac{1.0772 \times 10^6}{d^2}$$

这时，令 $Q1 = e^{0.103 \cdot d}, Q2 = \frac{1.0772 \times 10^6}{d^2}$

用尝试法或图解法解这组联立方程，可得 $d = 56.5 \mathrm{cm}$。

8.8　屏蔽材料的选择

在选择屏蔽材料时，必须区别注意各种辐射与物质相互作用过程的差别，材料选择不当，不仅经济上造成浪费，有时在屏蔽效果上会适得其反，如对中子辐射选择屏蔽材料时，必须先用低 Z 材料置于近中子辐射源的一侧，然后，在

其后附加高 Z 材料以防护可能产生的感生放射性;如果屏蔽材料置放次序颠倒会达不到屏蔽效果。平时可用的屏蔽材料种类繁多,需要根据具体情况来选择,总的原则是根据辐射的类型和应用的情况,同时又要考虑经济代价和材料易获得性。表 8.18 给出了不同辐射类型所需屏蔽材料选择的一般原则。

表 8.18 屏蔽材料选择的一般原则

射线类型	作用的主要形式	材料选择原则	常用屏蔽材料
α	电离、激发	一般低 Z 材料	纸、铝箔、有机玻璃等
β、e	电离、激发、韧致辐射	低 Z + 高 Z 材料	铝、有机玻璃、混凝土、铅等
P、d、^{3}He	核反应产生中子	高 Z 材料	钽、钚等
X、γ	光电效应、康普顿散射、电子对效应	高 Z 材料、通用建筑材料	铅、铁、钨、铀、混凝土、砖、支离子水等
n	弹性散射、非弹性散射、吸收	含氢的低 Z 材料、含硼材料	水、石蜡、混凝土、聚乙烯;碳化硼铝、含硼聚乙烯等

在进行外照射防护中,屏蔽防护是最主要的一种方法,从前面的各类辐射屏蔽计算中,可以看出,为能够对不同类型辐射进行有效屏蔽,不仅对材质有特定要求,而且需要给出比较准确的屏蔽介质厚度以达到经济适用的屏蔽效果,表 8.19 给出了在确定屏蔽层厚度时需要用到的有关参数和一些资料。

表 8.19 确定屏蔽层厚度时的参考参数

有关问题	主要参数
辐射源(或装置)	辐射类型、能谱、角分布、发射率、辐射源活度或工作负荷等
辐射场	辐射场的空间分布、计算点与源(装置)间距离,在该计算点处的居住存在情况(职业人员所在区域,居住因子 $q=1$;职业人员所在区域:全部存在($q=1$),部分存在($q=1/4$),不常存在($q=1/16$)
屏蔽层外表面的剂量控制的参考值	根据辐射防护的基本标准,以当量剂量限值作为屏蔽层外表面的剂量控制的参考值。控制区(辐射工作人员):年当量剂量限值 $H_{L,a}=20\text{mSv}\cdot a^{-1}$;月当量剂量限值 $H_{L,M}=(5/3)\text{mSv}\cdot M^{-1}$;时剂量当量限值 $H_{L,h}=10\mu\text{Sv}\cdot h^{-1}$;非控制区(公众成员)年剂量当量限值 $H_{L,a}=1\text{mSv}\cdot a^{-1}$
屏蔽层厚度	选择适当的屏蔽材料;根据相应材料的透射系数、减弱系数或透射比,确定屏蔽层厚度

第 8 章 外照射防护与屏蔽计算

思考题与习题

1. 辐射防护的主要目的是什么？辐射防护的三原则是什么？

2. 不同人员的年有效剂量限值有什么不同？应急照射核辐射控制量如何规定？

3. 什么是积累因子？它与哪些因素有关？

4. 什么是减弱倍数、透射比、透射系数？

5. 计算距离活度为 3.7×10^8 Bq 的点状 ^{198}Au 源 0.8m 处的照射量率和空气比释动能率各为多少？

6. 沿墙壁露出一段 1.2m，截面积为 $5 cm^2$ 的直形管道，其中有浓度为 $1.1 \times 10^7 Bq \cdot cm^{-2}$ 的 ^{60}Co 溶液流动着。求与管轴线中点垂直距离为 2m 处的照射量率、空气比释动能率各为多少？

7. 强辐射场所用的 γ 辐射源，通常都是在水井中进行倒源工作。强辐射源的运输容器高度约为 1.0m，从容器中提出源时，源可高出容器口不超过 0.5m。现倒装 ^{60}Co 辐射源的活度为 1.85×10^{15} Bq，问需要多深的水井，才能使水井表面的当量剂量率低于 $3 \mu Sv \cdot h^{-1}$。

8. 简述 β 射线外照射防护有何特点。

9. 若考虑空气对 β 射线吸收的影响，那么式(7.48)，将应作怎样的修正，对式(8.39)又将作怎样的修正？

10. 设计为存放活度为 3.7×10^{12} Bq 的 ^{32}P 点状源的容器。选定用有机玻璃作内屏蔽层，铅作外屏蔽层。计算所需的有机玻璃和铅各为多厚？假设离辐射源 1.0m 的当量剂量率控制水平为 $7.5 \mu Sv \cdot h^{-1}$。若内外层材料颠倒过来，则又将怎么样？

11. 设计一个操作 ^{32}P 的手套箱，箱体用有机玻璃制作。考虑手套箱中有各种玻璃器皿，而轫致辐射主要是由这些玻璃器皿产生的，其有效原子序数平均取作 13。若操作距离为 25cm，要求在该位置上 $H_{L \cdot h} \leqslant 7.5 \mu Sv \cdot h^{-1}$。若手套箱

不附加高 Z 材料屏蔽层,则操作 ^{32}P 的最大活度为多少?若操作量增大 1000 倍,则应附加多厚的铅屏蔽层?

12. 快中子防护的特点是什么?为什么常要选择含氢多的物质作为快中子的屏蔽材料?

13. 论述中子分出截面的理论及其成立的条件。

14. 已知 ^{226}Ra – Be 中子源的活度为 3.7×10^{12} Bq(中子产额见表 1.10),求离源 2m 处的中子与 γ 的当量剂量率。

15. 利用中子辐射育种,要求种子接受的吸收剂量率为 $150 \text{mGy} \cdot \text{h}^{-1}$。若使用活度为 3.7×10^{13} Bq 的 ^{210}Po – Be 中子源,问种子应放在离源多远处?

16. 试计算离活度为 3.7×10^{11} Bq 的 ^{241}Am – Be 中子源 2m 处的 φ、K、D 和 H 的数值。若在无屏蔽情况下,按月当量剂量 1.6mSv 控制,问一个月内在该处可工作多长时间?

17. 已知 ^{241}Am – Be 中子源的活度 1.0×10^{10} Bq,用石蜡屏蔽,离源 0.5m 处的中子注量率不超过 $\varphi = 2 \times 10^{4} \text{m}^{-2} \cdot \text{s}^{-1}$,求石蜡屏蔽厚度。

18. ^{241}Am – Be 中子源的中子发射率为 $3.2 \times 10^{5} \text{s}^{-1}$,经石蜡屏蔽后,使其注量率降到 $40 \text{m}^{-2} \cdot \text{s}^{-1}$,问需多厚的石蜡屏蔽层?

19. ^{239}Pu – Be 中子源的中子发射率为 $3.2 \times 10^{5} \text{s}^{-1}$,使用 12cm 石蜡屏蔽后,间距源多远时,其中子当量剂量就可降低 250 倍?

20. ^{241}Am – Be 中子源装于水桶内中子发射率为 $3.2 \times 10^{7} \text{s}^{-1}$,要求距源 0.5m 的 P 点处,当量剂量率为 $1 \times 10^{-2} \text{mSv} \cdot \text{h}^{-1}$,问水屏蔽层需多厚?

21. ^{239}Pu – Be 中子源的中子发射率为 $1 \times 10^{8} \text{s}^{-1}$,装在半径为 0.3m 的石蜡罐内,求离源 0.5m 处的当量剂量率。

22. ^{241}Am – Be 中子源的中子发射率为 $3.2 \times 10^{5} \text{s}^{-1}$,分别放于 $d = 12 \text{cm}$ 厚的石蜡、聚乙烯、聚氯乙烯容器中,求离源 30cm 处的当量剂量率各为多少?(石蜡 $\sum_H = 0.079 \text{cm}^{-1}$),并比较这三种材料对中子的屏蔽性能。

23. ^{226}Ra – Be 中子源的活度为 3.7×10^{10} Bq,设计一个内层用铅,外层用石蜡的容器,要求在离源 1.0m 处的总当量剂量率为 $1 \times 10^{-3} \text{mSv} \cdot \text{h}^{-1}$,求需多厚的铅与石蜡。

第9章

内照射剂量学

人员即使脱离了造成内照射的环境,在内照射情况下,已经进入体内的放射性物质发出的辐射依然会对人体产生辐照作用,在其他因素相同的情况下,贯穿能力较弱的 α、β 辐射引起的内照射危害,远比贯穿能力较强的 X、γ 辐射引起的内照射危害大。内照射对人体健康的危害,除了与放射性核素的半衰期、辐射类型和能量有关外,还取决于进入人体的放射性物质的数量、理化状态以及它们在体内蓄积的部位和滞留的时间等因素。

在实际工作中,如进行开放型放射工作时,除了考虑缩短操作时间、增大与源距离、设置防护屏障、防止射线对人体过量外照射外,还应考虑防止放射性物质进入人体造成的内照射危害;另外,向环境排放的放射性废物、大气层中进行的核试验以及放射性物质泄漏事故等,也都有可能导致放射性物质进入人体产生内照射;在核反应堆、粒子加速器一类的辐射设施中,即使没有放射性物质向外扩散和泄漏,也会因强辐射照射作用致空气组分和尘埃粒子发生感生放射性,同样存在着对人体产生内照射的可能。内照射防护的基本方法是制定各种规章制度,采取各种有效措施,尽可能地隔断放射性物质进入体内的各种途径,使放射性物质的摄入量减少到尽可能低的水平。

9.1 放射性核素的摄入方式

9.1.1 放射性核素的摄入途径

放射性核素可以经由吸入、食入或皮肤伤口等途径进入体内,某些放射性物质(如氚水)甚至还可以通过完好的皮肤直接进入体内,从而造成放射性核素在人体内的污染。图 9.1 概括了放射性核素进入人体途径及其在体内的代谢过程。

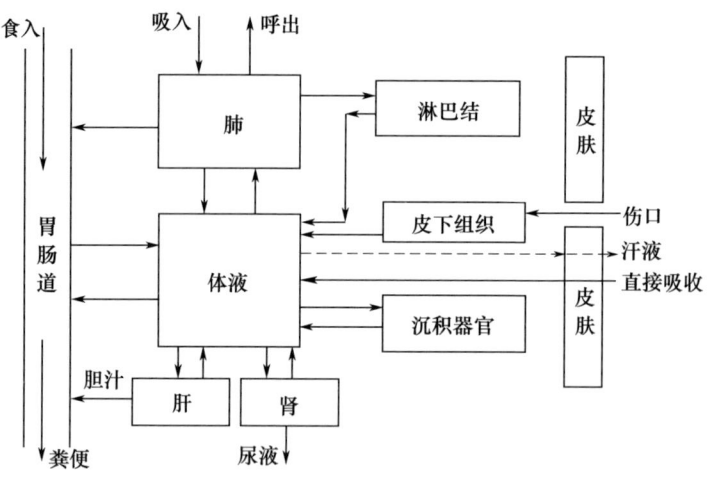

图 9.1 核素的摄入、转移和排泄途径

放射性核素进入人体后,主要转移向血液(体液),之后再经历非常复杂的转移过程,或在体内相关器官和组织中滞留下来,或经由相关器官和组织排泄出体外。体内吸收的放射性核素分布可能是均匀弥漫性的,也可能集中在某些器官和组织内,如碘、碱土金属和钍主要分别沉积在甲状腺、骨和肝等器官中,如图 9.2 所示,其后这些放射性核素逐渐经由尿和粪便排出体外。

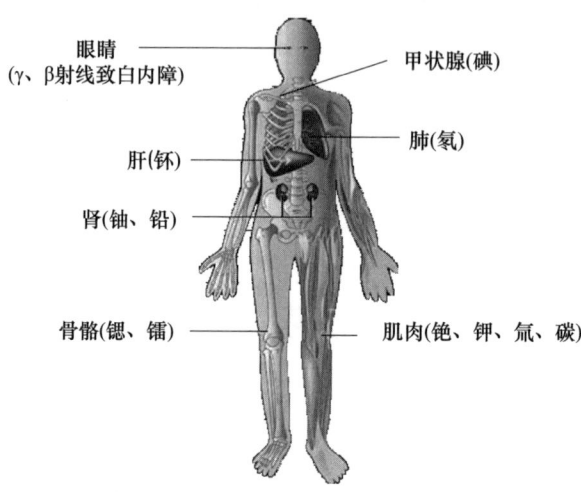

图 9.2 不同种类放射性核素进入人体后的分布

1. 吸入

含有放射性的气体、液体或固体都可以通过呼吸道进入体内,其中吸入是核素进入人体的重要途径。水溶性的放射性气体(如含有氧化氚或放射性碘的气体)被吸入后能迅速被体液吸收,被吸入体内的含有放射性的液体或固体,在空气中一般以气溶胶的形式存在。某个气溶胶粒子在空气中沉降时的滑流落速度,与一个密度为 $1g/cm^3$ 的球体在相同的空气动力学条件下沉降时的滑流落速度相等时,称此球体的直径称为该气溶胶粒子的空气动力学直径。如果在所有气溶胶粒子中,直径大于和小于上述空气动力学直径的粒子各占总活度的一半,则此直径被称为活度中值空气动力学直径(activity median aerodynamic diameter,AMAD)表示,AMAD 通常以 μm 为单位。

放射性气溶胶被吸入后,根据它们的物理、化学特性,可以有许多不同的归宿,除部分直接被呼出体外,其余则在呼吸道各部分沉积下来,这些沉积下来的粒子可被体液吸收,因呼吸道纤毛运动将核素转移至咽喉,然后咽入胃肠道,在胃肠道中还会有一部分核素被吸收进入体液。

2. 食入

人员食入放射性物质的情况较少发生,一般只发生在一个短时间内,当环境介质受到放射性物质污染时,则有导致较长时间食入放射性物质的可能。放射性核素由胃肠道进入体液的分数如果用 f_1 表示,则 f_1 值等于 1 时表示食入放射性核素全部被体液吸收。若食入物质为非转移性的,f_1 值一般很小,则其中大部分会通过粪便排出体外;若食入的放射性物质为可转移性的,则很大一部分核素会经小肠吸收进入体液,然后转移至各有关器官。

3. 通过皮肤或皮肤伤口的摄入

完好的皮肤是一个有效地防止大部分放射性核素进入体内的屏障,但是氧化氚和碘蒸气、碘溶液或碘化物溶液,可通过完好的皮肤而被吸收;当皮肤破裂、被刺伤或擦伤时,放射性物质便可进入皮下组织,然后被体液吸收。

9.1.2 摄入量和吸收量

通过吸入、食入方式,或通过完好皮肤(或皮肤上伤口)进入体内的放射性核素数量称为摄入量(intake)。吸收量(uptake)是指吸收到体液(主要指血液)

中去的放射性核素的数量,即从摄入部分转移到身体器官或组织的数量。了解放射性物质在人体内的转移与沉积行为,对于把体内或排泄物内活度测量值换算成摄入量,有助于人体待积当量剂量、待积有效剂量的评估与计算,对于人体未来生命周期内辐射生物效应评估非常必要。

9.2 放射性核素在人体内的代谢

描述吸入或食入的放射性核在体内代谢的函数非常复杂,为方便起见,一般采用一些便于计算的简单模型来描述其在体内的转移规律。根据这些模型计算出的辐射剂量,对于辐射防护目的来说,还是足够准确的。内照射剂量估算中所用的模型主要基于身体的若干个库室模型,一个为库室可以指一个空间、一个组织或器官,也可以指一类群体(如子核、母核)。任何一个器官或组织可以含有一个或几个库室,库室中放射性核素的减少服从一阶动力学规律,因此一种元素在任何器官或组织中的滞留,通常可由一个指数函数项或若干个指数项之和来描述。

9.2.1 放射性核素的转移、沉积和排除

体液是放射性核素由身体一个部位转移到另一部位的主要媒介物,一部分体液中的放射性核素通过肾、肝、肠、皮肤,以尿、粪、汗的形式排出,或通过肺的呼吸作用排出;其余部分将沉积在该核素所亲和的那些器官或组织中,如碘主要沉积在甲状腺中,而钚主要沉积在骨和肝中,然而也有一些放射性物质,如氚的氧化物、氯化物、钋的化合物等,可均匀分布在全身。

对于吸入气溶胶中不沉积的部分,如从体液中来的氧化氚蒸气、放射性二氧化碳及由体内沉积的镭、钍核素衰变时产生的氡气,呼出是重要的排出途径;一般在汗液中都含有体液中出现的任何一种放射性核素;尿中排出的放射性核素只来自体液;粪便中的放射性核素可分为两部分:一部分食入或吸入的放射性物质,可不通过体液而直接经粪便排出;另一部分是被体液吸收后通过胆汁进入胃肠道,而后再以粪便形式被排出体外。由此可见,人体排泄物中放射性核素的出

现,可以作为放射性内污染的一种指示,通过测定人体各个时刻放射性核素的排出速率,可以推算体内放射性核素的摄入量、吸收量和对人体贡献的剂量。

9.2.2 体内放射性核素的代谢动力学模型

放射性核素被吸入或食入后,将以一定的速率向体液(转移库 a)转移,其速率由呼吸系统和胃肠道不同库室的速率常数、核素的放射性衰变常数决定。核素在身体不同器官和组织(组织库 b、c、d、i)间的转移过程可用图 9.3 表示。

转移库由体液组成,进入转移库 a 的物质,一般以一次动力学廓清,其半廓清期为 0.25d,并且假定,在转移库中发生的核变化数均匀分布在质量为 70kg 的整个身体中。

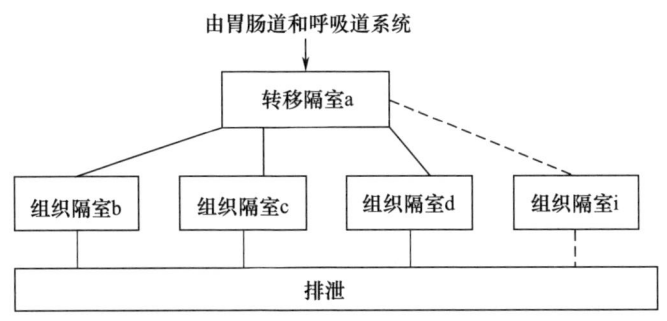

图9.3　体内库室中放射性核素动力学数学模式

9.2.3 放射性核素的滞留和排泄

1. 几个概念

在放射性核素被摄入、沉积或吸收后,给定时刻沉积在一个隔室、一个器官或全身内放射性核素的数量称为滞留量;被体液吸收的物质称为周身性物质(systemic material)。周身含量(systemic content)不包括呼吸道和胃肠道内的含量,全身含量(whole bodycontent)则包括周身含量、呼吸道及胃肠道内物质的含量。从体液中经尿液排出体外的放射性核素量为尿排泄量,而粪便排泄量则包括两项,即吸收后的放射性核素经胆汁进入胃肠道的量及胃肠道中未被吸收的量。为叙述的方便,这里先解释一下有关符号的意义。

$a^i(t)$：单次摄入单位摄入量的吸收速率，它是单次摄入后时间 t 的函数，$Bq \cdot d^{-1}/Bq$ 摄入量。

B：作为下脚标，所描述的参数指稳定元素。

$e_s^a(t)$：单位吸收量的周身性物质的总排泄速率，它是吸收后时间 t 的函数，$Bq \cdot d^{-1}/Bq$ 吸收量。

$e_u^a(t)$：单位吸收量的尿排泄速率，它是吸收后时间 t 的函数，$Bq \cdot d^{-1}/Bq$ 吸收量。

$e_{sf}^a(t)$：单位吸收量的周身性物质的粪排泄速率，它是吸收后时间 t 的函数，$Bq \cdot d^{-1}/Bq$ 吸收量。

$e_s^i(t)$：单位摄入量的周身性物质总排泄速率，它是单次摄入后时间 t 的函数，$Bq \cdot d^{-1}/Bq$ 摄入量。

$e_u^i(t)$：单位摄入量的尿排泄速率，它是单次摄入后时间 t 的函数，$Bq \cdot d^{-1}/Bq$ 摄入量。

$e_{sf}^i(t)$：单位摄入量的周身性物质粪排泄速率，它是单次摄入后时间 t 的函数，$Bq \cdot d^{-1}/Bq$ 摄入量。

$e_{df}^i(t)$：单位摄入量的直接粪排泄速率，它是单次摄入后时间 t 的函数，$Bq \cdot d^{-1}/Bq$ 摄入量。

$e_f^i(t)$：单位摄入量的粪便总排泄速率，它是单次摄入后时间 t 的函数，$Bq \cdot d^{-1}/Bq$ 摄入量。

$E_u(t)$：t 天测得的日尿排泄量，$Bq \cdot d^{-1}$。

$E_f(t)$：t 天测得的日粪排泄量，$Bq \cdot d^{-1}$。

f_f：周身性物质粪排泄占全身排泄的分数。

f_u：尿排泄占全身排泄的分数。

f_l：食入后稳定元素到达体液的分数。

I：摄入量，Bq。

$r_s^a(t)$：单位吸收量的周身性滞留量，它是吸收后时间 t 的函数，Bq/Bq 吸收量。

$r_o^a(t)$：单位吸收量的器官滞留量，它是吸收后时间 t 的函数，Bq/Bq 吸收量。

$r_{wb}^i(t)$：单位摄入量的全身滞留量，它是单次摄入后时间 t 的函数，Bq/Bq 摄入量。

$r_s^i(t)$：单位摄入量的周身性滞留量，它是单次摄入后时间 t 的函数，Bq/Bq 摄入量。

$r_o^i(t)$：单位摄入量的器官滞留量，它是单次摄入后时间 t 的函数，Bq/Bq 摄入量。

$R_{wb}^t(t)$：于时间 t 测量的全身活度，Bq。

$R_o(t)$：于时间 t 测得的器官活度，Bq。

$r_{wb}^i(t)$、$r_o^i(t)$、$e_u^i(t)$、$e_f^i(t)$：摄入后滞留函数或排泄函数。

利用这些函数可以根据测量结果 $R_{wb}^i(t)$、$R_o^i(t)$、$E_u^i(t)$、$E_f^i(t)$，计算摄入量或预计已知摄入后某一时刻的活度，例如：

$$E_u(t) = e_u^i(t) \cdot I \tag{9.1}$$

对其他量也有类似关系。

2. 滞留函数

描述滞留量与时间之间关系的函数为滞留函数，全身滞留量包括体液所吸收的数量、呼吸系统滞留量及胃肠道滞留量，即有

$$r_{wb}^i(t) = r_s^i(t) + r_{lung}^i(t) + r_{GIT}^i(t) \tag{9.2}$$

式中：$r_{lung}^i(t)$ 为摄入单位活度后 t 天肺中的活度（Bq）；$r_{GIT}^i(t)$ 为摄入单位活度后 t 天胃肠道中的活度（Bq）。

描述单次吸收后的周身性滞留量的函数为

$$r_s^a(t) = r_{B,s}^a(t) \cdot e^{-\lambda t} \tag{9.3}$$

式中：λ 为放射性衰变常数；$r_{B,s}^a(t)$ 是生物学滞留量。

生物学滞留量 $r_{B,s}^a(t)$ 一般可用下列几种方法表示。

（1）指数项之和。

$$\sum_{i=1}^n k_i e^{-\lambda t} \tag{9.4}$$

且

$$\sum_{i=1}^n k_i = 1 \tag{9.5}$$

常数 λ_i 相当于半衰期 T_i，$T_i = 0.693/\lambda_i$。

（2）幂函数。

$$\varepsilon^b (1+\varepsilon)^{-b} \tag{9.6}$$

式中:ε 为一常数;b 为一个不小于 1 的正数。

(3) 指数函数与幂函数之和,如对于碱土族元素,有

$$\frac{dr_{B,s}^a(t)}{dt} = -e_{B,s}^a(t) \tag{9.7}$$

式中:$e_{B,s}^a(t)$ 为单次吸收后 t 天生物排泄速率,故可根据滞留函数 $r_{B,s}^a(t)$ 用微分方程,求出排泄函数 $e_{B,s}^a(t)$,或用积分的方法由 $e_{B,s}^a(t)$ 确定 $r_{B,s}^a(t)$。

3. 排泄函数

描述每天经由尿或粪便排出的核素数量与时间关系的函数,称为排泄函数。

日尿(或粪)排泄速率:通常在 1 天内由测量的排泄量进行估计,t 天的尿(或粪)排泄量由下式给出:

$$e_u^i(t) = \int_{t-1}^{t} e_u^i(\tau) \cdot e^{-\lambda_R(t-\varepsilon)} d\tau \tag{9.8}$$

$$e_f^i(t) = \int_{t-1}^{t} e_f^i(\tau) \cdot e^{-\lambda_R(t-\varepsilon)} d\tau \tag{9.9}$$

式中:λ_R 为放射性衰变常数。

周身性的排泄速率:主要包括尿排泄速率和周身性的粪排泄速率,它们与周身性总排泄速率的关系由下式给出:

$$e_u^{a/i}(t) = f_u \cdot e_s^{a/i}(t) \tag{9.10}$$

$$e_f^{a/i}(t) = f_f \cdot e_s^{a/i}(t) \tag{9.11}$$

式中:a/i 表示吸收或摄入。

粪排泄速率:等于直接粪排泄速率和周身性的粪排泄速率之和,即

$$e_f^i(t) = e_{sf}^i(t) + e_{df}^i(t) \tag{9.12}$$

描述单次吸收后周身性总排泄速率的函数由下式给出:

$$e_s^a(t) = e_{B,s}^a(t) \cdot e^{-\lambda_R t} \tag{9.13}$$

式中:λ_R 为放射性衰变常数,$e_{B,s}^a(t)$ 一般也可用下列几种方法表示。

(1) 指数项之和。

$$\sum_{i=1}^{n} \lambda_i k_i e^{-\lambda t} \tag{9.14}$$

而且

$$\sum_{i=1}^{n} k_i = 1$$

(2) 幂函数。
$$b\varepsilon^b(1+\varepsilon)^{-b+1} \tag{9.15}$$
式中：ε 为一常数；b 为一个不小于 1 的正数。

(3) 指数函数与幂函数之和，对于碱土族元素，同样如式(9.7)所示。

9.3 ICRP 使用的各种代谢模型

为了剂量计算的需要，ICRP 曾使用过呼吸道模型、胃肠道模型、骨模型等，并提出了参考人的概念，推荐了参考人有关器官和组织的质量。随着动物实验数据和有关人类资料的不断积累，这些模型和数据也在不断地修订和完善，因而也更接近真实人的代谢过程。

9.3.1 参考人

根据西欧人、北美人和高加索人身体特征的综合分析，在 1981 年，ICRP 第 23 号出版物中对参考人的解剖学参数、生理学参数、器官和组织的物理化学特征进行了具体规定，一般把具有该规定中的解剖学特征和生理学特征的人，称为参考人，并在 1984 年 ICRP 着手修改参考人参数。

进入体内的放射性核素可分布到身体的各个组织和器官，含有大量放射性核素的组织或器官称为源器官(或源组织)，用 S 表示；吸收辐射能量的组织或器官称为靶器官(或靶组织)，用 T 表示。所以人体的源器官有时也是一个靶器官，靶器官有时也是一个源器官。表 9.1 中列出了内照射剂量估算中考虑的一些"源器官"和"靶器官"，同时列出了参考人数据所给出的这些源器官和靶器官的质量。

9.3.2 呼吸道模型

国际放射防护委员会在 1959—1994 年共使用过三个呼吸道模型，它们是 1959 年 2 号出版物推荐的单库室肺模型、1979 年 30 号出版物的呼吸系统剂量学模型和 1994 年 66 号出版物中的用于辐射防护的人类呼吸道模型，进而用这些模型来计算内照射容许剂量和工作人员摄入放射性核素的年摄入剂量值。ICRP 于 1966 年对 1959 年的肺模型进行了修订，虽然在 30 号出版物以前未将其用于放射性核素摄入量限值的计算,但它却是建立 1979 年肺模型的基础。ICRP 的 1994 年呼吸道模型并不是重新建立的模型,而是在改进 1979 年肺模型的基础上建立的人类呼吸道新模型。

表 9.1　内照射剂量估算中所考虑的某些器官和组织

靶器官	质量/g	源器官	质量/g
卵巢	11	卵巢	11
睾丸	35	睾丸	35
肌肉	28000	肌肉	28000
红骨髓	1500	红骨髓	1500
肺	1000	肺	1000
甲状腺	20	甲状腺	20
骨表面	120	胃内容物	250
骨壁	150	小肠内容物	400
小肠壁	640	上段大肠内容物	220
上段大肠壁	210	下段大肠内容物	135
下段大肠壁	160	肾	310
肾	310	肝	1800
肝	1800	胰腺	100
胰腺	100	皮质骨	4000
皮肤	2600	小梁骨	1000
脾	180	皮肤	2600
胸腺	20	脾	180
子宫	80	肾上腺	11
肾上腺	140	膀胱内容物	200
膀胱壁	45	全身	70000

1. ICRP 2 号出版物的肺模型

ICRP 2 号出版物使用的模型是一个单库室模型,可用表 9.2 表示,该模型是计算内照射容许剂量的基础。

表 9.2　ICRP 59 年肺模型

	转移性化合物/%	非转移性化合物/%
呼出部分	25	25
沉积在上呼吸道随后咽入胃肠道	50	50 + 12.5
沉积在肺内	部分	25(进入体液)

2. ICRP 79 年肺模型

ICRP 79 年肺模型将呼吸系统分为三个区,即鼻咽区(N-P),气管-支气管区(T-B)及肺区(P)。为了描述吸入物质从呼吸系统的廓清,又把鼻咽区、气管-支气管区分成两个库室,将肺区分成4个库室。每一个库室与一个特定的廓清途径相联系,a、c、e 与吸入物质向体液的转移有关,b、d、f、g 与吸入物质向胃肠道转移有关,肺区的 h 库室与吸入物质向肺淋巴结转移有关,进入 i 库室的物质能进一步向体液转移,而进入 j 库的物质则长期滞留在那里,如图 9.4 所示。放射性气溶胶在 N-P 区及 P 区的沉积份额(以吸入量 1 计算)与吸入气溶胶粒子的活度中值空气动力学直径(AMAD)有关,在 T-B 区的沉积份额近似认为与 AMAD 无关,一般取为 0.08。

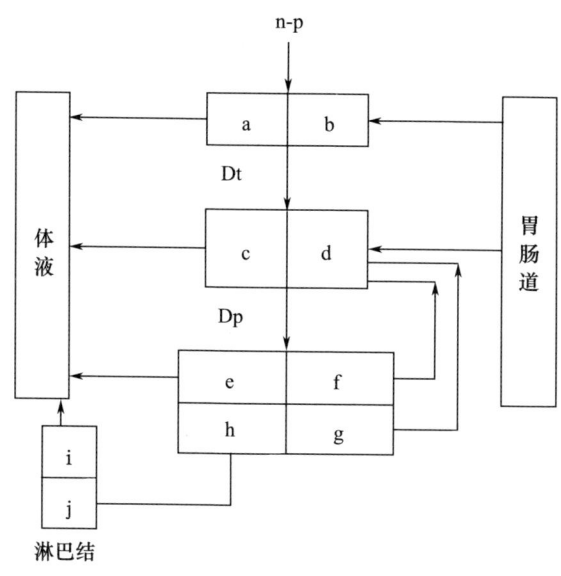

图 9.4 吸入粒子的初始沉积部位及廓清途径

吸入物质通过各个廓清途径的廓清份额 F 和半廓清期 $T_{1/2}$ 均与吸入物质的化学性质有关,为了描述吸入放射性物质从肺中的廓清过程,根据它们在肺区中的滞留情况将吸入化合物分为 D、W 和 Y 三类,它们的半廓清期范围分别是:D 类,$T_{1/2} \leq 10d$;W 类,$10d < T_{1/2} \leq 100d$;Y 类,$T_{1/2} > 100d$。对于 D、W、Y 类吸入物质,各个廓清途径的廓清份额 F 和半廓清期列于表 9.3 中。

表 9.3　呼吸系统内吸入物质的廓清参数

部位	库室	类别					
		D		W		Y	
		$T1/2/d$	F	$T1/2/d$	F	$T1/2/d$	F
N–P ($D_{N-P}=30$)	a	0.01	0.5	0.01	0.1	0.01	0.01
	b	0.01	0.5	0.40	0.9	0.40	0.99
T–B ($D_{T-B}=0.08$)	c	0.01	0.95	0.01	0.5	0.01	0.01
	d	0.2	0.05	0.2	0.5	0.2	0.99
P ($D_P=0.25$)	e	0.5	0.8	50	0.15	500	0.05
	f	不适用	不适用	1.0	0.4	1.0	0.4
	g	不适用	不适用	50	0.4	500	0.4
	h	0.5	0.2	50	0.05	500	0.15
L	i	0.5	1.0	50	1.0	1000	0.9
	j	不适用	不适用	不适用	不适用	∞	0.1

注：在气溶胶粒子大小不明的情况下，通常的做法是假定气溶胶粒子的 AMAD 为 $1\mu m$，表中括号内所列的 D_{N-P}、D_{T-B} 及 D_P 值是 AMAD 等于 $1\mu m$ 时的沉积份额

3. ICRP 66 号出版物用于辐射防护的人类呼吸道模型

1994 年 ICRP 出版物中的人类呼吸道模型由 6 部分组成：①形态度量学模型，②生理学参数，③辐射生物学态考虑，④沉积模型，⑤廓清模型，⑥剂量学。

形态度量学模型：将呼吸道分为 4 个解剖区（图 9.5）：①胸腔外区，包括前鼻通道（ET_1）、后鼻通道、口腔、咽、喉（ET_2）；②支气管区，包括气管和支气管（导气管分段 0～8）；③细支气管区，包括细支气管和终末细支气管（导气管分段 9～15）；④肺泡–间质区（AI），包括呼吸细支气管、肺泡小管、带有小泡的小囊和间质结缔组织（导气管分段 16～26）。所有 4 个区都含有淋巴组织（LN）：LN_{ET} 负责排出 ET 区物质，胸区（包括 BB、bb 和 AI）的淋巴组织 LN_{TH} 负责排出胸区（TH）的物质，如图 9.5 所示。

为了剂量计算目的，该模型给出了 4 个分区的敏感靶细胞的有关参数，并对于参考工作人员和选定的公众成员，上述解剖学分区指定了形态学和细胞学参数（尺寸大小），选定公众成员的年龄分组为 3 个月、1 岁、5 岁、10 岁、15 岁和成年人。

生理学参数:呼吸道组织和细胞所受的剂量与呼吸特点、某些生理参数有关,因为它们影响吸入的空气体积、吸入速率、经过口和鼻的吸入份数,因而决定了吸入放射性粒子和气体的数量。

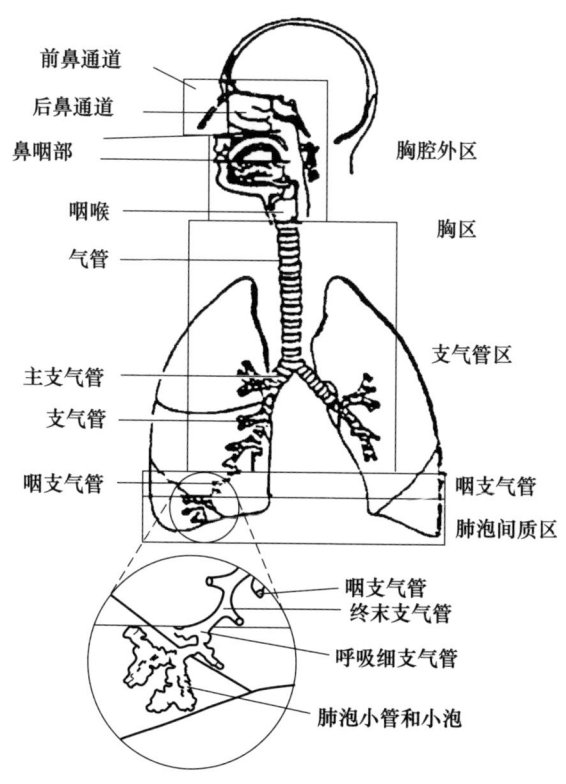

图 9.5　呼吸道解剖学分区

辐射生物学考虑:为了考虑不同区组织对危害的贡献,对其指定了危害权重因子(组织权重因子 W_T 的份额),在 ET 区中,对 ET_1、ET_2 和淋巴组织分配的危害权重因子分别为 0.001、0.998 和 0.001。

胸区危害的分配考虑了 4 部分,在缺乏胸区组织相对敏感性定量资料的情况下,ICRP 推荐,对 BB、bb 和 AI 区的危害权重因子,均设定为 0.333,对该区的淋巴系统与 ET 区一样,权重因子也设定为 0.001,呼吸道组织的危害权重因子在表 9.4 中给出,用这些权重因子加权求和,即可得到呼吸道各分区的危害加权当量剂量。

表9.4　呼吸道各组织的危害权重因子 A

组　织	A(占组织权重因子 W_T 的份额)
胸腔外区	
ET1(前鼻)	0.001
ET2(后鼻通道、咽、喉和口腔)	0.998
LNET(淋巴组织)	0.001
胸区	
BB(支气管)	0.333
bb(细支气管)	0.333
AI(肺泡k间质)	0.333
LNTH(淋巴组织)	0.001

基于1994年ICRP肺模型，1990年建议书对肺指定的组织权重因子0.12（W_T）全部用于对胸区各组织当量剂量的计算，再用危害权重因子修正，即BB、bb和AI区的组织权重因子各为0.04，LN_{TH} 的组织权重因子为0.00012，胸腔外区组织（ET_1 和 ET_2）被归到其余组织中。

沉积模型：吸入物质在每一个解剖学分区所沉积的份额，受粒子大小、形状、密度及吸入个体的解剖学特征、生理参数及呼吸习惯等因素的影响。为了计算工作人员吸入放射性核素的剂量系数，用轻工作强度下正常鼻呼吸的成年男性作为参考工作人员。在职业性照射情况下，AMAD 取 $5\mu m$（相对于 $1\mu m$）更能代表工作场中的气溶胶粒子直径大小，$1\mu m$ 和 $5\mu m$ 吸入粒子在参考工作人员呼吸道各区的沉积份额列于表9.5中。

表9.5　吸入气溶胶在参考工作人员体内呼吸道各区的沉积份额
（用吸入活度的%表示）

区	$1\mu m$	$5\mu m$
ET1	16.52	33.85
ET2	21.12	39.91
BB	1.24(0.47055)	1.78(0.33341)
bb	1.65(0.8926)	1.10(0.39748)
AI	10.66	5.32
总计	51.19	81.96

第9章 内照射剂量学

廓清模型:沉积在呼吸道中的物质主要廓清途径为:吸收进入血液中、通过咽喉进入胃肠道中、通过淋巴管进入淋巴结(图9.6)。物质由呼吸道向胃肠道、淋巴结和由呼吸道的一部分向另一部分的转移,称为粒子的转移过程,用 $S_i(t)$ 表示从 i 区向血液的吸收速率;用 $g_i(t)$ 表示粒子向胃肠道的转移速率;用 $L_i(t)$ 表示粒子向淋巴结的转移速率;用 $X_{ET}(t)$ 表示从 ET 区因外来作用产生的廓清速率。

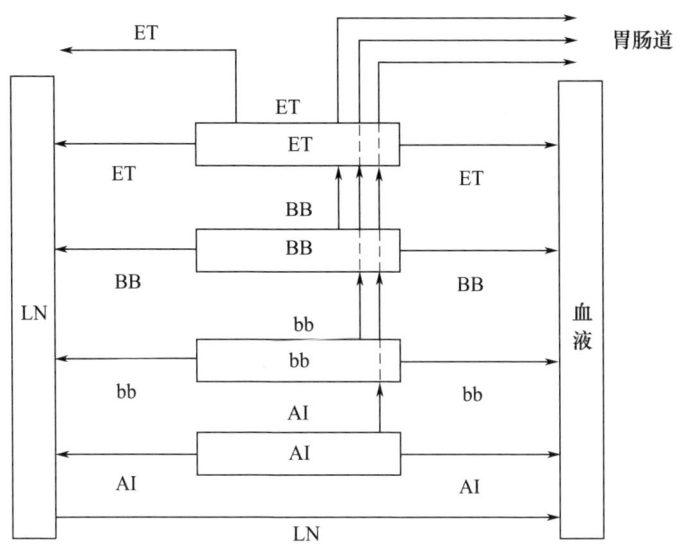

图9.6 物质从呼吸道的廓清途径

描述粒子转移的库室模型由图9.7给出,沉积在前鼻道 ET_1 表面的物质,假定只靠外来作用(如擦鼻子)排出,而沉积在鼻—口咽和喉(ET_2)的物质属于快廓清物质,沉积在所有库室的大部分粒子都可借气道表面粒子转移而被运到咽部,在这里被吞咽入胃肠道。实验证明,沉积在 ET、BB 和 bb 区的大部分粒子长期停留在气道壁,这几个区分别用 ET_{SEQ}、BB_{SEQ} 和 bb_{SEQ} 来表示。一部分粒子廓清要慢得多,这两个慢廓清区分别用 BB_2 和 bb_2 表示,沉积在 AI 区的三个亚区 AI_1、AI_2 和 AI_3 的物质廓清很慢,每个库室右下角的阿拉伯数字为该库室的序号,箭头旁边的数字为粒子的转移常数,单位用 d^{-1} 表示。

吸收进入血液分两阶段:粒子离解为可被血液吸收的物质(溶解);可溶物质和由粒子离解的物质被吸收进入血液,这两阶段的廓清速率都随时间而变

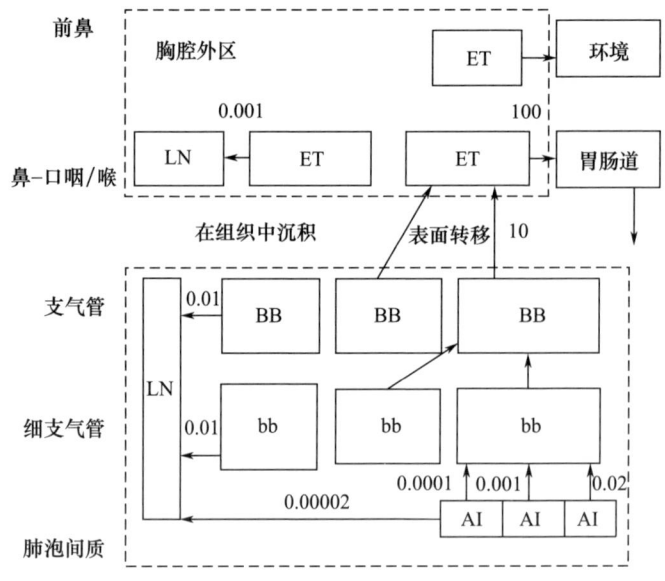

图 9.7 粒子在呼吸道各区转移的库室模型

化。该模型假定:一部分沉积物质溶解相对较快,剩余部分溶解较慢。沉积在称作"初始态粒子"库室的物质以不变速率 S_p 溶解,同时物质还以速率 S_{Pt} 转移到相应的称作"转换态粒子"库室,该库室的溶解速率为 S_t。

已离解的物质被吸收进入血液一般认为是瞬时的,但是在某些情况下(如气体和蒸气),离解物质中有相当多的一部分由于和呼吸道某些成分相结合而被缓慢吸收进入血液。假定溶解物质中某一份额 f_b 保持在"结合"状态,从该状态以速率 S_b 进入血液,那么剩下的份额 $(1-f_b)$ 将瞬时进入血液(图 9.8)。

本模型将物质分为 F、M 和 S 类,它们分别指快速、中速和慢速被血液吸收的物质,F、M 和 S 类物质对应于 ICRP30 号出版物中的吸入化合物 D、W 和 Y 类别,D、W 和 Y 类化合物是根据从肺中的总廓清来划分的,而 F、M 和 S 类的划分只根据化合物被血液吸收的速率而定,F、M 和 S 类物质的吸收参数列于表 9.6 中。为了计算呼吸道各靶组织的剂量,采用 ICRP 30 号出版物中推荐,并在 ICRP 56 号和 67 号出版物中进一步发展的计算方法。另外,在 1994 年 ICRP 呼吸道模型中,将气体和蒸气分为三类:溶解性反应性气体和蒸气 SR-1 类,高度

第 9 章 内照射剂量学

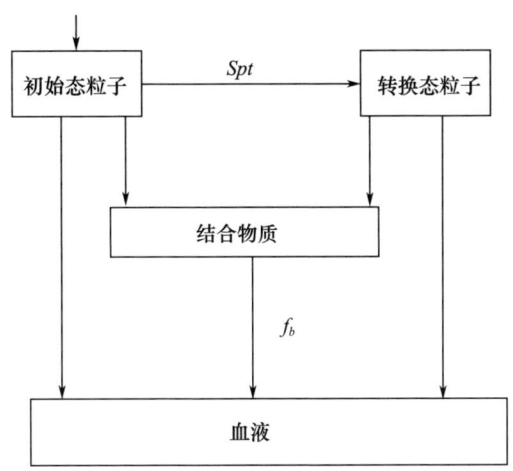

图 9.8 时间相关的吸收入血(溶解和吸收)库室模型

溶解性或反应性气体和蒸气 SR-2 类,不溶解或非反应性气体和蒸气 SR-0 类。

表 9.6 F、M 和 S 类物质的吸收参数

吸收类别	F	M	S
快速溶解份额 fr	1	0.1	0.001
近似溶解速率			
快速(d^{-1}),Sr	100	100	100
慢速(d^{-1}),Ss	—	0.005	0.0001
模型参数			
初始溶解速率(d^{-1}),Sp	100	10	0.1
转换速率(d^{-1}),Spt	0	90	100
最终溶解速率(d^{-1}),St	—	0.005	0.0001
结合态份额 f_b	0	0	0
由结合态的吸收速率(d^{-1}),S_b	—	—	—

注:对 3 个类型物质 $f_b=0$,半减期近似值:对 F 类:10min(100%);对 M 类,有两项,10min(占 10%),140d(占 90%);对 S 类,有两项,10min(占 0.1%),7000d(99.9%)

9.3.3 胃肠道剂量学模型

该模型将胃肠道分为 4 段(图 9.9 及表 9.7),在计算待积当量剂量 $H_{50,T}$

时,把胃肠道各段视为独立的靶器官。

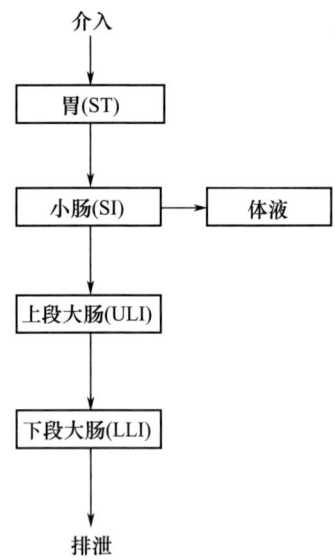

图 9.9　胃肠道剂量学模型

表 9.7　胃肠道剂量学模型中的有关参数

胃肠道各段	壁的质量/g	内容物质量/g	平均停留时间/d	λ/d^{-1}
胃(ST)	150	250	1/24	24
小肠(SI)	640	400	4/24	6
上段大肠(ULI)	210	220	13/24	1.8
下段大肠(LLI)	160	135	24/24	1

9.4　待积有效剂量的计算

9.4.1　比有效能量

SEE(T←S)为源器官 S 对靶器官 T 产生的比有效能量。对于任何一种放射性核素 j,源器官对靶器官的比有效能量由下式给出:

$$\text{SEE}(\text{T}\leftarrow\text{S})_j = \sum_i \frac{Y_i \cdot E_i \cdot Q_i \cdot AF(\text{T}\leftarrow\text{S})_i}{M_T}, (\text{MeV}\cdot\text{g}^{-1}/\text{次}) \tag{9.16}$$

式中：$\sum$ 是对源器官 S 中放射性核素 j 的每次核变化产生所有辐射类型求和；Y_i 为放射性核素 j 每次核变化时发射第 i 种类型辐射的产额；E_i 为第 i 种类型辐射的平均能量或单一能量(MeV)；Q_i 为第 i 种类型辐射的品质因数；M_T 靶器官的质量(g)；$AF(\text{T}\leftarrow\text{S})_i$ 为源器官 S 中每发射一次第 i 种类型辐射被靶器官吸收的能量份额。

9.4.2 待积当量剂量

U_S 为源器官 S 中的放射性核素在摄入后 50 年的核变化总数。体内任一器官或组织的放射性核素在任一段时间内的核变化数，是该器官或组织中的放射性核素的活度对该时间的积分。在计算待积当量剂量时，积分时间取 50 年，U_S 由下式给出：

$$U_S = \int_0^{50} R_S(t)\,\mathrm{d}t \tag{9.17}$$

式中：$R_S(t)$ 为 t 时刻放射性核素在源器官 S 中滞留的活度。

待积当量剂量是个人在单次摄入放射性物质之后，某一特定组织中接受的当量剂量率在时间 t 内的积分。在没有给出积分的时间期限 τ 时，对于成年人隐含 50 年时间期限，对于儿童隐含 70 年时间期限。待积当量剂量 $H_T(\tau)$ 由下式定义：

$$H_T(\tau) = \int_{t_0}^{t_0+\tau} H_T(t)\,\mathrm{d}t \tag{9.18}$$

式中：t_0 为摄入时刻；$H_T(t)$ 为对应于器官或组织 T 在 t 时刻的当量剂量率；τ 是进行积分的时间期限，单位为年。

对于源器官 S 中放射性核素 j 发出的某一种辐射类型 i 来说，它对靶器官 T 产生的待积当量剂量 $H_{50}(\text{T}\leftarrow\text{S})_i$ 由下式给出：

$$H_{50}(\text{T}\leftarrow\text{S})_i = 1.6\times 10^{-13} \times U_S \times \text{SEE}(\text{T}\leftarrow\text{S})_i \times 10^3 \quad (\text{Sv}) \tag{9.19}$$

式中：U_S 为摄入放射性核素后 50 年内源器官 S 中放射性核素 j 的核变化总数；

1.6×10^{-13} 为 1.0MeV 相当的焦耳数;SEE$(T\leftarrow S)_i$ 为第 i 种类型辐射的比有效能量;10^3 为从 g 到 kg 的换算系数,整理后得

$$H_{50}(T\leftarrow S)_i = 1.6\times 10^{-10}\times U_S \times \text{SEE}(T\leftarrow S)_i \quad (\text{Sv}) \qquad (9.20)$$

当靶器官 T 受到来自几个不同源器官 S 的几种放射性核素照射时,靶器官 T 中总 H_{50} 为

$$H_{50,T} = 1.6\times 10^{-10}\sum_S\sum_j\left[U_S\times\sum_i\text{SEE}(T\leftarrow S)_i\right]_j \quad (\text{Sv}) \qquad (9.21)$$

9.4.3 待积有效剂量

将单次摄入放射性物质后,在器官或组织中产生的待积当量剂量乘以相应的权重因子 W_T,然后求和,就得出待积有效剂量:

$$E(\tau) = \sum_T W_T H_T(\tau) \qquad (9.22)$$

式中:W_T 是组织权重因子;$H_T(\tau)$ 为组织或器官 T 的待积当量剂量。

在一般情况下,工作人员的待积有效剂量 $E(50)$ 按下式计算:

$$E(50) = \sum_{T=i}^{T=j} W_T\cdot H_T(50) + W_{\text{其余}}\cdot\left(\sum_{T=k}^{T=l} m_T H_T(50)\bigg/\sum_{T=k}^{T=l} m_T\right) \qquad (9.23)$$

式中:$H_T(50)$ 是待积当量剂量;W_T 是组织或器官 T_i 至 T_j 的特定权重因子;m_T 是其余组织 T_k 至 T_l(10 个组织)的质量;$W_{\text{其余}}$ 是对这些其余组织指定的 W_T 值(0.05)。

在少数特殊情况下,计算出来的其余组织或器官某一个受到的待积当量剂量超过了给以特定组织权重因子的 12 个器官中任何一个的最高剂量,则对那个组织或器官给以权重因子 0.025($W_{\text{其余}}$ 的一半),而对剩下的其余组织和器官的平均当量剂量给以权重因子 0.025($W_{\text{其余}}$ 的另一半),这时工作人员待积有效剂量 $E(50)$ 按下式计算:

$$E(50) = \sum_{T=i}^{T=j} W_T H_T(50) + 0.025\frac{\sum_{T=k}^{T=l} m_T H_T(50) - m'H'_T(50)}{\sum_{T=k}^{T=l} m_T - m'_T} + 0.025 H'_T(50)$$

$$(9.24)$$

式中:m'_T 是某个其余组织或器官的质量,其所受的待积当量剂量 $H'_T(50)$ 高于具有特定 W_T 值的任何组织或器官。

9.4.4 剂量系数

工作人员摄入放射性核素的剂量系数是指慢性单位摄入量产生的待积组织当量剂量 $H_T(\tau)$，或急性单位摄入量产生的待积组织当量剂量 $e(\tau)$，这里 τ 是该剂量计算所包含的时间长短，如 $e(50)$ 表示剂量累计时间为 50 年，单位为 $Sv \cdot Bq^{-1}$。剂量系数曾称为剂量转换因子或转换系数，因摄入途径不同，剂量系数可分为吸入剂量系数或食入剂量系数，如 $e_{吸入}(50)$ 和 $e_{食入}(50)$ 分别为吸入和食入情况下积分时间为 50 年的有效剂量系数。ICRP 61 号出版物只给出了针对随机性效应的年摄入量限值 ALI，有效剂量系数还可用年有效剂量限值 0.02Sv 除以 ALI 的方法求得。ICRP 68 号出版物根据 1990 年的 ICRP 建议书、ICRP 66 号出版物推荐的用于辐射防护的人类呼吸道模型及核素动力学数据，给出了工作人员摄入放射性核素的吸入和食入情况下的有效剂量系数。由 ICRP 68 号出版物可知，对于 ^{239}Pu 来说，当吸入化合物类别为 M 类时（未指定的化合物，f_1 值为 5×10^{-4}），AMAD 为 $1\mu m$ 和 $5\mu m$ 时的 $e_{吸入}(50)$ 分别为 $4.7 \times 10^{-5} Sv \cdot Bq^{-1}$ 和 $3.2 \times 10^{-5} Sv \cdot Bq^{-1}$，吸入化合物为 S 类时（不可溶氧化物，$f_1$ 值为 1×10^{-5}），AMAD 为 $1\mu m$ 和 $5\mu m$ 时的 $e_{吸入}(50)$ 分别为 $1.5 \times 10^{-5} Sv \cdot Bq^{-1}$ 和 $8.3 \times 10^{-6} Sv \cdot Bq^{-1}$。当 f_1 为 5×10^{-4}（未指定的化合物）、1×10^{-5}（不可容氧化物）和 1×10^{-4}（硝酸盐）时，$e_{食入}(50)$ 依次为 $2.5 \times 10^{-7} Sv \cdot Bq^{-1}$、$9.0 \times 10^{-9} Sv \cdot Bq^{-1}$ 和 $5.3 \times 10^{-8} Sv \cdot Bq^{-1}$。

人员的放射性核素年摄入量限值（ALI）是一年时间内放射性核素的摄入量，单独摄入量将使具有参考人特性的个人所接受的待积有效剂量等于 ICRP 规定的年有效剂量限值。次级限值 ALI 应根据待积有效剂量 20mSv 来计算。任一放射性核素的 ALI 可用年平均有效剂量限值 0.02Sv 除以该核素的剂量系数 $e(50)$ 的方法求得，即 $ALI = 0.02/e(50) (Bq)$。

9.5 体内污染的监测

个人监测的目的是计算人员放射性核素的摄入量，常用监测方法有：直接测量全身或身体某一区域内的放射性核素——体内监测；测量排泄物中的放射性核素——生物检验；利用个人携带的空气采样器测量空气中的放射性核素浓度——空气监测。测量结果必须换算成放射性核素的摄入量或待积有效当量剂量，这样才能利用这些量来验证剂量限制体系的符合情况，使防护措施达到最优化。为了定量地估算内照射剂量，必须设计出利用这些测量技术的监测计划，并且正确实施，使所获得的结果可以用来估算基本剂量学量，以和基本限值、次级限值 ALI 相比较。在许多情况下，与 ALI 值相比较，放射性核素的摄入量是很小的，只需简单把测量结果与有关的导出调查水平相比较，就足以确保正确控制职业性照射。

9.5.1 监测计划及指导监测的参考水平

1. 监测计划的类型

监测计划有 4 种。①常规监测，这种监测的时间与当时正在进行的特定操作阶段无关，通常按照预定的时间间隔进行，目的是为了确定是否适合于继续操作，是否需要重新评价操作条件。其中的个人监测指利用工作人员随身佩带的剂量读出装置示值，或对其体内及排泄物中放射性物质量所做的测量，同时对这些测量结果所做的分析。由于常规个人监测是在某个预定的时刻进行的，因而必须假定一个摄入模式，以便用摄入量、待积当量剂量及待积有效当量剂量来解释测量结果。②特殊监测，为了阐明某一特殊问题或者当出现异常情况（或怀疑出现异常情况）时，在一个有限期间内进行的监测，当工作场所监测结果表明可能已经发生摄入大量放射性物质的事件，或者当工作人员已被牵涉到可能摄入大量放射性物质的已知事件中的时候，应当进行特殊个人监测。③操作监测，与某些操作特别有关的监测，如进行特定操作时的个人监测。④验证性监测，用来验证工作人员的工作情况。

2. 指定监测的参考水平

调查水平：在辐射防护中，为需要进一步调查而规定的当量剂量或摄入量水平，高于调查水平的测量结果被认为足够重要，应做进一步调查。在常规监测中，如果一年内有 N 个监测周期，那么，对于任何一种放射性核素摄入量的调

查水平 IL_R,由下式给出:

$$IL_R = \frac{3}{10} \cdot \frac{\text{ALI}}{N} = \frac{3}{10} \cdot \frac{T}{365} \cdot \text{ALI} \qquad (9.25)$$

式中:IL_R 为常规监测的调查水平(Bq);N 为一年中监测周期数;T 为监测周期的时间长短(d);ALI 为该核素的年摄入量限值(Bq)。

对于特殊监测和操作监测,规定放射性核素年摄入量限值的十分之一为调查水平。

记录水平:辐射防护中,为需要记录、存档而规定的剂量当量或摄入量值,如果一年内有 N 个监测周期,那么对任何一个放射性核素摄入量的记录水平,RL_R 由下式给出,即

$$RL_R = \frac{1}{10} \cdot \frac{\text{ALI}}{N} = \frac{1}{10} \cdot \frac{T}{365} \cdot \text{ALI} \qquad (9.26)$$

式中:RL_R 为常规监测的记录水平(Bq);ALI 为放射性核素的年摄入量限值(Bq);N 为一年中监测周期数;T 为监测周期(d)。

对于特殊监测和操作监测,放射性核素摄入量的记录水平定为该放射性核素 ALI 的 1/30。

3. 导出参考水平

导出参考水平是根据参考水平推导出的针对某一给定类型的测量所确定的数值,导出参考水平包括导出调查水平和导出记录水平。

导出调查水平:假定摄入发生在监测周期中间某天,则常规监测导出调查水平 DIL_R 由下式给出,即

$$\text{DIL}_R = IL_R m(T/2) \qquad (9.27)$$

式中:DIL_R 为常规监测的导出调查水平(Bq);IL_R 为常规监测的调查水平(Bq);$m(T/2)$ 为摄入单位活度放射性核素后的 $T/2$ 天,在体内或器官内的含量(或排泄速率),它是摄入后的时间函数,用摄入量分数表示;T 为监测周期(d)。

对特殊监测和操作监测来说,摄入量的导出调查水平 DIL_S 由下式给出:

$$\text{DIL}_S = IL_S m(t) \qquad (9.28)$$

式中:DIL_S 为特殊监测和操作监测的导出调查水平(Bq);IL_S 为特殊监测和操作监测调查水平(Bq);$m(t)$ 为摄入单位活度后的 t 天,在体内或器官内的含量(或排泄速率),它是摄入后时间的函数,用摄入量的分数表示。

导出记录水平：常规监测的导出记录水平 DRL_R 由下式给出：

$$DRL_R = RL_R m(T/2) \tag{9.29}$$

式中：DRL_R 为常规监测的导出记录水平(Bq)；RL_R 为常规监测的记录水平(Bq)；$m(T/2)$ 为摄入单位活度放射性核素后的 $T/2$ 天，在体内或器官内含量（或排泄速率），它是摄入后时间的函数，用摄入量的分数表示；T 为监测周期(d)。

特殊监测和操作监测的摄入量导出记录水平 DRL_s 由下式给出：

$$DRL_S = RL_s m(t) \tag{9.30}$$

式中：DRL_S 为特殊监测和操作监测的导出记录水平(Bq)；RL_s 为特殊监测和操作监测的记录水平(Bq)；$m(t)$ 为摄入单位活度放射性核素后的 t 天，在体内或器官内的含量（或排泄速率），它是摄入后时间的函数，用摄入量的分数表示。

在 ICRP 54 号出版物附录中，对 30 多种常见的放射性核素用曲线和数据表的形式提供了单位摄入量在不同监测周期或摄入后的不同时刻所致的体内含量、排泄速率和待积剂量当量的数据，同时还给出了这些核素在不同监测周期的 DIL 值，以供将监测结果之间的换算。

4. 导出参考水平在监测数据解释中的应用

1）常规监测

（1）若体内或器官内放射性核素含量或排泄速率的测量结果低于该核素的 DRL_R，则无须评价摄入量和待积剂量当量。

（2）在测量结果大于 DRL_R 的情况下，若前一次测量结果低于 DRL_R，或缺乏前一次测量结果，则不需要对此次测量结果进行校正；若前一次测量结果大于 DRL_R，则应对此次测量结果进行校正。利用 $R_{wb}(t)$、$R_o(t)$、$E_u(t)$、$E_f(t)$、$r_{wb}^i(t)$、$r_o^i(t)$、$e_u^i(t)$、$e_t^i(t)$ 可以预计已知摄入后某时刻全身、器官内含量或排泄速率。

（3）若 $DRL_R < M < DIL_R$，则应根据标准模式，用摄入量或待积当量剂量（或有效当量剂量）解释测量结果，摄入量 I 用下式计算：

$$I = M/m(T/2) \tag{9.31}$$

式中：$m(T/2)$ 为摄入单位活度放射性核素后 $T/2$ 天后，在体内或器官内含量（或排泄速率），它是摄入后的时间函数，用摄入量的分数表示；T 为监测周期(d)。

(4) 若测量结果 $M > \mathrm{DIL}_R$,则应对工作人员的摄入情况进行调查,并根据公式计算摄入量。

(5) 计算出的摄入量乘以剂量系数,即可得到摄入量产生的待积有效剂量或待积当量剂量。

2) 特殊监测和操作监测

(1) 若测量结果 $M < \mathrm{DRL}_S$,则不需计算摄入量和待积当量剂量(或待积有效剂量);

(2) 若测量结果 $\mathrm{DRL}_S < M < \mathrm{DIL}_S$,则应计算摄入量和待积当量剂量(或待积有效剂量),摄入量 I 用下式计算:

$$I = M/m(t) \tag{9.32}$$

式中:$m(t)$ 为摄入单位活度放射性核素后 t 天后,在体内或器官内的含量(或排泄速率),它是摄入后的时间函数,用摄入量分数表示。

(3) 若测量结果 $M > \mathrm{DIL}_S$,则应对工作人员的摄入情况进行调查,并计算其摄入量。

(4) 计算出的摄入量乘以剂量系数,即可得到摄入量产生的待积有效剂量或待积当量剂量。

3) 测量结果的校正

由式(9.32)可得出

$$M = I \times m(t) \tag{9.33}$$

这样,在摄入量 I 已知情况下,利用式(9.33)可理论推算出单次摄入后第 t 天全身或器官内的放射性核素含量,或摄入后第 t 天尿或粪的放射性核素排泄量 M。利用式(9.33)也可以计算出常规监测中前一个监测周期中的摄入量对下一个监测周期中的全身或器官以及排泄物测量结果的影响,实现测量结果的校正。

9.5.2 摄入量的估算

无论是单次摄入(食入或吸入),还是多次摄入,只要求得摄入量,即可以较容易地估算出内照射剂量。为估算放射性核素的摄入量,可利用上述三种监测方法所获得的数据,根据 ICRP 54 号出版物中提供的图表和内照射摄入量估算手册进行估算。对于严重的内污染病例,应对其全身有关器官和排泄物进行长期追踪观察,累积个人测量数据,然后根据个人的代谢特点估算摄入量和相应剂量。

1. 由活体监测数据估算

测量全身或身体某一区域内放射性核素所用的装置,一般需安置在屏蔽良好的低本底环境中,且大多数体内活度测量设备都使用铊激活碘化钠探测器,这种探测器优点是晶体体积大,探测 γ 射线时的效率高。另外,高效率的锗探测器因其优越的分辨本领使放射性核素混合物的能谱更加清晰。

体内或器官内的放射性核素含量的直接测量可以快而方便地估算出其活度,它可用于 X 射线、光子、正电子、高能 β 粒子及某些能发射特征 X 射线的 α 辐射体的测量。在污染物为 α 辐射体的情况下的测量比较困难,因其发射的低能 X 射线会在组织中严重衰减,伤口越深,这种衰减效应越明显,常需要用准直探测器对放射性物质进行定位。

由活体监测的数据,摄入量可由下式计算:

$$I = R_t / r_i^R \tag{9.34}$$

式中:R_t 为摄入后第 t 天测得的体内(或器官内)放射性核素含量(Bq);r_i^R 为摄入放射性核素后的第 t 天滞留在全身(或某一器官中)的放射性核素数量占摄入量的份额,此数值可由 ICRP 第 54 号出版物的附图查出。

例:在常规监测中,通过全身测量发现一名工作人员被 ^{137}Cs 和 ^{60}Co 污染,这两种核素全身含量分别为 52.0Bq 和 192.0Bq,监测周期为 1 年,求 ^{137}Cs 和 ^{60}Co 的摄入量。

假定摄入是在上一次监测之后或者是在取样前一年发生的,则由摄入至测量之间的时间 t 为 365 天,相应于摄入后 365 天的数据可由"手册"提供的 300d 和 400d 的相应值(分别为 5.93×10^{-2} 和 1.30×10^{-2})内插求得,故

$$^{137}\text{Cs}: I = R_t / r_i^R = 52/(5.93 \times 10^{-2}) = 878\text{Bq}$$

$$^{60}\text{Co}: I = R_t / r_i^R = 192/(1.30 \times 10^{-2}) = 14800\text{Bq}$$

单次摄入后对体内(或某一器官)的活度做过多次测量,第 i 次的测量值为 A_i^a,与第 i 次测量值相应的摄入量滞留份额用 r_i^a 表示,那么摄入量 I 的估计值由

第 9 章　内照射剂量学

下式给出：

$$I = \frac{\sum_i r_i^a}{\sum_i (r_i^a)^2/A_i^a} \tag{9.35}$$

2. 由排泄物的分析数据估算

对于那些不发射 γ 射线或只发射低能 γ 射线的放射性核素,排泄物监测可能是唯一的监测手段,在某些情况下,如果元素主要通过粪便排出体外或为评价 Y 类化合物从肺内的廓清可能要求分析粪样,但一般只监测尿样排泄物。因每天尿中肌酸肝含量比较稳定,当尿排泄量不正常时,可用肌酸肝分析校正。分析其他生物样品是为了做一些特殊调查,如作为常规筛选技术可分析鼻涕和鼻拭样,怀疑有高水平污染时可分析血样,在 ^{14}C 内污染情况下可对呼出气体进行分析。

意外摄入放射性核素后,往往需要多次收集尿样或粪样,并对其进行分析,以获得较为可靠的摄入量估算结果。在这种情况下,摄入量 I 用下式估算：

$$I = \sum_i r_i^E A_i^E / \sum_i (r_i^E)^2 \tag{9.36}$$

式中：A_i^E 为累积排泄物样品测量值（μg 或 Bq）；r_i^E 为第 i 次取样时累积尿样摄入量排泄份额。

例：在一次事故中,部分 UF$_6$ 释放到厂房中,为评价这次事故对工人健康造成的影响,收集并分析了某工人的尿铀样品,分析结果如表 9.8 所列,试计算其摄入量大小。

解：将表中累积尿样铀含量计算值（A_i^E）和初始摄入量在累积尿样中的排泄份额（r_i^E）数值代入公式,则得

$$I = \frac{0.05 \times 1700 + 0.132 \times 2300 + 0.259 \times 2500 + 0.291 \times 2700}{0.05^2 + 0.132^2 + 0.259^2 + 0.291^2} = 1.1 \times 10^4 \mu g$$

3. 由空气监测数据估算

表 9.8　尿铀测量结果

摄入后取样时间/d	尿铀浓度 a/（μg/L）	初始摄入量在累积尿样中的排泄份额 b	在累积尿样中铀含量的估计值/μg
0.2	6100	0.050	1700
0.6	990	0.132	2300

(续)

摄入后取样时间/d	尿铀浓度 a/($\mu g/L$)	初始摄入量在累积尿样中的排泄份额 b	在累积尿样中铀含量的估计值/μg
2	90	0.259	2500
3	210	0.291	2700

注:① 参考人的日排尿量按 1.4 l 计算;
② 排泄份额(r_i^E)值查自内照射摄入量估算手册 ^{238}U 的数据,AMAD = 1 μm,D 类。

空气采样器可用于常规监测计划,用来估算诸如铀、钍和钚同位素的摄入量。因为用体内放射性活度测量或排泄物分析技术很难获得其合理的导出调查水平。工作场所中区域监测结果并不是工作人员的真正浓度,个人采样器的测量结果更接近实际情况。在工作场所中,也可用固体径迹法累积测量氡的平均浓度。一般情况下,t 天内摄入量 I 由下式给出:

$$I = \int_0^t I(t) \cdot dt \tag{9.37}$$

$$I(t) = K \cdot B(t) \cdot Ca(t) \tag{9.38}$$

式中:$I(t)$ 为摄入函数,它等于 t 时刻单位时间内经食入(或吸入)途径进入体内的放射性核素活度(Bq/d),$B(t)$ 为单位时间的摄入量($m^3 \cdot d^{-1}$ 或 $g \cdot d^{-1}$),$Ca(t)$ 为污染浓度($Bq \cdot m^{-3}$ 或 $Bq \cdot g^{-1}$),K 为吸入情况下防护器材的透过率及侧漏修正系数,在食入或无防护情况下,$K=1$。

空气污染浓度在一天内经常随时间而变化,假如进行连续监测,可将数据拟合成时间函数;假如进行间断测量,可求出几次测量的平均浓度,再代入上述公式计算摄入量 I。

例:空气中 U_3O_8 气溶胶的浓度为 30.6 $\mu g/m^3$,口罩的透过系数为 0.1,试计算工作人员在这种条件下工作一年的吸入量。

解:假定 U_3O_8 中主要含 ^{238}U,它属 Y 类化合物,工作人员一年吸入空气的体积约为 2400 m^3 (= 50 周 × 40h/周 × 1.2 m^3/h);^{238}U 的比活度为 12.4Bq/mg。则一年内 ^{238}U 的摄入量 I 为

$$I = 0.0306 \times 2400 \times 0.1 \times 12.4 = 91.1 Bq$$

4. 由摄入量推算待积有效剂量

待积有效剂量 E 可用下式计算:

第 9 章 内照射剂量学

$$E = \frac{I}{\text{ALI}} \times 0.02 \, (\text{Sv}) \quad (9.39)$$

式中：I 为求得的放射性核素的摄入量(Bq)；ALI 为该放射性核素的年摄入量限值(Bq)，0.02 为年有效剂量限值(Sv)。

待积有效剂量也可用下式计算：

$$E = I \times e(50) \quad (9.40)$$

式中：I 为所求得的放射性核素的摄入量(Bq)；$e(50)$ 为剂量系数(Sv/Bq)，即单位摄入量产生的待积有效剂量。

应该指出，在与工作人员个人讨论其监测结果可能对健康的影响时，应考虑到摄入时人员的实际年龄。摄入量可直接与年摄入量限值比较，而且要比用待积有效剂量与年剂量限值进行比较的方法更有说服力，所以通常更愿意讨论估计摄入量而不是待积有效剂量。

9.6 内照射防护方法和措施

由于一旦发生人体内照射污染，辐照会伴随人的终生，为了防止人体内照射事件的发生，基于辐射防护规定，针对放射性工作场所设施给出了严格的必须遵守的建设标准，对场所内的仪器设备制定了严格的操作规程，同时，对工作人员上岗前需要进行职业培训和教育，并建立了人员工作期间必须执行的守则。另外，各涉源单位也都根据本单位使用的源特征、用途、使用频度，制定了各自单位更为具体的规章制度。

9.6.1 内照射防护一般方法

内照射防护的一般方法有包容、隔离、净化和稀释等几种方式。

包容：是指在操作过程中，将放射性物质密闭起来(如采用通风橱、手套箱等)的一类措施。在操作强放射性物质时，应在密闭的热室内用机械手操作，工作人员需要穿戴工作服、围裙、气衣和口罩、手套等，以防止放射性物质进入体内。

隔离：就是根据放射性工作场所内放射性核素数量的多少、核素的活度大小和对核素操作方式的不同,将工作场所进行分级、分区管理。

净化：就是采用吸附、过滤、除尘、凝聚沉淀、离子交换、蒸发、贮存衰变、去污等方法,尽量降低空气、水中放射性物质浓度、降低物体表面放射性污染水平。例如,为净化空气,可根据空气被污染性质的不同,分别选用吸附、过滤、除尘等方法,降低空气中放射性气体、气溶胶和放射性粉尘的浓度；再如,放射性废水在排放前应根据污水性质和致污染的放射性核素特点,选用凝聚沉淀、离子交换、贮存衰变等方法进行净化处理,以降低废水中放射性物质的浓度。

稀释：就是在合理控制下,利用干净的空气或水,使受到污染的空气或水中的放射性浓度降低到控制水平以下。

在污染控制中,主要使用包容、隔离的手段,特别对放射性毒性高、操作量大的核素更为重要；虽然稀释是一种消极办法,但对毒性小、寿命短、操作水平低的核素,还是比较经济和可行的。

在开放型放射性工作场所,包容、隔离、净化、稀释等几种手段往往联合使用,如在高毒性放射操作中,要在密闭手套箱中进行,把放射性物质包容起来,以限制可能被污染的体积和表面,同时在操作的场所进行通风,把工作场所中可能被污染的空气,通过过滤、净化手段经烟囱排放到大气中,从而使工作场所空气中的放射性浓度控制在一定水平以下,这两种方法配合使用,可得到良好的工作场所去污效果。

9.6.2 防止内照射的个人防护措施

工作人员操作放射性物质时,特别是操作开放源时,必须按操作规程分步小心行事,一定做好充分的个人防护准备,防止放射性物质进入人体。个人防护措施主要有以下几种。

(1) 工作人员在操作放射性物质之前必须做好准备工作,学会正确使用仪器设备,采用新操作步骤前需做空白(或称冷)实验。

(2) 工作人员进入工作场所前,佩带个人剂量计,应按规定穿戴个人防护衣具及用品。

第 9 章 内照射剂量学

（3）尽可能避免工作人员在工作场所内受伤情况的发生，一旦受伤必须妥善包扎，戴上手套后再行开始工作，若伤口严重需立即停止工作，送医治疗，杜绝伤口污染事件。

（4）工作人员在工作场所内，不得打闹嬉笑，不得进食、饮水和吸烟。

（5）尽量杜绝因放射性物质弥散造成的污染，固体放射性废物应存放在专用的污物桶内，若地面发生放射性污染，应立即清洗去污，并定期处理废物。

（6）平时应保持工作场所内清洁，经常用吸尘器吸去地面上灰尘，用湿拖布进行拖擦。

（7）工作场所内的设备和工具用具应标明记号，工作场所内任何物品不得携出。

（8）工作人员离开工作场所时应进行必要的清洗，并经过表面污染检查，若有污染则应清洗到表面污染的控制水平以下。

（9）对从事放射工作人员必须进行定期健康检查，一旦发现有不适应者，应立即调整岗位，做出妥善安排。

思考题与习题

1. 什么是内照射？
2. 试简述放射性核素在体内的主要代谢途径。
3. 体内放射性核素减少的速率用什么物理量来描述？它的物理意义是什么？
4. 试简述呼吸系统、胃肠道系统的代谢模型。
5. 试列出排出分数方程、滞留分数方程的一般表达式，并说明物理意义。
6. 什么叫源器官？什么叫靶器官？什么叫比有效能？
7. 什么叫摄入量限值？什么叫导出空气浓度？

8. 内辐射的调查水平与年摄入量限值有什么关系？
9. 内照射的导出调查水平与内辐射剂量学模型有什么关系？
10. 内照射防护的一般方法和相关措施是什么？

第10章
辐射剂量测量原理

利用剂量计实际测量受照射介质中的剂量是确定介质吸收剂量的主要方法,并且也是实际工作中常用的方法。为了测定受电离辐射照射的介质中某点的吸收剂量,可以在介质内设一个充满某种气体空腔。如果知道空腔内的带电粒子注量与空腔周围介质中的带电粒子注量之间的关系,就可以由空腔内的电离电荷来确定空腔周围介质中的吸收剂量,所以为了测量介质中的吸收剂量,一般情况下是将辐射敏感元件(相当于空腔)置于介质内,根据敏感元件提供的特定辐射信息确定介质中的吸收剂量。辐射敏感元件的密度可能与周围介质的密度相差较大,材料成分可能有所不同,从而在介质内构成一个不连续的区域,这个区域被称为腔室,它可以是由气体、液体或固体材料构成,气态的腔室称为空腔。室腔理论是研究如何由腔室测得的辐射信息确定介质中的吸收剂量、比释动能和照射量等剂量学量的理论基础,也是各种辐射剂量计进行剂量测量时的原理根据。

介质被电离是电离辐射与物质相互作用的最基本过程,利用电离电荷进行剂量测量的方法称为电离法。能够把电离电荷不加放大地完全收集起来的器件称为电离室;将每个辐射粒子在气体介质内产生的初始电荷,成比例地加以放大的气体放大器件称为正比计数器;另一种器件可以在气体介质中,对每个电离事件均给出一个经过放大但幅值与初始电离事件无关的信号,这种器件称为 G-M 计数管。这些器件大部分利用气体电离给出辐射信息,但电离方法不限于用气体作电离介质,如能够给出电流信号的半导体二极管实质上是一个固体电离室。把能够以某种程度给出辐射本征信息的对辐射敏感的元件,统称为辐射探测器;能够给出电离辐射吸收剂量信息的器件,称为剂量计。对于各种辐射敏感器件,本章将不介绍其作为一般探测器的性能,而是将介绍重点放在各器件作为电离辐射剂量计的原理和应用上。

10.1 法诺定理

在一个成分和密度处处都均匀的无限大介质中,如果初级不带电粒子辐射的注量是均匀的,则经过一定时间后,由初级不带电粒子产生的次级带电粒子会处于辐射平衡状态,因而次级带电粒子注量也是均匀的;如果保持初级辐射场不变将介质的密度增加一倍,则单位体积中产生的带电粒子数量将增加一倍,在极化效应可以忽略的条件下,带电粒子在介质中的射程将缩减一半,因此,单位体积内次级带电粒子的径迹总长度将保持不变,也就是说,组成均匀的介质中次级带电粒子注量与介质的密度大小无关。

法诺定理:受注量均匀的初级不带电粒子(如 X 射线或中子)照射的给定组成介质中的次级辐射注量也是均匀的,与介质密度大小无关,且与介质中的密度变化也无关。

法诺定理成立的条件是极化效应可以忽略,它适用于无限大介质,或者在离边界大于粒子最大射程的有限介质内部。法诺在 1954 年利用辐射传输方程给出了该定理的严格证明。

设材料组成均匀的介质中 r 点的密度为 $\rho(r)$,$S_{E,\Omega}$ 是单位体积中产生的单位能量间隔单位立体角内的带电粒子数,在均匀的不带电粒子(γ 射线)注量照射下,单位质量介质中产生的次级带电粒子数的能量和方向分布 $S_{E,\Omega}/\rho(r)$ 处处相等。若带电粒子与物质相互作用的极化效应可以忽略,带电粒子在上述介质中穿过单位质量厚度时的作用概率 $\Sigma/\rho(r)$ 和 $\Sigma(E,\Omega)/\rho(r)$ 将与位置也没有关系,Σ 和 $\Sigma(E,\Omega)$ 是带电粒子的移出截面和微分移出截面。用 $\Phi_{E,\Omega}(r)$ 表示带电粒子注量相对能量和方向的微分分布,则辐射传输方程可表示为

$$\mathrm{div}\Phi_{E,\Omega}(r) = \rho(r)\Big[-\frac{\Sigma(E,\Omega)}{\rho(r)}\Phi_{E,\Omega}(r) + \frac{S_{E,\Omega}}{\rho(r)} + \int_{4\pi}\mathrm{d}\Omega'\int_{E_{\mathrm{cut}}}^{\infty}\mathrm{d}E'\frac{\Sigma_{E,\Omega}(E',\Omega';E,\Omega)}{\rho(r)}\Phi_{E',\Omega'}(r)\Big] \quad (10.1)$$

第10章 辐射剂量测量原理

式中:$\Phi_{E,\Omega}(r)$是r、E和Ω的函数。

当$\rho(r)$为常数ρ时,受均匀不带电粒子注量照射的介质中存在着带电粒子平衡,$\Phi_{E,\Omega}(r) = \Phi_{E,\Omega}$,在介质中处处相等,$\mathrm{div}\Phi_{E,\Omega}(r) = 0$,式(10.1)变为

$$-\frac{\sum(E,\Omega)}{\rho(r)}\Phi_{E,\Omega}(r) + \frac{S_{E,\Omega}}{\rho(r)} + \int_{4\pi}\mathrm{d}\Omega'\int_{E_{\mathrm{cut}}}^{\infty}\mathrm{d}E'\frac{\sum_{E,\Omega}(E',\Omega';E,\Omega)}{\rho}\Phi_{E',\Omega'}(r) = 0 \quad (10.2)$$

当将式(10.2)的解$\Phi_{E,\Omega}$代入式(10.1)时,式(10.1)的左方为零。由于$\frac{\sum}{\rho(r)}$、$\frac{\sum(E,\Omega)}{\rho(r)}$和$\frac{S_{E,\Omega}}{\rho(r)}$处处相等,因而式(10.1)的右方与式(10.2)只差一个$\rho(r)$因子,式(10.1)右方也等于零。因此,满足式(10.2)的解也是式(10.1)的解,故有

$$\Phi_{E,\Omega}(r) = \Phi_{E,\Omega} \quad (10.3)$$

即次级带电粒子注量与介质的密度以及密度从一点到另一点的变化都无关系。

根据法诺定理,可以把密度变化的有限介质中的辐射平衡条件表述为:如果在某点周围粒子最大射程范围内,单位质量介质释放的粒子数是均匀的,则在该点存在着粒子平衡。在初级不带电粒子注量均匀和极化效应可以忽略的条件下,吸收剂量与介质的密度大小无关。

如果一个气体腔室及其室壁由同样原子组成的材料构成,室壁厚度大于次级电子的最大射程,则在均匀的不带电粒子辐射场照射下,腔室气体中处处存在着带电粒子平衡,气体中的吸收剂量与室壁中的吸收剂量也相同。

法诺定理成立的重要条件是辐射与物质相互作用的截面和密度的比值Σ/ρ与介质密度无关。对于高能带电粒子,极化效应使得质量阻止本领(S/ρ)随介质密度的加大而降低,对于低能带电粒子,质量阻止本领在某种程度上会因与化学结合能和物质聚积状态之间存在相关性而发生变化。在应用法诺定理时,必须考虑这种限制条件。

10.2 布喇格—格雷理论

10.2.1 布喇格—格雷腔室

法诺定理只适用于原子组成一样的介质,当均匀介质中放入另一个材料不同的腔室时,由于腔室内外两种介质产生和慢化次级带电粒子的能力不同,在交界面附近不存在任何一类带电粒子平衡条件。布喇格早在20世纪初就对腔室问题进行过定性的讨论,格雷在同时期严格地叙述了空腔电离理论,他们所做的工作并称为布喇格—格雷理论,该理论为辐射剂量的测量工作奠定了原始理论基础。

设在均匀介质 m 中有一个腔室 i,如图 10.1 所示,假定:①腔室的线度比撞击腔室的带电粒子的射程小得多,以致腔室的存在不会干扰带电粒子辐射场;②腔室内的吸收剂量是完全由穿过腔室的带电粒子产生,也就是说,腔室内产生的带电粒子可以忽略不计,并且进入腔室的带电粒子全部穿过腔室而不会停留在其中。以上两条基本假设称作布喇格—格雷(B—G)条件。满足 B—G 条件的腔室,称作 B—G 腔室,可以看出,理想的 B—G 腔室接近于一个"点"状的无限小腔室。

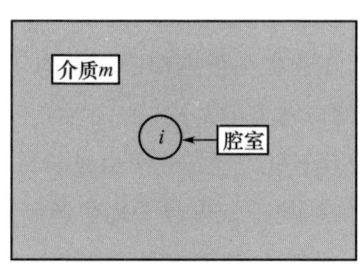

图 10.1 介质(m)内的腔室(i)

10.2.2 布喇格—格雷关系式

现在分析介质(m)中指定点的吸收剂量(D_m)与该点引入 B—G 腔室(i)时的腔室内平均吸收剂量($\bar{D}_i$)之间的关系,当然 D_m 也可视为腔室处介质 m 一侧的吸收剂量。

在连续慢化近似的条件下,介质的吸收剂量(D_m)和B—G腔室中的吸收剂量($\bar{D}_i$)存在以下关系,用公式可表示为

$$D_m = \int_0^\infty \Phi_E (S/\rho)_{c,m} dE \tag{10.4}$$

$$\bar{D}_i = \int_0^\infty \Phi_E (S/\rho)_{c,i} dE \tag{10.5}$$

式中:$(S/\rho)_{c,m}$和$(S/\rho)_{c,i}$分别是介质m和腔室i中的质量碰撞阻止本领,两者是带电粒子能量的函数;Φ_E是介质m中带电粒子注量的谱分布,根据基本假设,它也是腔室i中的带电粒子注量的谱分布,Φ_E可以是由光子或中子等不带电粒子在介质中释放的带电粒子,也可以是初级带电粒子束及其次级δ射线,对以上两式进行比较可知

$$D_m = D_i \cdot \overline{(S/\rho)}_{m,i} \tag{10.6}$$

$$\overline{(S/\rho)}_{m,i} = \frac{\overline{(S/\rho)}_{c,m}}{\overline{(S/\rho)}_{c,i}} \tag{10.7}$$

式中:

$$\overline{(S/\rho)}_{c,m} = \int_0^\infty \Phi_E (S/\rho)_{c,m} dE / \int_0^\infty \Phi_E dE \tag{10.8}$$

$$\overline{(S/\rho)}_{c,i} = \int_0^\infty \Phi_E (S/\rho)_{c,i} dE / \int_0^\infty \Phi_E dE \tag{10.9}$$

以上各式定义的$\overline{(S/\rho)}_{m,i}$是介质$m$与腔室$i$的平均质量碰撞阻止本领比。

如果腔室是一个充满气体的空腔,在电离辐射照射下,单位质量空腔气体中的电离电荷为J_g,则空腔内的平均吸收剂量$\bar{D}_g$为

$$\bar{D}_g = (W/e)_g J_g \tag{10.10}$$

式中:$(W/e)_g$是空腔气体中产生单位电离电荷所消耗的平均能量,用式(10.10)中$\bar{D}_g$置换式(10.6)中$\bar{D}_i$可得

$$D_m = \overline{(S/\rho)}_{m,g} (W/e)_g J_g \tag{10.11}$$

$\overline{(S/\rho)}_{m,g}$ 是介质(m)和气体(g)中的质量碰撞阻止本领平均值之比,式(10.6)和式(10.11)称作布喇格—格雷关系式,根据该关系式,可由腔室内测得的电离电荷信息确定介质中的吸收剂量值的多少。

B—G 关系式基于两条基本假设和连续慢化近似条件,对腔室周围介质层的厚度并无要求,因而也不依赖于带电粒子平衡状况。但是 $\overline{(S/\rho)}_{m,g}$ 的显式表达式或实验值往往是针对介质 m 中指定点存在着带电粒子平衡条件而给出的。当介质中存在着带电粒子平衡条件时,引入理想的 B—G 腔室后似乎仍然会存在着带电粒子平衡条件,但是由于撞击腔室的带电粒子在腔室内外产生 δ 粒子的能力不同,因此在引入腔室后一般不存在带电粒子平衡条件,这些将在下节讨论。

10.2.3 介质中质量阻止本领的计算

1. 起始能量为 E_0 的电子

即使是单能电子,在介质中慢化也会形成连续谱,在求质量碰撞阻止本领比时也需要对分布谱进行平均。设在单位质量介质中产生的初始能量为 (E_0) 的电子数为 n_0,那么在离边界大于电子射程的介质中,电子的慢化谱为

$$\Phi_E = n_0 / (S/\rho)_m \tag{10.12}$$

式中:$(S/\rho)_m$ 是介质 m 对能量为 E 的电子的总质量阻止本领,这时平均质量碰撞阻止本领比 $\overline{(S/\rho)}_{m,i}$ 为

$$\overline{(S/\rho)}_{m,i} = \int_0^{E_0} [(S/\rho)_{c,m}/(S/\rho)_m] dE \Big/ \int_0^{E_0} [(S/\rho)_{c,i}/(S/\rho)_m] dE \tag{10.13}$$

上式还可以改写为

$$\overline{(S/\rho)}_{m,i} = E_0 [1 - Y_m(E_0)] \Big/ \int_0^{E_0} [(S/\rho)_{c,i}/(S/\rho)_m] dE \tag{10.14}$$

式中:$Y_m(E_0)$ 是能量为 E_0 的电子在介质 m 中慢化下来时的辐射能量损失份额,表 10.1 针对不同起始能量电子,给出了水和石墨相对空气的平均质量碰撞阻止本领比。

表 10.1 给定起始能量电子的平均质量碰撞阻止本领比 $\overline{(S/\rho)}_{m,i}$

电子能量 E_0/MeV	水/空气	石墨/空气	电子能量 E_β/MeV	水/空气	石墨/空气
0.02	1.173	1.021	2	1.131	0.986
0.04	1.168	1.020	4	1.107	0.966
0.06	1.166	1.019	6	1.089	0.952
0.1	1.162	1.018	10	1.064	0.935
0.2	1.159	1.017	20	1.027	0.901
0.4	1.154	1.012	60	0.969	0.853
0.6	1.151	1.008	100	0.965	0.837
1.0	1.145	1.001			

2. 单能光子束

设介质中某给定区域受到均匀的单能光子束照射,光子在单位质量介质中释放的能量在 $E_0 \sim E_0 + dE_0$ 之间的电子数为 $n_{E_0}dE_0$,如果光子的能量为 $h\nu$,则在电子平衡条件下介质(m)中的吸收剂量可表示为

$$\overline{(S/\rho)}_{m,i} = \int_0^{h\nu} n_{E_0} dE_0 \int_0^{E_0} [(S/\rho)_{c,m}/(S/\rho)_m] dE \tag{10.15}$$

或者

$$D_m = \int_0^{h\nu} n_{E_0} E_0 [1 - Y_m(E_0)] dE \tag{10.16}$$

而 B—G 腔室中的平均吸收剂量可表示为

$$\overline{D}_i = \int_0^{h\nu} n_{E_0} dE_0 \int_0^{E_0} [(S/\rho)_{c,i}/(S/\rho)_m] dE \tag{10.17}$$

因此有

$$\overline{(S/\rho)}_{m,i} = D_m/\overline{D}_i = \frac{\int_0^{h\nu} n_{E_0} E_0 [1 - Y_m(E_0)] dE_0}{\int_0^{h\nu} n_{E_0} dE_0 \int_0^{E_0} [(S/\rho)_{c,i}/(S/\rho)_m] dE} \tag{10.18}$$

针对不同能量光子照射下,在表 10.2 中给出了水和石墨相对于空气的平均质量碰撞阻止本领比值。

表 10.2　给定能量光子的平均质量碰撞阻止本领比 $\overline{(S/\rho)}_{m,a}$

光子能量 $h\nu$/MeV	水/空气	石墨/空气
0.3	1.163	1.018
1	1.152	0.996
2	1.140	0.996
4	1.120	0.977
10	1.081	0.945
18	1.053	0.922
30	1.028	0.900

3. 连续光子谱

如果介质中的给定区域受到均匀的光子束照射,并且光子能量是连续分布的,则光子能量注量服从谱分布,假设能量注量为 $\psi_{h\nu}$,在带电粒子平衡的条件下,介质中吸收剂量为

$$D_m = \int_{h\nu} \psi_{h\nu} (\mu_{en}/\rho)_m \mathrm{d}(h\nu) \tag{10.19}$$

式中:$(\mu_{en}/\rho)_m$ 是介质 m 的质量能量吸收系数。

B—G 腔室中的平均吸收剂量可写为

$$\bar{D}_i = \int_{h\nu} \psi_{h\nu} (\mu_{en}/\rho)_m \overline{(S/\rho)}_{i,m}(h\nu) \mathrm{d}(h\nu) \tag{10.20}$$

式中 $\overline{(S/\rho)}_{i,m}(h\nu)$ 是由式(10.18)计算的能量为 $h\nu$ 的光子辐射场中质量平均碰撞阻止本领比值的倒数,因此对于连续光子谱 $\overline{(S/\rho)}_{m,i}$ 可以表示为

$$\overline{(S/\rho)}_{m,i} = \frac{\int_{h\nu} \psi_{h\nu} (\mu_{en}/\rho)_m \mathrm{d}(h\nu)}{\int_{h\nu} \psi_{h\nu} (\mu_{en}/\rho)_m \overline{(S/\rho)}_{i,m}(h\nu) \mathrm{d}(h\nu)} \tag{10.21}$$

10.3　斯宾瑟—阿蒂克斯理论

根据布喇格—格雷理论,在满足基本假设对腔室线度要求的条件下,空腔内单位质量气体中产生的电离电荷(J_g)与空腔的大小无关,改变空腔内的气体

压力,就会改变带电粒子在其中的射程,因而相当于改变腔室的线度,实验表明:在被高原子序数介质包围的空腔内,单位质量空气的电离电荷(J_a)随空腔内气体压力或空腔线度的降低(或变小)而增大,如图10.2所示,图中实线代表用^{198}Au的γ射线照射Pb、Cu、Al和石墨作壁的外推电离室实验测定值;图中也给出了代表布喇格—格雷(B—G)理论计算值的曲线,可以看出B—G腔室中的平均吸收剂量与腔室线度大小是相关的,B—G理论与实验值的这种偏差是由δ射线引起的,B—G腔室的线度越小,δ射线的影响就越严重。在满足B—G条件的前提下,在较大线度的腔室中实验值的降低是由于辐射场受到干扰的结果(侧向平衡受到破坏)。

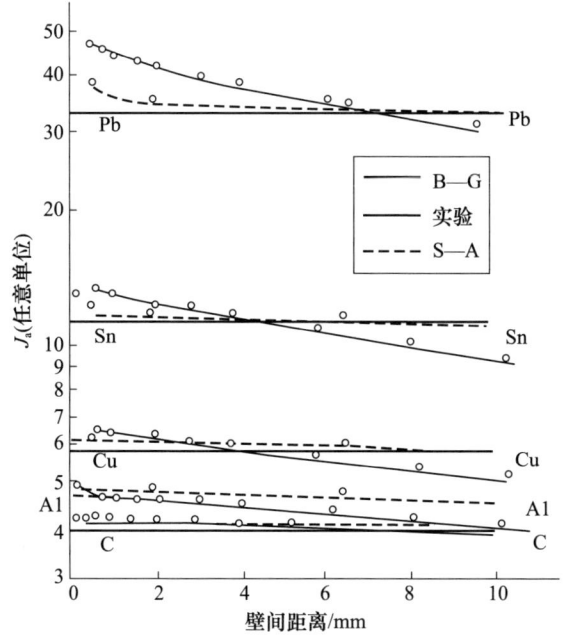

图10.2　^{198}Au的γ射线照射不同壁电离室产生的J_a随壁间距变化情况

在推导B—G关系式时,假定带电粒子能量的碰撞损失是连续的,也即δ射线的影响可以忽略不计,这是B—G关系式成立的一个重要前提。事实上带电粒子的能量损失是不连续的,如能量为E的电子在一次碰撞中有可能将其一半的能量交给δ射线。在腔室内产生的δ射线可能越出腔室而进入周围介质中,介质中产生的δ射线也有可能进入腔室,当由δ射线带出腔室的能量与由介质

中的 δ 射线带入腔室的能量不平衡时,带电粒子在腔室内碰撞损失的能量就不等于在腔室中沉积的能量。腔室的线度不同,δ 射线的影响程度也不同,因而出现了比电离(J_a)与空腔大小有关的现象,这就需要对 B—G 关系式加以修正。

斯宾瑟和阿蒂克斯对 δ 射线的影响进行了细致研究,于是以能量限值 Δ 为界将 δ 射线划分为两种组分:$E < \Delta$ 的为慢组,假定其射程为零,其产生的韧致辐射可以忽略,即其全部能量沉积在 δ 射线的产生点或其能量降到 Δ 以下时的地点,因而不会再传输能量;$E \geqslant \Delta$ 的 δ 射线为快组,它们能够传输能量,并把其视为独立辐射而包括在初级带电粒子总注量之中,因此 Δ 是一个与腔室线度相关的参数。起初曾认为 Δ 等于刚好能够穿过腔室的 δ 粒子平均能量,但是较晚的研究表明,Δ 应等于射程为腔室平均弦长一半时的电子能量,考虑了 δ 射线影响,吸收剂量公式可表示为

$$D_m = \int_\Delta^\infty \Phi_E^\delta (L_\Delta/\rho)_m \mathrm{d}E \qquad (10.22)$$

式中:Φ_E^δ 是腔室不存在时介质中包括 δ 射线在内的带电粒子注量的谱分布;$(L_\Delta/\rho)m$ 是介质 m 的定限质量碰撞阻止本领,假设腔室满足 B—G 条件,腔室内的带电粒子注量也应该为 Φ_E^δ,则腔室中的平均吸收剂量为

$$\bar{D}_i = \int_\Delta^\infty \Phi_E^\delta (L_\Delta/\rho)_i \mathrm{d}E \qquad (10.23)$$

式中:$(L_\Delta/\rho)_i$ 是腔室的定限质量碰撞阻止本领,将式(10.22)和式(10.23)进行比较,就得到斯宾瑟—阿蒂克斯关系式:

$$D_m = \overline{(L_\Delta/\rho)}_{m,i} \bar{D}_i \qquad (10.24)$$

式中:

$$\begin{aligned}(L_\Delta/\rho)_{m,i} &= \int_\Delta^\infty \Phi_E^\delta (L_\Delta/\rho)_m \mathrm{d}E / \int_\Delta^\infty \Phi_E^\delta (L_\Delta/\rho)_i \mathrm{d}E \\ &= \overline{(L_\Delta/\rho)}_m / \overline{(L_\Delta/\rho)}_i \end{aligned} \qquad (10.25)$$

即是平均定限质量碰撞阻止本领比。

在表 10.3 和表 10.4 中,针对单一起始能量的电子和单能光子,给出了不

同介质相对空气的平均定限质量碰撞阻止本领比$(L_\Delta/\rho)_{m,a}$,在图 10.2 中用虚线给出了按斯宾瑟—阿蒂克斯理论计算的外推电离室中的 J_a 值,从图中可以看出,斯宾瑟—阿蒂克斯理论(S—A 理论)曲线与实验曲线具有相同的变化趋势,斯宾瑟—阿蒂克斯理论不仅包括射线的影响,而且考虑到了 J_g 随腔室线度(在 B—G 条件下)的变化。

当光子的能量不太高以及腔室材料与介质原子序数接近(或匹配)时,还可以出现 δ 射线的准平衡,这时 $(L_\Delta/\rho)_{m,i}$ 与 $\overline{(S/\rho)}_{m,i}$ 的差别甚微,满足不同线度腔室响应基本相同的假设,如图 10.2 中铝壁和石墨壁电离室的实验数据所示。但是,当初始光子能量大于几个 MeV 或空腔与介质材料很不匹配时,$\overline{(L_\Delta/\rho)}_{m,i}$ 将是 Δ 的灵敏函数,腔室的响应将与腔室线度有关。由于带电粒子在高原子序数介质中产生高能 δ 射线的概率大,当空气空腔被高原子序数介质包围时,由 δ 射线带入空腔的能量将大于由 δ 射线带出空腔的能量,并且空腔越小,影响越大,如图 10.2 中的小距离端数据所示,当保持空腔尺寸不变而改变空腔内气体压力时,J_a 值将随气压的降低而上升。

表 10.3 单一起始能量电子的平均定限质量碰撞阻止本领比

壁材料	E_0/MeV	Δ/keV					
		2.56	5.11	10.2	20.4	40.9	81.8
碳	1.308	0.994	0.994	0.993	0.993	0.992	0.991
	0.654	1.008	1.007	1.006	1.005	1.004	1.004
	0.327	1.014	1.013	1.012	1.011	1.010	1.010
铝	1.308	0.846	0.856	0.863	0.870	0.873	0.879
	0.654	0.845	0.855	0.864	0.870	0.875	0.880
	0.327	0.842	0.853	0.861	0.868	0.873	0.879
铜	1.308	0.694	0.716	0.731	0.743	0.751	0.760
	0.654	0.690	0.711	0.728	0.740	0.750	0.758
	0.327	0.682	0.705	0.722	0.735	0.745	0.755
锡	1.308	0.559	0.591	0.612	0.629	0.641	0.652
	0.654	0.549	0.581	0.604	0.620	0.634	0.645
	0.327	0.537	0.570	0.593	0.611	0.625	0.637
铅	1.308	—	0.491	0.519	0.540	0.556	0.569

(续)

壁材料	E_0/MeV	Δ/keV					
		2.56	5.11	10.2	20.4	40.9	81.8
	0.654	—	0.479	0.508	0.529	0.546	0.559
	0.327	—	0.468	0.497	0.518	0.535	0.550

注:表中数值是对单一起始能 E_0 的电子慢化而产生的平衡谱求得的平均值。根据斯宾塞—阿蒂克斯理论所做的计算

表10.4 单能光子的平均定限质量碰撞阻止本领比

壁材料	E_0/MeV	Δ/keV					
		2.56	5.11	10.2	20.4	40.9	81.8
碳	1.25	1.006	1.005	1.004	1.003	1.002	1.002
	0.66	1.013	1.012	1.011	1.010	1.009	1.009
	0.41	1.017	1.016	1.015	1.014	1.013	1.013
铝	1.25	0.845	0.855	0.864	0.870	0.875	0.880
	0.66	0.843	0.855	0.862	0.870	0.875	0.880
	0.41	0.836	0.850	0.858	0.867	0.873	0.880
铜	1.25	0.693	0.713	0.730	0.742	0.753	0.761
	0.66	0.683	0.707	0.724	0.738	0.748	0.758
	0.41	0.676	0.699	0.713	0.729	0.739	0.751
锡	1.25	0.552	0.583	0.607	0.623	0.637	0.648
	0.66	0.537	0.571	0.593	0.611	0.626	0.639
	0.41	0.530	0.566	0.590	0.607	0.623	0.638
铅	1.25	—	0.481	0.510	0.531	0.548	0.561
	0.66	—	0.470	0.499	0.521	0.537	0.553
	0.41	—	0.459	0.486	0.510	0.528	0.544

注:表中数值是对康普顿反冲电子的慢化所产生的平衡谱求得的平均值,而康普顿反冲电子是由单一能量 $E\gamma$ 的 γ 射线所产生的,根据斯宾塞—阿蒂克斯理论所做的计算

在 B—G 理论和 S—A 理论中,均假定腔室的引入不会干扰带电粒子辐射场的分布,事实上这类情况很难做到,只要法诺定理的要求得不到满足,腔室引入前后介质中的带电粒子注量总是会有区别的,这就需要在吸收剂量的计算公式中引入干扰修正因子 P_u:

$$P_u = \int_\Delta^\infty \Phi_E (L_\Delta/\rho)_i \, dE \bigg/ \int_\Delta^\infty \Phi_{E,i} (L_\Delta/\rho)_i \, dE \qquad (10.26)$$

考虑了干扰修正的 S—A 公式可表示为

$$D_m = \overline{(L_\Delta/\rho)}_{m,i} \bar{D}_i \cdot P_u \qquad (10.27)$$

10.4 大腔室和中等腔室

布喇格—格雷理论和斯宾瑟—阿蒂克斯理论都以 B—G 条件为前提，它们适用的范围仅限于腔室线度远小于带电粒子射程的小腔室，但腔室线度过分小时，从室壁发射的低能电子，因其在极间移动产生的电流会变得显著，这就要求腔室尺寸下限必须满足转移电流与电离电流相比是可以忽略的条件，另外，腔室太小时也达不到必要的测量精度。在实际测量中，往往会遇到腔室线度远远大于带电粒子射程的大腔室和中等腔室情况。

10.4.1 大空腔

设受均匀的光子辐射场照射的大腔室线度远大于次级带电粒子在其中的射程，以至于可以忽略周围介质中产生的带电粒子对腔室内能量吸收的贡献。在腔室材料组成均匀的条件下，在离边界大于次级电子最大射程的腔室范围内存在着电子平衡。如果可以忽略腔室对光子辐射场的干扰，则其中的吸收剂量 (D_i)，亦即腔室内的平均吸收剂量 $\bar{D}_i$ 可表示为

$$\bar{D}_i = \psi \overline{(\mu_{en}/\rho)}_i \qquad (10.28)$$

而腔室不存在时介质中的吸收剂量为

$$D_m = \psi \overline{(\mu_{en}/\rho)}_m \qquad (10.29)$$

式中：ψ 为介质中光子的能量注量；$\overline{(\mu_{en}/\rho)}_i$ 和 $\overline{(\mu_{en}/\rho)}_m$ 分别是腔室介质及腔室周围介质对光子的平均质量能量吸收系数，将式(10.28)和式(10.29)进行比较，可知

$$D_m = D_i \overline{(\mu_{en}/\rho)}_{m,i} \qquad (10.30)$$

式中：

$$\overline{(\mu_{en}/\rho)}_{m,i} = \overline{(\mu_{en}/\rho)}_m / \overline{(\mu_{en}/\rho)}_i \tag{10.31}$$

式中:$\overline{(\mu_{en}/\rho)}_{m,i}$为介质与腔室材料的平均质量能量吸收系数之比。

式(10.30)可用来处理厚壁电离室的测量问题,设有一个充气空腔被一层质量厚度足够厚的壁w所包围,将此厚壁腔室放置于受光子照射的介质m中,由于壁厚度大于次级电子的最大射程,空腔又满足B-G条件,因而空腔中的电离电子全部起源于室壁w,如图10.3所示。由于B-G空腔和室壁w一起组成了一个大腔室,在光子辐射场均匀且不受腔室干扰的条件下,介质中的吸收剂量可表示为

$$D_m = D_w \overline{(\mu_{en}/\rho)}_{m,w} = \overline{(\mu_{en}/\rho)}_{m,w} \cdot \overline{(L_\Delta/\rho)}_{w,g} \cdot \bar{D}_g$$
$$= \overline{(\mu_{en}/\rho)}_{m,w} \cdot \overline{(L_\Delta/\rho)}_{w,g} \cdot (w/e)_g \cdot J_g \tag{10.32}$$

式中:J_g是B—G空腔中单位质量气体的电离电荷。

如果室壁w与空腔气体的原子组成相同或等效,则$\overline{(L_\Delta/\rho)}_{w,g} = 1$,这时,式(10.32)变为

$$D_m = \overline{(\mu_{en}/\rho)}_{m,g} \cdot (w/e)_g \cdot J_g \tag{10.33}$$

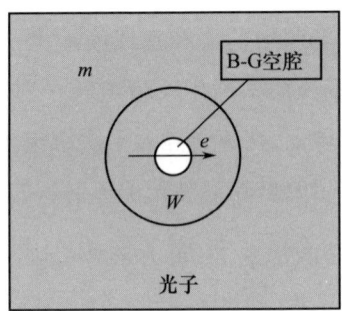

图10.3 介质中的厚壁空腔

10.4.2 中等空腔

式(10.24)和式(10.30)代表的是两种极端情况,一个是次级带电粒子完全起源于周围介质的小腔室,另一个是次级带电粒子注量完全来自腔室材料的大腔室。当腔室线度介于上述两者之间,即腔室线度可以与次级带电粒子射程相比拟时,在光子照射下腔室内的带电粒子由两部分组成:一部分起源于周围介

质,其注量随腔室线度的增加而减小;另一部分是在腔室内产生的,它对能量沉积的相对贡献随腔室线度的增加而上升。如果用 α 代表腔室内产生的次级带电粒子对腔室内能量沉积的贡献份额,则 $1-\alpha$ 是介质中产生的次级带电粒子的贡献份额,这时,介质中的吸收剂量(D_m)与腔室内的平均吸收剂量($\bar{D}_i$)之间存在以下关系:

$$D_m = \bar{D}_i \cdot \overline{(L_\Delta/\rho)}_{m,i}^a \tag{10.34}$$

式中:

$$\overline{(L_\Delta/\rho)}_{m,i}^a = \alpha \overline{(\mu_{en}/\rho)}_{m,i} + (1-\alpha) \overline{(L_\Delta/\rho)}_{m,i} \tag{10.35}$$

当 $\alpha=1$,即过渡到大空腔时,有

$$\overline{(L_\Delta/\rho)}_{m,i}^a = \overline{(\mu_{en}/\rho)}_{m,i}$$

当 $\alpha=0$ 时,对应于 B—G 腔室的情况,有

$$\overline{(L_\Delta/\rho)}_{m,i}^a = \overline{(L_\Delta/\rho)}_{m,i}$$

如果充空气的 B—G 空腔外面有一层壁 w,其厚度与次级电子的射程为同一量级,则 B—G 空腔和室壁构成了一个中等腔室,这时空腔中的电子既有来自室壁 w 的,又有来自介质 m 中的,如图 10.4 中的 e_1 和 e_2 所示,这时有

$$D_m = D_a \cdot \overline{(L_\Delta/\rho)}_{m,i}^a \tag{10.36}$$

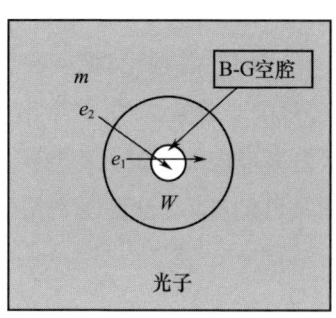

图 10.4　壁厚与电子射程可比拟的空腔

式中

$$\overline{(L_\Delta/\rho)}_{m,i}^a = \alpha \cdot \overline{(\mu_{en}/\rho)}_{m,w} \cdot \overline{(L_\Delta/\rho)}_{w,a} + (1-\alpha) \overline{(L_\Delta/\rho)}_{m,a} \tag{10.37}$$

式中:α 是由室壁中产生的次级电子在 B－G 腔室内产生的电离分数;$(1-\alpha)$

是介质 m 中产生的电子电离分数;$\overline{(L_\Delta/\rho)}_{w,a}$ 是室壁与空气平均定限质量碰撞阻止本领之比;$\overline{(L_\Delta/\rho)}_{m,a}$ 是介质和空气的平均定限质量碰撞阻止本领之比;$\overline{(\mu_{en}/\rho)}_{m,w}$ 是介质和室壁的平均质量能量吸收系数之比。

α 依赖于空腔的线度和次级带电粒子的射程或能量,对于与空气平均原子序数接近的介质和室壁,α 对材料的组成变得不再灵敏,图 10.5 示出了 X 射线照射下,α 值随加速电压和室壁厚度变化的曲线关系。

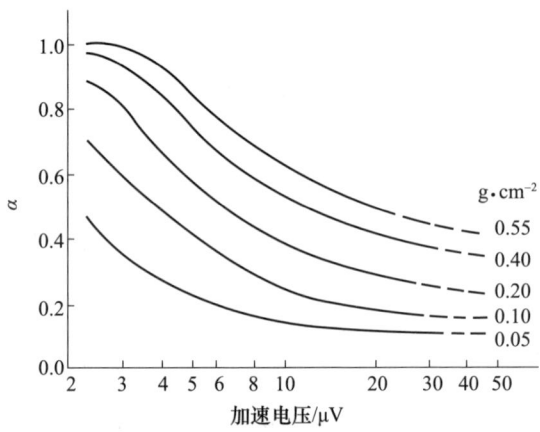

图 10.5　室壁中电子产生的电离分数随加速电压变化关系

曾经有人利用电子在空腔及其周围介质中的传输方程,研究了空腔电离现象,提出了适用于不同大小空腔的一般理论,把空腔气体对电子能谱的影响归结为均匀分布在空腔内的等效电子源的贡献,并给出了等效电子源能谱的表达式,按该理论计算的平行板电离室内的能量沉积与实验符合得很好。在一般情况下,特别是对于复杂几何条件的腔室,也可以利用蒙特卡罗方法通过模拟计算的手段获得。

10.4.3　电子束测量的应用

在 B—G 和 S—A 关系式中,并未指明带电粒子注量(Φ_E)的来源,可以是带电粒子束本身及其产生的次级 δ 射线,也可以来自不带电粒子,由不带电粒子产生,所以式(10.24)或式(10.27)对电子束也适用。在使用有壁电离室测定电子束吸收剂量时,只要室壁是由轻材料组成,且进行了辐射场干扰修正之后,

第10章 辐射剂量测量原理

还没有发现室壁材料对电离室响应的影响。当将有壁腔室放在受电子束照射的介质中测量时,如图 10.6 所示,介质中的吸收剂量 D_m 可表示为

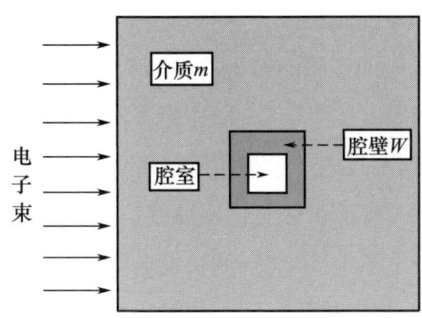

图 10.6　用空腔电离室测电子束吸收剂量示意图

$$D_m = D_i \cdot \overline{(L_\Delta/\rho)}_{m,i} \cdot P_u \qquad (10.38)$$

式中:D_i 是腔室中的平均吸收剂量;$\overline{(L_\Delta/\rho)}_{m,i}$ 是介质和腔室的平均定限质量碰撞阻止本领之比;P_u 是包括辐射场干扰和位移校准在内的修正因子。位移校准是指因腔室的有效测量点与腔室的几何中心不重合时所需进行的修正。

10.5　空腔电离室

10.5.1　结构

由于布喇格—格雷(B-G)理论应用中对空腔的形状没有限制,电离室可以做成指形、圆柱形、圆盘形和球形等各种形状,所以根据实际用途和制造条件,可以制成要求形状的电离室。在进行 δ 射线修正时,扁盘形电离室的线度不便确定,但在梯度较大的辐射场中,使扁圆盘垂直于辐射场梯度的方向测量,可以给出辐射场分布较精确的结果。

空腔电离室是根据腔室理论设计的,使用选定的材料做成电离室室壁,室壁内部是充气空腔,空腔中心有一个收集电极,再附以必要连接部件和绝缘材料,如图 10.7 所示。电离室材料应尽量满足与测量介质相匹配的要求,用于人体组织或体模中吸收剂量测量的电离室须选用组织等效材料,用于测定照射量或空气中

吸收剂量的电离室应选用空气等效材料;电离室室壁的厚度应以保证带电粒子平衡为原则,壁太薄时带电粒子得不到充分的积累,壁太厚时又会干扰初级辐射场,通常要求电离室的室壁厚度应足以为 300keV 的 X 射线,能够提供稳定的次级带电粒子平衡(如 $0.86mg \cdot cm^{-2}$ 厚的聚苯乙烯),当其用于能量更高的光子测量时,可在电离室上附加适当厚度的平衡帽,以适应不同能量辐射粒子的测量。但当光子辐射能量很高时,达到次级电子平衡所需厚度的室壁将对初级光子注量产生较显著的衰减,这种情况下,反而可以直接用薄壁空腔电离室,直接测量光子在空腔内的介质中产生的次级电子电离电荷;测量带电粒子束或低能 X 射线的空腔电离室都要求室壁做得很薄,经常使用扁圆盘薄膜窗式空腔电离室。

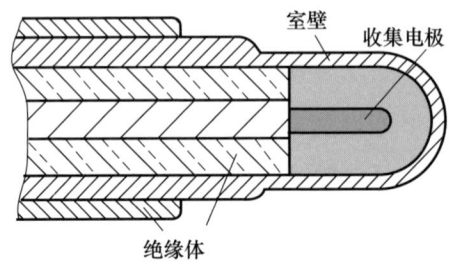

图 10.7 空腔电离室剖面图

电离室内电离产生的正负电荷,分别在向电极移动的过程中可能会有部分电荷发生复合,致电离室的输出电荷(或电流)将小于电离室内原初产生的电离电荷,把两者之比的倒数称作离子复合损失修正因子,用 P_{ion} 表示,一般情况下,P_{ion} 随剂量率和极板间距离的增加而加大,随极化电压的增加而减小,另外,还与电离室所充气体类型、压力和温度都有关系。

由于空腔电离室的有效体积很小($0.03 \sim 3.0 cm^3$),处在辐射场中的电离室连接电缆和接头内的空气电离时,也会干扰电离室的读数,因此空腔电离室与测量部分的连接,常用固体聚乙烯绝缘材料制成紧密的同轴电缆或者采取抽真空措施,要求在辐射场内避免使用插接件,并且在测量过程中,尽量避免电缆等部件受到强辐射场的照射。

10.5.2 绝对空腔电离室

用空腔电离室测定介质中的吸收剂量包括两个步骤:首先是确定空腔气体

中平均吸收剂量(D_g);其次是按腔室理论的公式,由空腔中的平均吸收剂量,求出介质中指定点的吸收剂量(D_m),空腔气体中的平均吸收剂量可表示为

$$\bar{D}_g = (W/e)_g \cdot J_g = (W/e)_g \cdot (Q_g/m_g) \tag{10.39}$$

式中:$(W/e)_g$是在空腔气体中产生单位电离电荷所消耗的辐射能;J_g是单位质量气体中产生的电离电荷;m_g是空腔气体的有效质量;Q_g是电离室的总电离电荷。

空腔内产生的电离电荷有一部分会被收集到保护环上,在空腔中电场较弱的局部空间产生的电离电荷还会发生复合而对Q_g无贡献,因此空腔内收集电离电荷的有效体积(V_g)总是小于空腔的实际体积,利用有效体积直接测定电离室内气体有效质量($m_g = \rho \cdot V_g$,ρ是空腔气体的密度)比较困难,但是可以通过巧妙设计,直接测定电离室内气体有效质量(m_g)。如果一个空腔电离室不用在辐射场中刻度,就可以精确测定其中气体的有效质量值,把这样设计的电离室称为绝对电离室,只要用静电计精确测定出其中电离电荷(Q_g),就可利用式(10.39)计算获得绝对空腔电离室中的平均吸收剂量(D_g)。

绝对电离室可以作为初级标准对其他剂量计进行刻度,所谓初级标准是指最高计量学量标准的测量仪器,通过基本物理量的测量来确定量值,并且其准确度是在同参加国际测量体系其他研究机构对应标准的比对中被验证了的,并且使用初级标准进行过严格刻度。绝对电离室一般保存在国家实验室,用来刻度^{60}Co和^{137}Cs等放射源发射的参考射束,给出射束轴上的碰撞比释动能或吸收剂量参考值。而具有长期精密度和稳定性的仪器,一般被称为次级标准仪器。

10.5.3 空腔电离室的刻度

在一般测量中使用的商用空腔电离室有效体积难以确定,需要在参考射束中进行刻度,才能用于吸收剂量的测量。

1. 刻度因子

剂量计刻度的目的在于给出剂量计灵敏体积中的平均吸收剂量与剂量计响应的关系。已经知道,在用静电计测量空腔电离室的电离电荷时,由于离子复合等因素的存在,静电计的指示值将低于实际产生的电离电荷量。设M

为对离子复合和漏电等因素修正后的电离室指示值,则Q_g与M相等,通常定义:

$$N_g = \bar{D}_g/M \tag{10.40}$$

作为空腔电离室气体刻度因子,只要给出了N_g,就可以根据静电计的指示值,确定空腔气体的平均吸收剂量。

绝对空腔电离室的刻度因子可以由式(10.39)导出:

$$N_g = (\bar{W}/e)_g \cdot (1/m_g) \tag{10.41}$$

式中N_g的单位是$Gy \cdot C^{-1}$,在有效体积$V_g = 1 cm^3$的空间内充以干燥空气的空腔电离室,在$1.013 \times 10^5 Pa$(1个大气压)和22℃的条件下,其中的气体质量为

$$m_g = 1.2929 \times 10^{-6} \times [273/(273+22)] = 1.1965 \times 10^{-6} kg$$

因此在光子辐射场中的刻度因子为

$$N_g = (\bar{W}/e)_g \cdot (1/m_g) = (33.85 J \cdot C^{-1})/(1.1965 \times 10^{-6} kg)$$
$$= 2.829 \times 10^7 Gy \cdot C^{-1}$$

2. 参考射束中的刻度因子

空腔电离室的刻度因子也可以在^{60}Co参考射束中测定,设标准实验室(包括次级标准实验室)^{60}Co的γ射束中空气碰撞比释动能值,已经用标准方法精确测定完成,根据腔室理论,当将带平衡帽的空腔电离室放到刻度射束中时,空腔气体的平均吸收剂量($\bar{D}_{g,c}$)可表示为

$$\bar{D}_{g,c} = K_c \cdot K_{c,a,c} \tag{10.42}$$

$$K_c = \overline{(\mu_{en}/\rho)}_{w,a,c} \cdot \overline{(L/\rho)}_{g,w,c} \cdot A_{w,c} \tag{10.43}$$

式中:下标c代表刻度射束;$K_{c,a,c}$是电离室不存在时参考射束自由空气中的碰撞比释动能;$\overline{(\mu_{en}/\rho)}_{w,a,c}$是室壁与空气对参考射束的质量能量吸收系数平均值之比;$\overline{(L/\rho)}_{g,w,c}$是空腔气体与室壁对刻度射束释放的带电粒子的定限质量碰撞阻止本领之比;$A_{w,c}$是考虑到参考射束在电离室壁和平衡帽中的吸收和散射作用而引入的修正因子。这里假设平衡帽和室壁由相同的材料构成,如图10.8所示,改变室壁的厚度进行测量,用外推法可以给出$A_{w,c}$值。

由式(10.42)和式(10.43)可知,要求出空腔气体中的平均吸收剂量,不仅

第 10 章 辐射剂量测量原理

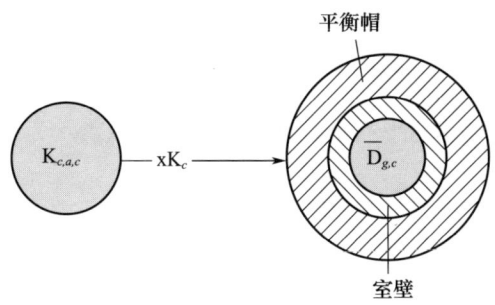

图 10.8 $K_{c,a,c}$ 与 $\overline{D}_{g,c}$ 的关系

需要关于参考射束的知识,而且需要掌握电离室壁、空腔气体和空气对初级粒子及其产生的次级电离粒子作用参数,对于平衡帽和壁的材料相同且充以空气的圆柱形电离室,放在 ^{60}Co 的 γ 射线参考束中照射,在表 10.5 中列出有关参数的建议值。

式(10.42)右端的各量均可由实验确定,如果处于参考射束中的电离室输出指示为 M'_c,在标准大气状态(标准状态为 22℃,1.013×10^5 Pa)下,设对离子复合进行修正后的读数为 M_c,则空腔气体在参考射束中的刻度因子 $N_{g,c}$ 为:

$$N_{g,c} = D_{g,c}/M_c = (\overline{W}/e)_{g,c} \cdot (1/m_g)$$
$$= K_{c,a,c} \overline{(\mu_{en}/\rho)}_{w,a,c} \cdot \overline{(L/\rho)}_{g,w,c} \cdot A_{w,c} \cdot (1/M_c) \quad (10.44)$$

表 10.5 圆柱形电离室的 $\overline{(\mu_{en}/\rho)}_{w,a,c}$、$\overline{(L/\rho)}_{a,w,c}$ 和 $A_{w,c}$ 值

室壁材料	$\overline{(\mu_{en}/\rho)}_{w,a,c}\overline{(L/\rho)}_{a,w,c}$	$A_{w,c}$
空气等效	1.000	0.990
石墨	0.991	0.990
A150 塑料	0.963	0.990

如果电离室已用照射量刻度过,刻度因子为

$$N_X = X/M_c = (K_{c,a,c}/M_c) \cdot (e/\overline{W})_{a,c} \quad (10.45)$$

式中:X 是参考射束中的照射量,则有:

$$N_{g,c} = N_X \cdot \overline{(\mu_{en}/\rho)}_{w,a,c} \cdot \overline{(L/\rho)}_{g,w,c} \cdot A_{w,c} \cdot (\overline{W}/e)_{a,c} \quad (10.46)$$

有了刻度因子,根据仪表指示即可求出空腔气体中的吸收剂量。

3. 应用射束中的刻度因子

在参考射束中刻度过的电离室放到一般应用射束(如医院或辐照站的射束)中测量时,空腔气体的平均吸收剂量($\bar{D}_{g,u}$)可以表示为

$$\bar{D}_{g,u} = N_{g,u} \cdot M_u \tag{10.47}$$

$$N_{g,u} = (\bar{W}/e)_{g,u} \cdot (1/m_g) \tag{10.48}$$

式中:下标 u 代表应用射束;$(\bar{W}/e)_{g,u}$ 是应用射束在空腔气体中产生单位电离电荷所消耗的辐射能量的平均值;m_g 是在标准大气状态下空腔气体的有效质量;M_u 是经过修正的仪器的读数(C);$N_{g,u}$ 称为空腔气体在应用射束中的刻度因子。

如果应用射束是自由空气中或介质中高能光子束或高能电子束,则可以认为 $(\bar{W}/e)_{g,u}$ 与用 ^{60}Co 放射源刻度时的 $(\bar{W}/e)_{g,u}$ 值相等,因而有

$$N_{g,u} = N_{g,c} \tag{10.49}$$

而包括中子在内的各种重粒子的 $(\bar{W}/e)_g$ 值与光子的 $(\bar{W}/e)_g$ 不同,在以甲烷为主的组织等效气体中,$(\bar{W}/e)_{g,c} = 29.3\text{eV}$,而快中子束中的 $(\bar{W}/e)_{g,u}$ 值为 $(\bar{W}/e)_{g,c}$ 值的 1.06 倍(不确定度为±4%),因此,空腔气体对重粒子束的刻度因子为

$$N_{g,u} = (\bar{W}_{g,u}/\bar{W}_{g,c}) \cdot N_{g,c} \tag{10.50}$$

在利用式(10.49)或式(10.50)给出空腔气体对应的应用射束刻度因子后,就可以根据仪表读数,按式(10.47)计算空腔气体中的平均吸收剂量。

10.5.4 光子和电子束吸收剂量的测量

将经过刻度后的空腔电离室,放在受射束照射的介质中测量时,介质中的吸收剂量(D_m)可表示为

$$D_m = \bar{D}_{g,u} \cdot r_{m,g} \cdot p_u \tag{10.51}$$

式中:$r_{m,g}$ 是由空腔气体的平均吸收剂量到介质中吸收剂量的转换因子;P_u 是空

腔电离室置换部分介质材料的干扰修正因子。

1. 转换因子

转换因子($r_{m,g}$)与辐射场的性质及电离室结构有关,对于薄壁电离室,即当空腔中的次级带电粒子起源于介质材料时存在以下关系:

$$r_{m,g} = \overline{(L/\rho)}_{m,g,u} \tag{10.52}$$

能量大于 6.0MeV 的光子产生的次级电子射程较长,用空腔电离室测量时容易实现薄壁条件,用薄壁电离室在光子束中测量时,吸收剂量可表示为

$$D_m = N_{g,c} \cdot M_u \cdot \overline{(L/\rho)}_{m,g,u} \cdot P_u \tag{10.53}$$

对于高能电子束,式(10.52)和式(10.53)也成立。

当将厚壁电离室放在介质中测量时,需要考虑吸收剂量由空腔气体到室壁和由室壁到介质的转换,对于光子束,可表示为

$$r_{m,g} = \overline{(\mu_{en}/\rho)}_{w,m,u} \cdot \overline{(L/\rho)}_{w,g,u} \tag{10.54}$$

式中:$\overline{(\mu_{en}/\rho)}_{w,m,u}$ 是介质与室壁对应用光子束的平均质量能量吸收系数之比;$\overline{(L/\rho)}_{w,g,u}$ 是室壁与空腔气体对次级电子的平均定限质量碰撞阻止本领之比。

表 10.6 中给出的 $\overline{(L/\rho)}_{m,a,u}$ 表示不同能量的光子在介质中相对于空气的平均定限质量碰撞阻止本领之比;表 10.7 中给出了相应的电子束在水与空气的定限质量碰撞阻止本领比 $\overline{(L/\rho)}_{wat,a,u}$。

表 10.6 光子的平均定限质量碰撞阻止本领比 $\overline{(L/\rho)}_{m,a,u}$($\Delta = 10\text{keV}$)

光子辐射	水/空气	丙烯酸/空气	聚苯乙烯/空气
^{60}Co γ 射线	1.134	1.103	1.113
2MV	1.135	1.104	1.114
4	1.131	1.099	1.108
6	1.127	1.093	1.103
8	1.121	1.088	1.097
10	1.117	1.085	1.094
15	1.106	1.074	1.083
20	1.106	1.065	1.074
25	1.093	1.062	1.071

(续)

光子辐射	水/空气	丙烯酸/空气	聚苯乙烯/空气
35	1.084	1.053	1.041
45	1.071	1.041	1.048

2. 干扰修正因子 P_u

由于空腔电离室置换部分介质材料,产生的干扰包括两个方面:首先是电离室的室壁与介质材料的非等效性将干扰粒子注量的空间分布,这可以通过保持空腔大小不变而改变室壁的组成,用比较法获得室壁干扰修正因子 P_w,对于 ^{60}Co 的 γ 射线照射处于水介质中的石墨薄壁电离室情况,P_w 值约为 0.98;其次是空腔气体的影响,在室壁材料组织等效的条件下,由于小体积体模材料被空腔气体所置换,降低了对射束的衰减作用,对于平行单向射束,会使得空腔中平均吸收剂量与电离室中心上方某点介质中的吸收剂量相对应,把该点称为电离室的有效测量点,有效测量点到平行板电离室的中心平面、圆柱形电离室的中心轴或球形电离室的球心距离用 d_{eff} 表示,图 10.9 给出了圆柱形电离室有效测量点位移示意图。

表 10.7 电子束的 $\overline{(L/\rho)}_{wat,a}$ 随入射电子能量 $\overline{E}_0$ 和水中深度 z 的变化($\Delta = 10\text{keV}$)

Z/cm	$\overline{E}_0$ =4MeV	6	8	10	12	16	20	25	30
0.0	1.066	1.042	1.023	1.008	0.996	0.976	0.961	0.945	0.933
0.5	1.083	1.051	1.030	1.014	1.002	0.983	0.967	0.951	0.939
1.0	1.105	1.070	1.043	1.024	1.010	0.989	0.973	0.957	0.944
1.5	1.125	1.090	1.059	1.036	1.019	0.996	0.979	0.962	0.949
2.0	1.134	1.109	1.076	1.049	1.030	1.002	0.984	0.967	0.953
2.5		1.125	1.093	1.064	1.041	1.010	0.990	0.972	0.958
3.0		1.133	1.109	1.080	1.054	1.019	0.996	0.977	0.962
4.0			1.130	1.109	1.082	1.038	1.010	0.987	0.971
5.0				1.127	1.109	1.061	1.026	0.999	0.980
6.0					1.124	1.085	1.045	1.012	0.991
7.0					1.126	1.106	1.066	1.028	1.002
8.0						1.119	1.087	1.044	1.015
9.0						1.124	1.104	1.062	1.029
10.0							1.115	1.080	1.043
12.0								1.107	1.074
14.0								1.112	1.101
16.0									1.108

第10章 辐射剂量测量原理

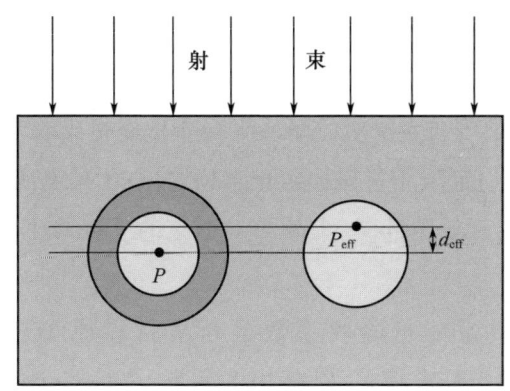

图 10.9 介质中圆柱形电离室的有效测量点

假设图 10.9 中的室壁材料与介质等效,电离室中心 P 点的吸收剂量或电离室空腔的平均吸收剂量与电离室不在时 P_{eff} 点的吸收剂量相对应。实验和计算表明,平行板形电离室的 P_{eff} 在前电极板的内表面上,即 d_{eff} 等于电离室极板间距的 1/2,圆柱形和球形电离室的 d_{eff} 分别等于 $8r/3\pi$ 和 $3r/4$,其中 r 是圆柱或球的半径,在测量介质中的吸收剂量时,电离室有效测量点需要与待测量点重合,经过这样处理之后,干扰修正因子 P_u 中排除了空腔气体的干扰因素,如果要计算电离室中心的吸收剂量,则干扰修正因子为

$$P_u = P_w \cdot P_d \tag{10.55}$$

P_d 称作电离室的位移修正因子,它与电离室的大小和介质中剂量曲线的梯度有关,用各种形状的电离室与平行板电离室对照测量,或者改变空腔大小进行外推,可以直接确定位移修正因子 P_d。在体模中吸收剂量为最大值位置的 P_d 值非常接近于 1,在受光子束照射的过渡平衡区,圆柱形电离室的位移修正因子可表示为

$$P_d = 1 - (k \cdot d_{eff}) \tag{10.56}$$

位移修正因子 (k) 与辐射的品质有关,对于 ^{60}Co 的 γ 射线束,$k = 0.37 \times 10^{-2} mm^{-1}$。

10.5.5 自由空气中光子束的 X 和 $K_{c,a}$ 测量

用于测定照射量和空气中碰撞比释动能的空腔电离室内充以空气,当将绝

对电离室放在光子束中进行测量时,自由空气中的照射量可表示为

$$X = \overline{(\mu_{en}/\rho)}_{a,w} \cdot \overline{(L/\rho)}_{w,a} \cdot (Q/m_a) \cdot P_w \tag{10.57}$$

式中:$\overline{(\mu_{en}/\rho)}_{a,w}$是空气与室壁对光子的平均质量能量吸收系数之比;$\overline{(L/\rho)}_{w,a}$是室壁与空气的平均定限质量碰撞阻止本领之比;$Q$是电离室内的电离电荷;$m_a$是空腔内空气的有效质量;$P_w$是室壁对射束的干扰修正因子,表10.8给出了几种介质中的$\overline{(\mu_{en}/\rho)}_{a,w}$值。

低能光子的质量能量吸收系数是介质材料原子序数的敏感函数,$\overline{(\mu_{en}/\rho)}_{a,w}$值可能与1偏离较大,如表10.8所列,这时进行材料匹配比较困难,但对于中能以上的光子,材料匹配容易实现,用空腔电离室测量可以给出较高的精确度。ICRU推荐空腔电离室为测量0.6~50MeV的X射线和γ射线的标准方法之一,当然,这里给出的下限值(0.6MeV)并不是空腔电离室可以测量的能量下限,作为次级标准或进行常规监测的仪器,空腔电离室可以测定能量低达20keV光子的照射量或吸收剂量。

表10.8 空气与几种介质的质量能量吸收系数比$(\mu_{en}/\rho)_{a,m}$

E_γ/eV	石墨	水	聚苯乙烯	PMMA	聚乙烯	酚醛塑料	琥珀
1.0×10^2	1.8565	0.8527	1.9399	1.3248	2.0176	1.5438	1.7066
2.0×10^2	1.8821	0.7955	1.9963	1.2875	2.1057	1.5282	1.7217
4.0×10^2	0.0912	0.9648	0.0988	0.1440	0.1064	1.1151	0.1140
6.0×10^2	1.5073	0.9251	1.6331	1.2704	1.7590	1.3918	1.5346
1.0×10^3	1.6279	0.8854	1.7641	1.2903	1.9002	1.4502	1.6168
2.0×10^3	1.8183	0.8574	1.9705	1.3338	2.1227	1.5464	1.7481
4.0×10^3	2.1184	0.9401	2.2957	1.5014	2.4731	1.7639	2.0063
6.0×10^3	2.2088	0.9504	2.3937	1.5378	2.5786	1.8189	2.0755
1.0×10^4	2.3206	0.9606	2.5143	1.5792	2.7078	1.8840	2.1580
2.0×10^4	2.4394	0.9818	2.6302	1.6300	2.8191	1.9564	2.2404
4.0×10^4	2.0547	0.9863	2.1020	1.4909	2.1443	1.7203	1.8658
6.0×10^4	1.4477	0.9545	1.3970	1.2016	1.3563	1.2987	1.3106
1.0×10^5	1.0821	0.9135	1.0120	0.9816	0.9587	1.0138	0.9794
2.0×10^5	1.0064	0.9007	0.9355	0.9304	0.8822	0.9515	0.9111
4.0×10^5	0.9998	0.8994	0.9289	0.9259	0.8759	0.9460	0.9051

(续)

E_γ/eV	石墨	水	聚苯乙烯	PMMA	聚乙烯	酚醛塑料	琥珀
6.6163×10^5	0.9991	0.8991	0.9281	0.9253	0.8748	0.9453	0.9043
1.1732×10^6	0.9986	0.8990	0.9274	0.9248	0.8741	0.9448	0.9037
1.3325×10^6	0.9985	0.8989	0.9273	0.9248	0.8740	0.9448	0.9036
2.0×10^6	0.9996	0.8995	0.9288	0.9258	0.8757	0.9459	0.9051
4.0×10^6	1.0106	0.9048	0.9444	0.9370	0.8941	0.9580	0.9206
6.0×10^6	1.0243	0.9116	0.9640	0.9511	0.9177	0.9731	0.9402
1.0×10^7	1.0488	0.9236	1.0000	0.9764	0.9617	1.0003	0.9761
2.0×10^7	1.0865	0.9437	1.0589	1.0173	1.0364	1.0439	1.0357

当用相对空腔电离室测量时,如果电离室已在参考光子束中按照射量刻度过,且刻度因子为 N_x,则在辐射品质类似的光子束中进行测量时,自由空气中的照射量值可以表示为

$$X = N_x \cdot M \tag{10.58}$$

式中:M 是经过气压和离子复合修正后的静电计读数(C)。由于空气中的碰撞比释动能实质是照射量的能量当量,因此有

$$K_{c,a} = (W/e)_a \cdot X = N_X \cdot (W/e)_a \cdot M \tag{10.59}$$

10.5.6 中子比释动能和吸收剂量的测量

空腔电离室还可用于测量中子的吸收剂量(率)和比释动能(率),对于能量大于 10keV 的快中子的吸收剂量测量,这是一种比较精确的方法。布喇格—格雷(B—G)理论原则上也适用于中子的吸收剂量测量,只是中子在介质中释放的次级带电粒子射程很短(参看表 10.9),满足 B—G 基本条件的空腔尺寸太小,甚至无法制造,达不到必要的灵敏度,因此,在测中子的吸收剂量时,采用室壁与空腔气体原子组成相同的均匀电离室进行测量非常必要。根据法诺定理,处于均匀的不带电粒子辐射场中的均匀电离室空腔可以扩大,而仍然可保持空腔与室壁中的次级带电粒子注量相等。中子与物质相互作用参数不是随原子序数缓慢变化的函数,原子序数接近的两种元素甚至同一种元素的各同位素之间的中子反应截面可能相差很大,因此中子测量中的组织等效材料与光子测量时的不同,对元素组成的一致性要求比较高。

由于软组织主要由氧、碳、氢和氮等元素组成，且氢对快中子有较大的碰撞截面，与氢碰撞产生反冲质子是快中子在软组织中损失能量的主要方式；热中子与氢核的(n,γ)反应对大块组织中的吸收剂量有较大的贡献；慢中子与氮核发生(n,p)反应释放的反应能为 0.62MeV，可产生较大局部能量沉积，因此，在组织等效材料中，对氢和氮两种成分的含量有严格要求，表 10.10 给出了 ICRU 组织和几种组织等效材料的成分。对光子的组织等效材料（空气和 C552 塑料）不再是中子的组织等效材料，对慢中子来说，水也不再是组织等效材料。A150 塑料（中子的组织等效材料）和表中的肌肉等效气体都照顾了氢和氮的含量，碳和氧的含量与组织相差较远，这是制造塑料以及保证电离室的均匀性所必需的，相比较这些材料对于反应截面随原子序数急剧变化的低能光子的组织等效性较差。

表 10.9　中子及其次级带电粒子在水中的射程

中子能量/MeV	中子平均自由程/cm	反冲质子最大射程/cm	δ 射线最大射程/cm
0.1	1.1	1.2×10^{-4}	8×10^{-7}
1	2.2	2.2×10^{-2}	1.6×10^{-5}
10	10	1.3×10^{-1}	8.4×10^{-4}

表 10.10　ICRU 组织和组织等效材料元素组成的重量百分比

名称	H	C	N	O	F	Na	Mg	Si	P	S	K	Ca
ICRU 软组织	10.1	11.1	2.6	76.2								
ICRU 组织,肌肉	10.1	12.3	3.5	72.9	—	0.08	0.02	—	0.2	0.5	0.3	0.007
组织等效塑料,A150	10.2	77.6	3.5	5.2	1.7	—	—	—	—	—	—	1.8
肌肉等效气体(含甲烷)	10.1	45.6	3.5	40.7								
肌肉等效气体(含丙烷)	10.3	56.9	3.5	29.3								
空气等效塑料,C552	10.3	50.2	—	0.4				0.4				

由于中子产生的次级带电粒子都是重粒子，其产生的韧致辐射可以忽略，故其质量能量吸收系数与质量能量转移系数相等，因此有

$$\overline{(\mu_{en}/\rho)}_{m,w} = \overline{(\mu_{tr}/\rho)}_{m,w} \tag{10.60}$$

式中，两端分别代表介质和室壁对中子的质量能量吸收系数比和质量能量转移系数之比。

第10章 辐射剂量测量原理

$\overline{(\mu_{tr}/\rho)}_{m,w}$ 可用中子的比释动能因子表示,于是有

$$\overline{(\mu_{tr}/\rho)}_{m,w} = \bar{K}_m / \bar{K}_w \qquad (10.61)$$

式中:$\bar{K}_m$ 和 $\bar{K}_w$ 是介质和室壁的平均比释动能因子。

在带电粒子平衡和辐射场均匀的条件下,中子产生的比释功能和吸收剂量相等,对于小块介质通常测量中子的比释动能,而在大块介质中测量中子产生的吸收剂量。

将式(10.60)和式(10.61)代入空腔理论的关系式,即得到用空腔电离室测中子吸收剂量的公式:

$$D_m = \overline{(\mu_{tr}/\rho)}_{m,w} \cdot \overline{(S/\rho)}_{w,g} \cdot (\bar{W}/e)_g \cdot P_u \cdot (Q/m_g)$$

$$= (\bar{K}_m/\bar{K}_w) \cdot \overline{(S/\rho)}_{w,g} \cdot (\bar{W}/e)_g \cdot P_u \cdot (Q/m_g) \qquad (10.62)$$

式中:$\overline{(S/\rho)}_{w,g}$ 是次级带电粒子在室壁和气体中总质量阻止本领之比;P_u 是干扰修正因子,表10.11给出了 ICRU 肌肉组织与几种组织等效材料的比释动能因子比值。反冲质子是快中子与软组织相互作用时产生的最主要次级带电粒子。表10.12给出了组织等效介质对质子总质量阻止本领之比,从表中数据可知,A150塑料和肌肉等效两种气体对中子的组织等效性能都很好。

表 10.11 ICRU 肌肉组织与 A150 塑料、肌肉组织等
效气体的中子比释动能因子比

E_n/MeV	ΔE/MeV	$\bar{K}_{st}$(μGym^2)	$\bar{K}_{st}/\bar{K}_{A150}$	$\bar{K}_{st}\bar{K}_g$(甲烷)	$\bar{K}_{st}\bar{K}_g$(丙烷)
0.011	0.006	0.106×10^{-9}	1.010	1.010	1.023
0.036	0.020	0.303×10^{-9}	1.012	1.011	1.024
0.09	0.020	0.605×10^{-9}	1.015	1.012	1.026
0.20	0.040	0.999×10^{-9}	1.016	1.013	1.027
0.41	0.060	0.158×10^{-8}	0.954	0.981	0.982
0.64	0.080	0.180×10^{-8}	1.030	1.020	1.036
0.80	0.080	0.202×10^{-8}	1.024	1.017	1.031
1.10	0.20	0.247×10^{-8}	0.978	0.993	0.999
2.20	0.40	0.315×10^{-8}	1.049	1.030	1.049

(续)

E_n/MeV	ΔE/MeV	$\overline{K}_{st}$(μGym^2)	$\overline{K}_{st}/\overline{K}_{A150}$	$\overline{K}_{st}\overline{K}_g$(甲烷)	$\overline{K}_{st}\overline{K}_g$(丙烷)
4.00	0.80	0.443×10^{-8}	1.047	1.028	1.046
6.40	0.80	0.526×10^{-8}	0.998	1.003	1.013
8.00	0.80	0.546×10^{-8}	1.028	1.019	1.033
11.0	2.0	0.603×10^{-8}	0.974	0.991	0.995
19.0	2.0	0.721×10^{-8}	1.091	1.049	1.072

表 10.12　ICRU 肌肉组织与 A150 塑料、肌肉组织等效气体的质子质量碰撞阻止本领比

E_p/MeV	$(S/\rho)_{col,st}$/(MeV·cm^2·g^{-1})	$S_{st,A150}$	$S_{st,g}$(甲烷)	$S_{st,g}$(丙烷)
0.010	542.4	1.118	1.062	1.087
0.020	716.2	1.115	1.061	1.085
0.040	894.5	1.103	1.055	1.077
0.060	960.7	1.088	1.047	1.066
0.080	969.2	1.071	1.038	1.054
0.100	947.4	1.055	1.030	1.043
0.200	740.8	1.018	1.011	1.017
0.400	486.2	1.026	1.014	1.021
0.600	372.3	1.034	1.019	1.027
0.800	307.0	1.037	1.020	1.029
1.0	263.8	1.037	1.020	1.029
2.0	159.3	1.034	1.018	1.026
4.0	94.34	1.028	1.015	1.022
6.0	68.73	1.025	1.014	1.020
8.0	54.72	1.023	1.013	1.019
10.0	45.77	1.022	1.012	1.018
20.0	26.13	1.018	1.010	1.015
40.0	14.91	1.017	1.009	1.014
60.0	10.80	1.017	1.009	1.014
80.0	8.622	1.017	1.009	1.013
100.0	7.271	1.016	1.009	1.013

第10章 辐射剂量测量原理

如果空腔电离室在 ^{60}Co 源的光子参考射束中已经被刻度,相应刻度因子为 $N_{g,c}$,则可以由刻度因子给出空腔气体的有效质量 m_g,这时中子产生的吸收剂量为

$$D_m = (\bar{K}_m / \bar{K}_w) \cdot (\bar{W}_{g,n} / \bar{W}_{g,c}) \cdot \overline{(S/\rho)}_{w,g} \cdot P_u \cdot Q_n \cdot N_{g,c} \quad (10.63)$$

式中:Q_n 是经过气压和复合修正的静电计读数;$\bar{W}_{g,n}$ 和 $\bar{W}_{g,c}$ 是中子和 ^{60}Co 的 γ 射线在空腔气体中产生一对离子所消耗的平均能量。

测量快中子在小块组织中的比释动能时,组织等效的空腔电离室本身就相当一块组织材料。电离室要做得很轻,最大限度地降低衰减和散射作用;室壁要大于次级带电粒子的射程,则被测得的空腔中吸收剂量等于自由空间小块组织中的比释动能。图10.10 就是一个这样的组织等效空腔电离室,电离室壁厚 0.23mm,相当于 4MeV 中子产生的反冲质子的最大射程,适于能量在 4MeV 以下的快中子比释动能测量;在测量更高能量中子的比释动能时,要附加适当厚度的组织等效塑料平衡帽,以保证次级带电粒子平衡的条件,图中电离室保护电极用来限制电离室的有效体积,消除流气通道中的电离电荷对收集电流的干扰。

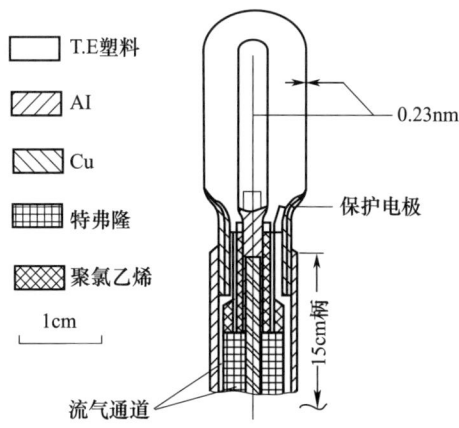

图 10.10 测量自由空气中小块组织中子比释动能的组织等效塑料空腔电离室

10.5.7 中子-γ混合场中吸收剂量的测量

中子辐射场中往往伴有光子辐射,如裂变中子源、镭-铍中子源等均伴随

发射 γ 射线；当用加速器轰击靶核用于产生中子时，高能带电粒子轰击靶体时也会产生光子；即使是纯中子束，在穿过介质时，会与介质材料发生非弹性散射、(n,γ) 或 $(n,\alpha\gamma)$ 等反应，都会产生光子。中子与光子的品质因数截然不同，在进行辐射剂量测量时，应该区分这两种辐射对组织吸收剂量的贡献，为此通常利用对中子有不同响应的两个敏感元件通过组合方式实现剂量的测量。下面以空腔电离室为例，说明在中子-γ 混合场中吸收剂量的测量方法，但处理问题原则不限于电离室。

对于指定类型和品质的辐射，空腔电离室剂量计的响应（可能是静电计指针读数，或者是显示的数字）与吸收剂量成正比，也即有

$$R = S \cdot D \tag{10.64}$$

式中：R 是剂量计的响应；S 是一个比例系数，称作剂量计的灵敏度。

设剂量计在 ^{60}Co 的 γ 射线参考射束中的灵敏度为 S_c，把剂量计响应 R 除以 S_c 所得的商称为相对响应，用符号 r 表示，有公式：

$$r = R/S_c = (S \cdot D)/S_c \tag{10.65}$$

快中子与氢核的弹性碰撞是中子在组织中损失能量的主要过程，用不含氢的电离室测快中子的灵敏度将比组织等效电离室低得多，而由适当选择的低原子序数材料做成的空腔电离室测量光子吸收剂量的灵敏度却大致相同。这样，用一个含氢电离室和一个不含氢电离室通过组合的方式，在中子-γ 混合场中进行测量，则可以达到区分中子和 γ 辐射吸收剂量目的。

设有一个组织等效（含氢）剂量计 T 和一个不含氢剂量计 U，它们在中子-γ 混合场中的相对响应 r_T 和 r_u 可表示为

$$\begin{cases} r_T = k_T \cdot D_n + h_T \cdot D_\gamma \\ r_u = k_u \cdot D_n + h_u \cdot D_\gamma \end{cases} \tag{10.66}$$

式中：k_T 和 h_T 分别是组织等效剂量计对中子和 γ 辐射的相对灵敏度；k_u 和 h_u 分别是不含氢剂量计对中子和 γ 辐射的相对灵敏度，D_n 和 D_γ 是混合场中的中子和 γ 射线的吸收剂量，由式(10.66)可以求得混合场中的 D_n 和 D_γ：

$$\begin{cases} D_n = (h_u \cdot r_T - h_T \cdot r_u)/(h_u \cdot k_T - h_T \cdot k_u) \\ D_\gamma = (r_u \cdot k_T - r_T \cdot k_u)/(h_u \cdot k_T - h_T \cdot k_u) \end{cases} \tag{10.67}$$

由于两个剂量计对 γ 射线的灵敏度以及组织等效剂量计对中子的灵敏度，

第10章 辐射剂量测量原理

可以认为均等于 ^{60}Co 的 γ 射线参考射束中的灵敏度 S_c,因而有 $k_T = h_T = h_u = 1$,这时中子和光子在组织等效介质中的吸收剂量的表达式,可以简化为

$$\begin{cases} D_n = (r_T - r_u)/(1 - k_u) \\ D_\gamma = (r_u - r_T \cdot k_u)/(1 - k_u) \end{cases} \quad (10.68)$$

于是根据两个空腔电离室的相对响应 r_T、r_u 和不含氢电离室的相对中子灵敏度 k_u,即可求得混合场内中子的吸收剂量(D_n)和光子的吸收剂量(D_γ)。图 10.11 给出了几种无氢空腔电离室的 k_u 随中子能量的变化曲线。

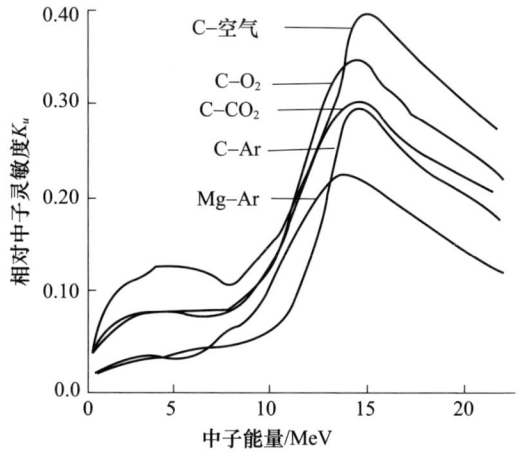

(镁壁电离室,0.5cm³ 圆柱形;石墨电离室,2cm³ 球形;电离室充 1.013×10^5 Pa 不同气体)

图 10.11 无氢电离室相对中子灵敏度与中子能量的关系

10.6 剂量测量装置–剂量计

放射性工作实践要求测量核设施、核辐射场所周围辐射场和放射性工作人员所接受的吸收剂量,并定量评估核设施对环境和人体的危害;在核技术应用中,辐射剂量测量常用于辐射环境监测、实验室内剂量测量和个人剂量测量。辐射剂量测量是一切工作的前提,主要通过辐射剂量计(测量辐射场)和辐射探测器(测量辐射粒子)实现。辐射剂量计是指能直接或间接提供照射量、比释动能、吸收剂量及其他剂量学量的装置;辐射探测器是指能获得辐射粒子

种类、能谱、角分布、计数率及其关联行为的设备,有时也可以作为电离辐射剂量计。

各种电离辐射粒子在工作介质中会通过电离、激发等效应损失自身能量,电离过程使得介质原子中的电子获得能量,从处于各分立能级的束缚态释放出来,成为具有不同能量的自由电子,若这些电子能量较高,还会进一步发生电离,发生二次甚至多次电离,产生更多的自由电子。激发过程会导致介质原子中处于束缚态的电子,从能量较低的内壳层轨道跃迁到能量较高外壳层轨道上,处于激发态的原子不稳定,通过释放X射线(或发射俄歇电子)的形式退回到基态。辐射粒子通过上述这些电离与激发过程,产生的正负电荷会在工作介质中诱发一系列物理化学效应,同样,在生物组织中会诱发相应的生物效应。辐射剂量计的基本工作原理就是通过收集并测量产生的带电粒子,来记录介质中保存的辐射效应(或人体组织中产生的生物效应)并加以表征,最终实现辐射剂量的定量描述。核辐射剂量计工作介质选择一般应满足3个要求:①辐射效应可以在工作介质中被保留一段时间或者被长久地保留;②效应可以作为可观测量被读出;③可观测量和辐射剂量之间存在线性或者单调函数关系。

根据辐射剂量计测量剂量时的工作原理差别,辐射剂量计可分为物理剂量计(physical dosimeter)、化学剂量计(chemical dosimeter)和生物剂量计(biological dosimeter)等。物理剂量计主要基于不同粒子产生的原始物理效应给出辐射剂量信息,平常用于监测运行中的核设施周围环境中的剂量以及核设施工作人员的个人剂量,也用于监测日常环境剂量及公众个人剂量等信息;化学剂量计通过定量量度辐射在介质中产生的化学信息变化,而实现剂量测量,多用于一级标准剂量计的刻度;生物剂量计利用人体生物组织(生物标记物)接受辐射后产生的生物信息(效应),分析人员接受的辐射剂量信息,多用于放射性事故受照人员的个人剂量确定。

总之,核辐射剂量计种类、型号繁多,分类方式也多种多样。根据工作方式不同可以分为在线剂量计和离线剂量计;根据工作介质的不同,又可分为气体剂量计、固体剂量计、液体剂量计;再若按其用途的不同,还可分为核辐射装置剂量计、环境剂量计、个人剂量计和放射性事故剂量计等。

第10章 辐射剂量测量原理

思考题和习题

1. 法诺定理的内容是什么？法诺定理成立的条件是什么？
2. 为什么说布喇格—格雷理论为辐射剂量测量奠定了理论基础？
3. 斯宾瑟—阿蒂克斯理论在辐射剂量测量中的主要贡献是什么？
4. 什么是中等腔室？什么是大腔室？用关系式描述两者之间的关系。
5. 试述绝对空腔电离室的工作原理。
6. 如何在不同射束中刻度空腔电离室？
7. 简述中子 – γ 混合场中吸收剂量的测量原理。
8. 推导中子 – γ 混合场中测量中子和 γ 辐射的剂量表达式。
9. 剂量计工作介质选择依据是什么？剂量计是如何分类的？

第11章
物理剂量计

物理剂量计的原理是通过测量电离辐射与物质相互作用过程中所产生次级带电粒子,通过收集、表征这些电离电荷量来获得电离辐射在不同介质中的吸收剂量。物理剂量计的特点是工作原理直观明确,测量方法简单易行,信息响应速度相对较快,可以设计成所要求的各种形状与大小,剂量测量结果比较准确,适用于各种复杂场所的辐射剂量测量。

11.1 电离室工作原理及特征参数

电离室(ionization chamber)是最早设计的物理剂量计,根据辐射剂量测量场合的不同,可设计成便于测量使用的各种形状和尺寸,通常按工作方式差别可分脉冲工作模式和累积工作模式,脉冲电离室用于给出辐射的能量和强度等特征参数;累积电离室用于测量辐射场中的介质吸收剂量等。电离室用途十分广泛,是国际权威组织、国家技术监督部门、计量部门的常用仪器。

11.1.1 工作原理

辐射粒子在穿过工作气体时会产生次级带电粒子,电离室利用电场收集这些次级带电粒子电荷量或形成的累积电流,通过建立电离电荷(或电流)与辐射剂量间关系,给出入射辐射剂量大小等信息。剂量测量电离室可分为电流电离室和累积电离室(又称积分电离室)。

电离室工作原理如图11.1所示,电离室包括阴极和阳极两个平行电极,点状辐射源放射的射线从左边入射至电离室灵敏体积(图中虚线范围)内,射线进入灵敏体积内直接使工作气体发生电离而损失能量,并产生大量电子—离子对,同时原初射线粒子因能量损失殆尽也将停留在介质中;电离产生的离子会进一步与工作气体原子碰撞,产生更多的离子对。由于电离室两电极间存在电场,离子对就会在电场作用下分别向两级漂移,使得相应极板上的感应电荷量发生变化,随后在引出电路中形成电流,于是通过电离室这样的装置,就可测量到辐射粒子形成的电离电流。在电子平衡条件下所测得的电离电荷(或电流),理论上就是辐射产生的全部电荷或电流。

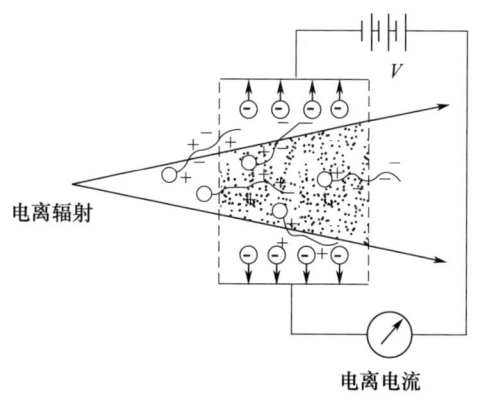

图 11.1　电离室工作原理

典型的平板型电离室结构就是按图 11.1 所示的工作原理精心设计的,如图 11.2 所示,构成电离室的一个极板与电源高压正端相连,另一极板通过静电计与电源负端相连,从而在电离室内部形成测量灵敏体积,在灵敏体积以外设计了保护电极,用于使灵敏体积边缘外电场也保持均匀,还能使绝缘子的漏电流不经过测量回路,减少对测量信号的影响,以使电离室输出信号真实反映电离辐射在灵敏体积内发生的电离事件多少,即产生的正(或负)离子电荷量的大小。

电离室形成的输出电流极其微弱($10^{-12} \sim 10^{-9}$ A 量级),测量本底时电流低至 10^{-14} A 量级,采用普通电流计无法完成如此微弱的电流测量,为此常使用弱电流放大器先将电流放大,然后再进行测量。根据测量需求,信号测量经常采取 3 种方式:测量输出电荷量、测量输出电流信号、测量输出回路中的电压信号。

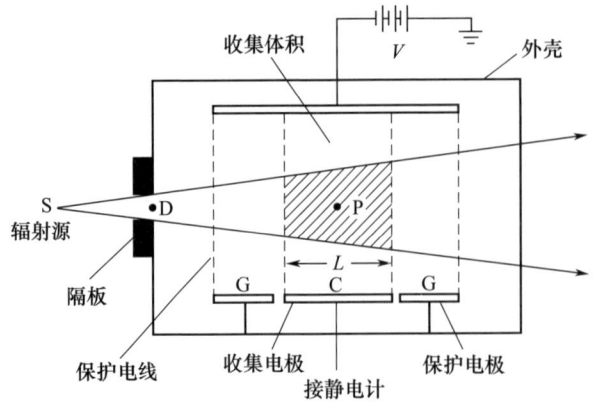

图 11.2　平板型电离室结构

11.1.2　电离室工作特性

1. 饱和特性

在无外加电场作用或电场强度不够大时,灵敏体积内的正负离子会因自身热运动,由密度大处向密度小处扩散,从而形成宏观的扩散电流;正离子与电子(或负离子)在到达收集极前,相遇时可能会复合成中性原子或分子,这样就会损失一部分离子对数,从而使输出信号偏小。当电离室工作电压较低时,正负离子的复合与扩散作用一般比较显著。

在入射辐射强度不变时,电离室的输出信号电流 I 随其工作电压 V 之间的变化关系,称为电离室饱和特性曲线,如图 11.3 所示。在图中的 OA 段,随电压的增加,离子对的漂移速度增大,减少了离子与电子(或负离子)复合、扩散的影响,从而输出电流也逐渐增大,电离室输出信号逐渐增强;随着电压进一步增加,由于离子复合与扩散影响将会进一步被清除,电流信号不再随工作电压改变而改变,这时如图中的 AB 段,该段区域被称为电离室的饱和区(正常工作的电离室电压应该处于此范围内),可以看出,工作在饱和区段的电离室,其收集极电流还随工作电压增加仍有增加现象,主要原因在于工作电压增加时,灵敏体积会稍微改变,加之更趋减少的正负离子复合率及绝缘材料的漏电流特性等,都会造成饱和区电流增加,饱和区长度及其电流变化率是衡量电离室饱和特性的主要指标;若电离室工作电压再进一步升高,电离室电场内的电子和离子运动速度会进一步加大,产生新的碰撞电离,离子数目急剧增大致电流信号迅速上升,此时,便超出了电离室工作状态,如图中的 BC 段。

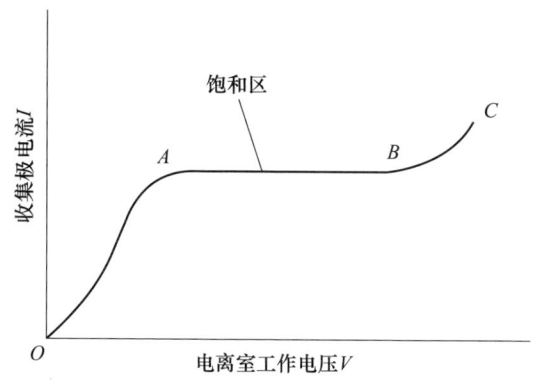

图 11.3 电离室饱和特性曲线

2. 复合效应

因离子对的复合使得电离室电流减小的现象称为电离室复合效应,把辐射产生的离子对数与收集的离子对数目之比,定义为复合效应修正因子。实验证实,电离室的复合效应依赖于电离室的几何尺寸,工作电压的选择和正负离子产生的速率。

在电离室两极板之间加以不同工作电压 V_1 和 V_2,且要求 $V_2 \geq 3V_1$,记录到不同工作电压下的收集电荷 Q_1 和 Q_2,复合因子(P_s)由以下公式获得:

$$P_s = a_0 + a_1 \cdot (Q_1/Q_2) + a_2 \cdot (Q_1/Q_2)^2 \tag{11.1}$$

式中:a_0、a_1、a_2 为实验拟合系数,与电离辐射的类型相关。

3. 方向特性

在理想的状态下,性能良好的电离室应该对来自各个方向的辐射粒子都能给出相同的响应,但实际上由于电离室本身固有的角度依赖性,电离室的灵敏度(灵敏体积)会受入射辐射的方向影响,此外,电离室角度依赖性还与中心电极、室壁制作工艺(均匀性)等均有关。各种电离室都有其正确使用方法,如指形电离室要求使其主轴线与射线束中心轴相垂直,此时对应于图 11.4 中的 0°或 180°方向,这时,电离室响应为 1.0;从 30°到 60°的变化过程中,电离室响应从 1.0 逐步减少,特别是从 60°增加到 90°时,电离室响应从 0.85 附近迅速减少为 0。指形电离室其他各个方向的灵敏度如图 11.4 所示。

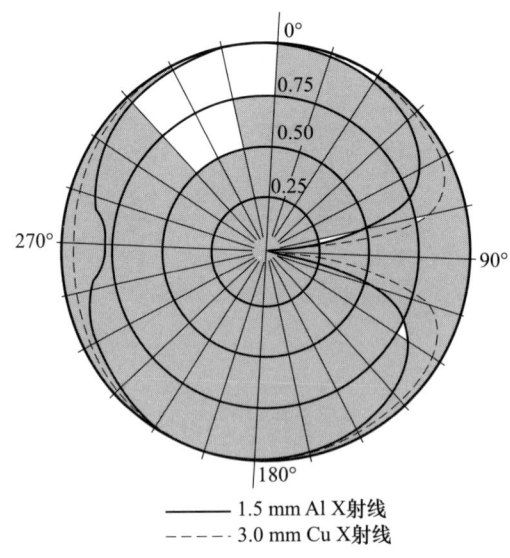

图 11.4　指形电离室灵敏度方向

4. 杆效应

电离室金属杆、绝缘体及电缆线在电离辐射场中也会产生微弱的电离,叠加在电离室输出信号中形成杆效应。实验表明电离室对 X 射线或者 γ 射线的杆效应,表现出明显的能量依赖性,辐射能量越大,杆效应越明显,但对电子束来说,杆效应表现不太明显。在进行精确测量时,应该小心设计仪器台面布局,做好必要的辐射屏蔽措施,尽可能降低杆效应影响。

5. 极化效应

对给定的电离辐射,电离室收集极收集到的电荷会因其工作电压极性的改变而变化,这种现象称为极化效应(polarization effect)。改变电离室工作电压极性会影响它的收集效率。当电离室正常工作在饱和区时,极化效应由多个方面的因素引起。正负离子的迁移率不同,造成的收集效率也不同,当然通过提高收集极电压可以改变收集效率,但不能最终被消除。由高能光子产生的次级电子在运动中可形成康普顿电流,这也会致信号电流增加或减少,当然部分电子可能会被收集极阻止,但一般情况下不能由收集板产生的反冲电子补偿,对平行板电离室这种影响较为明显,从电离室灵敏体积以外收集到的电流也会引起极化效应。

6. 环境因素

对非密闭性电离室,空腔中空气质量会随环境温度和气压改变而变化,这将直接影响电离室灵敏度,因而在电离室使用的现场,必须对环境的温度、气压进行校正,校正系数为

$$K_{PT} = [(273.2 + t)/(273.2 + T)] \cdot (1013/p) \tag{11.2}$$

式中:T 为国家实验室校准时的温度,一般为 20℃ 或 22℃;t 为现场测量时的温度(℃);p 为现场测量时的气压。

11.1.3 电离室主要指标参数

1. 坪特性

电离室饱和特性曲线,又称坪特性曲线。图 11.3 中 AB 段对应的工作电压范围,称为电离室饱和区,饱和区长度称为电流坪长。工作电压每升高 100V 时,输出电流变化的百分比,称为电离室饱和特性,一般用电流曲线的斜率来表征,又称为电流坪斜。电流坪长与坪斜是衡量电离室优劣的重要性能指标参数。由于坪斜可导致测量结果存在偏差,必要时需对测量结果进行修正。

2. 灵敏度

电离室灵敏度定义为在给定能量的单位粒子注量率的照射下,电离室输出电流大小,SI 单位为 $A/(cm^{-2} \cdot s^{-1})$,有时也使用 $\mu A/(R/h)$。灵敏度是评判电离室测量的辐射场阈值的重要标志,也是衡量电离室测量能力的特性参数。

3. 线性范围

电离室线性范围是指电离室输出电流与辐射强度保持线性关系的范围。在一定工作电压范围内,辐射剂量和输出电流之间存在线性关系,当测量的粒子强度过高时会破坏这种线性关系,致电离电流与辐射剂量线性关系消失。实际应用中,常以额定工作电压下保持线性关系的最大输出电流来标定电离室的线性范围。

4. 工作介质

电离室灵敏体积中充灌的物质称为工作介质,实际测量时,应根据所测辐射种类和能量精心选配,若用于重带电离子能量和电荷测量的电离室,灵敏体积中常充以低气压的 $Ar + CH_4$ 气体,用于重带电离子剂量测量的电离室,灵敏体积中可以直接充入空气;用于测量 β 射线剂量的电离室,可选用高压空气或有机液体;测量 γ 射线时,灵敏体积内多充以高压、高原子序数的惰性气体。

11.2 其他常用电离室

11.2.1 自由空气电离室

自由空气电离室是测量几千电子伏到 250keV 光子照射量的参考仪器,其设计意图是使测得的量尽量与照射量定义接近,即设法收集光子在给定体积空气中产生的电子被完全阻止在空气时,产生的全部电离电荷。自由空气电离室的工作原理如图 11.5 所示,X 射线束经圆形入口光阑限束后,在平行电极板间穿过,经出口窗射出,于是在电离室内构成一个无阻止且稍有发散的束柱。光子束与空气相互作用产生的次级电子在电离室内空气中引起电离,形成了一个与光子束同轴的电离圆柱体(确切地说是圆锥体),其半径等于光子束半径与 δ 射线最大射程之和。电离室的各电极与光子束轴平行,它们与光子束之间距离大于次级电子最大射程,这使得电极间产生的次级电子能完全被阻止在空气中,而不会达到电极板上,这样就构成了自由空气电离室。

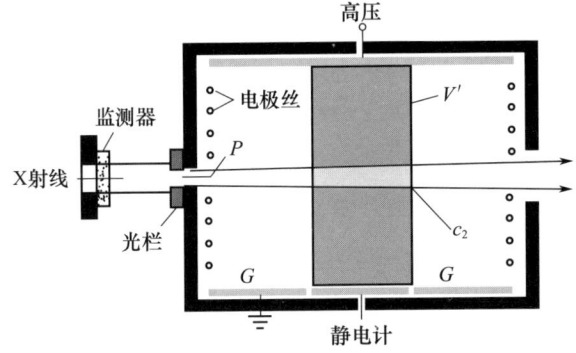

图 11.5 自由空气电离室剖面图

电极的宽度(图 11.5 中未画出)大于电离圆柱体的直径。为了使电极板间的电场均匀,通过电离室的两端和两侧绕有一组金属线,其上施加均匀递变的电位,在极板间建立起平行的等位面,保护电极与收集电极处于相同的电位,这也有助于产生均匀的电场。这样收集电极将精确地完全收集电离室内位于实线所示区域内产生的未被复合离子,把两截面之间(对着收集电极)的电离圆柱体 V' 称为"收集体积",在收集体积中能产生次级电子的部分限于光子束穿过的空间,这一部分称为"测量体积",这样设计目的就是要测量在其中产生的电子引起的电离。光子产生的次级电子大部分是向前方射出的,当次级电子在两个界面上达到此种平衡状态时,次级电子从左侧带入收集体积的能量就等于从右侧带出收集体积的能量,收集体积 V' 内的电离电荷 Q 即等于在测量体积 V 内释放的次级电子完全被阻止在空气中时产生的电离电荷,这时 Q 可表示为

$$Q = \int_0^L \psi \cdot \overline{(\mu_{en}/\rho)}_a \cdot (e/W)_a \cdot \rho S \cdot dx \tag{11.3}$$

式中:ψ 是光子束的能量注量;$\overline{(\mu_{en}/\rho)}_a$ 是空气对光子的平均质量能量吸收系数;$(e/W)_a$ 是电子在空气中产生单位电荷所需要的能量的倒数;ρ 是空气的密度;S 是光子柱的截面积;积分限 L 是收集电极的有效长度,它等于收集电极前后两个保护电极间隙中心点间的距离。

在空气减弱作用可以忽略的条件下,从点源发射的发散光子窄射束的能量注量和光子束横截面积的乘积是个常数,即有

$$\psi \cdot S = \psi_0 \cdot S_0 \tag{11.4}$$

式中:ψ_0 是 X 射线束在入口光阑处的能量注量;S_0 是光阑孔的截面积,将式(11.4)代入式(11.3),即得到下面关系式:

$$Q = \psi_0 \cdot \overline{(\mu_{en}/\rho)}_a \cdot (e/W)_a \cdot \rho S_0 \cdot L \tag{11.5}$$

式中:$\psi_0 \cdot \overline{(\mu_{en}/\rho)}_a \cdot (e/W)_a$ 就是 X 射线在入口光阑处的照射量 X_0,所以有

$$X_0 = Q/\rho S_0 L = Q p_{TP}/\rho_0 S_0 L \tag{11.6}$$

式中:ρ_0 是 22℃和 1.103×10^5 Pa 下的干燥空气密度($1.1965 \text{kg} \cdot \text{m}^{-3}$);$p_{TP}$ 是温度和气压的修正因子,用公式表示为

$$p_{TP} = \frac{1.103 \times 10^5}{p(\text{Pa})} \cdot \frac{273 + T(\text{℃})}{295} \tag{11.7}$$

式中：ρ 和 T 是测量时的气压和温度。

当光子能量很低时,在入口光阑和电离室气体中的光子衰减作用不可忽略,散射光子对电离的贡献、电离室线度限制引起的次级电子在电离室壁中的能量损失以及离子复合损失等因素也需要进行修正,在一般情况下,照射量的公式可表示为

$$X_0 = Q \cdot \prod_j p_j / \rho_0 S_0 L \tag{11.8}$$

式中：$\prod_j p_j$ 是各种修正因子的乘积。

如果静电计给出了自由空气电离室的输出电流 I,则可根据下式计算光子在入口光阑处的照射量率 $\dot{X}_0$：

$$\dot{X}_0 = I \cdot \prod_j p_j / \rho_0 S_0 L \tag{11.9}$$

自由空气电离室的前后端有起静电屏蔽作用的入口窗和出口窗,从入口窗到测量体积前端的距离不得小于次级电子的最大射程,以保证次级电子的积累。用自由空气电离室测量 250keV 以上光子的照射量时,前面窗用空气等效材料制成,用来提供电子积累所需要的物质层厚度。

线度大的自由空气电离室需要较高极化电压,杂散 X 辐射的影响也比较严重,在制作和使用上有很多困难,事实上,能够达到最大射程并与光子束成 90°方向射出的次级电子占的比例很小,因此可以把电离室做得小一些,也不会引起太大的误差。表 11.1 对不同极板间距给出了电子的电离损失百分率。光子能量太高时实际可以做到的自由空气电离室测量大小达不到必需的精度,能量过低的 X 射线吸收修正也很困难,因此自由空气电离室作为一种标准测量仪器限于激励电压在 5~500kV 之间的 X 射线照射量测量。

表 11.1 自由空气电离室中电子的电离损失百分率与极间距离的关系

极间距离/cm	X 射线发生器工作电压(中等过滤)/kV		
	150	200	250
10	1.2	1.6	1.8
14	0.4	0.7	0.8
18	0.2	0.4	0.4
24	0.05	0.1	0.2

11.2.2 指形电离室

目前国内普遍使用的指形电离室最初由英国物理学家 Farmer 设计,后由 Arid 和 Farmer 共同改进设计了 Farmer 型指形电离室,如图 11.6 所示,电离室壁材料为纯石墨,中心收集电极材料为纯铝,极间绝缘材料为聚三氯乙烯 - 氟乙烯化合物(PTCFE),灵敏体积为 $(0.61 \pm 0.01)\text{cm}^3$,中心收集极的直径为 1.0mm,灵敏体积长度为 20.5mm。该电离室能量响应特性很好,可以达到 1% ~4% 范围。

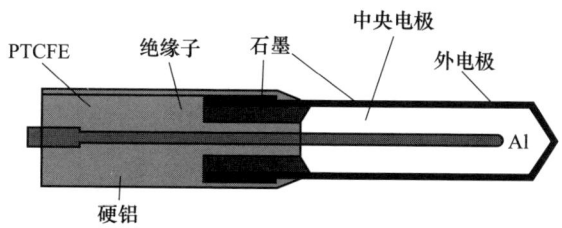

图 11.6　Farmer 型指形电离室

为便于常规使用,指形电离室是依据自由空气电离室原理设计而成,如图 11.7 所示,设想电离室有圆形空气等效材料外壳,中心为充有空气的空腔,气腔包含的体积是收集体积。假定空气等效外壳半径等于辐射在空气中产生的次级电子最大射程,满足介质中电子平衡条件,于是进出空气腔的电子数会相等,可认为与自由空气电离室具有等同功能。

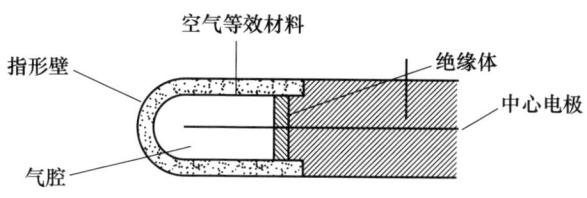

图 11.7　指形电离室结构示意图

空气等效意味着物质有效原子序数与空气有效原子序数相等,由于与空气等效的固体材料密度远大于自由空气的密度,所以达到电子平衡时的固体室壁厚度可远小于自由空气的厚度,这使得电离室可以做得更小,便于日常应用。

例如,对于 100~250kV 的 X 射线,空气等效壁厚度仅为 1cm 时,就可建立起电子平衡。

指形电离室壁材料一般选用石墨材料,对光电吸收的有效原子序数($Z=6.0$)要比空气有效原子序数($Z_{eff}=7.67$)低,石墨内表面涂上导电材料形成一个电极,另一个位于中心的电极使用较低原子序数材料(如石墨、铝)等制成,它作为收集电板,这样空气气腔中的电离电荷来自辐射在室壁中产生的次级电子,由于室壁材料与空气外壳等效,即在指形电离室室壁产生的次级电子数、能谱均与空气电离特征一样。

由于通常用作室壁的材料(石墨、酚醛树脂和塑料)有效原子序数小于空气的有效原子序数,在空气气腔中产生的电离电荷数会少于自由空气电离室中产生的电离电荷数,所以选用的中心收集电极材料有效原子序数会略大一些,以部分补偿室壁材料与空气等效的不完整性,在设计指形电离室时,还应该注意调整收集电极在空腔中的位置及其几何尺寸大小。

11.2.3 外推电离室

外推电离室是一个空腔体积可以改变的平行板空腔电离室,用来测量电子束、β 射线和软 X 射线在物体浅表部位产生的吸收剂量分布,以及各种类型的辐射在过渡区产生的吸收剂量的空间分布。根据测量对象的需要,外推电离室可以由组织等效材料或其他材料制成。图 11.8 是外推电离室示意图,小室和活塞由空气等效塑料制成,它对光子和电子是组织等效的。电离室的入射箔窗很薄,其上加极化电压,活塞表面涂石墨作导电层,其中心部分为收集电极,收集电离室中特定区域内产生的某种符号的离子,由静电计进行测量,活塞导电层的周围部分是保护环,保护环与收集电极处于相同电位,以保证收集电极及其相邻区域与极化电极间的电力线保持平行,便于精密确定电离室收集区域的体积。活塞通过铝制的滑动螺杆与螺旋测微器连接,用来调节电离室两平行电极间的距离 x,控制空腔的体积;在螺杆套上有固定支架,可以把外推电离室固定在待测的辐射场中,还有的外推电离室装有方位调节系统,使用起来非常方便。在入射箔窗的外面还可附加吸收箔,用来改变射线入射到空腔前的吸收层厚度。

第 11 章 物理剂量计

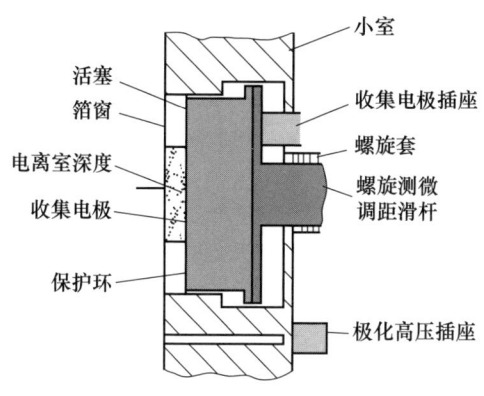

图 11.8 外推电离室

用外推电离室测量 X 射线的吸收剂量时,由于入射窗很薄,在空腔内靠近入射窗处不存在电子平衡条件,在这种情况下空腔理论关系式不能应用。事实上,反映不均匀介质交界面附近吸收剂量变化规律和弱贯穿辐射产生的吸收剂量在介质中的衰减规律,正是外推电离室的主要优点。

设有均匀的辐射束垂直入射到箔窗上,射束的截面积大于外推电离室收集电极的面积,则在空腔气体中深度 x 处的吸收剂量 $D_g(x)$ 为

$$D_g(x) = (W/e)_g \cdot J_g(x) = (1/\rho S) \cdot (W/e)_g \cdot (dQ/dx) \quad (11.10)$$

式中:$J_g(x)$ 是空腔内深度 x 处单位质量气体中的电离电荷;ρ 是空腔气体的密度;S 是收集电极的面积;dQ 是 $x \sim x + dx$ 气体层中的电离电荷,测量外推电离室输出电荷随空腔两极间距离 x 变化的微分曲线,即可根据式(11.10)计算出吸收剂量的深度分布 $D_g(x)$。

图 11.9 是吸收剂量的深度分布 $D_g(x)$ 的分布实例,能量为 20keV 的光子束垂直入射到外推电离室箔窗上,由于带电粒子在空气和箔窗中的初始积累,在 $x=0$ 处吸收剂量 D_g 有个初始值 $D_g(0)$,然后随深度的增加而上升,达到过渡平衡后,初级 X 射线的衰减作用使吸收剂量随深度的增加而下降,近似成为一条直线,该直线外推与纵轴的交点为 $D_g^0(x)$。

外推电离室的活塞对初级辐射起反射层作用,当空腔内气体与活塞介质等效时,$D_g(x)$ 就是有厚反射层条件下介质表面附近的吸收剂量 D_m,而 $D_g^0(x)$ 则表示介质表面达到电子平衡时的吸收剂量值。如果从 x 值大于箔窗中产生的

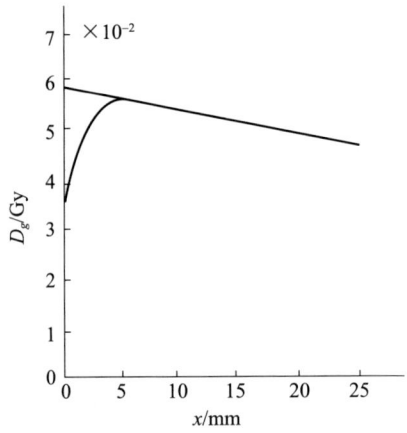

图 11.9 外推电离室对 20keV 光子的微分外推曲线

次级电子最大射程处进行外推,则可消除窗介质影响,其外推值相当无壁电离室的测量结果。

由于测量气体不可能与介质完全匹配,由外推电离室实验测定值 $D_g(x)$,求介质或体模表面下吸收剂量的分布 $D_m(x')$ 时需要进行修正,$x'=x\cdot\rho_g/\rho_m$ 是介质表面相对空腔气体层 x 的等效厚度。外推电离室处理的是边界问题,修正方法与测量条件有关,对于电子束或 β 射线,在无限薄室壁的条件下,有公式:

$$D_m(x') = \overline{S}_{m,g} \cdot D_g(x) \tag{11.11}$$

对于 X 射线,在厚室壁附近,有公式:

$$D_m(x') = \overline{(\mu_{en}/\rho)}_{m,w} \cdot \overline{S}_{w,g}(x) \cdot D_g(x) \tag{11.12}$$

如果是在消除了室壁影响的条件下外推,则对于 X 射线,有公式:

$$D_m(x') = \overline{(\mu_{en}/\rho)}_{m,w} \cdot D_g(x) \tag{11.13}$$

外推电离室活塞可以调节的距离范围有限,需要测量更深部位吸收剂量分布时,可以在入射窗外附加有等效材料的吸收箔,并如上述测定吸收剂量的深度分布曲线。

高能电子束在介质表面附近产生的吸收剂量也会随深度的增加而上升,这主要是由于正碰撞产生的次级电子积累引起的,用外推电离室可以测量电子束照射时,介质表面下吸收剂量的分布,在用外推电离室测量 β 放射源时,由于 β 粒子低能成分在空腔中衰减很快,吸收剂量将会随深度的增加而单调下降。

外推电离室还可以用来测量两种介质交界面附近吸收剂量的分布,如用骨等效材料作活塞头,用肌肉等效材料作外电极,空腔内充以软组织等效气体,这样设计的外推电离室可以模拟测量骨与软组织交界面处吸收剂量的分布。

11.2.4 高压电离室

在环境 γ 辐射调查或宇宙射线测量中,需要测量的辐射水平很低,若用电离法测吸收剂量或吸收剂量率时,电离室体积须做得很大。有人用组织等效材料做了一个体积为 16L 的测量环境 γ 剂量的标准电离室,室壁是 6mm 厚的组织等效塑料,但这种电离室体积太大,使用不方便,为了缩小体积,而又保持必要的灵敏度,可以提高电离室内的充气压力,这就是高压电离室工作原理。

高压电离室一般用 1~3mm 厚的不锈钢作室壁,以承受 $10^5 \sim 4 \times 10^6 Pa$ 的压力,空腔内充高压空气、氮气或氧气,中心有个空心的金属球作收集电极,通过细铜管和绝缘子固定在空腔中心,图 11.10 是高压电离室的示意图。

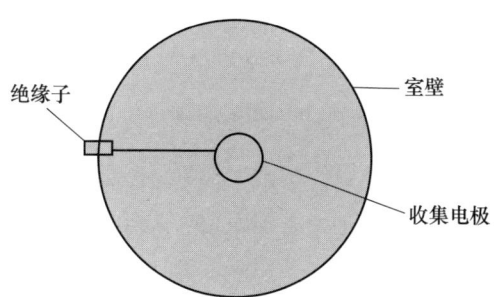

图 11.10 高压电离室的示意图

当空腔内气压极低时,绝大多数电离是由室壁内释放的次级电子引起,这相当于具有厚室壁的小空腔情况,随着内部气压的升高,壁电子产生的电离电荷线性增加,当压力升高到能将壁电子完全阻止在空腔内时,壁电子的电离量即达到饱和值。空腔内释放的电子数与气体压力成正比,次级电子在空腔内的线碰撞阻止本领也与气压成正比,因此在低压时气体内产生的电子电离电荷与气压的二次方成比例地上升,达到某一压力时即超过壁电离的贡献。当气压升高到能将气体中释放的大多数电子完全阻止在空腔中时,气体电子的电离电荷与压力成比例地增加,逐渐过渡到大空腔的情况。壁电子和气体电子产生的总电离则有较宽的随气压线性变化的范围;压力较高时,离子的复合将使收集到的电离电荷小于产生的电离电荷,高压电离室内的电离作用随气体压力的这种变化规律示于图 11.11 中,曲线的形状将因电离室的体积、材料和光子的能量而异,高压电离室与静电计连接,可以测量电离室的输出电流,输出电流随气体压力的变化规律亦如前所述。

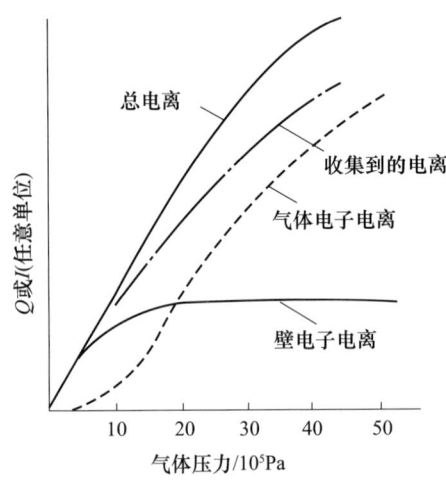

图 11.11　高压电离室中的电离电荷(或电流)与气体压力的关系

氩气的 W/e 值较低,离子复合影响小,这对在高气压下工作的电离室来说是个重要的优点,因此氩气常选作电离气体。钢和氩的原子序数较高,与空气或软组织的有效原子序数相差甚远,测量空气中吸收剂量的能量响应较差,测低能和高能光子的灵敏度均较中能区的高,但不锈钢壁对低能光子的衰减作用能降低对低能光子的响应,对 $h\nu > 700keV$ 的光子,能量响应曲线还是比较平滑的,如图 11.12 所示。充氩气的高压电离室的灵敏度高,对于图中所示的电离室参数,测 $^{137}Cs\gamma$ 放射源的吸收剂量灵敏度可以达到约 $3 \times 10^{-15} A/(nGy/h)$。

第 11 章 物理剂量计

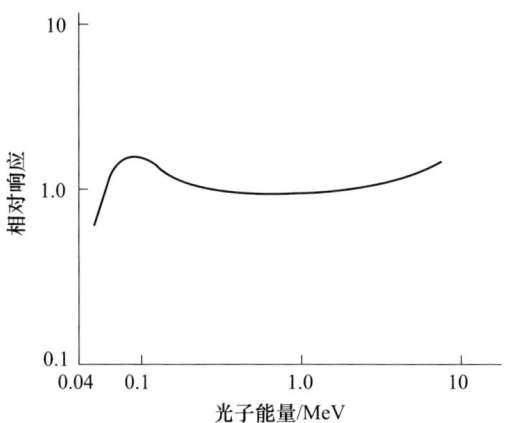

（以 ^{137}Csγ 相对响应为 1，不锈钢壁厚为 2mm，充氩气 2.5×10^6Pa，体积 7.7L）

图 11.12　高压电离室的能量响应曲线

11.3　正比计数器

单个粒子在电离室中产生的电离电荷量很小，当用电子仪器直接测量时，电子线路须具有足够高的放大倍数，良好的稳定性和噪声特性。在正比计数器中，电离粒子产生的初始电离电荷通过气体放大作用被增殖了 $10^3\sim10^4$ 倍，输出电信号比相同空腔和气压的电离室的高得多，很适合于测量单个电离事件，正比计数器只是将电离信号放大了一个固定的倍数，因此用于电离室的腔室理论也一样适用于正比计数器，为了实现气体放大，在正比计数器中要有较高的电场强度，中心丝极须做得很细，这与电离室情况形成了鲜明的对照。在电离室中为保持电场均匀，收集电极较粗，或被做成平行板式的形状。

正比计数器输出的电信号与原初电离成正比，即与单次事件中沉积的能量成正比，可用于测量能量沉积事件的大小和分布，对所有测得的信号求和，即可求得吸收剂量（D）。

11.3.1　无壁正比计数器

要做到固体室壁与空腔气体材料完全等效是很困难的，为了实现在灵敏体积周围次级带电粒子所能达到的范围内介质均匀,最好使用无壁正比计数器,图 11.13 是一个无壁正比计数器示意图,无壁计数器的外面仍有一个外壳壁(图中被剖开的球壳),只是壁到灵敏体积的距离足够大,在灵敏体积区域内能建立起辐射平衡,因而室壁对灵敏体积内形成的电离信号无影响,外壳大小由辐射类型和能量决定,图中处于外壳内的球形栅网是正比计数器边界和外电极,边界上固体物质所占面积不到 10%,各向同性辐射可以有 90% 以上无阻挡地通过栅网而到达灵敏体积;中心丝极类似头发丝直径大小,外面涂有石墨导电层,在中心丝极的端头与较粗导体连接,其电场强度有所减弱。为了消除端头附近电场畸变,丝极被双螺旋线环绕,以保持电场沿整个中心丝极均匀而获得均匀的放大倍数,螺旋线、球形栅网和外球壳均由组织等效材料制成,对于低能光子,C-552 空气等效塑料比 A150 塑料的组织等效性能更好,支撑结构的材料选用乙缩醛均聚物。整个计数器的结构材料避免用金属,以消除能量响应的影响,该计数器用于 20~100keV 的光子线能分布测量。

最近有人发现,在用球形正比计数器测 4keV 左右的特征 X 射线线能分布时,双螺线结构能引起双峰现象而使谱形畸变,当计数器中沉积的能量较大时,虽观察不到双峰,但计数器分辨特性将因此变差。

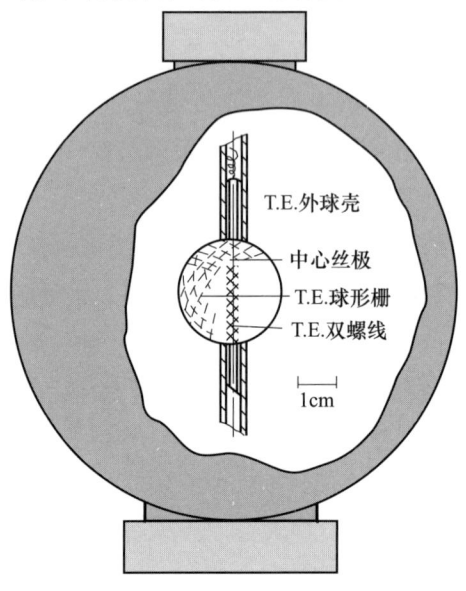

图 11.13 无壁正比计数器剖视图

第 11 章 物理剂量计

正比计数器一般以低气压流气方式工作,可以用厘米级灵敏体积模拟微米级的微观组织,由法诺定理可知,在保持初级辐射场不变和极化效应可忽略的条件下,辐射在物质中的能量转移和沉积决定于辐射穿过的物质层厚度,而与介质密度无关,如果将密度为 ρ 的均匀介质内任意形状的体积元线度 L 扩大为原来的 k 倍,其密度将会变为原来的 $1/k$,而在辐射场保持不变条件下,体积元参数将依以下规律变化。

线度: $L = k \cdot l$
密度: $\rho = \rho/h$
面积: $S' = k^2 \cdot S$
体积: $V' = k^3 \cdot V$
质量: $m' = k^2 \cdot m$
吸收剂量: $D' = D$
穿过体积元的粒子数: $N' = k^2 \cdot N$
单位吸收剂量的粒子数: $N'/D = k^2 \cdot N/D$

其中,加撇的量代表线度改变以后的相应参数。

气体密度比液体(或软组织)密度小 3 个数量级,假如正比计数器在 $10^4 Pa$ 下工作,则直径为 1.0 cm 的正比计数器可以模拟直径为 $1 \mu m$ 的组织球。

将正比计数器的输出信号送到脉冲幅度分析器,可以测出信号谱分布 $N(h)$,它是幅度为 h 到 $h + \Delta h$ 的道内记录的脉冲数,Δh 是分析器的道宽。单次事件在正比计数器中沉积能量 G_1 与脉冲幅度成正比,设比例常数为 c,则有

$$G_1 = c \cdot h \tag{11.14}$$

在直径为 d 的球形正比计数器中,线能 y 表示为

$$y = \varepsilon_1 / L = 3c \cdot h / 2d \tag{11.15}$$

式中:L 是计数器的平均弦长;线能 y 的分布可表示为

$$f(y) = \frac{N(h)}{\Delta h} \cdot \frac{dh}{dy} / \sum N(k) \tag{11.16}$$

式中:$N(h)/\Delta h$ 代表单位脉冲幅度间隔内的计数;dh/dy 可由式(11.15)给出,$dh/dy = 2d/3c$。

因此有

$$f(y) = 2d \cdot N(h) / 3c \cdot \Delta h \cdot \sum N(k) \tag{11.17}$$

这就是利用正比计数器测定线能分布的表达式,由线能分布 $f(y)$ 还可以求出单次事件的比能分布 $f_1(z)$ 以及线能和比能的剂量分布 $d(y)$ 和 $d(z)$ 等。

将单次事件的沉积能求和并除以正比计数器灵敏体积质量 m_g,就得到空

腔气体比能 Z。在事件数足够多并且 m_g 足够小的条件下,该值即等于吸收剂量 D:

$$D = \sum \varepsilon_1/m_g = \sum [c \cdot h \cdot N(h)]/(\rho V) \tag{11.18}$$

如果能量以 MeV 为单位,密度以 $g \cdot cm^{-3}$ 为单位,体积以 cm^3 为单位,吸收剂量以 Gy 为单位,则式(11.8)可变为

$$D = 1.602 \times 10^{-10} \sum [c \cdot h \cdot N(h)]/(\rho V) \tag{11.19}$$

11.3.2　反冲质子正比计数器

反冲质子正比计数器是用含氢的组织等效材料制作的另一类型正比计数器,快中子与其中的氢核发生弹性碰撞可致氢核(质子)获得能量而继续在介质中运动,反冲质子在灵敏体积中发生电离后给出电离脉冲信号,可用来表征快中子在体模中的线能分布 $f(y)$ 和吸收剂量。图 11.14 画出了用于测量快中子吸收剂量的反冲质子正比计数器示意图,计数器中央电极由一根半径为 0.05mm 的不锈钢丝制成,聚乙烯场管用来保持沿金属丝的电场均匀并限制灵敏体积,计数器内壁也用聚乙烯制作,外面附加一层黄铜外壳,空腔内使用流通的环丙烷气体作为工作气体。由于中子不会像光子那么容易与金属发生光电效应,所以中子对金属不是特别敏感,在计数器中引入少量经过挑选的金属,不会影响中子测量过程中要求的材料组织等效性。

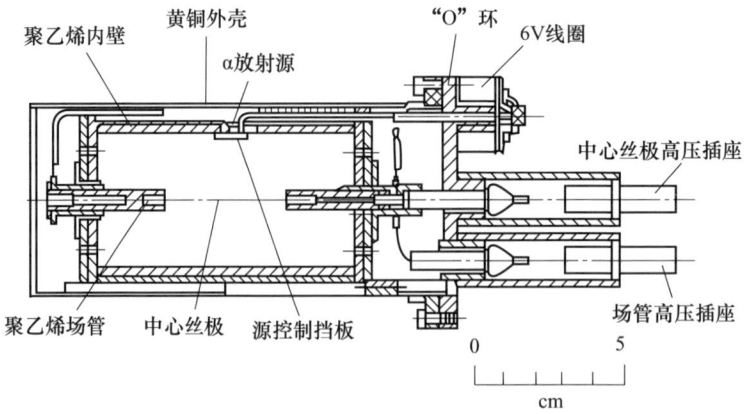

图 11.14　反冲质子正比计数器

测量快中子在聚乙烯壁和环丙烷气体中释放的反冲质子产生的电离信号，即可按式(11.18)计算空腔中的吸收剂量(D_g)，空腔内次级带电粒子主要来自空腔和室壁，由 D_g 计算组织中的吸收剂量(D_{st})时，需要利用包含空腔线度修正因子的腔室理论公式，如果计数器室壁和工作气体选用更好的组织等效材料，如利用 Al50 塑料和带丙烷的组织等效气体，则 $\overline{(S/\rho)}_{w,g}$ 和 $\overline{k_w/k_g}$ 接近 1，在这种情况下组织中的吸收剂量可表示为

$$D_{st} = D_g \cdot \overline{k}_{st}/\overline{k}_w \tag{11.20}$$

式中：$\overline{k}_{st}$ 和 $\overline{k}_w$ 分别是软组织和室壁材料对快中子比释动能因子的平均值。

由于正比计数器的输出信号与辐射粒子的 LET 成正比，当它们产生的次级带电粒子在空腔中的径迹长度相同时，高 LET 的带电粒子能够产生更多的电离事件，因此，用正比计数器测中子吸收剂量时，对 γ 射线有较好的甄别作用，如在 ^{60}Co 放射源的辐射场中，即便 γ 射线剂量率高达 1.0Gy/h 时，也能够利用反冲质子正比计数器测量 Po-Be 中子源产生的中子辐射剂量率。

当然，LET 大而射程短的质子可能与 LET 小但射程大的电子产生相同的输出信号，在进行 γ 射线甄别时，也会损失掉部分低能质子计数，有时需要对计数(或计数率)随脉冲幅度变化曲线进行外推，对被甄别掉的低能质子计数进行修正补偿。反冲质子正比计数器无法区分低能快中子与 γ 射线产生的信号，另外，大于 10MeV 的高能质子与几千电子伏的低能光子具有类似的 LET 值，因此，在对 γ 射线计数进行甄别时必须小心慎重，甄别条件与计数器结构、空腔大小和其中充气压力大小都有关，一般在测量 0.2MeV 到几兆电子伏范围内的中子时，甄别效果比较好。

由于 γ 射线在正比计数器中产生的信号较小，不能像电离室那样用 γ 源刻度法测定中子吸收剂量的灵敏度，为了解决正比计数器测中子吸收剂量的刻度问题，反冲质子正比计数器中有一个释放 α 粒子的 ^{239}Pu 放射源，如图 11.14 所示，该放射源平时被挡板盖住，需要进行刻度时，利用电磁阀将挡板打开，测量 α 粒子产生的脉冲谱峰位高度 h_p，该峰位对应于 α 粒子能量(E_α)为 5.14MeV 时的沉积能量值(ε_1)，由此可求出比例常数 c：

$$c = E_\alpha/h_p \tag{11.21}$$

代入式(11.19)中,可得到吸收剂量计算公式:

$$D = 1.602 \times 10^{-10} \cdot (E_\alpha/h_p) \cdot \sum[h \cdot N(h)]/(\rho V) \quad (11.22)$$

图 11.14 所示的正比计数器不需要在已知中子场中刻度,因而称为测快中子吸收剂量的绝对正比计数器,用正比计数器测中子吸收剂量的不确定性主要来自中子在介质中电离能(W)值的系统误差、测定刻度源峰值脉冲幅度的系统误差和对计数器材料不匹配进行修正时引入的误差,如果细心处理,测组织吸收剂量的总不确定度可以限制在 10% 以内,反冲质子正比计数器具有较好的方向性,除接前置放大器的一侧外,仪器响应基本上是各向同性的,在端部方向附近 150°范围内,针对 Po-Be 中子源,其灵敏度变化不超过 5%。

11.3.3 G-M 计数器

在 G-M 计数器中,电离事件引起气体放电,输出达伏特量级的电压信号,其幅度与计数管中初始能量沉积的多少无关,因此 G-M 计数器不能像电离室和正比计数器那样,将输出信号直接与介质中吸收剂量联系起来,然而 G-M 计数器灵敏度高,成本低,结构多种多样,在多种场合现场辐射监测中获得了广泛的应用。

1. 光子在空气中的碰撞比释动能率测量

G-M 计数器常用于光子辐射场的测量,一般 G-M 计数器有玻璃外壳,玻璃壳内壁中间部分内衬金属材料作阴极,中心钨丝作为阳极,计数管内再充以卤素气体或有机气体,光子在计数管金属内壁上产生的次级电子,进入灵敏体积后能够引起气体电离,通过电极收集电离电荷产生计数脉冲。把入射到计数管灵敏体积内的每个光子产生电离脉冲的概率,称作计数管的探测效率,用 η 表示,一般 G-M 管的探测效率值约为 1%。

设计数管灵敏体积的截面积为 S,则在死时间损失可以忽略的条件下,计数管输出的脉冲计数率(R)定义为

$$R = \phi \cdot \eta \cdot S \quad (11.23)$$

式中:ϕ 是光子的注量率;η 是计数效率,它与光子能量有关。低能光子的光电效应截面大,并随原子序数的增加而急剧增大,相应的计数效率(η)也有同样变

第 11 章 物理剂量计

化趋势,但随着光子能量的增加,η 将出现降低的趋势。

对于 0.3~2.5MeV 的中能光子,在原子序数小于 30 的情况下,质量能量吸收系数随光子能量和原子序数的变化较缓慢,但次级带电粒子能量随光子能量增加而加大,另外,光子在金属中产生的次级电子到达灵敏体积后,引起电离脉冲数目也会增加,于是出现了计数效率(η)与 $h\nu \cdot (\mu_{en}/\rho)$ 成比例增加的现象。由于中能光子质量能量吸收系数(μ_{en}/ρ)值基本与原子序数无关,则计数管的计数效率可表示为

$$\eta = \alpha \cdot h\nu \cdot (\mu_{en}/\rho)_a \tag{11.24}$$

式中:α 是比例常数,$(\mu_{en}/\rho)_a$ 是空气的质量能量吸收系数,将式(11.24)代入式(11.23)即可得到

$$R = \alpha \cdot S \cdot \phi \cdot h\nu \cdot (\mu_{en}/\rho)_a = \alpha \cdot S \cdot \dot{K}_{c,a} \tag{11.25}$$

式中:$\dot{K}_{c,a}$ 是光子在空气中的碰撞比释功率,对于中能光子,式(11.25)表示 G－M 计数器的计数率与空气中碰撞比释动能率成正比。G－M 计数管的比例因子 $\alpha \cdot S$ 可通过 γ 放射源(^{60}Co 或 ^{137}Cs)刻度求得。

当然,所谓正比关系是相对精度要求不高的场所监测而言,以 ^{60}Co 放射源的 γ 射线相对灵敏度为 1,图 11.15 中给出了以铝、铜和铅作阴极材料的 G－M 计数管,测定空气中碰撞比释动能率的能量响应曲线。可以看到,用铜作为阴极的 G－M 计数器,在测量光子在空气中的碰撞比释动能率时,介于 0.3~2.5MeV 范围内的光子能量响应与平均值偏离不超过 18%;对于低能区的光子,因光电效应使以重金属作阴极材料的 G－M 计数器灵敏度急剧上升,为此若将计数管装在一个小盒子里或者附加一些金属材料作过滤片,减少低能光子打到计数管壁上的概率,降低其能量依赖性后,可使能量响应的平滑部分向低能端扩展到 30keV 处。实际使用的 G－M 计数管都有一个玻璃外壳,低能端响应并不像图中显示的那样严重,当光子能量很低时,计数管的自吸收将使灵敏度下降甚至被截止。另外,计数管响应还具有方向依赖性,当光子方向与计数管轴向平行时的灵敏度最低。

G－M 计数管比电离室或正比计数器更灵敏,适合于低水平辐射测量,不适于高水平辐射测量。由于 G－M 计数管的死时间较长,在计数率高时需要进行

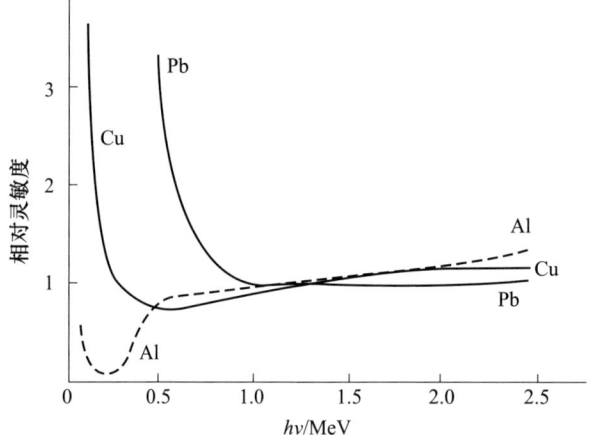

图 11.15　G-M 计数器测量 $\dot{K}_{c,a}$ 的能量响应

修正,在高剂量辐射场中,会发生计数"阻塞"致 G-M 计数管无响应现象,而被误认为不存在辐射。当使用 G-M 计数器对高辐射水平的场所进行辐射监测时,要在进入现场前打开仪器,随时观察仪器仪表指示的变化,进行分析判断,避免发生阻塞无响应报警现象。

根据测量到的空气中碰撞比释动能,不难求出空气和人体组织中的吸收剂量,这一点已在前面已经介绍,在此处不再赘述。

2. 中子-γ 辐射混合场中 γ 组分吸收剂量的测量

G-M 计数管对中子不灵敏,可用于中子-γ 辐射混合场中 γ 射线剂量的测量。在不含氢的 G-M 计数管中,中子所致重反冲核产生的大电离事件也只能产生一个计数脉冲,与 γ 射线测量相比,中子产生一个脉冲信号消耗的平均能量大;另外随着中子能量增加,碳与组织的中子比释动能因子越来越近,以石墨作室壁材料的电离室对能量大于 4MeV 的中子响应并不低。例如,石墨/空气电离室对 15MeV 中子的相对灵敏度 k_u 达 40%,中子比释动能因子随原子序数增加有降低趋势,如用铜、铁、铬等材料制作的 G-M 计数管的中子灵敏度很低,对直到 15MeV 中子的相对灵敏度不超过 0.5%,而中能 γ 射线与物质作用截面基本上与原子序数无关。因此,G-M 计数管对中子甄别效果比无氢电离室要好很多。

与空气等效电离室的能量响应相比,G-M 计数管对 γ 射线的能量响应较差。特别在对低能光子进行辐射测量时,为了改善能量响应,可以在 G-M 计数管外边再包一层锡、铅和铝等材料的过滤片,之后在过滤片上钻些小孔,防止更低能量光子被完全屏蔽掉而不产生计数。

11.4 半导体剂量计

因半导体材质灵敏体积很难精确测定,半导体剂量计一般不能用于辐射剂量的绝对测量,需要先用标准剂量计或标准辐射场校准,得到刻度曲线后进行相对测量。

11.4.1 结构和工作原理

半导体探测器使用半导体材料(固体)作为灵敏介质对电离辐射进行剂量测量,因其工作原理与气体电离室类似,也被称为固体电离室。最典型的用于剂量测量的半导体剂量计是 PIN 型半导体探测器,PIN 型半导体探测器是指 P 型半导体和 N 型半导体直接接触(接触距离小于 10^{-7} cm)所形成的探测器,其结构如图 11.16 所示。此外还有些新的半导体器件可供使用,如半导体 PN 结和金属氧化物场效应管(MOSFET)。半导体 PN 结既可用作剂量计,也可用作粒子探测器。

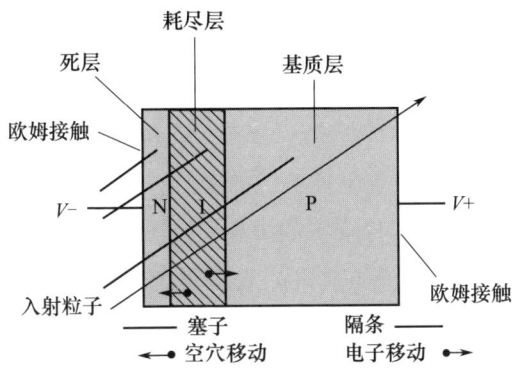

图 11.16　PIN 型半导体探测器

因 PIN 结区载流子很少,电阻很高,又称为耗尽层、势垒区或阻挡层。加在探测器两端的电压主要降落在结区,形成强电场,但结区的高电阻使得其中基本无电流流过(仅有微弱的反向漏电流)。带电粒子进入结区后,因电离产生电子—空穴对,电子—空穴对在外电场作用下,分别向两个电极漂移,从而在输出回路中形成脉冲信号,信号幅度与入射粒子在结区的能量损失成正比,如果入射粒子能量全部消耗在结区,则通过测量信号脉冲幅度,即可以测定入射粒子的能量,并实现介质中辐射剂量的测量,这就是半导体探测器的基本工作原理。

11.4.2 主要特征参数

半导体 PIN 结在脉冲工作方式下,不仅能提供辐射粒子注量和能量信息,还能给出辐射粒子时间特征等其他信息,主要特征参数有反向电流、能量分辨率、本征探测效率、温度敏感性等。

1. 反向电流

反向电流是指探测器加上一定电压后,在没有粒子入射时其内部流过的电流,一般包括 3 个方面:①结区内部因热激发产生的体电流,它与结区体积大小、结区内电子—空穴对产生率有关;②由于电子、空穴的扩散而形成结区扩散电流;③还与半导体表面吸附的金属离子和水蒸气特性有关,存在半导体表面漏电流,可达 mA 量级,因此要保持探测器表面干燥、清洁。

探测器的反向电流直接决定了其噪声水平,性能好的金硅面垒探测器,反向电压为 100V 时的反向电流仅在 μA 量级以下,常用半导体探测器一般不会超过 10μA,半导体剂量计反向电流决定了剂量测量下限。为提高探测器性能,降低温度对减小反向电流十分有益。

2. 能量分辨率

由于入射粒子能量损失与电离产生的电子—空穴对数目都存在统计涨落,这决定了半导体探测器能量分辨率的限值(本征能量分辨率)。来源于电荷灵敏放大器的电子学噪声、电子与空穴的复合等因素都会影响能量分辨率,这些影响与射线信号叠加在一起,会使谱线展宽致分辨率变差,噪声越大分辨率越差。反向电流涨落也会引起在半导体探测器内产生噪声,一般可通过降低探测器温度来降低反向电流,减小噪声引起的谱线展宽,因此为提高探测器灵敏度,提高剂量测量精度,有时把谱仪电荷灵敏放大器也作为冷却对象。

3. 本征探测效率

探测器对辐射粒子探测效率的极限值,称为本征探测效率。因半导体探测器几乎无窗,只要粒子能量不是很低,对带电粒子的本征探测效率几乎可以达到100%,但是低能带电粒子在半导体探测量中产生的脉冲幅度,有时可能比噪声脉冲幅度还低,如果使用甄别器消除噪声脉冲,会丢失一些低能带电粒子产生的脉冲信号。与气体探测器相比,虽然半导体探测器测量低能电子的效率较低,但测量高能量γ射线的效率要高许多。

4. 温度敏感性

半导体探测器对温度很敏感,温度升高时,热激发会使其反向漏电流增大,致噪声增加,进而半导体探测器性能下降,所以需要在测量过程中,降低半导体探测器的温度。

11.4.3 剂量响应

半导体剂量计一般工作在累积电流模式下,其输出电流 I 和吸收剂量率 dD/dt 的关系为

$$dD/dt = (I/m) \cdot (W/e) = (I/S \cdot d \cdot \rho) \cdot (W/e) \quad (11.26)$$

式中:ρ 为半导体密度;W 为射线在半导体中产生一个电子—空穴对所需的平均电离能;S 为剂量计有效面积;d 为半导体中收集体积的厚度,叫耗尽层厚度(灵敏层厚度)。半导体耗尽层厚度与所加电压、工作条件等都有关系。半导体探测器的收集体积大小随工作电压改变,比较难以进行绝对测量,一般用于吸收剂量的相对测量。

除了 PIN 型半导体外,许多其他半导体也可用于剂量测量,如剂量测量中使用越来越多的金属氧化物场效应管,如图 11.17 所示,也可通过将半导体组合来实现剂量测量,如在半导体中加入含氢物质后,可以实现中子剂量测量。

电离辐射照射 MOSFET 后使其漏电流、击穿电压和阈值电压均发生变化,利用阈值电压的变化,即可实现辐射剂量测量。在辐射场中 MOSFET 阈值电压会发生负向漂移,且随照射累积剂量增大而增大,利用这种剂量累积效应可实

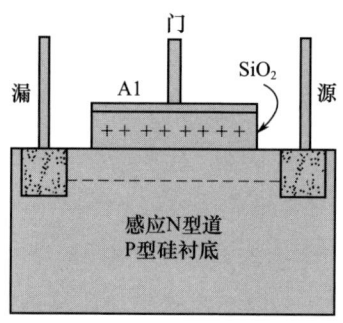

图 11.17　金属氧化物场效应管

现辐射累积剂量测量,阈值不仅与辐射剂量有关,还与 MOS 结构有关,半导体剂量计中的 MOS 应有 μm 量级厚的栅氧化层。不同 MOSFET 辐射剂量与相对负向漂移的变化趋势不同;另外,当累积剂量增加到一定程度时,相对负向漂移不再增大。将辐照后的 MOSFET 剂量计在低温条件下退火,阈值电压可恢复到辐照前水平,可重新使用。半导体剂量计对粒子的响应与其能量有关,图 11.18 所示为 RD-98 剂量计对 X 射线的能量响应曲线。RD-98 剂量计由陶瓷封装的硅光二极管半导体并采用滤片补偿法制成,其灵敏区面积为 $1.6mm^2$、峰灵敏波长为 560nm、最大暗电流为 10pA、上升时间(负载电阻 1kΩ)为 0.5μs、端电容是($f=10kHz$)200PF、工作温度在 10~600℃。

半导体剂量计的能量响应取决于介质材料与辐射粒子之间的相互作用,另外也与半导体入射窗、灵敏体积、灵敏区形状有关。辐射粒子沿不同方向入射至半导体时,在半导体窗和死层沉积的能量不同,因此半导体探测器的响应也有方向性,如图 11.19 所示。

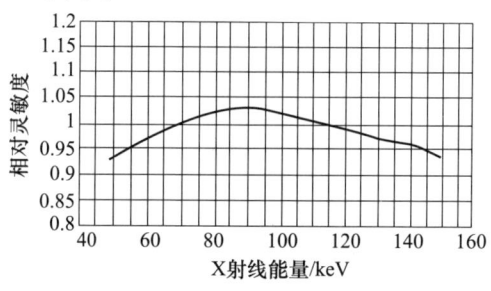

图 11.18　RD-98 剂量计对 X 射线的能量响应

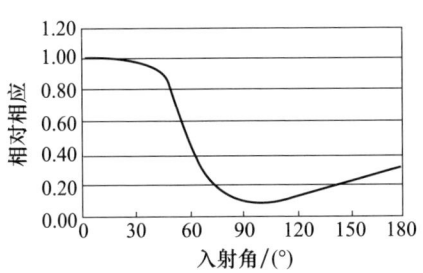

图 11.19 RD-98 剂量计的方向响应

辐射粒子照射半导体后,会造成其中部分原子离开正常晶格位置,形成晶体缺陷,这些晶体缺陷会形成俘获中心使载流子寿命降低,致半导体收集到的电信号减弱,特别是中子引起的损伤效应尤其强烈,要比 γ 射线要大 3 个数量级,可以利用中子对半导体的损伤效应,实现中子辐射剂量测量。利用硅二极管电导率在辐射场中变化特性,可以实现辐射剂量的测量,在测量过程中,需要对辐射效应衰减进行校正,考虑到损伤效应会随时间自行修复,照射后的硅二极管应进行快速测量;另外,半导体电导率对温度敏感,测量前后的温度尽量保持一致,硅二极管经过高温退火处理后,可再次使用。硅二极管对能量比较高的中子响应比较平坦,而对低能中子响应会迅速降低。硅二极管可用于 0.1~10Gy 范围内的中子剂量测量,精度可达 0.1Gy。

半导体剂量计平均电离能要比气体小 1 个数量级,而其密度比气体大 3 个数量级,这使得其体积可以做得很小,加之能量分辨率高、线性范围宽、脉冲上升时间快的特点,在剂量测量过程中可以实现实时测量,提供辐射场的空间实时剂量分布信息。半导体探测器广泛应用于能谱测量,主要缺点是抗辐射性能差,输出脉冲幅度小,性能随温度变化大。

11.5 闪烁剂量计

闪烁剂量计是利用射线与物质相互作用时,引起原子(或分子)激发而发光的现象实现剂量测量的辐射探测器。与气体探测器相比,闪烁剂量计分辨时间短、探测效率高,是目前使用最广的核辐射探测器之一。

11.5.1 工作原理

闪烁剂量计的结构主要由闪烁体、光电倍增管和电子学仪器三部分组成，通常闪烁体、光电倍增管和前置放大器一起装在避光暗盒中，称为探头。入射粒子进入闪烁体使其原子、分子电离和激发，受激的原子或分子退激时便放出光子，这些光子再被收集到光电倍增管光阴极，在光阴极上发生光电效应而产生出光电子，光电子受极间电场作用加速射向第一打拿极，由于打拿极电子的放大作用，会在其中产生出更多次级电子，这些电子在后面各打拿极上重复这种电子倍增过程并产生更多的 n 级倍增电子，所有这些电子最后被收集到阳极上，最后形成电流脉冲或电压脉冲，若将这些脉冲信号输入电子学仪器进行放大、记录和分析，就可以获得辐射场中剂量和其他辐射量信息，这就是闪烁剂量计的基本工作原理，如图 11.20 所示。

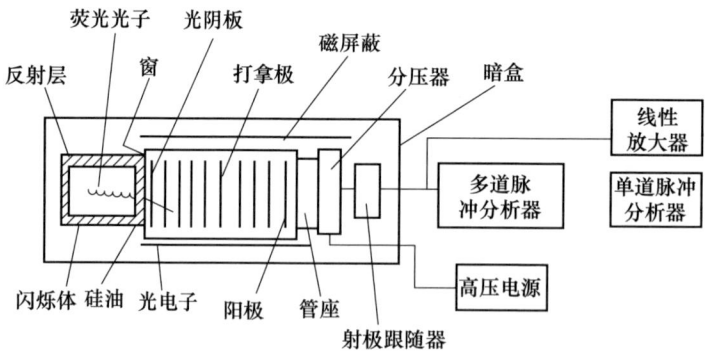

图 11.20　闪烁剂量计结构示意图

11.5.2 特性参数

在射线作用下能够发射荧光的物质，称为闪烁体，它具有固体能带结构，固体物理学认为：单个原子能级是分立的，在大量原子组成的固体材料中会形成能带结构，被价电子占据的能量最低状态为价带，价带中电子获得动能后可以跃迁至导带，但在导带和价带之间存在不允许电子出现的禁带。当固体中有杂质原子(如 NaI、CsI 晶体中的 Tl，ZnS 晶体中的 Ag 等)存在时，在禁带中会形成一些孤立的能级(俘获中心),俘获中心起到波长转换的作用,使晶体发出波长在可见光(或紫外)范围内的光子,如图 11.21 所示。闪烁体可分无机闪烁体和有机闪烁体两类,常用无机闪烁体有 ZnS(Ag)、NaI(Tl) 和 CsI(Tl),20 世纪 70 年代研制成功锗酸铋($Bi_2Ge_2O_7$)单晶体;有机闪烁体大都是有苯环碳氢化合物,主要有 3 种:塑料闪烁体、液体闪烁体、蒽晶体。

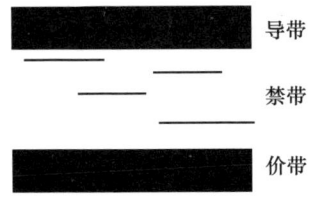

图 11.21　固体能带结构及发光原理

1. 发光光谱

在射线作用下,不同闪烁体发射的荧光波长不同,即使同一闪烁体发射的荧光也是连续带状谱,称为发光光谱。每种闪烁体都有 1 种或 2 种波长的光占优势,这种光是闪烁体发射光谱的主要成分,称为最强波长,如 NaI(Tl) 的最强波长为 415nm。为此,要针对不同闪烁体,匹配最佳光谱响应特性的光电倍增管光阴极,以使更多荧光光子转换成光电子。

2. 发光效率

发光效率是指闪烁体吸收射线能量后,射线能量转化为光能的百分比,常用绝对闪烁效率和相对发光效率来描述。绝对闪烁效率是在一次闪烁事件中,闪烁体所发射的光子能量与它吸收射线的能量比值;相对发光效率是射线在两种不同闪烁体中损失相同的能量时,它们输出脉冲幅度或输出电流的比值,通常以蒽晶体作为标准,规定其发光效率为 1,其余闪烁体相对于蒽晶体的发光效率,即为相对发光效率。在能谱测量中,还要求发光效率在相当宽的能量范围内保持不变,以保证谱仪有良好的线性能量响应。显然发光效率越高、线性越好的闪烁体,越有利于低能、低水平放射性的测量。

3. 发光时间

发光时间包括脉冲上升时间和衰减时间,上升时间很短,一般可以忽略,而衰减时间通常小于 10^{-9}s。闪烁体吸收射线能量后,受激原子(或分子)退激时,

发射的光子数平均值 $N(t)$ 随时间按指数规律增加,用公式表示为

$$N(t) = N_0(1 - e^{-t/\tau}) \tag{11.27}$$

式中:$N(t)$ 为 t 时刻发射的光子数平均值;N_0 为所能发射的光子总数;τ 为发光衰减时间。当 $t=\tau$ 时,$N(\tau) = N_0(1 - e^{-1}) = 0.63N_0$,可知 τ 的物理意义是受激后的闪烁体原子(或分子)发射全部光子数的63%所需要的时间。当 $t=4\tau$ 时,$N(4\tau) = N_0(1 - e^{-1}) = 0.98N_0$,即表明经过 4τ 后,发射的光子数已经很接近 N_0 了(占98%)。由此可见,τ 值越小,发光时间就越短,也即光子发射越是集中。若用发光强度(单位时间发射的光子数)$I(t)$ 表示闪烁体发光的衰减特性,则发光强度随时间变化的规律为

$$I(t) = -dN/dt = (N_0/\tau) \cdot e^{-t/\tau} \tag{11.28}$$

显然,经过时间 τ 后,发光强度(或脉冲幅度)下降到最大值的 $1/e$。

4. 其他特性参数

用作核辐射探测的闪烁体,还应具备较高阻止本领、良好光学均匀性与透明度、耐辐照、耐冲击等优点。任何闪烁体不可能同时满足所有要求,只能根据测量需要加以选择。

11.5.3 常用的闪烁体

任何闪烁体各有优缺点,在实际中应根据测量要求,进行选择时主要考虑的因素有:①待测射线种类、能量和强度,所选闪烁体最好只对待测量的射线灵敏,以便有效地排除其他射线干扰。如测量 α 射线时,一般用 ZnS(Ag)晶体或 CsI(Tl)晶体;测 β 射线、中子时用塑料闪烁体或液体有机闪烁体;对低能 X 射线、高能 γ 射线测量,可用锗酸铋(BGO)晶体;对中、低能 γ 射线,则用 NaI(Tl)较好。②所选闪烁体要对被测射线具有较高的阻止本领,以便使射线的能量尽可能全部损失在晶体中。③所选闪烁体要有较高发光效率、良好透明度、较小折射率,使射线能量更多地转化成光子,并尽量收集到光电倍增管的光阴极上。④闪烁体发光谱应与光电倍增管响应相匹配,以获得高的光电子产额。⑤在时间分辨计数或短寿命测量中,应选发光衰减时间短、能量转换高的闪烁体。⑥有时需要考虑闪烁体的价格因素。表11.2 中列出了几种主要无机闪烁体材料特性。

第11章 物理剂量计

表 11.2 几种常用闪烁体材料特性

	CdZnTe	CdWO$_4$	LaCl(Ce)	^{6}LiI(Eu)	NaI(Tl)	CsI(Tl)	BGO
密度/(g/cm^3)	6	7.9	3.86	4.08	3.67	4.51	7.13
时间常数/μs	0.1~0.2	14	0.025	1.2	0.23	1	0.3
光输出 K/(ph/MeV)		27	36	15	40	53	8
温度漂移/(%/℃)	0.01	0.01	0.1	0.3	0.1	0.13	
有效原子序数	48.5	65	59.5	53	50	54	75
发光峰值/nm		475	335	475	420	550	480
能量分辨(^{137}Cs)	2.5	6.6	4.2	7.5	6.7	6.1	
能量分辨(^{241}Am)		21	13.6	21	10.4	13.7	
折射率		2.3			1.85	1.79	2.15
中子灵敏度	No	No	No	高	No	No	

注:表中 No 的意思是对中子不灵敏,不可以用于中子测量

1. 碘化钠

碘化钠 NaI(Tl)使用元素铊(Tl)作为激活剂,这是一种密度为 3.67g/cm^3 的透明单晶体,它含有高原子序数的碘,对光子有较高探测效率,且发光效率、透明度都很好,发光光谱峰位在 420nm,与光电倍增管的光谱响应能很好匹配。NaI(Tl) 对 ^{137}Cs 的 0.662MeV 的 γ 射线分辨率可达 7% 左右。其缺点是易潮解,久置于空气中会发黄变质,通常密封包装,不用时放在干燥器中。

2. 碘化铯

碘化铯 CsI(Tl) 是一种透明单晶闪烁体,密度为 4.51g/cm^3,发光光谱峰位在 580nm,对 γ 射线的探测效率很高,薄片状 CsI(Tl) 单晶还适合于强 γ 辐射场中测量 α 射线和低能 X 射线。碘化铯机械强度大,不易潮解。其缺点是能量分辨率比 NaI(Tl) 差,价格昂贵。

3. 硫化锌

硫化锌 ZnS(Ag) 是一种多晶粉末闪烁体,密度为 4.1g/cm^3,发射光波长介于 400~600nm,发光光谱峰位在 450nm,通常把它敷在有机玻璃片或直接敷在光阴极上使用。ZnS(Ag)粉末阻止本领大、发光效率高,对重带电粒子的探测效率几乎达 100%,对 γ 射线和 β 射线灵敏度变差,可用于强 γ 或 β 本底下的重带电粒子测量,若将 ZnS(Ag)粉末与有机玻璃粉混合,热压成圆柱形闪烁体,

可用于快中子的测量,还可以把 ZnS(Ag)、甘油和硼酸混合,压制并密封在玻璃铝盒内测量慢中子。ZnS(Ag)的缺点是不易制成大晶体、透明度差。

4. 锗酸铋

锗酸铋($Bi_4Ge_3O_{12}$)简写为 BGO,它是一种不含激活剂的纯本征晶体,其优点在于:①原子序数高($Z_{Bi}=83$)、密度大($7.13g/cm^3$),γ 射线吸收系数为 NaI(Tl)的 2.5 倍,是目前探测效率最高的一种闪烁体;②发光波长介于 350～650nm,最强波长在 480nm 处,与光电倍增管能很好地匹配;③化学性能稳定,透明度高、机械强度好、不潮解。BGO 的缺点是发光效率低,为同尺寸 NaI(Tl)的 8%～14%,对低能 γ 射线分辨率比较差,主要用于测量低能 X 射线和高能 γ 射线(或电子)。

5. 蒽晶体

蒽晶体是密度为 $1.25g/cm^3$ 的芳香族化合物,发光谱峰位在 440nm,蒽晶体是发光效率最高、含氢量多的有机晶体,适合于 β 粒子和中子的测量。蒽晶体缺点是有效原子序数低、价格昂贵、易于爆裂。

6. 塑料闪烁体

塑料闪烁体由乙烯 + 对联三苯 + POPOP 聚合而成,其优点是透明度好、发光衰减时间短、性能稳定、耐辐射性强、制作简单、价格便宜、可用于各种辐射粒子探测。塑料闪烁体的缺点是能量分辨率差,不能在高温下使用。

7. 液体闪烁体

液体闪烁体又称闪烁溶液,由溶剂和溶质组成。溶剂吸收辐射能、溶解样品,溶质接收溶剂吸收的能量并产生荧光。为了与光电倍增管和光谱响应相匹配,有时需加入第二溶质进行波长转换,第一溶质称发光剂,第二溶质又称波长转换剂。目前常用溶剂是芳香族化合物(如甲苯、二甲苯等),但因大多数溶剂都不是有效闪烁体,常加入有效的闪光物质(如对联三苯和 PBD)作为第一溶质,溶剂分子接收能量而被激发以后,很快地将激发能传给第一溶质使其分子激发,受激的溶质分子退激时发射荧光而回到基态,还有部分能量通过非辐射过程释放。第一溶质发出的荧光几乎可被第二溶质全部吸收,而后发出第二溶质光谱的荧光,如用二甲苯作溶剂时,可用 PBD(发光波长范围为 350～400nm)和 POPOP(所发荧光波长为 420～480nm)分别作为第一溶质和第二溶质使用。

液体闪烁体发光效率受其配方影响很大,一般通过实验选择最佳配方比例,也可直接采用经验配方比例。液体闪烁体的突出优点是可将放射性样品直接溶于闪烁液中,构成 4π 立体角接触,计数效率很高,有利于 ^{3}H 和 ^{12}C 等低能 β 射线发射体的测量;液体闪烁体缺点是有一定毒性,操作时需注意安全,同时还存在猝灭效应使效率降低,因此实际测量中需作猝灭校正。

11.5.4 光电倍增管特征参数

光电倍增管(PMT)是一种光电转换器件,其作用是将闪烁体发射的微弱光信号转变为放大的电信号。PMT 外壳常为玻璃,管顶的光阴极是光电转换部件,管中按一定方式排列着打拿电极,紧挨光阴极的为第一打拿极,其余的依次为第二、第三、……打拿极,位于最末打拿极后面的阳极用于收集电子,从阳极可以引出电流或电压信号。管内各打拿极上电压通过分压电阻分配,并使加在各打拿极上的电压依次递增,以使前一级来的电子能得到加速并增殖,图 11.22 为 PMT 信号转换和放大的示意图。

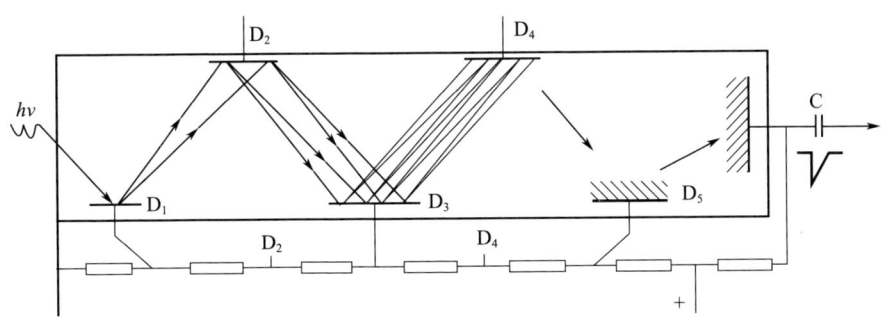

图 11.22 光电倍增管上信号转换和放大示意图

为了使闪烁体发出的荧光有效地被光阴极收集,常在两者之间加入反射层、光导和耦合剂等,构成光学收集系统,反射层的作用是把闪烁体中向四周发射的荧光,尽可能多地收集到光电倍增管的光阴极上,常用反射层材料有 MgO、TiO_2 等,或将闪烁体表面打磨成磨砂状以提高光的反射效果,如图 11.23 所示。

闪烁体与 PMT 直接耦合时的光传输最佳,但在实际应用中,光阴极形状、表

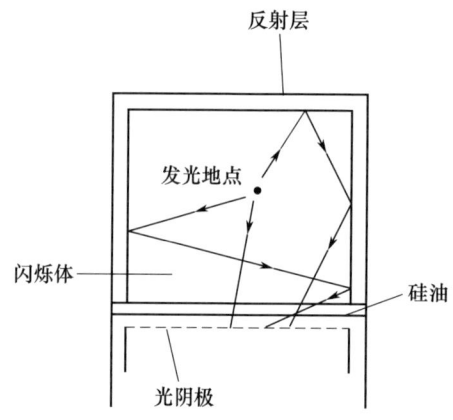

图 11.23 闪烁体的收集系统

面积与闪烁体可能匹配不好,或为减小 PMT 材料中放射性杂质在闪烁体中产生本底,致使闪烁体与 PMT 之间存在一定距离,而不能把闪烁体产生的荧光有效地传递给光阴极,为此需要在缝隙插入光导,光导透射率必须非常高,常用的光导是利用有机玻璃、石英玻璃及聚苯乙烯,再切割成圆柱形、长丝形、锥台形等各种形状,或直接采用空心金属圆筒、玻璃纤维作为光导,各种光导透射率与入射光波长、光导长度有一定关系,故应根据应用情况加以选择。加入光导之后,再使用光学耦合剂填充光导与闪烁体、光阴极接触处之间缝隙,减少交界面上发生的全反射,把闪烁体发出的荧光有效传给光阴极,光学耦合剂应该无色透明,无腐蚀性,光折射率与玻璃、晶体折射率相近,常用的光学耦合剂有硅油、硅脂和甘油等。

光电倍增管可分为"非聚焦型"和"聚焦型"两类,如图 11.24 所示。聚焦型又可分成环状聚焦型和直线聚焦型两种,打拿极都呈瓦片形,聚焦型光电倍增管还包括近网式、微通道板、混合型等,聚焦型光电倍增管的打拿极之间存在强聚焦电场,电子在其中的飞行时间较短、时间响应快,适合时间参数测量;非聚焦型可分成百叶窗式和盒栅式,百叶窗式的打拿极由窄长薄片排列成"百叶窗式",打拿极前面装有屏蔽网,以阻止电子返回到发射电子的打拿极,这类管子暗电流特性好、平均输出电流大、脉冲幅度分辨率较好、时间响应差,适用于闪烁能谱测量。

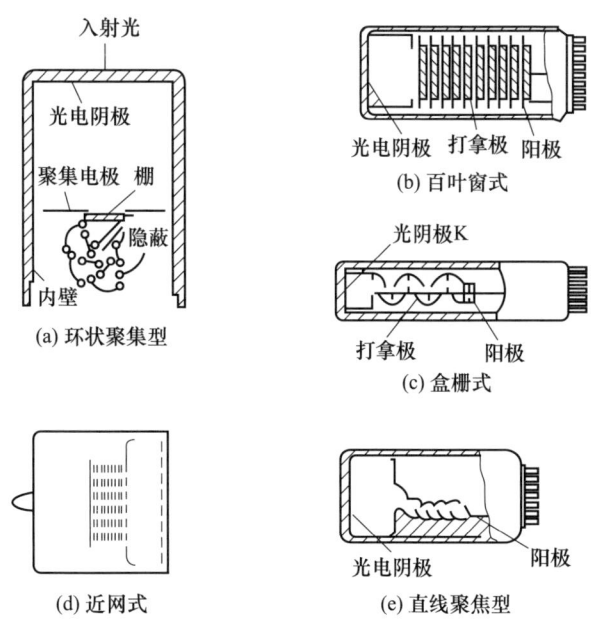

图 11.24 光电倍增管的类型和结构

光电倍增管是一种光敏感器件,使用时必须注意以下几点:①避光保存,长期暴露在自然光中会使暗电流增大,使用前应在暗室内保存24h;②PMT工作时严禁打开暗盒,同时注意疲劳效应;③PMT外壳为玻璃材料,必须轻装轻放以免碎裂造成损失。

1. 放大倍数与光阴极光谱响应

放大倍数定义为阳极上收集到的电子数与光阴极发射的电子数之比,它是PMT的重要参数。

光阴极受光照射后发射光电子的概率与入射光波长的关系,称为光谱响应。长波端的响应极限受光阴极材料性质的限制,短波端的响应主要由入射窗材料对光的吸收决定,光谱响应曲线随光阴极材料、窗材料及工艺而异,因而对特定型号PMT一般给出典型光谱响应。

2. 灵敏度

用入射光通量为 1 流明(lm)、色温为 2856K 的白炽钨丝灯光照射光阴极时,光阴极上产生的电流大小,定义为光阴极灵敏度,单位为微安/流明($\mu A/lm$),有时会给出蓝光灵敏度、红光灵敏度、紫外光灵敏度等。

阳极光照灵敏度为光阴极上入射1lm光通量时,阳极输出的电流值(单位为A/lm或mA/lm),实验表明当入射光通量从10^{-13}lm增大到10^{-4}lm时,阳极电流是线性增大的,如入射光通量太大,阳极电流就会偏离线性出现饱和,放大倍数下降。

3. 光电倍增管的时间特性

PMT光阴极发射的光电子经过多级打拿极倍增,最后被阳极收集,该过程所需要时间称为PMT的渡越时间。由于光阴极和打拿极发射的电子在时间上是随机的,且各电极发射的电子初速度也不相同,因而所有电子并不同时到达阳极,即电子渡越时间有一定范围,这就使得阳极上输出的电流脉冲(或电压脉冲)出现一定宽度,PMT的这种时间性通常用脉冲上升时间、下降时间、响应宽度和时间分辨本领等参量来描述。脉冲上升时间是指用闪光时间极短的光源(δ函数光源)照射光阴极时,输出脉冲从前沿峰值的10%上升到90%所需的时间,而下降时间则为从脉冲后沿峰值的90%下降到10%所需的时间。PMT脉冲的半宽度就是脉冲的响应宽度,如图11.25所示。时间分辨本领又称渡越时间分散,它在时间测量中是重要特性参量,定义为用δ函数光源多次重复照射光阴极时,渡越时间概率密度分布的半宽度。

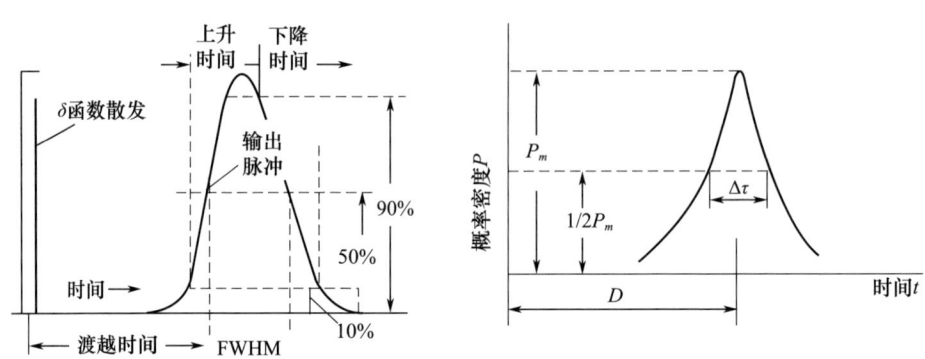

图11.25 光电倍增管的输出脉冲时间特性及其渡越时间离散δ→10%,50%,90%

4. 暗电流

光电倍增管在特定工作电压下,无光照时所产生的阳极电流称为暗电流,暗电流主要由光阴极和前几级打拿极的热电子发射,以及电极间绝缘材料的漏电引起,因暗电流的存在而在阳极输出端产生的脉冲称为本底脉冲,暗电流与工作电压、放大倍数、环境温度均有关。平时一般只给出 PMT 暗电流大小,但暗电流小并不等于暗计数少,测量低能射线时,必须采用符合技术或降低温度等措施减少暗电流。

5. 稳定性

稳定性是指 PMT 各参数随时间的变化率,稳定性是 PMT 很重要的一个指标,与工作电压、阳极电流、辐射强度、环境温度等因素都有关,性能良好的 PMT 经过数小时预热后能稳定工作,阳极电流的最大变化不大于 5%。

6. 本征探测效率

射线进入闪烁体后,通过射线与物质相互作用将能量沉积到闪烁体内,沉积的能量中只有一部分转换为光子形式的能量,发光能量与沉积能量的比值,称为闪烁体的本征探测效率,用符号 η 表示,一般闪烁体 η 值约为 10%。

$$\eta = E_L/E_d = h\nu/W \quad (11.29)$$

式中:E_d 为辐射粒子沉积的能量;E_L 为闪烁光子总能量;W 为在闪烁体内平均产生一个光子射线所消耗的能量(30~60eV),取决于射线类型、闪烁体性质;与闪烁体发光光谱有关,产生的光子平均能量($h\nu$)在 3eV 左右。

由于受闪烁体传输性质、折射率、光导和反射层性质等因素影响,在良好耦合情况下,闪烁体发出的光仅有一部分(约 1/3)能到达 PMT 光阴极上,而到达光阴极的光子中,约 15% 的光子能打出光电子,最后被打拿极收集的光电子也只是部分光电子,这样下来,产生一个光电子所需要的能量估计可达 400~600eV。闪烁剂量计测量射线剂量时还存在能量响应问题,图 11.26 是塑料闪烁体的能量响应。

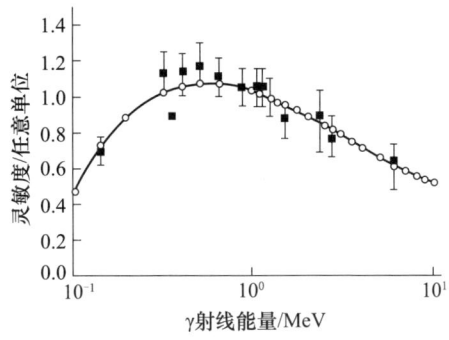

图 11.26　塑料闪烁体能量响应

11.6 热释光剂量计

热释光(TL)现象是通过加热使固体中亚稳态能级上的电子跃迁至导带,然后电子在退激过程中的发光现象,热释光剂量计(TLD)是20世纪60年代发展起来的一种新型探测器,它能长时间地储存获得的电离辐射能量信息,受热时即把储存的电离辐射信息以荧光形式释放出来,在一定范围内,热释光强度与电离辐射剂量呈线性关系,从而实现了辐射剂量的测量,TLD发光强度随加热温度的关系曲线,称为TL发光曲线。

11.6.1 热释光发光机理

固体分为晶体和非晶体,简单的单原子具有分立能级,晶体中的原子因规则排列,能级成为能带。固体中电子的能级分成若干个能带,能级最高的容许带是导带,之下是隔着禁带的价带。当晶体中含有杂质或存在缺陷时,在晶体禁带中会形成一些处于亚稳态的孤立能级,这些孤立能级称为俘获中心(或陷阱)。在晶体中加入正离子激活剂可以在禁带中形成俘获电子的能级(如图11.27(a)中T所示),加入负离子激活剂可以在禁带中形成俘获空穴的能级(如图11.27(a)中R所示)。在晶体未被辐照前,导带是空的,价带及以下各个容许带均被电子填满。当电子受激发跃迁至这些能级后,将在这些杂质能级上保留较长时间,热释光的发光过程遵循单陷阱—单中心模型,如图11.27所示。

热释光的产生可分为以下4个过程。①电离辐照作用于磷光体,价带中的电子吸取足够的能量被电离而跃迁至导带,同时在价带中形成空穴,如图11.27(a)所示。②电子和空穴分别以不同的概率被禁带中两类不同电性的陷阱俘获,形成俘获中心和复合中心,如图11.27(a)中T和R。③对辐照过的固体进行加热时,能量传递给陷阱中的电子使其被释放出来,较浅俘获能级中的电子在较低的加热温度下即被释放,较深俘获能级中的电子须在较高的加热温度下才能被释放。④释放出来的电子可能被激发到导带(图11.27(b)过程α),然后再被俘获(图11.27(b)过程β)或与不同的复合中心结合(图11.27(a)过程δ),以可见光或紫外线的形式释放能量。这些电子也可能跃迁到 T 的激发

态 T'，然后发生再俘获或与不同的复合中心结合释放出光子。

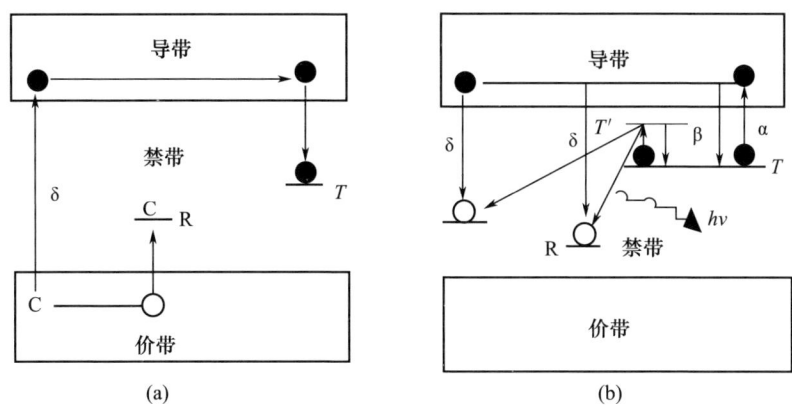

图 11.27　热释光的单陷阱 – 单复合中心模型

通常发光方式很多，根据激发停止后至晶体发光消失的时间，即余辉的长短将晶体的发光分成荧光和磷光，荧光余辉时间 $\tau < 10^{-8}$ s，即几乎在激发停止的同时，发光立即停止；而磷光的余辉时间 $\tau \geqslant 10^{-8}$ s，即激发停止后，发光还将持续一段时间。

当处于基态的分子接受紫外光/可见光（或者电磁辐射）照射时，分子便吸收入射光子（或辐射）能量，使其价电子发生能级跃迁，从基态跃迁到第一或第二激发单重态的各个不同振动能级，这些激发单重态不稳定，价电子会很快以振动弛豫的方式释放小部分能量，处于同一电子激发态的最低振动能级，然后以发射光子的形式退激回到基态任一振动能级上，价电子在退激发过程中发出的光称为荧光，荧光的特点是：①余辉时间极短（$\tau < 10^{-8}$ s），当激发停止时，发光立即停止；②荧光发光基本不受温度的影响。荧光是物质吸收光照或者其他电磁辐射后发出的光，大多数情况下，发光波长比吸收光波长要更长、能量更低，如生活中荧光灯中的荧光粉吸收灯管中汞蒸气发射的紫外线，而后由荧光粉发出可见光；当吸收强度较大时，可能发生双光子吸收现象，导致辐射波长短于吸收波长；当辐射波长与吸收波长相等时，称为共振荧光。

如果受激发分子的电子在激发态发生自旋反转，当它所处的单重态较低振动能级与激发三重态较高能级重叠时，就会发生系间窜跃而到达激发三重态，经过振动弛豫达到最低振动能级，然后以辐射形式发射光子，之后退激到基态某一振动能级上,这时发射的光子称为磷光。磷光与荧光相比,最大特点就是余晖时间长($\tau \geqslant 10^{-8}$ s),即激发停止后,发光还要持续一段时间,根据余晖长短,磷光又可分为短期磷光(10^{-8} s $\leqslant \tau \leqslant 10^{-4}$ s)和长期磷光($\tau \geqslant 10^{-4}$ s),此外,磷光衰减受温度影响强烈。电子依照泡利不相容原理排布在分子轨道上,当分子吸收入射光能量后,其中的电子从基态(S_0,通常为自旋单重态)跃迁至具有相同自旋多重度的激发态,处于激发态的电子可以通过各种不同途径释放能量回到基态,如电子可经非常快的(短于10s)内转换过程,无辐射地跃迁至能量稍低并具有相同自旋多重度的激发态,然后经系间窜跃过程,无辐射跃迁至能量较低且具有不同自旋多重度的激发态(通常为自旋三重态),再经内转换过程无辐射跃迁至激发态,然后以发光方式释放出能量回到基态。由于激发态和基态具有不同的自旋多重度,虽然此跃迁过程在热力学上有利,但它被跃迁选择规则禁戒,从而需要很长时间来完成这个过程,持续时间可从 10s 到数分钟乃至数小时不等,当入射光停止照射后,物质中还有相当数量电子继续保持在亚稳态上并持续发光,直到所有电子回到基态为止。

11.6.2 磷光体制备

TL 发出的光是磷光,TL 材料又称为磷光体,其基质材料一般采用无机盐,如 LiF、$CaSO_4$、MgB_4O_7 等,为了提高热释光强度,常在基质材料中掺入一定浓度的激活剂(杂质),有时为优化磷光体特性,还需要掺进杂质,常用杂质大致分为金属(Mg、Ti、Cu、Al 等)、稀土金属(Eu、Dy、Tm、Tb 等)和其他非金属(P、C 等)。TL 材料一经加热,读数完毕后,其内部储存的能量信息(或辐射信息)就被释放完结。所以,TLD 在重复使用前必须经退火处理,退火温度与保温时间因材料而异,如 LiF 先在 400℃ 恒温保存 1h,急冷后再在 100℃ 下恒温存储 2h。另外,根据 TLD 的不同应用场合,还需要选择材料并加工成型,如供实验研究用时,使用粉末样品即可,但用于个人剂量计佩戴时,常需要压制成剂量片并封装。

11.6.3 TLD 剂量测量原理

将制备的磷光体用放射源(如 ^{137}Cs、^{90}Sr 等)辐照特定剂量(D)后,然后置于

TL 剂量仪中,测量其热释光发光曲线,图 11.28 是典型 TL 剂量仪的结构示意图。

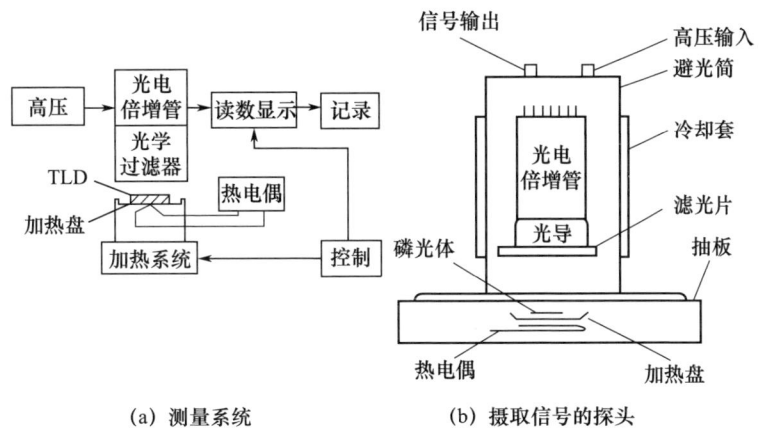

(a) 测量系统　　　　(b) 摄取信号的探头

图 11.28　TL 剂量仪结构示意图

图 11.29 是用 TL 剂量仪测得的典型 TL 磷光体 LiF：Mg,Ti 的发光曲线,即 TL 发光强度与材料加热温度之间的关系图,图中出现了多个发光峰。LiF：Mg,Ti 具有很高的灵敏度,剂量测量范围很宽,最小可达 1μGy。

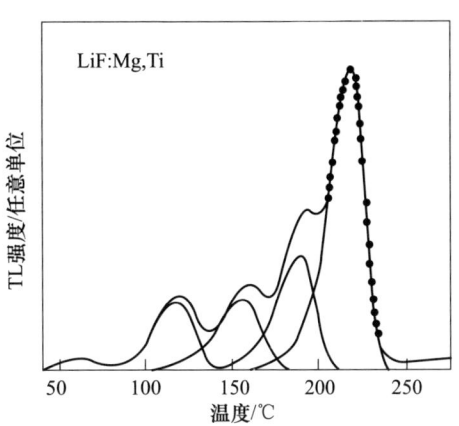

图 11.29　LiF：Mg,Ti 的发光曲线

为了刻度 TLD,常需要测量其剂量响应曲线,并在其中选择剂量响应呈线性的区域,将已刻度的 TLD 置于待测辐射场中接受特定的辐照剂量,然后测量其 TL 发光曲线,可以拟合得到 TL 发光强度,再将该强度与它的剂量响应曲线

对比,之后可以得到待测辐射的剂量大小。

新的 TLD 在使用之前需要先进行刻度,获得测量 TLD 剂量响应的曲线,也就是 TL 发光强度(通常用 TL 发光峰面积)与吸收剂量之间的关系曲线。图 11.30 是 MgB_4O_7:Dy 磷光体的剂量响应曲线,可见这种磷光体在 $2\times10^{-3} \sim 2\times10^3$ Gy 范围内呈现出良好的线性剂量响应,其线性响应范围跨越 6 个数量级。

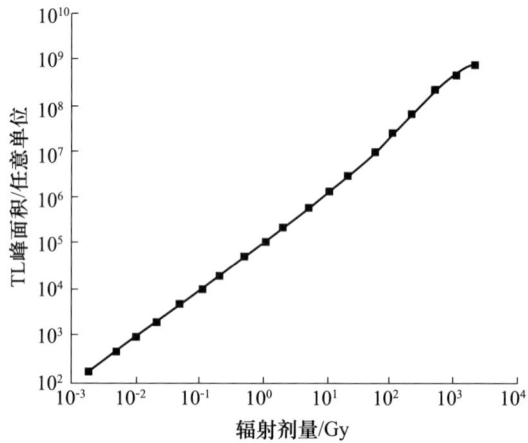

图 11.30 MgB_4O_7:Dy 磷光体剂量响应曲线

11.7 荧光剂量计

物质接受电离辐射照射后产生的电子—离子对被物质内部的晶格缺陷捕获,当被照射物质再受到外界光源激发时就会发光,且发光强度与辐照强度、激发光强度成正比,这种现象被称为光致荧光(OSL)现象,基于光致荧光原理制作的剂量计,称为荧光剂量计(OSLD)。如果受光激发,每次只有很少一部分离子被释放,通过控制激发光频率、优化光激发过程,再用光电倍增管测量发光强度,基于这样工作原理的探测器,被称为光致荧光探测器。20 多年以来,光致荧光在辐射剂量测量方面的研究取得了突破性进展,目前已有商用个人剂量监测剂量计。

11.7.1 光致荧光材料

1. 天然材料

目前的天然材料有石英、长石类、熔石和未经分离的天然材料等,相比其他天然材料,对石英研究最多,石英荧光辐射较强、衰减较快,且强度与激发光波长有关,对 19~25eV 的激发光,强度与激发光能量之间呈线性关系。石英的光致荧光灵敏度与其受照前是否被加热有很大关系,如果受照前在 800°C 下加热 60min,其灵敏度可比常温下石英的灵敏度高一个数量级,所以天然材料不适合低剂量监测,从烧过的黏土中提取的石英,最低探测限可低于 10^{-3}Gy。OSL 材料在激光(或二极管绿光)诱发下会发出蓝光,所发蓝光强度和受照剂量成正比,可用于提供辐射剂量数据,光致荧光测量对光子和带电粒子都有良好的剂量响应。

2. 合成材料

光致荧光材料大都是合成材料,陶瓷材料具有 OSL 特性,主要成分是石英、长石和高岭土,典型陶瓷材料 OSL 线性剂量响应范围在 10mGy~20Gy,且在高达 200Gy 时,仍呈近似线性关系,利用陶瓷材料的 OSL 特性,至少可测 50mGy~100Gy 范围内的辐射剂量。由于 OSL 发光机制与 TL 基本类似,从现有 TL 材料中也可以筛选出 OSL 材料,已经筛选出来的 TL 材料有:NF、CaF_2、CaS、KCl、NaCl、$CaSO_4$、MgB_4O_7、Al_2O_7 及硅玻璃等。目前对 TL 材料 $\alpha-Al_2O_3:C$(灵敏度是 LiF 材料的 40~60 倍)研究比较深入,已经制成商用 OSL 剂量计材料。

11.7.2 典型 OSL 剂量计

最典型的 OSL 剂量计是 $Al_2O_3:C$ 粉末,由两片聚酯胶片压夹住 $Al_2O_3:C$ 粉末构成圆形 $Al_2O_3:C$ 圆片,总厚度仅为 0.3mm,用于剂量测量时,$Al_2O_3:C$ 粉末受发光二极管发出的光激发而释放荧光信号,且该信号正比于辐照强度。

硅玻璃 OSL 剂量计最突出的优点就是光学特性好,可以有效避免激发光(或荧光)信号散射造成的信号损失,用掺杂硅玻璃制作的光致荧光剂量计,线性剂量响应范围可跨越 7 个量级($10^{-5} \sim 500$Gy)。

荧光玻璃 OSL 剂量计是在碱土金属的磷酸盐基体中加入少量偏磷酸银制成,荧光玻璃在 3650Å 紫外灯照射下,电子跃迁至激发态能级,退激回到发光中心,荧光玻璃中发光中心数目与其受照剂量成正比。荧光玻璃分钡玻璃(高原子序数)和锂玻璃(低原子序数),其中的银离子 Ag^{2+} 成为发光中心,钡玻璃主要用于高辐射场合剂量测量,锂玻璃主要用于低辐射环境剂量测量。荧光玻璃剂量计在对 X 射线和 γ 射线进行剂量测量时,剂量计受射线照射,产生的次级电子可使玻璃中的银离子变为银原子。

11.7.3 OSL 剂量计特点

1. 灵敏度高

采用 $\alpha - Al_2O_3$:C 的 OSL 剂量计主体发射峰在 410~420nm(绿光)处,探测下限可达 1μSv,而一般 TL 剂量计的探测下限仅为 10μSv,同种材料的 OSL 测量灵敏度是 TL 材料的 2~4 倍,如个别产品上标称 Al_2O_3:C 灵敏度是 LiF 材料的 40~60 倍。

2. 剂量响应范围宽

OSL 剂量计线性响应范围宽,从 10μGy 到 50Gy,甚至最高达 100Gy 以上,跨越 7 个量级,如图 11.31 所示。

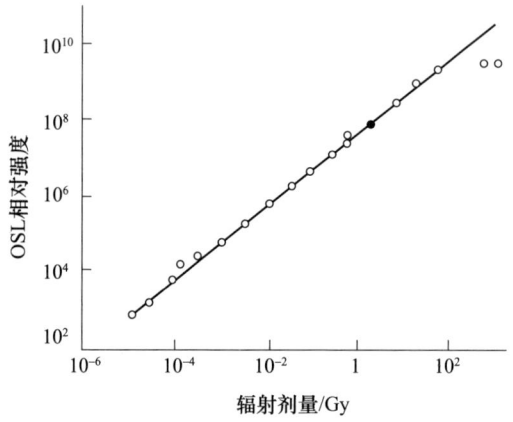

图 11.31　$\alpha - Al_2O_3$:C 的 OSL 剂量响应

3. 剂量测量方便

OSLD 的全光学测量过程中无须加热,简化了测量程序,测读速度快,而且还避免了 TLD 因加热带来的一系列问题,如热猝灭、退火、升温速率等对剂量计灵敏度的影响。OSL 是非破坏性材料,绝大部分荧光信号长期留在元件内,可以重复进行测量。OSLD 衰退特性极佳,可以延长佩戴期限,同时保证剂量数据的准确可靠,降低了佩戴成本。

4. 功能扩展便捷

OSLD 不仅可测量各种能量光子、电子,还能区分辐射的空间分布,能够以成像测量的方式实现二维测量,还可用于实时的剂量测量,此外制成薄膜状的 OSLD 能够用于浅表剂量测量。

5. 环境适应性好

使用 $Al_2O_3:C$ 材料的 OSLD 抗冲击性能好,对湿、热及化学物质不敏感,其性能优于 TL 剂量计(重复测读)和胶片剂量计(灵敏度高)的特性,可以用于各种辐射监测目的,具有广泛的应用前景。

进入 20 世纪 90 年代,材料研究的突破使得光致荧光(OSL)在电离辐射剂量测量中的应用成为固体剂量学的重要分支。

11.8 量热剂量计

辐射在介质中沉积的能量大部分转化为介质分子运动的动能而产生热量,使介质温度上升,另一部分转化为介质分子势能,或改变介质物质结构或化学成分。量热剂量计通过测量辐射产生的热量或引起介质的温度变化而获得辐射剂量的器件,量热剂量计无须刻度,测量过程直接可靠,经常用于绝对测量。但量热剂量计不能将剂量简单地定义为单位质量介质中产生的热量,也不能简单地根据温度变化来确定辐射能,需进行校正后才能得到可靠的剂量值。

11.8.1 热损

辐射能一般不等于介质中产生的热能,辐射能($\Delta\varepsilon$)与热能(ΔE_h)之差被称为热损(ΔE_d),则有 $\Delta E_d = \Delta\varepsilon - \Delta E_h$,受照介质中质量为 Δm 的小体积元内的平均吸收剂量(D)为

$$D = \Delta\varepsilon/\Delta m = (\Delta E_h/\Delta m) \cdot (\Delta\varepsilon/\Delta E_h) \tag{11.30}$$

定义辐射能 $\Delta\varepsilon$ 与热能 ΔE_h 的比值为热损因子(TDF = $\Delta\varepsilon/\Delta E_h$ = 1 + $\Delta E_d/\Delta E_h$),热损因子反映了辐射能中转化为热能的份额大小,相当于量热剂量计校正因子,它与待测工作介质的组成成分、辐射过程、辐照方式均有关。由于热能是辐射能的主要部分,TDF 接近于 1;放热过程中热能大于辐射能(TDF < 1),这时的热损为负;对吸热过程中的热能要小于辐射能(TDF > 1),热损为正,如 A150 组织等效塑料在小剂量照射阶段是放热反应,热损为负(TDF = 0.95);在短时间大剂量(10^3Gy)照射时热损为正(TDF = 1.04);停止照射后 TDF 将逐渐降低恢复到预辐照前的值(参考文献通常给出预辐射结束时 TDF 值)。在辐射剂量测量中,测得单位质量介质中产生的热量后,需进行热损因子校正后才能得到准确的辐射剂量。量热剂量计要求使用热辐射、热损均较小,而热导率和比热容都比较高的稳定介质材料,以便于精确测量,ICRU 推荐的量热剂量计材料有聚苯乙烯、硅、碳等。

11.8.2 温度测量原理

热量测量有绝热、准绝热、等温、稳态及动态等多种方式,分别对应各种量热剂量计。量热剂量计的测量精度不仅取决于工作介质温度测量精度,还取决于热散失率及其修正过程。电离辐射使介质温度升高是辐射产热的来源,辐射引起的温度变化效应很弱,对量热剂量计要求比较高。准确测定量热剂量计测量到的温度非常关键,下面介绍几种目前使用的测量温度方法。

1. 热敏电阻测温法

热敏电阻由金属氧化物半导体制成,其阻值在 kΩ 量级且随温度增加而降低,温度系数在 $-2\% \sim -4\%$,通过测得热敏电阻变化,即可得到温度变化,常用电桥法实现对热敏电阻阻值的精确测量,这种方法可以减小系统误差,可给出热敏电阻可靠的阻值大小。

2. 热电偶测温法

两种不同导体(或半导体)两端相互连接并形成回路时,只要两结点处温度

不同,回路中便会产生电动势,该电动势方向、大小与导体材料性质及两结点温度有关,称为热电效应,把这种导体称为热电极,称导体回路为热电偶,产生的电动势称为热电动势。热电动势由两种导体的接触电动势和导体温差电动势组成,热电偶产生的热电动势随温度变化而变化,特定热电动势对应于特定温度,通过测量热电动势的大小,即可达到测温的目的,把这种方法称为热电偶测温法。为提高测量准确度可把多个热电偶串联,让每个热电偶的两臂交错连接,并工作在相同温度下,构成多个热电偶组成的热电堆,热电堆可提供更大的净电动势,测量灵敏度也会大大提高。

3. 其他测温方法

透明液体的折射率随温度升高而下降,利用全息照相干涉方法,可以测定折射率的变化及其空间分布,根据温度和折射率的关系,可得到吸收剂量的大小及其空间分布。另外,溶液电导率与温度也有关,如磷酸盐缓冲液电解质电导率随温度升高而增大,温度系数为 $2\%/℃$,通过电桥方法可以准确地测定电导率,从而获得吸收剂量数据。由于在辐射场中没有引入额外的物质,这种通过测定电导率和折射率的方法,对辐射场的干扰很小。

11.8.3 量热剂量计校准

量热剂量计测量得到的数据是温度、电导率或电阻变化等,根据这些数据获得辐射剂量的方法有两种途径。①直接测量法,即考虑所用材料的热容、热传输性质、系统工作状态及辐射产生的热量等各种因素,同时,再对介质热损、热散失及测量温度(或产热)时存在的偏差进行修正后,可以得到刻度因子,经过对所测数据刻度之后,可直接得出介质中的辐射剂量。但直接测量方法涉及的因素比较多,处理复杂,所得结果精度不高。②比较测量方法,利用电加热方法将量热剂量计响应与辐射响应进行比较,得到刻度因子,然后对所测数据进行刻度,之后给出辐射剂量。使用这种方法目的仅是为了获得刻度因子,并不意味着量热剂量测量是相对测量方法。

量热剂量计工作介质大多是固体(金属、半导体、生物等效材料等),在其引入介质后会干扰原来辐射剂量场,但经修正后其响应可以做到与电离辐射品质无关;量热剂量计一般适合对强辐射场测量,所得数据可靠,但不适用低剂量率的弱辐射场中剂量测量;由于需要考虑辐射热能传输问题,对测量环境条件有严格要求,测量场合苛刻,另外因有复杂的绝热或测温系统,剂量测量程序烦琐、操作不便。所以量热剂量计适合作为初级标准,用于对辐射剂量进行绝对测量。一般以量热剂量计测量结果为基准,对其他剂量计进行刻度。

11.8.4 典型量热剂量计

由于量热剂量计工作原理简单,可以实现对剂量的直接测量,但要获得可靠的剂量测量值,对量热剂量计的测量技术要求比较高。

1. 水体模量热剂量计

辐射在水中引起的温升仅 2.4×10^{-4} K/Gy,由于水中存在对流传热现象,过去很长时间内水体模量热剂量计被认为难以实现。由于水是很好的生物等效材料,以水为工作介质的体模量热剂量计一般采用立方几何形状,常用于医学实践中辐射剂量的绝对测量,如图 11.32 所示。热敏电阻置于水中,外壳为丙烯酸容器,外罩为泡沫聚苯乙烯,根据水的热容和受射线辐照后的温升即可给出辐射剂量。

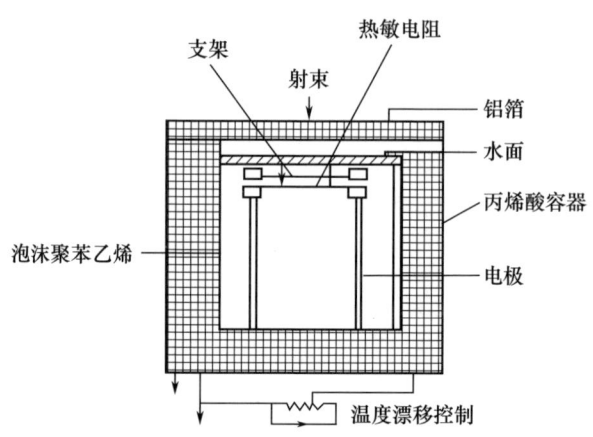

图 11.32 水体模量热辐射剂量计

2. 电子束石墨量热剂量计

电子束大量应用于电缆辐照、塑料改性、医疗器械灭菌等方面,电子束吸收剂量是电子束辐照控制的主要参数,主要采用各种薄膜剂量计、丙氨酸剂量计进行常规测量。电子束石墨量热剂量计可为这些剂量计提供便捷、精确校准方法。

在与外界绝热的吸收体中,如果电离辐射产生的能量未因化学反应而损失,则吸收剂量可以由下式表达:

$$D_i = C_p \cdot \Delta T \tag{11.31}$$

式中:C_p 是材料定压比热容;ΔT 是辐射导致吸收体的温升。

量热计吸收体采用直径 50mm、厚 1.2mm 的高纯石墨(密度 1.84g/cm³),在吸收体侧面开一个直径为 0.6mm 的孔,将直径 0.55mm、长 1.1mm 的热敏电阻植入孔中,然后与数字万用表连接,以测量吸收体温度变化。使用聚四氟乙烯圆环和聚苯乙烯泡沫塑料小球,让吸收体与石墨屏蔽体隔离,采用 30mm 的阿姆斯壮板材料使石墨屏蔽体与环境隔离,从而使吸收体与环境准绝热,如图 11.33 所示。

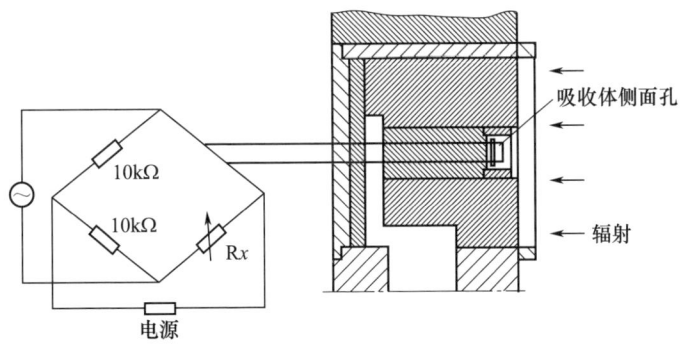

图 11.33 电子束石墨量热辐射剂量计

3. 铝棒式 γ 量热剂量计

铝棒式剂量计可用于反应堆辐射场测量。辐射在样品中沉积能量后产生热能,热能经铝棒传递并产生温度差,当铝棒温度恒定时,测量图 11.34 中 b、c、d 三点温度,可以获得铝棒上 bc 段温度差(T_{bc})和 cd 段的温度差(T_{cd}),根据热传导方程,辐射场吸收剂量可表示为

$$D = \frac{S \cdot k}{m \cdot L_{bc}} (2T_{bc} - T_{cd}) \tag{11.32}$$

式中:S 为铝棒截面积;k 为铝导热系数(W/cm·℃);m 为量热剂量计工作介质

质量(量热剂量计内的样品);L_{bc} 为 bc 段铝棒长度。

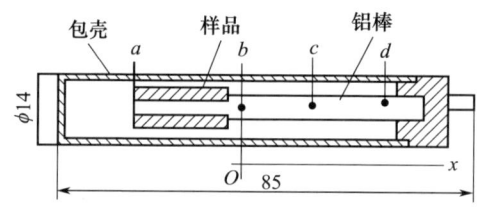

图 11.34 铝棒式 γ 量热剂量计

11.9 剂量计的指标

11.9.1 绝对剂量计和相对剂量计

根据腔室理论,介质中指定点的吸收剂量(D_m)是由放在指定点的剂量计灵敏体积内沉积的吸收剂量(D_i)来确定的,如果一个剂量计的吸收剂量,可以通过对基本物理量的测量来确定,不需要在已知的辐射场中刻度,这个剂量计就称为绝对剂量计,量热计是最高一级的绝对剂量计。例如,绝热剂量计中量热计芯体吸收剂量(D_c),可通过其温度和比热容的测量来确定;空腔电离室的灵敏体积可以精确测定,吸收剂量(D_g)决定于$(w/e)_g$的测量;硫酸亚铁剂量计通过测定硫酸亚铁溶液中的 Fe^{3+} 辐射化学产额 $G(Fe^{3+})$,可以计算其中的吸收剂量(D_i),这些剂量计都可以用于吸收剂量的绝对测量。

其他各种固体剂量计或因其灵敏层厚度依赖于反向偏压而难以精确测定,或因辐射响应随基质材料、杂质含量、制作工艺条件和测量程序等发生变化,这些剂量计还只能用作相对剂量计使用,必须在已知的辐射场中刻度之后,才能用于未知辐射场吸收剂量的测量。

11.9.2 能量响应和 LET 响应

对于给定类型入射辐射,在测量给定介质中的吸收剂量(D_m)时,剂量计的响应 R 与其中的 D_m 比值将随入射辐射的能量变化而不同,这就是剂量计的能量响应(或能量依赖性)。例如,由高原子序数材料构成的大腔室剂量计,在利用^{60}Co 的 γ 射线参考照射束刻度后,若在低能光子辐射场中测定软组织(或低原子序数)介质中的吸收剂量时,由于较高原子序数介质对低能光子有较大的光电吸收截面,这时根据剂量计响应获得的剂量值将大于软组织或空气中真实吸收剂量。把实际能量响应相对刻度射束能量响应进行归一,可以得到相对能量响应,对于软组织有

$$R_{E,C} = \frac{(R/D_{st})_E}{(R/D_{st})_C} \tag{11.33}$$

式中:$R_{E,C}$表示相对能量响应;D_{st}是软组织中吸收剂量;脚标 E 代表给定辐射场中辐射粒子的能量;C 代表刻度射束。

对于光子辐射场,水和空气是很好的组织等效材料。如果用^{60}Co 的 γ 射线作为参考辐射,相对能量响应可以表示为

$$R_{E,C} = \frac{(R/D_w)_E}{(R/D_w)_{1.25}} \tag{11.34}$$

和

$$R_{E,C} = \frac{(R/K_{c,a})_E}{(R/K_{c,a})_{1.25}} \tag{11.35}$$

式中:D_w 是水中的吸收剂量;$K_{c,a}$是空气中的碰撞比释动能;脚标 1.25 代表^{60}Co 的 γ 射线的平均能量(1.25MeV),由式(11.34)或式(11.35)定义的相对能量响应,有时被称为相对能谱灵敏度。

如果剂量计的响应与灵敏体积中沉积的辐射能量成正比,则当灵敏体积构成大腔室并且处于不带电粒子辐射场中时,有公式

$$R_{E,C} = \frac{((\mu_{en}/\rho)_i/(\mu_{en}/\rho)_{st})_E}{((\mu_{en}/\rho)_i/(\mu_{en}/\rho)_{st})_{Ec}} \tag{11.36}$$

对于小腔室或者带电粒子辐射场,这时有

$$R_{E,C} = \frac{((S/\rho)_{col,i}/(S/\rho)_{col,st})_E}{((S/\rho)_{col,i}/(S/\rho)_{col,st})_{Ec}} \tag{11.37}$$

式中:$(\mu_{en}/\rho)_i$ 和$(\mu_{en}/\rho)_{st}$是剂量计和软组织的质量能量吸收系数;$(S/\rho)_{col,i}$和$(S/\rho)_{col,st}$是剂量计和软组织的碰撞阻止本领,此时对剂量计能量响应要求和对组织等效性要求一致。

利用过滤片可以限制剂量计对低能光子的响应,利用辐射体可以提高剂量计对中能光子或中子的响应,一般而言,剂量计的能量响应与过滤片、辐射体以及测量的几何条件等因素有关。

对于不同类型和能量的电离辐射,R/D_{st} 也随传能线密度(LET)变化,这种现象称为剂量计的 LET 响应,当辐射能量沿径迹的沉积密度较高时,在径迹段上形成的信息中心数可能达到饱和,离子对或自由基等初级辐射产物可能会发生复合。电离能(W/e)也随 LET 的降低而增大,这些效应会降低用于剂量测量的辐射产物产额,使剂量计响应随 LET 的上升而下降,当然也有相反情况出现。

同一类型辐射的 LET 值将随辐射粒子能量而变化,这时能量响应和 LET 响应交织在一起,但在本质上,能量响应与 LET 响应是可以区分开的,前者关系到辐射粒子能量在剂量计内沉积概率随辐射粒子能量的变化,后者指因辐射能量沉积产生的剂量测量信息中心数与电离密度的关系。

11.9.3 重复性、均匀性和准确度

剂量计读数的重复性是单个剂量计在短时间内相同条件下,相继受到同样辐射照射时读数的一致性,又称为精密度,重复性决定于辐射场和测量装置的统计涨落性质。像热释光剂量计和辐射光致发光剂量计等,必须经过退火处理后才能重复测量,且重复性还依赖于退火处理后剂量计性能的再现程度。重复性用 n 次(如 10 次)测量值的相对标准差来表示:

$$R_{ep} = \frac{S_{\bar{D}_e}}{\bar{D}_e} = \left[\frac{1}{n-1} \sum_{i=1}^{n} \left(D_{ei} - \frac{1}{n} \sum D_{ei} \right)^2 \right]^{0.5} \bigg/ \left(\frac{1}{n} \sum D_{ei} \right) \quad (11.38)$$

式中:D_{ei} 是由第 i 次测量给出的剂量估算值;$\bar{D}_e$ 是 n 次测得的剂量平均值。当热释光剂量计用于环境或个人剂量测量时,通常要求 $R_{ep} \leq 7.5\%$。

同一批剂量计的 n 个样品受到同样水平的照射时,各剂量计读数的一致性,称为剂量计批均匀性,批均匀性也可以按式(11.38)计算,只是其中的 D_{ei} 是第 i 个剂量计测得的剂量值,有时要求同一批(n 个)剂量计中,任意两个剂量估算值差要小于指定值,这时批均匀性可以表示为

$$H_{om} = \frac{D_{e.\max} - D_{e.\min}}{D_{e.\min}} \quad (11.39)$$

式中:$D_{e.\max}$ 和 $D_{e.\min}$ 是 n 个剂量计分别测量时给出的最大和最小剂量估算值,均匀性 H_{om} 决定于制作剂量计的工艺技术条件,可以通过筛选方式将变异系数控制在一定水平(5%)之内,半导体累积剂量计难以控制批均匀性,需要分别进行刻度,给出每个剂量计刻度因子,然后才能用之于剂量测量。

剂量计测定值的准确度表示相继测量的平均值与真值(实际接受的吸收剂量)的接近程度,准确度是由影响测量的所有参数误差共同决定,而不能像精密度那样由测量数据本身求得,在相对测量中,通过适当刻度方法可以使准确度达到合理水平,准确度主要用于绝对测量。

11.9.4 探测限和测定限

探测限是剂量计能够可靠地探测到的辐射剂量下限,即剂量计读数明显地不同于零的最小剂量值,这里所谓"可靠地探测到"是指漏测概率很小。各种剂量测量装置都有本底读数,设未受过照射的剂量计初始读数对应的剂量值标准差为 S_0,剂量计探测限可近似地表示为

$$L_D = 2k_\beta \cdot S_0 + k_\beta^2 \cdot N \tag{11.40}$$

式中:N 是剂量计的刻度因子;k_β 是由不确定度 β 所决定的因子,k_β 与 β 的关系如表 11.3 所列,根据表 11.3,$\beta = 0.01$ 表示当指定剂量大于 $4.652S_0 + 5.41N$ 时,被漏测的几率小于 1%。

探测限与测得量的可靠性(置信度为 $1-\beta$)相关联,它不涉及测量值精密度,当然,也可以用其相对标准差来表示误差,但该值往往大于 30%。

表 11.3 k_β 与 β 的关系

β	0.00135	0.005	0.010	0.025	0.050	0.100
k_β	3	2.576	2.326	1.960	1.645	1.282

测定限(或剂量读数下限)是指剂量计能够以指定的精密度测得的剂量下限,令 $1/K_Q$ 代表所要求的相对标准差上限,则测定限可以表示为

$$L_Q = K_Q \cdot S_Q \tag{11.41}$$

式中:S_Q 是剂量值为 L_Q 时的标准差,若要求测量吸收剂量的相对标准差不大于 10%,则 $K_Q = 10$,$L_Q = 10 S_Q$。

设剂量计未受照射时初始读数的标准差为 σ_0，剂量计的刻度因子为 N，则有

$$S_0 = N \cdot \sigma_0 \qquad (11.42)$$

$$L_D = 2k_\beta \cdot N \cdot \sigma_0 + k_\beta^2 \cdot N \qquad (11.43)$$

$$L_Q = \frac{k_Q^2 \cdot N}{2}\left[1 + \left(1 + \frac{4\sigma_0^2}{k_Q^2}\right)^{0.5}\right] \qquad (11.44)$$

11.9.5 量程和线性

量程是剂量计可以测量的剂量(或剂量率)范围，量程下限如前所述决定于本底读数的涨落，测量上限决定于剂量计自身的饱和效应和辐射损伤情况，也受到外部仪表或器件的限制。

定义单位吸收剂量的剂量计响应(dR/dD)在量程范围内的一致性，被称为剂量计线性，良好的线性对简化刻度方法和方便测量很有必要。此外，剂量计读数(包括本底读数和照射读数)的稳定性、剂量计响应的各向同性、混合场对剂量计读数的干扰以及大气温度、湿度和日光照射对剂量计读数的影响等，都是表征剂量计的重要指标。

思考题与习题

1. 一个充空气的石墨壁空腔电离室放在受 ^{60}Co 的 γ 射束照射的水中测量，石墨壁的厚度大于次级电子的射程，空腔空气的有效体积为 0.1cm^3，空气密度为 $0.0011965 \text{g} \cdot \text{cm}^{-3}$，在 γ 射线照射下产生的电离电荷为 $9.0 \times 10^{-10} \text{C}$，设电离室对辐射场的干扰可以忽略，试求空腔中的平均吸收剂量 $\bar{D}_a$、石墨壁中的吸收剂量 D_c 和水中的吸收剂量 D_w。

2. 设用同样质量的氢气置换上述空腔电离室中的空气并受到同样的 ^{60}Co

第11章 物理剂量计

的 γ 射束照射,已知氢气中的 $\overline{w}/e$ 值是空气中的 1.074 倍,求电离室的输出电荷 Q_H。

3. 将题 1 的空腔电离室放在受 ^{60}Co 的 γ 射束照射的聚乙烯中测量,设电离室的电离电荷仍为 $9.0 \times 10^{-10}C$,试求聚乙烯中的吸收剂量。

4. 对于测量中子在软组织中产生的吸收剂量的空腔电离室的结构有哪些特殊的要求?

5. 一个空腔电离室充以组织等效气体,在 ^{60}Co 的 γ 标准射束中的刻度因子 $N_{g,c} = 2.45 \times 10^7 Gy \cdot C^{-1}$,在组织等效材料中受中子照射时空腔气体的电离电荷为 $1.01 \times 10^{-7}C$,已知光子和中子的 W 值分别为 29.3eV 和 31.1eV,$γ_{t,g} = 0.963$,$P_u = 0.98$,试求组织中的吸收剂量。

6. 简述外推电离室、自由空气电离室和高压电离室的工作原理和用途。

7. 试举例说明腔室理论适用于正比计数器的根据。

8. 试比较不含氢的电离室、正比计数器和 G-M 计数器测量中子和 γ 辐射吸收剂量的相对灵敏度,并说明在中子—γ 辐射混合场中区分中子和 γ 射线产生的吸收剂量的方法。

9. 什么是绝对剂量计?什么是相对剂量计?

10. 试述半导体剂量计的特点、特性参数,在剂量测量中要注意什么?

11. 试述光电倍增管的工作原理。

12. 闪烁探测器测量剂量的原理是什么?常用的闪烁体有哪些?各自有什么特点?

13. 热释光探测器工作原理是什么?常用热释光剂量计有哪些?分别适用于什么场合?

14. 简述 TL 的原理与 TLD 测量辐射剂量的过程。

15. 试述 OSL 剂量计与 TL 剂量计的区别和联系。

16. 量热剂量计的剂量测量原理是什么?各类量热剂量计有哪些区别?

17. 量热剂量计是通过什么方式精确测量热量的?

第12章
化学剂量计

电离辐射在物质中沉积能量的另外一种方式是转化为介质内分子势能，引起介质发生化学反应，进而改变介质结构或化学成分，产生自由基。通过定量分析电离辐射引起的化学反应过程、测量化学反应产物，可实现辐射的剂量测量。作为辐射化学剂量计，要求介质材料对化学反应敏感，它与量热辐射剂量计要求截然不同，典型的有 $FeSO_4$ 剂量计，也称 Fricke 剂量计，只要得出辐射剂量与效应之间的对应关系且定量标定出该效应，就可形成一种新的剂量测量方法，如利用光纤剂量响应原理的光纤剂量计，利用辐射变色机理的辐射变色剂量计等。化学剂量计各有特色，有的测量可靠，有的方法直观，还有的方法独特。下面从原理上简单介绍常用的化学剂量计。

12.1 Fricke 剂量计

Fricke 剂量计是一种应用很广泛且技术高度成熟的化学剂量计，由纯净去离子水、$400mol/m^3$ 的 H_2SO_4、$1mol/m^3$ 的 $FeSO_4$ 或 $Fe(NH_4)_2(SO_4)_2$、$1mol/m^3$ 的 NaCl 为原料配制成溶液。空气中的氧会溶入 Fricke 剂量计溶液中，当空气饱和时，氧含量达 $0.25mol/m^3$，这种空气饱和 $FeSO_4$ 剂量计的溶液，称为标准 Fricke 溶液。硫对光子有较大的质量吸收系数，当光子能量较低时，为改善组织等效性，可将硫酸浓度降至 $50mol/m^3$，加入 NaCl 的目的是降低有机杂质干扰，若水和试剂纯度高，可以不用 NaCl。长时间储存时，$FeSO_4$ 会逐渐氧化为 $Fe_2(SO_4)_3$，自然氧化效果类似于辐射作用结果，测量时会提高本底贡献。在低温避光条件下，自然氧化过程减慢，要减少本底干扰，避免自然氧化，需要配制新鲜溶液。

12.1.1 辐射化学反应机制

1. 水的辐解

射线 R 进入介质可使水分子电离产生自由电子,电子又可以与多个水分子结合,形成水合粒子——水合电子 e_{aq}^-,过程如下:

$$R + H_2O \rightarrow H_2O^+ + e$$

$$e + n(H_2O) \rightarrow e_{aq}^-$$

射线 R 也可以使水分子激发,激发态的水分子会解离为 H 和 OH,于是有:

$$R + H_2O \rightarrow H_2O^*$$

$$H_2O^* \rightarrow H\cdot + OH\cdot$$

虽然 H· 和 OH· 含有未配对电子,但其是呈电中性的原子和原子团,被称为自由基(free radicals),它们化学活动性很强,H· 是强还原剂,OH· 是强氧化剂,水的辐解过程历时 $10^{-22} \sim 10^{-16}$ s,伴随着自由基不断产生,同时也会通过复合、化学反应而消失,体系逐渐由不平衡态向平衡态过渡,该物理化学过程历时约 10^{-11} s。

2. 辐射化学产物

在 $FeSO_4$ 溶液中,水的辐解产物将 Fe^{2+} 氧化为 Fe^{3+},反应过程如下:

(1) $Fe^{2+} + OH\cdot \rightarrow Fe^{3+} + OH^-$

(2) $O_2 + H\cdot \rightarrow HO_2\cdot$

(3) $Fe^{2+} + HO_2\cdot \rightarrow Fe^{3+} + HO_2^-$

(4) $H^+ + HO_2^- \rightarrow H_2O_2$

(5) $Fe^{2+} + H_2O_2 \rightarrow Fe^{3+} + OH^- + OH\cdot$

式(1)表明 1 个 OH· 自由基可将 1 个 Fe^{2+} 氧化成 Fe^{3+},式(1)~式(5)表明在有氧环境下,1 个 H· 自由基能将 3 个 Fe^{2+} 氧化成 3 个 Fe^{3+};式(1)和式(5)表明,在无氧环境下 1 个 H_2O_2 分子可产生 2 个 Fe^{3+},1 个 H· 自由基只产生 1 个 Fe^{3+},发生的反应如下:

$$H\cdot + H_2O \rightarrow H_2 + OH\cdot$$

$$H\cdot + H^+ \rightarrow H_2\cdot^+$$

$$Fe^{2+} + H_2\cdot^+ \rightarrow Fe^{3+} + H_2$$

可见在有氧和无氧环境下,铁离子 Fe^{3+} 产额是不同的。当溶液中存在有机杂质 M 时,$OH\cdot$ 自由基将发生以下反应,一个 $OH\cdot$ 自由基可将 3 个 Fe^{2+} 氧化成 3 个 Fe^{3+},致 Fe^{3+} 产额增大:

$$RH + OH\cdot \rightarrow R\cdot + H_2O$$

$$O_2 + M\cdot \rightarrow RO_2\cdot$$

$$Fe^{2+} + RO_2\cdot + H^+ \rightarrow Fe^{3+} + RO_2H$$

$$Fe^{2+} + RO_2H \rightarrow Fe^{3+} + OH^- + RO\cdot$$

$$Fe^{2+} + RO\cdot + H^+ \rightarrow Fe^{3+} + ROH$$

不过当溶液中存在氯离子时,会消除或减弱有机杂质的作用。除了上面提到的化学反应对离子产额有直接影响外,溶液中的复合过程对产额也有一定影响。在高 LET 粒子径迹上产生的自由基浓度很高,自由基复合反应占优势,从径迹中扩散出去与溶质发生反应的概率比较小。

3. 辐射化学产额

辐射导致介质中某些物质产额增加,某些化学物质含量降低,通过这些物质的变化可以得到辐射剂量。介质受到特定能量射线照射后,在介质中产生的化学物质 x 的量,称为该物质的辐射化学产额 $G(x)$,当 $G(x)$ 单位为 mol/J 时,表示介质吸收的照射能量为 1J 时,在介质中产生化学物质 x 的量;与之等价的单位是 $mol/(kg\cdot Gy)$,它表示在质量为在 1kg 的介质中,照射 1Gy 的剂量后,产生化学物质 x 的量,如表 12.1 所列。$G(x)$ 单位还有个/100eV,表示射线在介质中的授予能为 100eV 时,产生的实体粒子 x 数量(某原子、分子或自由基的个数),$1.0 mol/J = 9.648\times 10^6$ 个/100eV。

表 12.1 辐射化学溶液中各产物的辐射化学产额($10^{-8} mol/kg\cdot Gy$)

辐射品质	$G(H\cdot)$	$G(OH\cdot)$	$G(H_2)$	$G(H_2O_2)$	$G(e_{aq}^-)$	$G(F^{3+})$
^{60}Co(水)	5.7	22.8	4.66	7.26	29.5	54.5
^{60}Co	38.3	30.3	4.04	8.08	0.0	161.4
D(18MeV)	24.8	18.1	7.36	10.7	0.0	113.9

第12章 化学剂量计

(续)

辐射品质	G(H·)	G(OH·)	G(H$_2$)	G(H$_2$O$_2$)	G(e_{aq}^-)	G(F^{3+})
^{4}He(11MeV)	13.3	11.0	11.8	13.0	0.0	76.9
^{4}He(32MeV)	17.7	15.0	10.9	12.1	0.0	92.3
^{10}B(n,α)^{7}Li	2.38	4.24	17.2	16.3	0.0	44.0

表 12.1 中第一行为在无氧的去离子水中所测得结果,其余各行为氧饱和 0.4mol/L 的 H$_2$SO$_4$ 溶液的辐射化学产额,其中 F^{3+} 的辐射化学产额由下式计算出来:

$$G(Fe^{3+}) = 3G(H·) + G(OH·) + 2G(H_2O_2) \tag{12.1}$$

在重粒子能量比较低的情况下,由于其 LET 较大,产生电离激发密度很大,复合发生概率高,相应辐射化学产额会降低,如表 12.2 所列,Fe^{3+} 化学产额随 LET 变化规律如图 12.1 所示。

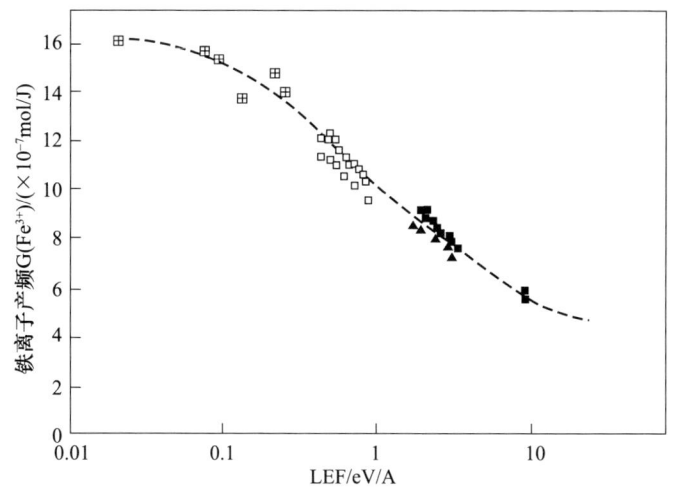

图 12.1 Fricke 剂量计辐射化学产额随 LET 的变化

表 12.2 辐射化学产额随粒子能量的变化情况

辐射类型	质子能量/MeV				α粒子能量/MeV			
	1	2	5	10	4	8	20	40
OH	1.05	1.44	2.00	2.49	0.35	0.66	1.15	1.54
H$_3$O$^+$	3.53	3.70	3.90	4.11	3.29	3.41	3.55	3.70

(续)

辐射类型	质子能量/MeV				α 粒子能量/MeV			
	1	2	5	10	4	8	20	40
e_{aq}^-	0.19	0.4	0.83	1.19	0.02	0.08	0.25	0.46
H	1.37	1.53	1.66	1.81	0.79	1.03	1.33	1.57
H_2	1.22	1.13	1.02	0.93	1.41	1.32	1.19	1.10
H_2O_2	1.48	1.37	1.27	1.18	1.64	1.54	1.41	1.33
F^{3+}	8.69	9.97	12.01	13.86	6.07	7.06	8.72	10.31

氧饱和时的 H_2SO_4(0.4mol/L) 溶液 pH 较低,$G(e_{aq}^-)=0$,$G(Fe^{3+})$ 与溶液温度有关,ICRU 建议 Fricke 剂量计在 20~25℃ 下的 $G(Fe^{3+})$ 值如表 12.3 所列。Fricke 溶液对中子也敏感,中子辐射化学产额 $G(Fe^{3+})$ 值,如表 12.4 所列。

表 12.3 Fricke 溶液中铁离子的辐射化学产额

射线类型	$G(Fe^{3+})/(mol/J)$	$G(Fe^{3+})/(个/100eV)$
^{137}Cs	$(1.59\pm0.03)\times10^{-6}$	15.3 ± 0.03
^{60}Co	$(1.61\pm0.02)\times10^{-6}$	15.5 ± 0.02
γ 射线(2.0MeV)	$(1.60\pm0.03)\times10^{-6}$	15.4 ± 0.03
γ 射线(4~35MeV)	$(1.61\pm0.03)\times10^{-6}$	15.5 ± 0.03
电子(1~30MeV)	$(1.61\pm0.03)\times10^{-6}$	15.5 ± 0.03

表 12.4 Fricke 溶液中的中子辐射化学产额

射线类型	$G(Fe^{3+})/(mol/J)$(空气)	$G(Fe^{3+})/(mol/J)$(体模)
D(30 MeV)+Be	$(98\pm5)\times10^{-6}$	$(96\pm5)\times10^{-6}$
D(16 MeV)+Be	$(97\pm6)\times10^{-6}$	—
D+T	$(97\pm6)\times10^{-6}$	—
^{252}Cf	$(78\pm11)\times10^{-6}$	$(63\pm15)\times10^{-6}$

对中子和 γ 射线混合场,$G(x)$ 按它们的权重贡献求和,这时,辐射化学总产额 G_M 表示为

$$G_M = f \cdot G_G + (1-f) \cdot G_n \quad (12.2)$$

式中:f 为混合场中 γ 射线的吸收剂量分数;G_G 是光子辐射化学产额;G_n 是中子辐射化学产额。

以上讨论了常用辐射剂量测量中的辐射化学产额问题,其中 $G(x)$ 是连续

照射条件下的结果,如果是脉冲射束且每个脉冲所含剂量不太大(0.1Gy以下),上述 $G(x)$ 数据仍然可用,当用强脉冲射束时,复合作用会增大,$G(x)$ 就会下降。另外,在溶液中加入一些特定自由基清除剂,也有利于自由基的测量。

12.1.2 吸收剂量的测定与计算

Fricke 剂量计是 Fricke 溶液受电离辐射照射,使 Fe^{2+} 定量地氧化成 Fe^{3+},从而引起特定波长下的吸光度改变,根据经过校准后的吸光度变化值,确定溶液中的吸收剂量。

校准 Fricke 剂量计就是测定 Fe^{3+} 摩尔消光系数 ε 与其辐射化学产额 G 的乘积值,由于不同分光光度计的光学性能存在差异,使得测量到的 ε 值不尽相同,使用时需要对分光光度计波长和光吸收系数校准,才能获得一致的 ε 和 G 值。Fricke 剂量计主要用于吸收剂量测量的国家基准,它是目前直接重现水中电离辐射吸收剂量最有效的绝对测量方法,已广泛用于剂量场标定、剂量计刻度及辐照产品吸收剂量测定中,测量精确度可达 ±1.5%,量程介于 40~400Gy 范围。

辐射过程中,Fe^{3+} 的增加量等于 Fe^{2+} 的减少量,通过测量 Fe^{3+} 增加量(或 Fe^{2+} 减少量)都可以确定吸收剂量,Fe^{3+} 对 224nm 和 304nm 的光有很强的吸收,而 Fe^{2+} 对这两种波长光的吸收可以忽略,利用 224nm 处的吸收值确定的 Fe^{3+} 浓度偏高,且在 224nm 处塑料制品干扰会带来较大系统误差,因此常用 304nm 处的吸收强度来测量吸收剂量。用准直光束入射待测样品,入射光的强度 I_0 和出射光强度 I 满足下式:

$$I = I_0 \cdot e^{-(k \cdot c \cdot l)} \tag{12.3}$$

式中:l 为光程;c 为摩尔浓度(10^{-3} mol/L);k 是与物质、测量光波波长有关的参数。定义吸收过程中的透射比为

$$T = I/I_0 = e^{-(k \cdot c \cdot l)} \tag{12.4}$$

对透射比 T 的倒数取对数后的值,定义为光密度(A),用表示为

$$A = \log_{10}(1/T) = (k \cdot c \cdot l)/\ln 10 \tag{12.5}$$

光穿过的路程越长,介质中所含特定波长光的吸收物质浓度越高,光密度(A)就越大,因此,光密度反应光在介质中的衰减程度,也称吸光度,设 $\varepsilon = k/$

ln10 为在特定吸收物质浓度(10^{-3}mol/L)中,光束穿过 1m 光程后的吸光度,它是与吸收物质及测量光波波长有关的参数,称为摩尔线吸收系数。辐射场作用下引起辐射化学产额,对应的化学浓度变化为

$$\Delta c = \rho \cdot D \cdot G(x) \tag{12.6}$$

式中,ρ 为剂量计溶液密度(25℃时,$\rho = 1.022$kg/m^3),由式(12.5)可得吸收剂量 D 为

$$\Delta A(x) = \rho \cdot l \cdot \varepsilon \cdot D \cdot G(x) \quad \rightarrow \quad D = \Delta A(x)/(\rho \cdot l \cdot \varepsilon \cdot G(x)) \tag{12.7}$$

另一种测量辐射剂量方法是先定义摩尔消光系数 ε_m,它等于溶液吸光度与 Fe^{3+} 浓度的线性关系曲线斜率;再定义物理灰度(G),$G = K_0(l - T)$,其中,K_0 为常数,由灰度值 G 可得到光密度值。Fricke 剂量计基本参量是摩尔消光系数及其随温度的变化率,而 ε_m 是溶液吸光度与 Fe^{3+} 浓度的线性关系曲线斜率,于是:

$$A_i - A_0 = D \cdot \varepsilon_m \cdot G \cdot l \cdot \rho \tag{12.8}$$

式中:A_0、A_i 分别为辐照前后剂量计溶液的吸光度,ε_m 单位为 m^2/mol;l 是分光光度计液杯中的光程长度,ρ 为剂量计溶液密度;$G(Fe^{3+}) = 1.61 \times 10^{-6}$mol/J,$D$ 为吸收剂量(Gy),在 304nm 处的 ε_m 测量值为 205.7~234.3m^2/mol,ICRU 推荐值为 219.6m^2/mol。

12.2 径迹蚀刻剂量计

电离辐射引起固体材料损伤,损伤部位在蚀刻溶液中被放大形成径迹坑,借助光学显微镜观测,可实现剂量测量,称为固体核径迹剂量计(SSNTD),该方法不仅可用于辐射剂量测量,也可用作核辐射粒子探测器。很多介质(如晶体、玻璃、塑料)都可以作蚀刻介质,其中有机塑料灵敏度最高,利用这些固体蚀刻介质可以测量重带电离子和中子。径迹蚀刻重带电离子和中子个人剂量计,就是通过重带电离子与蚀刻介质相互作用,或中子与蚀刻介质发生核反应,产生一定质量和能量的次级带电粒子,然后这些次级带电粒子致蚀刻介质产生损伤并得到潜径迹,再用径迹蚀刻法去测量带电粒子或中子。

第 12 章 化学剂量计

固体核径迹剂量计要特点:①价格低廉;②剂量计体积小,重量轻;③无须配备任何电子学系统,不需要能源;④无须在暗室中操作,比核乳胶更便于显示径迹;⑤灵敏度较高,稳定性极好;⑥可选择记录电离辐射;⑦能提供辐射粒子品质特性,给出 LET 值。固体核径迹剂量计是积分型探测器,可在较长时间内稳定地积累并记录径迹,适合于粒子注量甚低的情况;在某些场合还可以配置定速转动或移动设备,使其具有时间分辨能力。

12.2.1 径迹探测原理

电离辐射所致的固体介质损伤,在微观上表现为化学键断裂和原子离位,即带电粒子导致介质分子化学键断裂使分子结构遭到破坏;或带电粒子、中子引起的原子离位损伤,不同种类、不同能量的粒子造成的原子离位损伤也有很大区别,其中低能中子和重离子造成的原子离位尤其显著。入射粒子及其产生次级带电粒子均会在固体介质中导致辐射损伤,重离子沿径迹产生稠密电离,在径迹中心区域使电子逸出,从而出现一个显正电性的区域,该区域内离子之间的强库仑力使原子和离子离位、化学键断开,出现严重损伤,称为库仑爆炸,如图 12.2 所示,它是一种集体作用模式。

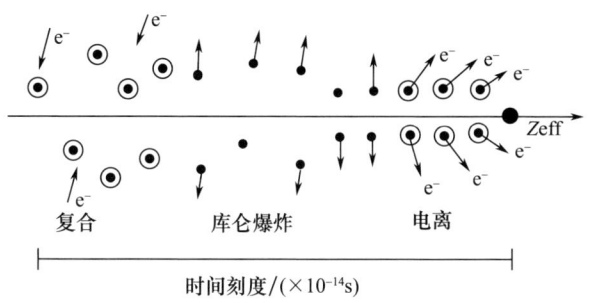

图 12.2　入射粒子在介质中的损伤径迹结构

带电粒子在固体中造成的最严重辐射损伤部位,可以形成一条狭窄损伤区域,该区域称为潜径迹,径迹半径在 nm 量级,因受损伤区域容易被腐蚀,经化学蚀刻后的潜径迹在普通光学显微镜下可以被观测到。潜径迹的稳定性与固体材料性质有关,高熔点材料潜径迹稳定性好,如云母、石英和无机玻璃中的潜径迹在数百摄氏度也不衰退,可用于测量地质样品受照剂量。固体核径迹剂量计灵敏度与待测量粒子速度有关,也与其携带的电荷数有关,入射粒子电荷越大、速度越低,损伤密度也越大。

12.2.2 蚀刻原理

径迹蚀刻探测器(TED)可以探测中子引发裂变反应(n,f)产生的裂变碎片,或(n,a)反应产生的 a 粒子以及(n,p)反应产生的质子,潜径迹显示方法有蚀刻法和缀饰法,蚀刻法分化学蚀刻和电化学蚀刻,目前化学蚀刻法最成熟。核径迹计数普遍采用传统光学显微镜观测,虽简便可靠但强度大、枯燥乏味,目前都采用图像分析系统自动观测径迹。

1. 化学蚀刻

化学蚀刻是利用化学试剂将潜径迹放大,把固体材料置于蚀刻液中腐蚀,潜径迹和无潜径迹处的腐蚀速率 V_t 和 V_b 分别为

$$V_t = W_t \cdot e^{-E_t/(k \cdot t)}, \quad V_b = W_b \cdot e^{-E_b/(k \cdot t)} \qquad (12.9)$$

式中:T 为蚀刻温度;W_t 和 W_b 分别为蚀刻速度参量;E_t 和 E_b 为化学蚀刻过程参量,蚀刻比 $R = V_b/V_t$,潜径迹处腐蚀较快$(V_t > V_b, R > 1)$。根据介质材料选用蚀刻溶液,对无机电介质可选氢氟酸蚀刻剂,对有机材料可选氢氧化钠,对聚碳酸酯可选用由氢氧化钾配制的蚀刻剂(PEW),径迹与蚀刻液的反应性和粒子沉积在径迹附近能量有关,且存在阈值,在某些介质中,只有电离率(正比于径迹附近能量沉积)高于某个阈值时可有效蚀刻,该阈值与介质材料制作过程、蚀刻条件及温度处理等均有关,存在的阈值可用来对电子和光子等轻粒子进行甄别。径迹的放大与蚀刻探测器材料、蚀刻剂和蚀刻条件有关。

2. 电化学蚀刻

电化学蚀刻是在化学蚀刻的同时,用高频电压放电以加快蚀刻速度,将固体径迹材料置于电解液中,通过电解液在径迹探测器的两侧加低频(1~10kHz)电场(20~30kV/cm,不致 TED 击穿),随着化学蚀刻的进行,在探测器上出现锥状蚀刻坑,随后放电形成树状结构,放电过程不增大蚀刻坑但会加快蚀刻速度。可用作固体核径迹剂量计的材料很多,常用蚀刻剂有 KOH 和 NaOH 以及 40% 的 HF。

3. 电子显微镜分析技术

辐射在 SSNTD 中产生的潜径迹可用电子显微镜观测,无须蚀刻放大潜径

迹,且测量信息可靠,避免了蚀刻过程带来的误差。SSNTD 也存在本底,探测器表面擦伤、材料内部缺陷所致的本底,可通过预蚀刻将探测器表面腐蚀几十微米后再测量,此方法也用于长射程射线测量时,去除短射程辐射粒子干扰。

12.2.3 CR-39 剂量计

CR-39 是一种聚碳酸酯塑料,化学名称聚烯丙基二甘醇碳酸酯,分子式为$(C_{12}O_7H_{18})n$、分子量272、密度 $1.31g/cm^3$,折射率为 1.499,由液状单体二基醇双烯丙基碳酸酯聚合而成,商业上用作太阳镜或焊接屏蔽材料。20 世纪70年代末,发现其对能量很宽范围内的质子灵敏,可以用作 SSNTD,只要受很少辐射剂量,聚合铰链就会断裂形成潜径迹,CR-39 是热固性材料,原料为液体状,需低温保存,制作时置于模具内 120℃ 热固化成形,人们制造出了各种不同厚度的实用剂量片。CR-39 缺点是材料固有本底高、变化大、批均匀性不好,甚至一片材料切出的剂量片本底变化也很大,响应重复性不好,特别是在电化学蚀刻时,剂量片的厚度不均匀,会导致电场强度变化而产生不同蚀刻效果,另外,由于易于氧化会增加本底,应在镀铝塑料薄膜内密封或抽空包装,在低温下密封可保存 2 年。对 CR-39 进行化学烛刻时,使用 6.25mol 的 NaOH 或 KOH 溶液,在 70℃ 的条件下蚀刻 3~6h,也可根据需要缩短或延长蚀刻时间。

CR-39 是现有 SSNTD 中具有最低能量沉积密度探测阈的材料,可以用来测量中子谱分布,具有灵敏、稳定、透明等优点。由于制作原料和工艺差异,不同厂商生产的 CR-39 对辐射响应也不同。

12.3 胶片剂量计

12.3.1 测量原理

胶片是一面或双面涂覆感光材料的醋酸纤维膜,常用的感光材料是含 AgBr 颗粒的乳胶,胶片受辐照后,乳胶中的 Ag^+ 形成银原子潜影,通过显影在潜影附近将产生大量银原子使胶片变黑。在一定显影条件下,胶片变黑的程度与辐射剂量大小有关,用光度计或黑度计测量胶片透光性改变程度,可得到辐射剂量值,基于此原理制作的剂量计称为胶片剂量计(FD),FD 主要用于 X 射线和 γ 射线剂量测量,也可测量 β 射线,选择合适的曝光介质,还可测量中子和重带电离子。

设入射到胶片光强为 I_0,透射光强为 I_t,则光密度(OD)定义为

$$OD = \log(I_0/I_t) = \log(1/T) \rightarrow T = (I_t/I_0) = e^{-OD} \qquad (12.10)$$

光密度与胶片透光率(T)之间成反比对数关系,透光率越小光密度越大;两者之间呈指数衰减关系。辐照后的胶片对光的散射、吸收与射线剂量、胶片材料性质均有关。

物理灰度(G)定义为 $G = A(1-T)$,其中 A 是与胶片吸收和散射相关的参数;图像灰度(PG)定义为:$PG = A \cdot T$。可见物理灰度越大,光密度也越大,而图像灰度和透光率则越小,实验表明,在一定剂量范围内,光密度与剂量呈线性关系。扫描得到物理灰度值后,需用光密度标定方法转换为光密度值。Radio chromic 胶片对 γ 射线和质子都灵敏,其光密度与剂量之间的关系如图 12.3 所示,它能够对剂量高达 300Gy 的质子仍然保持很好的响应。

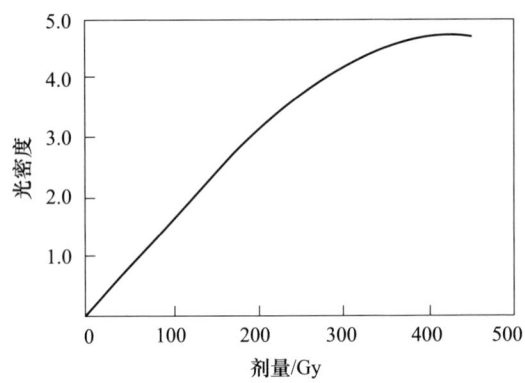

图 12.3 Radio chromic 胶片光密度与剂量的对应关系

12.3.2 特点和用途

测得辐照后的胶片灰度扣除本底灰度后得到净灰度。未经曝光的胶片能阻挡少量光线形成本底灰度;搁置较长时间后的胶片本底灰度也会增大。在胶片拍摄、冲洗等过程中不慎漏光会引起灰度增加,称为物理本底,只要使刻度片

与剂量片的实验条件、冲洗条件完全一致,即可扣除物理本底。胶片剂量计非常廉价,不受电磁场干扰,空间分辨率高,但其响应与射线入射方向有关,且高温、高湿度会使潜影衰退。

胶片剂量计克服了热释光剂量计(TLD)监测成本高、信息不能再现而难以存档的不足,且其灵敏度也能基本满足要求。胶片剂量计可鉴别射线能量,给出辐射场空间分布二维剂量模式。使用胶片剂量计时,要注意胶片和体模材料紧密接触,否则会因从体模材料散射到空隙中的粒子大于从空隙散射出去的粒子,使胶片给出较高的剂量响应,导致剂量测量准确性变差。胶片还能提供粒子相互作用过程中产生的次级粒子信息,分辨粒子的种类和品质。

12.4 辐射变色薄膜剂量计

12.4.1 辐射变色薄膜

辐射变色薄膜(RCF)是利用化合物的辐射变色效应与辐射剂量的线性关系测量剂量的一类有机固体薄膜。早期变色薄膜剂量计一般由共聚物基体(偏氯乙烯–丙烯酸甲酯)和染料隐色体(三苯基甲烷染料)组成。含卤共聚物受辐照后释放 HCl 使染料隐色体变色,其色泽随剂量增加而逐渐加深,具有一定的稳定性。辐照后的变色薄膜有 420nm 和 570nm 两个吸收光峰,其主吸收峰为 570nm,RCF 的光密度变化随吸收剂量成比例地增加,光密度与透光率之间满足关系 $OD = \log(1/T)$。

目前薄膜剂量计已经成熟,在电子束辐射加工中广泛使用的商业化 RCF,主要有三醋酸纤维素(CTA)、尼龙基薄膜(FWT–60)和蓝色赛璐玢(BC)等。FWT–60 薄膜经辐照后,由无色变成深蓝色,在 605nm 波长处,有明显吸收峰,具有分辨率高、对初级辐射束无干扰的特点。在辐照测量时,基本不受环境条件影响,具有剂量率效应小、剂量测量范围宽、空间分辨好等很多优点,FWT–60 薄膜具有的体积小、重复性和稳定性好等剂量学特性,使它不仅能作为常规剂量计在射束辐射加工中经常使用,还可作为参考剂量计用于吸收剂量的量值传递。实验中发现其吸光度和吸收光谱峰值、温度有关,使用时应尽量保持恒温,以提高测量结果的准确性。用波长为 510nm 的光测得的单位薄膜厚度吸光度 $\Delta A/T$ 与吸收剂量 $D(kGy)$ 之间,有良好线性关系:

$$Log D = 2.925 + 0.1285 \cdot (\Delta A/T) \qquad (12.11)$$

另一类常用 RCF 剂量计是 PVG 剂量计,其组分主要包括基料聚乙烯醇缩丁醛(PVB)、隐色孔雀绿染料(LMG)和添加剂卤代有机物(RX)等,PVG 剂量计剂量测量范围受 LMG 浓度、添加的 RX 影响,后者尤为重要,卤化物中的溴化物比氯化物更加有效,在 ^{60}Co 的 γ 射线辐照下,含 RX 的 PVB-LMG 薄膜中,因生成孔雀绿 MG^+ 而变成绿色,并在 425nm 和 627nm 处形成两个吸收峰,未添加 RX 的 PVB-LMG 薄膜经辐照后不变色。含 RX 的 PVB-LMG 薄膜剂量测量范围为 0.5~80kGy,在 627nm 处其吸收与剂量的关系呈线性关系(相关系数 $r >$ 0.999),温度校正系数为 $+0.053/t$;相对湿度 0~96.4%,其剂量响应随相对湿度增加而增加,校正系数为 $+0.006/\Delta r \cdot h\%$,PVG 剂量膜存放于暗处,辐照前后都很稳定,置于棕色保干器内 40 天后响应偏差小于 4%,可作常规剂量计使用。

12.4.2 变色薄膜剂量计特点

辐射变色薄膜剂量计的特点在于剂量计本身重复性好、稳定性好、体积小、空间分辨能力好,不仅用于常规剂量测量,还可用于量值传递。通过测量选定波长处单位厚度薄膜吸光度,可以实现辐射剂量测量,薄膜剂量计线性剂量响应范围可跨越 5 个量级($10^0 \sim 10^5 Gy$),且对电子和 γ 射线剂量响应相同,无明显能量依赖性和剂量率依赖性。另外,薄膜剂量计不仅对电离辐射敏感,对可见光也敏感,敏感度与光源光谱特征有关。辐射变色薄膜剂量计的剂量响应随辐照温度上升而增强,精确测量时需要进行温度校正。

12.5 晶溶发光剂量计

许多晶状化合物在接受电离辐照后,辐射产生的分子和自由基留存在被照射固体内,并在晶格中储存能量,在这些固体加入特定溶剂后,储存的辐射能即

第12章 化学剂量计

可被释放出来而发光,这种现象称为辐射晶溶发光(或辐射溶解发光)。发出的光强度与所受辐照剂量有确定函数关系,通过光探测器测得物质晶溶发光强度,即可得到样品吸收剂量,这类剂量计称为晶溶发光剂量计(LLD)。射线与一般物质相互作用会产生大量短寿命的自由基,有些特殊固体受辐照后产生的寿命很长自由基,这些特殊固体称为晶溶发光固体。晶溶发光固体溶解于液体时,自由基便和水中的氧原子结合形成过氧化基:$R + O_2 \rightarrow RO_2$。

过氧化基处于激发态,在退激过程中便会发光,发光产额和辐射剂量在一定范围内呈线性关系,如图12.4所示。过氧化基发光过程复杂,其中快成分发光衰减时间在秒量级,慢成分发光衰减时间达数天。

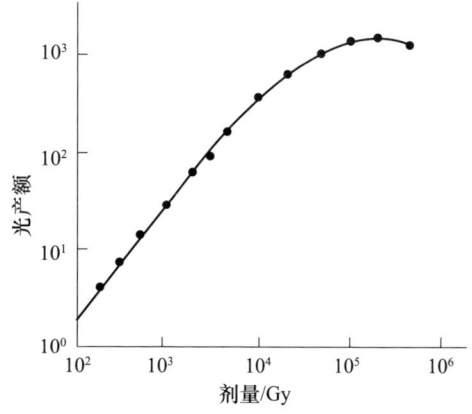

图 12.4 在 ^{60}Co 源照射下谷氨酰的剂量响应曲线

LLD 的主要优点在于:①组织等效性较好;②极易溶于水;③晶溶发光中心受环境温度、光照以及储存时间影响小;④价格低廉,容易获得。晶溶发光中的光产额对剂量计特性有很大影响,为提高光产额,普遍采用苯巴比妥(Luminal)水溶液,其成分为 125mg/L 的 Luminal + 2.5mg/L 的血红素,用 1.25mg/L 的碳酸钠调节 PH。将配制好的溶液倒入定量加液器中,再将加液器置于恒温水浴(温度控制 < ±0.5℃)中,利用光电倍增管收集晶溶发光即可导出辐射剂量。在存取样品时需要将光闸关闭,以保护光电倍增管。图 12.5 为甘露糖晶溶剂量响应曲线,由于晶溶发光过程消耗氧,因此向溶液中输送氧可增大光子产额,从而增大其线性剂量响应的范围。当剂量很高时,溶液中的自由基浓度很高,

会与过氧化基反应生成非荧光产物 NF:R + RO$_2$→NF。

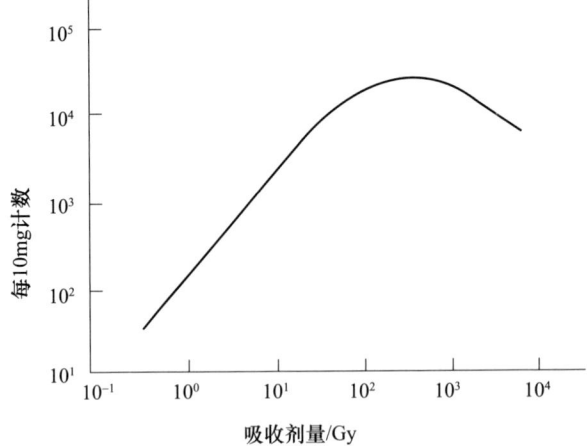

图 12.5　甘露糖的剂量响应曲线图

对 γ 射线而言,谷氨酰胺试剂的剂量测量范围达 10^2 ~ 10^5 Gy,测定剂量为 $5×10^3$ Gy 时的精确度高于 ±4%,用碳 - 14 光源测定灵敏度重复性,标准偏差小于 1%;8h 稳定性标准偏差小于 1.5%。从图 12.6 可知温度对晶溶发光有很大影响,因此 LLD 必须在恒温下工作。LLD 和生物 ESR 剂量计都是通过测量自由基数量实现辐射剂量的测量,LLD 更灵敏,可用于食品自由基测量。

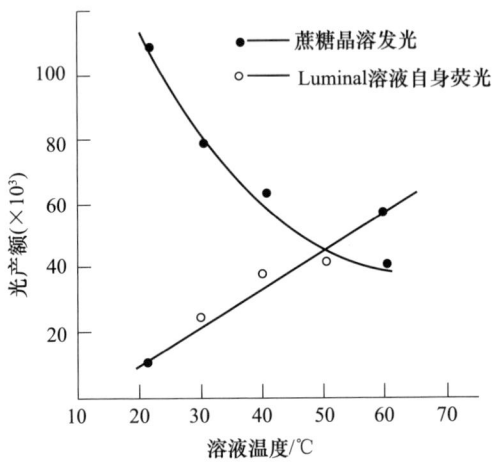

图 12.6　Luminal 溶液及蔗糖晶溶发光的温度依赖性

12.6 其他化学剂量计

12.6.1 $FeSO_4 - CuSO_4$ 剂量计

在 Fricke 溶液中加入 $CuSO_4$ 可制成 $FeSO_4 - CuSO_4$ 剂量计,简称为 $Fe^{2+} - Cu^{2+}$ 剂量计,工作介质成分为 $5mol/m^3$ 的 H_2SO_4、$1mol/m^3$ 的 $FeSO_4$ 或 $Fe(NH_4)_2(SO_4)_2$、$10mol/m^3$ 的 $CuSO_4$ 和三次蒸馏水,试剂可采用分析纯。溶液中的 Cu^{2+} 使得 $G(Fe^{3+})$ 由 $1.65 \times 10^{-6} mol/J$ 降至 $6.97 \times 10^{-8} mol/J$,$Cu^{2+}$ 很容易被还原成 Cu^+,而 Cu^+ 会使 Fe^{3+} 被还原,从而使 $G(Fe^{3+})$ 降低。在此过程中不消耗氧,可将剂量计测量上限由 $500Gy$ 提至 $10^5 Gy$,Fe^{3+} 辐射化学产额由下式计算:

$$G(Fe^{3+}) = G(OH\cdot) + 2G(H_2O_2) - G(HO_2) - G(H\cdot) \quad (12.12)$$

$G(H\cdot)$ 和 $G(OH\cdot)$ 贡献相反,而 $2G(H_2O_2)$ 将使 $G(Fe^{3+})$ 增加,当射线 LET 增大时,$G(Fe^{3+})$ 增加,这与 Fricke 剂量计性质相反,可用于鉴别混合辐射场。由于 Cu^{2+} 在 $224nm$ 附近有强烈吸收,$Fe^{2+} - Cu^{2+}$ 剂量计只能在 $304nm$ 处进行测量。

12.6.2 FBX/FGX 剂量计

FBX 剂量计(FBX dosimeter)是工作介质由 $0.2mol/m^3$ 的 $FeSO_4$、$5mol/m^3$ 苯甲酸、$0.2mol/m^3$ 二甲基橙(XO)、$0.05mol/m^3$ 的 H_2SO_4 以及普通蒸馏水配制的化学剂量计。Fe^{2+} 经辐照后被氧化成 Fe^{3+},再与 XO 形成络合物,在 $0.25mol/m^3$ 硫酸溶液中 $540mn$ 处光吸收最大,$\varepsilon = 1.34 \times 10^3 m^2/mol$,苯甲酸作用是提高 Fe^{2+} 氧化的产额,$G(Fe^{3+})$ 由下式给出:

$$G(Fe^{3+}) = 7G(OH\cdot) + 8G(H_2O_2) + 11G(H\cdot) \quad (12.13)$$

对 ^{60}Co 的 γ 射线,$G(Fe^{3+}) = 5.42 \times 10^{-6} mol/J$,FBX 剂量计一般用于低水平辐射的剂量($1mGy \sim 30Gy$)测量,当进行高于 $30Gy$ 水平剂量测量时,需要调整配方为 $0.2mol/m^3$ 的 $FeSO_4$、$0.5mol/m^3$ 的 XO、$25mol/m^3$ 的 H_2SO_4、$100mol/m^3$ 的 $NaCl$,此时 $G(Fe^{3+})$ 降低,对 ^{60}Co 的 γ 射线,$G(Fe^{3+}) = (1.40 \pm 0.01) \times 10^{-6} mol/J$。

FGX 剂量计是工作介质由 FeSO$_4$ – 凝胶 – 二甲基橙配制的化学剂量计,可用于高辐射剂量测量,测量上限可达 20Gy,FGX 剂量计对辐射种类不敏感,可用于测量电子、重带电粒子、重离子及低能 X 射线和 γ 射线等。

12.6.3 草酸剂量计

草酸剂量计工作介质由草酸和蒸馏水制备而成,草酸($H_2C_2O_4$)分子受辐照后分解为 CO_2 和 H_2,形成的草酸络合物在 248nm 处有强烈的吸收,摩尔线吸收系数 $\varepsilon = 249m^2/mol$,通过测定草酸络合物浓度即可确定吸收剂量。草酸剂量计可测量 mGy 级到 10^6 Gy 范围内的辐射剂量。

草酸剂量计对杂质不灵敏,能量吸收特性好,照射前后性能十分稳定,但草酸剂量计剂量线性较差,其化学产额受照射条件影响,随温度升高而降低,温度系数为 $-0.7\%/℃$,草酸剂量计 G(x) 对电子和 γ 射线有不同响应,如图 12.7 所示。

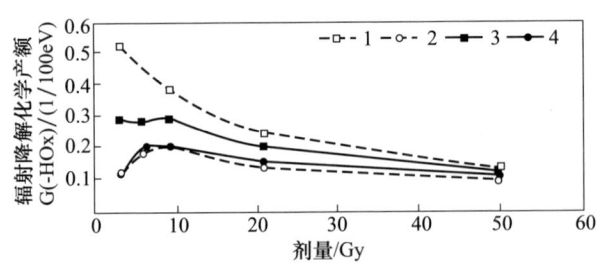

图 12.7 草酸辐射化学产额随剂量的变化关系

图 12.7 中曲线 1 和 3 是 ^{60}Co 的 γ 射线和 4MeV 电子束流照射下的草酸溶液($10mol/m^3$)辐射化学产额,曲线 2 和 4 是的 γ 射线和 4MeV 电子束流照射下 $5mol/m^3$ 草酸 + $10mol/m^3$ 柠檬酸混合溶液的辐射化学产额。草酸剂量计可以在很宽剂量率范围内($2 \times 10^{-6} \sim 10^6$ Gy/s)使用,与 FeSO$_4$ 剂量计和 Ce$_2$(SO$_4$)$_3$ 剂量计相比,它在中子场中受中子活化影响很小,适合于反应堆辐射剂量测量。

12.6.4 硫氰化钾/亚铁氰化钾剂量计

硫氰化钾剂量计(KSCN)、亚铁氰化钾剂量计(K$_4$Fe(CN)$_6$)与其他剂量计

第12章 化学剂量计

最大区别在于:它们不是利用辐射产生的稳定离子,而是利用辐射产生的短寿命离子基,主要在脉冲束流工作条件下进行剂量测量。电离辐射使溶液中产生寿命在秒量级的不稳定离子,测量瞬时吸光度变化,即可测量脉冲辐射的吸收剂量。KSCN剂量计由氧或NO饱和的KSCN溶液构成,其中含$10mol/m^3$的KSCN、$26mol/m^3$的N_2O,溶液PH为5.5,辐射使SCN和OH^-作用形成阴离子基SCN_2^-,其辐射化学产额与氧含量有关,当氧或N_2O饱和时,$G(SCN_2^-)=3.0\times10^{-7}mol/J$和$G(SCN_2^-)=6.0\times10^{-6}mol/J$,$SCN_2^-$吸收峰在487nm处,摩尔吸收系数$\varepsilon=790m^2/mol$,测量范围在$0.1\sim170Gy/pulse$。

亚铁氰化钾剂量计由氧或NO饱和的$5mol/m^3$的$K_4Fe(CN)_6$溶液构成,在射线照射下$Fe(CN)_6^{4-}$被氧化为$Fe(CN)_6^{3-}$,在照射脉冲结束后的$10\sim100\mu s$内,测量的$Fe(CN)_6^{3-}$主要由射解产物OH^-氧化形成。在氧或N_2O饱和时,$G(Fe(CN)_6^{3-})=3.3\times10^{-7}mol/J$和$G(Fe(CN)_6^{3-})=5.7\times10^{-7}mol/J$,$Fe(CN)_6^{3-}$吸收峰在420nm处,摩尔吸收系数$\varepsilon=100m^2/mol$,在440nm处$\varepsilon=62m^2/mol$,$K_4Fe(CN)_6$剂量计组成很简单,测量范围在$1\sim170Gy/pulse$。

12.6.5 辐射降解/聚合剂量计

聚合物在射线作用下可以降解,且降解后黏度降低,通过测黏度变化即得受照射剂量,称为辐射降解剂量计,这种剂量计制作很简单,如聚丙烯酰胺辐射降解剂量计,将聚丙烯酰胺溶解到蒸馏水中,制成0.078%水溶液,取1mL的溶液置于小瓶中即可。

辐射聚合剂量计利用辐射导致的聚合特性进行剂量测量。辐射作用下的小分子聚合为大分子,并在聚合后出现物理、化学性质的变化。聚合过程除与辐射剂量有关外,还受浓度、PH值及添加物影响。单体在辐射照射下会产生自由基,自由基的交联会使单体聚合为大分子,当照射剂量很高时会出现由液态到固态的转变,称为凝胶(gel),发生凝胶现象后继续照射时,固体硬度增加,凝胶现象发生在很窄的剂量范围内,当吸收剂量达到凝胶相变剂量时,仅在3%的剂量区间内发生凝胶。辐射聚合剂量计常用作开关剂量计,近年出现了一些测定单体辐射聚合性质的新方法,如核磁共振技术、CT技术,辐射聚合剂量计所用单体物质的生物等效性都比较好,使其在医学及生物技术领域的应用进展很快。

12.6.6 重铬酸钾/银剂量计

重铬酸钾剂量计很早就出现了,由于剂量率依赖性以及温度响应限制而发展缓慢,后来通过加入银离子使重铬酸钾剂量计性能得到改善,应用得以推广。重铬酸钾剂量计溶液由 2mol/m^3 的 $K_2Cr_2O_7$、0.5mol/m^3 的 $Ag_2Cr_2O_7$ 溶于 0.1mol/m^3 的 $HClO_4$ 溶液中配制而成。将剂量计溶液装在 2mL 医用中性玻璃安瓿内辐照,$Cr_2O_7^{2-}$ 被定量地还原成 Cr^{3+},利用分光光度法测量辐照前后 $Cr_2O_7^{2-}$ 浓度变化,即可求得吸收剂量,水中吸收剂量由下式计算:

$$A_i - A_0 = D \cdot \varepsilon_m \cdot G \cdot l \cdot \rho \tag{12.14}$$

式中:A_i、A_0 分别为辐照前后剂量计溶液的吸光度;ε_m 为 $Cr_2O_7^{2-}$ 的摩尔吸收系数(m^2/mol),$l = 0.01\text{m}$ 为分光光度汁液杯的光程;$\rho = 1.005\text{kg/m}^3$ 为剂量计溶液密度;G 为 $Cr_2O_7^{2-}$ 的化学产额(mol/J),D 为辐照剂量(Gy)。$Cr_2O_7^{2-}$ 对 350nm 附近的光吸收强烈,400nm 后吸收随波长变得平缓,吸光度随 $Cr_2O_7^{2-}$ 浓度的变化如图 12.8 所示。

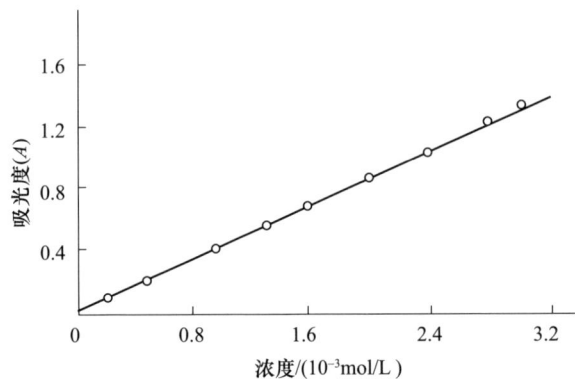

图 12.8 $Cr_2O_7^{2-}$ 浓度和 440nm 光波吸光度关系

重铬酸银剂量计溶液是由一定浓度 $Ag_2Cr_2O_7$ 和 100mol/m^3 的 $HClO_4$ 组成,可测剂量范围是 $1 \sim 12\text{kGy}$,而有些制作良好的剂量计测量范围很宽,可达 $0.7 \sim 50\text{kGy}$。

第12章 化学剂量计

思考题与习题

1. 化学剂量计的原理是什么？
2. Fricke 剂量计有哪些特点？主要剂量测量范围如何？
3. 什么是辐射化学产额？Fricke 剂量计的辐射化学产额与哪些因素有关？
4. 简述 $Fe^{2+} - Cu^{2+}$ 剂量计、FBX/FGX 剂量计的剂量测量原理。
5. 胶片剂量计有什么特点？主要用于哪些剂量测量场合？
6. 什么是潜径迹？
7. 化学蚀刻与电化学蚀刻有哪些区别与联系？
8. CR-39 剂量测量的优点有哪些？
9. 辐射显色薄膜剂量计的特点有哪些？
10. 简述晶溶发光的原理及其主要特点。

第13章
生物剂量计

电离辐射引起的人体生物组织放射性损伤可视为电离辐射生物标记物,它与辐射剂量之间存在剂量—效应关系。生物剂量计(biological dosimeter)就是利用这种可记录分析的生物效应,实现对人体接受的辐射剂量进行测量与评估。生物剂量计主要用于突发性核与辐射事件(或事故)发生后人员所受辐射剂量的定量确定,因为这类突发核与辐射事件(或事故)场景,很难通过重复模拟的手段再现事发当时辐照场景,并且一般情况下,事件场景中的受照射人员也不太可能佩戴个人剂量计,为能够比较准确地获得受照人员的吸收剂量,就需要使用一类特异性很强、剂量响应关系良好的生物标记物进行剂量分析;另外,基于生物标记物的剂量分析,还能给出核与辐射岗位的从业人员的累积剂量。根据工作介质选择和测量读出方法不同,生物剂量计有很多类,细胞遗传学检测法、体细胞基因检测法、分子生物学检测法等。

生物剂量和物理剂量计各有所长、互相补充,物理剂量计起步早、技术成熟、方法可靠、准确性好,在大剂量在线测量方面占优势;而生物剂量计主要用于物理剂量计无法获取的情况下,尤其是在长期慢性辐射剂量估算及突发事故中的生物剂量获取方面优点突出。生物剂量计主要特点是:①特定剂量范围上量—效关系较好,离体与整体照射曲线在统计学上差异不明显;②具有辐射特异性,不受遗传背景与个体差异影响,但标志物受年龄、吸烟或其他环境毒物影响;③对照射方式和射线品质分辨率好;④量程宽,适用于大剂量照射和累积小剂量照射情景;⑤采样方便、使用简便、迅速可靠,易于自动化大批量操作,经济和社会成本低。

第13章 生物剂量计

13.1 细胞遗传学检测法

细胞遗传学检测法有染色体畸变(CA)分析法、稳定性染色体畸变荧光原位杂交(FISH)分析法、早熟凝聚染色体断片(PCC)分析法、淋巴细胞微核(CBMN)分析法等,下面就它们的检测原理和应用进行简略介绍。

13.1.1 CA分析法

生物学认为,细胞核内存在染色体,由DNA、RNA、碱性/酸性蛋白质等构成,染色体上的基因可储存和传递遗传信息,调控细胞分化和发育。当生物体接受电离辐照后,染色体发生的数量和结构变化称为染色体畸变。

1. 染色体畸变检测原理

电离辐射可引起7种染色体畸变,都可作为放射损伤检测的指标,其中双着丝粒体和着丝粒环更为常用,着丝粒是染色体上未着色或着色很浅的狭窄处,每条染色体上一个,如图13.1所示。电离辐射辐照后,两条染色体各发生一处断裂,两个具有丝粒的部分相互连接形成双着丝粒体,而无着丝粒的片段也相互连接形成断片,双着丝粒体和一个断片合称一个染色体畸变。双着丝粒体畸变因其良好的量—效关系,成为电离辐射损伤和剂量估算最佳指标,又因其在体内持续时间较短,更适合于急性照射后剂量的重建。着丝粒环为一对环形染色单体,一般作为辅助指标协助双着丝粒体一起进行剂量估算。

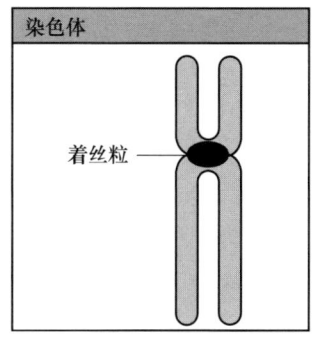

图13.1 正常染色体结构

利用射线照射离体的健康人血,可以获得不同剂量照射条件下血液中染色体畸变率与照射剂量关系,基于这样的量效关系可以制作刻度曲线,之后再使用刻度曲线进行剂量分析。在辐射事故发生后,要立刻采集受照者血液,在标准条件下,及时培养、制片及进行染色体畸变分析,根据染色体畸变率,利用相应刻度曲线估算人员所受剂量。使用180kVp(千伏峰值)的X射线,在1~5Gy剂量范围内获得的双着丝粒体的剂量—效应曲线,如图13.2所示,图中的双着丝点畸变率Y与剂量$D(\mathrm{Gy})$的函数关系表达式为

$$Y = (1.97 \pm 1.95) \times 10^{-4} \cdot D + (2.74 \pm 0.71) \times 10^{-6} \cdot D^2 \quad (13.1)$$

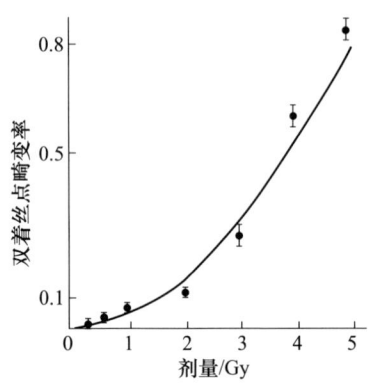

图13.2　X射线诱发双着丝粒体的剂量—效应曲线

染色体畸变率与辐射剂量的关系,还和射线品质有密切关系,低LET的X射线和γ射线诱导的双着丝粒体畸变率与受照剂量之间一般为二次多项式关系$Y = a + b \cdot D + c \cdot D^2$,式中,$a$为对照组的双着丝粒体产额,$b$为剂量线性常数,$c$为二次方剂量常数。高LET辐射所诱导的双着丝粒体与受照剂量之间关系,既可用直线方程$Y = a + b \cdot D$表示,也可用二次多项式关系$Y = a + b \cdot D + c \cdot D^2$表示,用于急性照射条件下辐射诱导的染色体畸变剂量—效应关系。

2. 在生物剂量测量中的应用

在生物剂量测定研究中,染色体畸变分析主要应用于急性全身均匀照射的剂量估算。20世纪90年代初,上海某研究室钴源辐射中心7名工作人员意外遭受急性全身照射,事故发生后24h取血,并于采血后12h,采用微量全血方法

培养48h后,分析细胞双着丝粒体和着丝粒环畸变率。根据国际统一标准(^{60}Co 的 γ 射线 0.5~5.0Gy 的剂量—效应曲线)推算出回归方程为 $Y = a + b \cdot D^2$,$a = (3.49 \pm 0.65) \times 10^{-2}$、$b = (6.95 \pm 0.12) \times 10^{-2}$。结果表明根据双着丝粒体和着丝粒环畸变率估算的个体辐射剂量,与先前对现场进行模拟测量得出的物理剂量相近,也与放射损伤临床诊断一致。

染色体畸变分析适用于急性全身均匀照射,该分析法估算剂量范围为 0.1~5Gy,最大不超过8Gy,对 X 射线最低剂量值可达 0.05Gy,对 γ 射线为 0.1Gy,对裂变中子可测至 0.01Gy,但此时应对大量细胞进行分析。染色体畸变分析剂量重建很费时,且对实验者技术要求很高,此外这种畸变属不稳定变化,在大剂量和高 LET 射线急性照射后尤为明显,因此"双着丝粒体 + 着丝粒环"分析方法更适用于低 LET 辐射且剂量不是太大的急性照射剂量评估。

13.1.2 FISH 分析法

1. 检测原理

易位是染色体畸变的一种,细胞分裂时在子细胞中长期存在且保持相对恒定,称为稳定性畸变,含有这种畸变的细胞被称为稳定性畸变细胞。发生易位时如果互换的染色体片段相差很大,可在非显带标本中直接观察,当互换片段大小相似时,可借助荧光原位杂交技术鉴别。荧光原位杂交技术是近年来发展起来的一种快速分析人类染色体结构,特别是相互易位的新方法,已在生物剂量测定中得到广泛关注与研究,辐射剂量—效应曲线的研究结果表明,随着照射剂量的增加,涉及探针染色体的易位明显增加。

2. 在生物剂量测量中的应用

易位畸变在受照者细胞内至少能够保持 10 年不变,对单纯的完全相互易位细胞基本上不受时间的长短影响,特别适用于慢性照射和早先受照者的剂量重建。而采用荧光原位杂交技术可以大大提高易位的检出率和检测精确度。但利用荧光原位杂交技术,检测稳定性染色体畸变也有不足,如对技术要求高、需要高纯度试剂、价格昂贵、对倒位和缺失不甚敏感,需加以改进。

13.1.3 PCC 分析法

1. 检测原理

染色质和染色体是细胞增殖周期中不同阶段的运动形态,只是由于细胞所处时期不同,而出现形态上的差异。利用分裂中期细胞中的促分裂因子诱导间期细胞分散状态的染色质凝集,这种被诱导出来的染色体为单股,比正常染色体纤细,称为早熟凝集染色体(PCC),PCC 断片分析法就是通过计数凝集过程中产生的 PCC 断片估算受照剂量。

早期的 PCC 法存在许多不足,如细胞制备比 CA 分析法费时,技术要求更高,产额低且不稳定等,导致所评估剂量可靠性较差而未能被普遍接受。20 世纪 80 年代改良的 PCC 法受到了广泛重视,但产生的 PCC 指数依然很低。后来 Durante 等采用花萼海绵诱癌素诱导细胞周期各时相均产生 PCC 断片;Kanda 等利用冈田酸诱导培养细胞产生 PCC 断片,经 Giemsa 染色后,可非常方便地在载玻片上计数 PCC 环,在 20Gy 以下剂量范围内都可见到 PCC 环增加。花萼海绵诱癌素和冈田酸分别为 2A 型和Ⅰ型蛋白质磷酸酯酶抑制剂,它们可使许多类型细胞在其周期内任一时期诱导出 PCC,提高了 PCC 指数,使得 PCC 法得到广泛的应用。荧光原位杂交技术与 PCC 法相结合,可增加分析的染色体类型和分析灵敏度,在分析高 LET 诱导染色体畸变方面更有效。

2. 在生物剂量测量中的应用

辐射诱发 PCC 断片主要表现为 G_1 – PCC 断片,随照射剂量增高,每个细胞的 PCC 断片也相应增多,其剂量—效应曲线可拟合成直线方程。用 ^{60}Co 产生的 γ 射线照射人血淋巴细胞,观察 G_1 – PCC 断裂率与照射剂量之间的关系,获得了 0~7Gy 的剂量 – 效应曲线,如图 13.3 所示。

PCC 法检测范围为 1~10Gy,可诱导静止期细胞分裂,从而避免了常规染色体分析中只能对分裂期细胞进行选择性分析的不足,大大增加了分析细胞的数量,特别对年老、免疫力低及受到大剂量辐射个体尤为适用,PCC 法不需要长时间培养,避免了间期细胞周期延长和死亡的影响,同时也避免了分裂过程中畸变细胞丢失等因素的影响,提高了畸变检出率,并能在取血当天提供剂量。PCC

技术仅需 0.5mL 血量,分析 100 个细胞,即可显示低剂量照射下的辐射损伤。

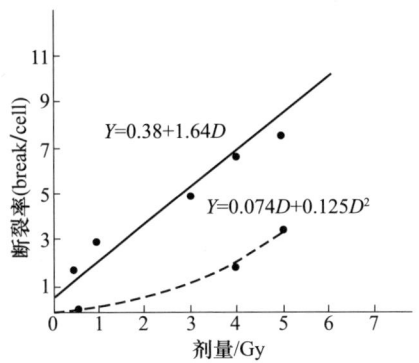

图 13.3　0~7Gy 的 ^{60}Coγ 射线照射人外周血诱发 G_1 – PCC 剂量—效应关系

●为 G_1 – PCC;○为常规染色体

13.1.4　CBMN 分析法

微核主要来源于细胞分裂,在诱变剂作用下,残留的无着丝粒染色体断片或在分裂后期落下的整条染色体,在分裂末期都不可能被纳入主核。当进入下一次细胞周期间期时,它们在细胞质内浓缩成微核,微核存在于完整胞浆中,小于主核的 1/3,形态为圆形或椭圆形,边缘光滑,与主核有同样结构,嗜色性与主核一致或略浅,Fenlgan 染色阳性且不折光,与主核完全分离,如相切时可见到各自的核膜。微核形成机理复杂且受细胞分裂动力学影响较大,使得早期检测方法都无法鉴别细胞分裂动力学对微核形成的影响,即无法分辨微核形成于第一次还是第二次有丝分裂过程中。

1. 检测原理

淋巴细胞微核法(CBMN)关键在于细胞进入第一次有丝分裂前,向培养体系中加入抑制而不影响胞质分裂的试剂——松胞素 – B,因此涂片上可见双核淋巴细胞,称为 CB 细胞。CB 细胞具有双核结构且很大,是单次分裂细胞,通过计数 CB 细胞微核,可明显提高微核检测的灵敏度及准确度。曾经有人用不同剂量 X 射线照射离体人血淋巴细胞,经培养后发现微核率与受照剂量有良好相关性,并且辐照离体实验与整体实验的微核效应一致性也得到了证明。自 20

世纪80年代中期,Fenech推荐CBMN检测法以来,为用于受照者剂量重建,国内外学者在建立受照剂量与微核率之间的剂量—效应曲线方面做了大量工作;20世纪90年代初,有人用CBMN法建立了^{60}Coγ射线诱发微核的剂量—效应曲线,拟合方程为

$$Y = 17.91 + 33.38 \cdot D + 42.88 \cdot D^2 \tag{13.2}$$

对应函数关系如图13.4所示。以后,国内外许多学者针对不同线质的各类射线照射离体人血淋巴细胞,获得了微核的剂量—效应曲线。1999年我国卫生行业标准把CBMN法批准为估算辐射受照剂量的方法,在已建立的辐射诱发微核的剂量—效应关系中,辐射诱导的微核率随剂量增高而增加。

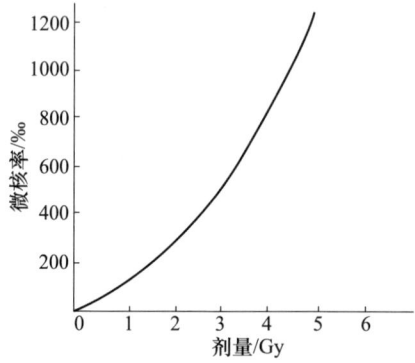

图13.4 ^{60}Coγ射线照射人外周血诱发微核的剂量—效应关系

2. 在生物剂量测量中的应用

近年来在事故受照人员的生物剂量测定中,已经报道了一些CBMN法实际应用,有人采用CBMN法对山东"10.21"辐射事故中两例患者受照剂量进行估算,得出患者A受照剂量应大于20Gy,患者B剂量约为8.7Gy,与CA分析法、物理方法及ESR法接近,也与临床表现基本一致。目前认为CBMN法估算剂量范围在0.25~5.0Gy之间,用6MeV的X射线高剂量照射人离体血淋巴细胞,可发现CBMN法估算上限剂量可达10Gy。

CBMN进行生物剂量测定主要用于急性均匀或比较均匀的全身照射,对不均匀和局部照射,只能给出等效全身均匀照射剂量(全身平均剂量)。CBMN方法优点是操作简单、分析迅速、适合大规模人群监测,缺点是个体间微核出现频

率差异较大,而且高龄个体微核出现率高于低龄个体,另外女性也高于男性,此外吸烟和一些化学品都可使微核频率增加。

13.2 体细胞基因突变检测法

基因是能够储存特定遗传信息并行使特别功能的 DNA 片段,是具有特定碱基顺序的遗传基本单元。基因突变是指生物体遗传物质(DNA 分子)发生了改变,可涉及一个碱基,也可涉及大节段基因(或染色体)的变化,在辐射生物剂量计研究中,目前主要研究体细胞基因次黄嘌呤-鸟嘌呤磷酸核糖转移酶(HPRT)、血型糖蛋白(GPA)基因位点的突变,检测方法主要有 HPRT 分析法、GPA 分析法、TCR(T 细胞受体)分析法、HLA(人白细胞抗原)分析法、Hb(血红蛋白)分析法等。

13.2.1 HPRT 基因位点突变分析法

1. 检测原理

HPRT 基因是单基因突变研究中的经典基因位点,HPRT 基因位点突变可能成为辐射生物剂量计标记物,HPRT 基因突变后细胞仍能存活较长时间,在细胞培养基中加入 6-巯基鸟嘌呤(6-TG),非突变细胞死亡,而突变细胞却能存活。

2. 检测方法

①放射自显影法,该方法快速、经济且可以实现自动化,但有突变频率偏高、容易造成假阳性等缺点,后虽经改良但尚未得到普遍应用;②荧光显微镜法,此法简单、快速经济,有潜在的自动化趋势,适用于遗传实验室;③多核细胞法,该方法比较简单、快速灵敏,但只能检测 HPRT 基因突变,无法分析基因成分和结构;④淋巴细胞克隆法,包括 T 淋巴细胞克隆法和 B 淋巴细胞克隆法,前者是目前最常用的检测方法,但后者更灵敏,该方法细胞培养时间长,且排除了拟表型的影响,检测结果准确可靠,缺点是费时较长,操作复杂,价格昂贵;⑤分子生物学技术,主要有 Southern 印迹实验、限制性酶切片段多态性、聚合酶链式反

应(PCR)、单链构象多态性分析(SSCP)等。由于 HPRT 基因序列已知,PCR 技术在研究 HPRT 基因突变中得到快速应用,并将成为本领域方法学的主要方向。

3. 在生物剂量测量中的应用

采用动物照射和人体淋巴细胞离体照射,HPRT 突变频率、缺失比例均与照射剂量有如图 13.5 中的剂量—效应关系,HPRT 分析法的优点表现在剂量-效应关系好、灵敏度高、取样方便,结果便于比较,但基因突变有随时间延长而减少的趋势,同时自发突变率也较高,使其在群体中应用优于单纯的个体剂量估计。

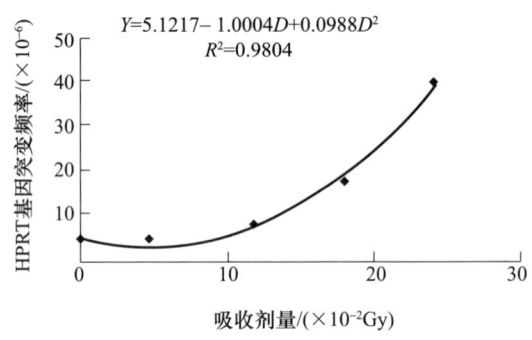

图 13.5　HPRT 基因突变频率与照射剂量之间的剂量—效应曲线(淋巴细胞克隆法)

13.2.2　GPA 基因位点突变分析法

1. 检测原理

人类红细胞表面血型糖蛋白(GPA)有 M 和 N 两种形式,3 种血型表现分别为 MM、MN 和 NN,杂合子 MN 型约占 50%,纯合子 MM 和 NN 型约占 50%,GPA 分析法首先在美国 Lawrence Livermore 国家实验室建立,目前只能分析 MN 型个体,实验者根据 MN 型个体荧光颜色和强度,判断红细胞是否发生突变,然后根据剂量—效应关系估算受照剂量。

2. 在生物剂量测量中的应用

GPA 基因突变分析技术在原子弹爆炸幸存者、事故受照人员及放疗患者体细胞突变检测中发挥了很大的作用。GPA 基因位点突变发生在造血干细胞,可在体内传代而长期存在,能反映个体累积损伤,可作为终生生物剂量计;缺点是不适合早期辐射剂量估计,仅能检测 MN 血型的个体,且个体差异性大,假阳性发生频率较高,无法在分子水平对 GPA 基因突变做进一步的研究。

13.3 分子生物学检测法

分子生物学检测法主要有生长抑制和 DNA 损伤诱导基因 45 检测 (GADD45)、单细胞凝胶电泳检测(SCGE)、线粒体 DNA 突变检测(mtDNA)。

13.3.1 GADD45 分析方法

电离辐射可以诱导 GADD45 基因表达增高,且具有较好的剂量—效应关系,通过检测 GADD45 表达的变化,可以估算生物体所受剂量。GADD45 是对多种电离辐射都敏感的基因,在不同剂量范围内都有较好的剂量—效应关系,检测样本容易获得,敏感性高,不受标本量的限制,此项技术处于刚起步阶段。

13.3.2 SCGE 分析方法

单细胞凝胶电泳技术是在碱性条件下,通过电泳的方法在单细胞水平上检测 DNA 断裂和修复的新技术。在 20 世纪 80 年代中期出现后,经多人改进逐渐成熟,该技术快速灵敏,需血量少,无须细胞处于生长状态,可以不使用放射性同位素,近年来已广泛用于放射生物剂量学、遗传毒理学、环境生物监测、肿瘤放化疗敏感性检测等领域中。

SCGE 原理在于电离辐射后的细胞 DNA 出现放射性损伤,在电场作用下,断裂 DNA 链、不完全 DNA 切除位点,以较快速度迁移,而 DNA – DNA 交联或 DNA – 蛋白质交联的迁移速度较慢,形成头尾分明的彗星样电泳图案(彗星实验),通过彗星尾长度,或彗星尾长度与其头部宽度的比值来评价 DNA 损伤,可确定辐照剂量。

SCGE 法比细胞遗传学方法更敏感,可检测到 0.05Gy 的低水平辐射,但区分 DNA 损伤类型的特异性较差,要求照射后立即采样分析,该方法正在发展之中,其实际应用有待于进一步研究。

13.3.3 mtDNA 缺失分析方法

线粒体是真核细胞的细胞器,是细胞"动力工厂",人类线粒体 DNA(mtDNA)对电离辐射损伤非常敏感,且损伤修复能力低,可造成核酸片段缺失等,采用聚合酶链式反应(PCR)方法,可检测 mtDNA 缺失,目前 mtDNA 缺失检测用于生物剂量测定,仅限于体外试验,实用性有待进一步研究验证。

此外,由于毛发自身独特的生物学特性,作为辐射生物剂量计标记物具有许多优点,如毛发根部代谢旺盛,对辐射高度敏感;毛发成分稳定,对辐射的记忆性强;毛发分布范围广,可反映全身的受照剂量分布情况;毛发易于采样。毛发剂量计的开发研究和应用具有广阔的前景。

13.4 电子自旋共振剂量计

带负电的电子在绕核旋转的同时也做自旋运动(电子自旋),自旋产生的环行电流在其周围形成弱磁场,由于轨道上的电子均已配对,因彼此自旋方向相反,磁矩相互抵消而不显磁性。当轨道上存在有未配对的电子时,若在外部施加磁场,电子的自旋和磁矩将顺着磁场排列,磁矩在磁场中会引起能级劈裂(塞曼效应),导致能级简并消除,若再在垂直于磁场方向施加另一脉冲磁场,则会引起磁量子跃迁,被称为电子自旋共振(ESR)。

13.4.1 ESR 剂量计原理

电离辐射能够在介质中产生不成对电子的自由基,引入磁场可使其发生共振,从而测得自由基数量,进而得到待测辐射剂量,称为电子自旋共振剂量计。许多物质受辐照后都会产生自由基,在水存在的环境中,大部分自由基会很快消失,但在固体材料(如骨骼、牙齿等)中的自由基可存留相当长时间。在 ESR 的研究中,主要采用牙齿这样的人体材料,牙釉质覆盖牙冠,主要成分是羟基磷灰石$[Ca_{10}(PO_4)_6(OH)_2]$,并构成晶状结构,牙釉质接受辐照后,作为其中成分之一的 CO_3^{2-} 能捕获辐射产生的自由电子,形成 CO_3^{3-} 自由基,这正是 ESR 技术所需要测定的成分。

用牙釉质作 ESR 剂量探测材料时,通过测定由辐射引起的长寿命自由基浓度变化来确定剂量,作为生物剂量计使用时,需要预先刻度并建立剂量—响应曲线,用 ESR 测量已知剂量照射后的不同牙齿中自由基含量,然后将数据拟合得到线性剂量响应曲线(图 13.6)。如果人体受照后,根据受照者牙釉质中自由基含量,利用该曲线即可获得人体所受辐射剂量。

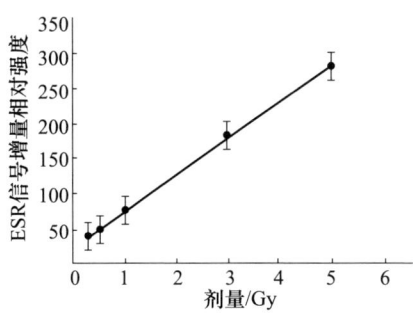

图 13.6　牙釉质中自由基含量与剂量的 ESR 响应曲线

电离辐射可以在人体生物样品中产生自由基和晶格缺陷等顺磁性物质,ESR 技术可以灵敏快速地检测出这些顺磁性物质特性和含量,从而估算出人体受照剂量。丙氨酸是成熟 ESR 剂量测量介质,但因 β-丙氨酸辐射化学产额很低且其 ESR 谱随时间变化,故通常采用 α-丙氨酸。丙氨酸分子式为 $CH_3-CH(NH_2)-COOH$,受辐照后共价键断裂失去氨基($-NH_2$),产生稳定自由基 $CH_3-CH-COOH$,其数目与射线作用程度成正比,据此可确定吸收剂量值。ESR 剂量计测量的辐射剂量范围很宽,图 13.7 给出了丙氨酸和硫氨酸的 ESR

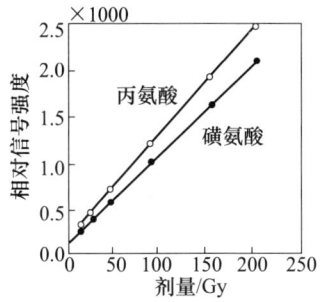

图 13.7　丙氨酸和磺胺酸剂量的响应曲线

剂量对 ^{137}Cs 的响应。

13.4.2　ESR 剂量计特点

ESR 剂量计是专门用于测量自由基的精密仪器,具有以下特点:①剂量范围宽 1~100Gy,丙氨酸剂量测量范围可达 1~10^5Gy;②线性剂量响应良好;③稳定并可长期保存,可重复测量,年衰退率小于 0.5%,可作为剂量档案保存,特别在食品辐照加工行业领域有广泛应用;④组织等效性好,因氨基酸是蛋白质的组分,所测吸收剂量可直接使用;⑤剂量计体积小,对环境条件(温度、湿度)要求不高,更适于放射治疗中不同的质量保证需求;⑥灵敏度受温度影响,温度变化 10℃时,测量结果约变化 2.4%,需要温度修正;⑦确定的吸收剂量值较为准确,其下限适用于放射治疗大剂量照射;⑧采样和制样过程均会受限制,需要更新技术。

思考题与习题

1. 生物剂量计基本特征是什么?
2. 目前常用的生物剂量计主要有哪些类型?用于哪些具体场合?
3. 各类生物剂计测量的剂量范围大致如何?
4. 简述电子自旋共振剂量计的测量原理及其主要特点。

附 录

附表1 γ射线在某些元素和材料中的质量减弱系数(μ/ρ)和质量能量吸收系数(μ_{en}/ρ) $m^2 \cdot kg^{-1}$

光子能量 /eV	氢 ^{1}H		碳 ^{6}C		氮 ^{7}N	
	(μ/ρ)	(μ_{en}/ρ)	(μ/ρ)	(μ_{en}/ρ)	(μ/ρ)	(μ_{en}/ρ)
1.0×10^3	7.217×10^{-1}	6.820×10^{-1}	2.218×10^2	2.217×10^2	3.319×10^2	3.318×10^2
1.5×10^3	2.148×10^{-1}	1.752×10^{-1}	6.748×10^1	6.739×10^1	1.092×10^2	1.091×10^2
2.0×10^3	1.059×10^{-1}	6.643×10^{-2}	2.917×10^1	2.908×10^1	4.796×10^1	4.785×10^1
3.0×10^3	5.611×10^{-2}	1.694×10^{-2}	8.711×10^0	8.644×10^0	1.451×10^1	1.443×10^1
4.0×10^3	4.546×10^{-2}	6.549×10^{-3}	3.643×10^0	3.589×10^0	6.105×10^0	6.036×10^0
5.0×10^3	4.194×10^{-2}	3.278×10^{-3}	1.844×10^0	1.789×10^0	3.100×10^0	3.042×10^0
6.0×10^3	4.042×10^{-2}	1.996×10^{-3}	1.057×10^0	1.016×10^0	1.776×10^0	1.727×10^0
8.0×10^3	3.914×10^{-2}	1.160×10^{-3}	4.422×10^{-1}	4.089×10^{-1}	7.348×10^{-1}	6.959×10^{-1}
1.0×10^4	3.854×10^{-2}	9.849×10^{-4}	2.298×10^{-1}	2.003×10^{-1}	3.779×10^{-1}	3.446×10^{-1}
1.5×10^4	3.765×10^{-2}	1.102×10^{-3}	7.869×10^{-2}	5.425×10^{-2}	1.207×10^{-1}	9.422×10^{-2}
2.0×10^4	3.695×10^{-2}	1.355×10^{-3}	4.340×10^{-2}	2.159×10^{-2}	6.063×10^{-2}	3.753×10^{-2}
3.0×10^4	3.571×10^{-2}	1.864×10^{-3}	2.541×10^{-2}	6.411×10^{-3}	3.035×10^{-2}	1.069×10^{-2}
4.0×10^4	3.458×10^{-2}	2.315×10^{-3}	2.069×10^{-2}	3.265×10^{-3}	2.276×10^{-2}	4.934×10^{-3}
5.0×10^4	3.355×10^{-2}	2.709×10^{-3}	1.867×10^{-2}	2.360×10^{-3}	1.874×10^{-2}	3.181×10^{-3}
6.0×10^4	3.260×10^{-2}	3.053×10^{-3}	1.751×10^{-2}	2.078×10^{-3}	1.814×10^{-2}	2.517×10^{-3}
8.0×10^4	3.091×10^{-2}	3.620×10^{-3}	1.609×10^{-2}	2.029×10^{-3}	1.638×10^{-2}	2.200×10^{-3}

(续)

光子能量/eV	氢 ^{1}H		碳 ^{6}C		氮 ^{7}N	
	(μ/ρ)	(μ_{en}/ρ)	(μ/ρ)	(μ_{en}/ρ)	(μ/ρ)	(μ_{en}/ρ)
1.0×10^5	2.944×10^{-2}	4.063×10^{-3}	1.513×10^{-2}	2.144×10^{-3}	1.529×10^{-2}	2.225×10^{-3}
1.5×10^5	2.651×10^{-2}	4.813×10^{-3}	1.347×10^{-2}	2.448×10^{-3}	1.353×10^{-2}	2.470×10^{-3}
2.0×10^5	2.429×10^{-2}	5.255×10^{-3}	1.229×10^{-2}	2.655×10^{-3}	1.233×10^{-2}	2.664×10^{-3}
3.0×10^5	2.112×10^{-2}	5.695×10^{-3}	1.066×10^{-2}	2.869×10^{-3}	1.068×10^{-2}	2.872×10^{-3}
4.0×10^5	1.893×10^{-2}	5.860×10^{-3}	9.545×10^{-3}	2.949×10^{-3}	9.555×10^{-3}	2.951×10^{-3}
5.0×10^5	1.729×10^{-2}	5.899×10^{-3}	8.712×10^{-3}	2.967×10^{-3}	8.720×10^{-3}	2.969×10^{-3}
6.0×10^5	1.599×10^{-2}	5.875×10^{-3}	8.058×10^{-3}	2.955×10^{-3}	8.064×10^{-3}	2.956×10^{-3}
8.0×10^5	1.405×10^{-2}	5.739×10^{-3}	7.077×10^{-3}	2.885×10^{-3}	7.082×10^{-3}	2.885×10^{-3}
1.0×10^6	1.263×10^{-2}	5.555×10^{-3}	6.362×10^{-3}	2.791×10^{-3}	6.366×10^{-3}	2.791×10^{-3}
1.5×10^6	1.027×10^{-2}	5.074×10^{-3}	5.177×10^{-3}	2.548×10^{-3}	5.181×10^{-3}	2.548×10^{-3}
2.0×10^6	8.770×10^{-3}	4.679×10^{-3}	4.443×10^{-3}	2.343×10^{-3}	4.450×10^{-3}	2.345×10^{-3}
3.0×10^6	6.923×10^{-3}	3.992×10^{-3}	3.562×10^{-3}	2.045×10^{-3}	3.579×10^{-3}	2.054×10^{-3}
4.0×10^6	5.807×10^{-3}	3.523×10^{-3}	3.047×10^{-3}	1.847×10^{-3}	3.073×10^{-3}	1.863×10^{-3}
5.0×10^6	5.049×10^{-3}	3.173×10^{-3}	2.708×10^{-3}	1.707×10^{-3}	2.742×10^{-3}	1.731×10^{-3}
6.0×10^6	4.498×10^{-3}	2.904×10^{-3}	2.469×10^{-3}	1.605×10^{-3}	2.511×10^{-3}	1.636×10^{-3}
8.0×10^6	3.746×10^{-3}	2.515×10^{-3}	2.154×10^{-3}	1.467×10^{-3}	2.209×10^{-3}	1.500×10^{-3}
1.0×10^7	3.254×10^{-3}	2.247×10^{-3}	1.960×10^{-3}	1.379×10^{-3}	2.024×10^{-3}	1.431×10^{-3}
1.5×10^7	2.539×10^{-3}	1.837×10^{-3}	1.698×10^{-3}	1.259×10^{-3}	1.783×10^{-3}	1.328×10^{-3}
2.0×10^7	2.153×10^{-3}	1.606×10^{-3}	1.203×10^{-3}	1.203×10^{-3}	1.673×10^{-3}	1.284×10^{-3}
光子能量/eV	氧 ^{8}O		铝 ^{13}Al		铁 ^{26}Fe	
	(μ/ρ)	(μ_{en}/ρ)	(μ/ρ)	(μ_{en}/ρ)	(μ/ρ)	(μ_{en}/ρ)
1.0×10^3	4.605×10^2	4.603×10^2	1.076×10^2	1.074×10^2	8.629×10^2	8.624×10^2
1.5×10^3	1.565×10^2	1.563×10^2	3.683×10^1	3.663×10^1	3.238×10^2	3.234×10^2
2.0×10^3	6.965×10^1	6.952×10^1	2.222×10^2	2.164×10^2	1.553×10^2	1.549×10^2
3.0×10^3	2.153×10^1	2.142×10^1	7.746×10^1	7.599×10^1	5.342×10^1	5.308×10^1

(续)

光子能量 /eV	氧 ^{8}O (μ/ρ)	(μ_{en}/ρ)	铝 ^{13}Al (μ/ρ)	(μ_{en}/ρ)	铁 ^{26}Fe (μ/ρ)	(μ_{en}/ρ)
4.0×10^3	9.198×10^0	9.113×10^0	3.545×10^1	3.487×10^1	2.466×10^1	2.438×10^1
5.0×10^3	4.719×10^0	4.649×10^0	1.902×10^1	1.870×10^1	1.346×10^1	1.321×10^1
6.0×10^3	2.721×10^0	2.661×10^0	1.134×10^1	1.115×10^1	8.184×10^0	7.972×10^0
8.0×10^3	1.141×10^0	1.095×10^0	4.953×10^0	4.849×10^0	3.025×10^1	2.326×10^1
1.0×10^4	5.832×10^{-1}	5.449×10^{-1}	2.582×10^0	2.495×10^0	1.690×10^1	1.367×10^1
1.5×10^4	1.798×10^{-1}	1.508×10^{-1}	7.836×10^{-1}	7.377×10^{-1}	5.656×10^0	4.895×10^0
2.0×10^4	8.495×10^{-2}	6.026×10^{-2}	3.392×10^{-1}	3.056×10^{-1}	2.546×10^0	2.257×10^0
3.0×10^4	3.736×10^{-2}	1.688×10^{-2}	1.115×10^{-1}	8.646×10^{-2}	8.109×10^{-1}	7.237×10^{-1}
4.0×10^4	2.568×10^{-2}	7.369×10^{-3}	5.630×10^{-2}	3.556×10^{-2}	3.601×10^{-1}	3.146×10^{-1}
5.0×10^4	2.124×10^{-2}	4.337×10^{-3}	3.655×10^{-2}	1.816×10^{-2}	1.944×10^{-1}	1.630×10^{-1}
6.0×10^4	1.903×10^{-2}	3.165×10^{-3}	2.763×10^{-2}	1.087×10^{-2}	1.197×10^{-1}	9.538×10^{-2}
8.0×10^4	1.677×10^{-2}	2.452×10^{-3}	2.012×10^{-2}	5.464×10^{-3}	5.918×10^{-2}	4.093×10^{-2}
1.0×10^5	1.551×10^{-2}	2.347×10^{-3}	1.701×10^{-2}	3.773×10^{-3}	3.701×10^{-2}	2.181×10^{-2}
1.5×10^5	1.360×10^{-2}	2.504×10^{-3}	1.378×10^{-2}	2.823×10^{-3}	1.960×10^{-2}	7.970×10^{-3}
2.0×10^5	1.237×10^{-2}	2.678×10^{-3}	1.223×10^{-2}	2.745×10^{-3}	1.458×10^{-2}	4.840×10^{-3}
3.0×10^5	1.070×10^{-2}	2.877×10^{-3}	1.042×10^{-2}	2.817×10^{-3}	1.098×10^{-2}	3.374×10^{-3}
4.0×10^5	9.567×10^{-3}	2.954×10^{-3}	9.276×10^{-3}	2.863×10^{-3}	9.398×10^{-3}	3.050×10^{-3}
5.0×10^5	8.729×10^{-3}	2.971×10^{-3}	8.446×10^{-3}	2.870×10^{-3}	8.413×10^{-3}	2.922×10^{-3}
6.0×10^5	8.071×10^{-3}	2.957×10^{-3}	7.801×10^{-3}	2.851×10^{-3}	7.703×10^{-3}	2.843×10^{-3}
8.0×10^5	7.087×10^{-3}	2.886×10^{-3}	6.842×10^{-3}	2.778×10^{-3}	6.698×10^{-3}	2.718×10^{-3}
1.0×10^6	6.370×10^{-3}	2.791×10^{-3}	6.146×10^{-3}	2.684×10^{-3}	5.994×10^{-3}	2.604×10^{-3}
1.5×10^6	5.186×10^{-3}	2.548×10^{-3}	5.007×10^{-3}	2.447×10^{-3}	4.883×10^{-3}	2.358×10^{-3}
2.0×10^6	4.458×10^{-3}	2.346×10^{-3}	4.324×10^{-3}	2.261×10^{-3}	4.625×10^{-3}	2.195×10^{-3}
3.0×10^6	3.597×10^{-3}	2.062×10^{-3}	3.541×10^{-3}	2.018×10^{-3}	3.622×10^{-3}	2.036×10^{-3}

(续)

光子能量 /eV	氧 ^{8}O		铝 ^{13}Al		铁 ^{26}Fe	
	(μ/ρ)	(μ_{en}/ρ)	(μ/ρ)	(μ_{en}/ρ)	(μ/ρ)	(μ_{en}/ρ)
4.0×10^6	3.100×10^{-3}	1.879×10^{-3}	3.107×10^{-3}	1.877×10^{-3}	3.311×10^{-3}	1.984×10^{-3}
5.0×10^6	2.777×10^{-3}	1.754×10^{-3}	2.836×10^{-3}	1.790×10^{-3}	3.146×10^{-3}	1.976×10^{-3}
6.0×10^6	2.553×10^{-3}	1.665×10^{-3}	2.653×10^{-3}	1.735×10^{-3}	3.057×10^{-3}	1.991×10^{-3}
8.0×10^6	2.263×10^{-3}	1.549×10^{-3}	2.437×10^{-3}	1.674×10^{-3}	2.991×10^{-3}	2.043×10^{-3}
1.0×10^7	2.089×10^{-3}	1.460×10^{-3}	2.318×10^{-3}	1.645×10^{-3}	2.994×10^{-3}	2.100×10^{-3}
1.5×10^7	1.866×10^{-3}	1.392×10^{-3}	2.195×10^{-3}	1.626×10^{-3}	3.092×10^{-3}	2.202×10^{-3}
2.0×10^7	1.770×10^{-3}	1.358×10^{-3}	2.168×10^{-3}	1.637×10^{-3}	3.224×10^{-3}	2.289×10^{-3}

光子能量 /eV	钨 ^{74}W		铅 ^{82}Pb		铀 ^{92}U	
	(μ/ρ)	(μ_{en}/ρ)	(μ/ρ)	(μ_{en}/ρ)	(μ/ρ)	(μ_{en}/ρ)
1.0×10^3	3.683×10^2	3.672×10^2	5.210×10^2	5.198×10^2	6.626×10^2	6.612×10^2
1.5×10^3	1.643×10^2	1.632×10^2	2.356×10^2	2.344×10^2	3.381×10^2	3.368×10^2
2.0×10^3	3.921×10^2	3.911×10^2	1.285×10^2	1.274×10^2	1.865×10^2	1.852×10^2
3.0×10^3	1.902×10^2	1.893×10^2	1.965×10^2	1.954×10^2	7.691×10^1	7.581×10^1
4.0×10^3	9.565×10^1	9.481×10^1	1.251×10^2	1.242×10^2	1.329×10^2	1.319×10^2
5.0×10^3	5.534×10^1	5.459×10^1	7.304×10^1	7.222×10^1	8.890×10^1	8.801×10^1
6.0×10^3	3.514×10^1	3.447×10^1	4.672×10^1	4.598×10^1	6.284×10^1	6.204×10^1
8.0×10^3	1.705×10^1	1.650×10^1	2.287×10^1	2.226×10^1	3.108×10^1	3.041×10^1
1.0×10^4	9.692×10^0	9.242×10^0	1.306×10^1	1.256×10^1	1.791×10^1	1.735×10^1
1.5×10^4	1.389×10^1	1.177×10^1	1.116×10^1	8.939×10^0	6.257×10^0	6.148×10^0
2.0×10^4	6.573×10^0	5.732×10^0	8.636×10^0	6.923×10^0	7.106×10^0	5.586×10^0
3.0×10^4	2.273×10^0	1.998×10^0	3.032×10^0	2.550×10^0	4.128×10^0	3.293×10^0
4.0×10^4	1.067×10^0	9.289×10^{-1}	1.436×10^0	1.221×10^0	1.983×10^0	1.632×10^0
5.0×10^4	5.949×10^{-1}	5.100×10^{-1}	8.041×10^{-1}	6.796×10^{-1}	1.121×10^0	9.303×10^{-1}
6.0×10^4	3.712×10^{-1}	3.095×10^{-1}	5.020×10^{-1}	4.177×10^{-1}	7.034×10^{-1}	5.830×10^{-1}
8.0×10^4	7.809×10^{-1}	3.164×10^{-1}	2.419×10^{-1}	1.936×10^{-1}	3.395×10^{-1}	2.767×10^{-1}

附录

(续)

光子能量 /eV	钨 ^{74}W		铅 ^{82}Pb		铀 ^{92}U	
	(μ/ρ)	(μ_{en}/ρ)	(μ/ρ)	(μ_{en}/ρ)	(μ/ρ)	(μ_{en}/ρ)
1.0×10^5	4.438×10^{-1}	2.254×10^{-1}	5.550×10^{-1}	2.229×10^{-1}	1.954×10^{-1}	1.541×10^{-1}
1.5×10^5	1.581×10^{-1}	9.833×10^{-2}	2.014×10^{-1}	1.135×10^{-1}	2.591×10^{-1}	1.218×10^{-1}
2.0×10^5	7.844×10^{-2}	5.133×10^{-2}	9.985×10^{-2}	6.229×10^{-2}	1.298×10^{-1}	7.532×10^{-2}
3.0×10^5	3.238×10^{-2}	2.056×10^{-2}	4.026×10^{-2}	2.581×10^{-2}	5.191×10^{-2}	3.250×10^{-2}
4.0×10^5	1.925×10^{-2}	1.146×10^{-2}	2.323×10^{-2}	1.439×10^{-2}	2.922×10^{-2}	1.847×10^{-2}
5.0×10^5	1.378×10^{-2}	7.722×10^{-3}	1.613×10^{-2}	9.564×10^{-3}	1.976×10^{-2}	1.226×10^{-2}
6.0×10^5	1.093×10^{-2}	5.882×10^{-3}	1.248×10^{-2}	7.132×10^{-3}	1.490×10^{-2}	9.025×10^{-3}
8.0×10^5	8.065×10^{-3}	4.151×10^{-3}	8.869×10^{-3}	4.838×10^{-3}	1.916×10^{-2}	5.917×10^{-3}
1.0×10^6	6.616×10^{-3}	3.360×10^{-3}	7.103×10^{-3}	3.787×10^{-3}	7.894×10^{-3}	4.473×10^{-3}
1.5×10^6	5.000×10^{-3}	2.528×10^{-3}	5.222×10^{-3}	2.714×10^{-3}	5.586×10^{-3}	3.022×10^{-3}
2.0×10^6	4.432×10^{-3}	2.286×10^{-3}	4.607×10^{-3}	2.407×10^{-3}	4.876×10^{-3}	2.612×10^{-3}
3.0×10^6	4.075×10^{-3}	2.253×10^{-3}	4.234×10^{-3}	2.351×10^{-3}	4.446×10^{-3}	2.493×10^{-3}
4.0×10^6	4.037×10^{-3}	2.368×10^{-3}	4.197×10^{-3}	2.463×10^{-3}	4.391×10^{-3}	2.585×10^{-3}
5.0×10^6	4.103×10^{-3}	2.503×10^{-3}	4.272×10^{-3}	2.600×10^{-3}	4.463×10^{-3}	2.711×10^{-3}
6.0×10^6	4.211×10^{-3}	2.631×10^{-3}	4.391×10^{-3}	2.730×10^{-3}	4.583×10^{-3}	2.835×10^{-3}
8.0×10^6	4.472×10^{-3}	2.853×10^{-3}	4.675×10^{-3}	2.948×10^{-3}	4.879×10^{-3}	3.034×10^{-3}
1.0×10^7	4.747×10^{-3}	3.021×10^{-3}	4.972×10^{-3}	3.114×10^{-3}	5.194×10^{-3}	3.190×10^{-3}
1.5×10^7	5.384×10^{-3}	3.272×10^{-3}	5.658×10^{-3}	3.353×10^{-3}	5.926×10^{-3}	3.399×10^{-3}
2.0×10^7	5.893×10^{-3}	3.379×10^{-3}	6.205×10^{-3}	3.440×10^{-3}	6.511×10^{-3}	3.465×10^{-3}
光子能量 /eV	干燥空气 (海平面附近)		水 H_2O		混凝土	
	(μ/ρ)	(μ_{en}/ρ)	(μ/ρ)	(μ_{en}/ρ)	(μ/ρ)	(μ_{en}/ρ)
1.0×10^3	3.617×10^2	3.616×10^2	4.091×10^2	4.089×10^2	3.366×10^2	3.364×10^2
1.5×10^3	1.202×10^2	1.201×10^2	1.390×10^2	1.388×10^2	1.214×10^2	1.211×10^2
2.0×10^3	5.303×10^1	5.291×10^1	6.187×10^1	6.175×10^1	1.434×10^2	1.396×10^2
3.0×10^3	1.617×10^1	1.608×10^1	1.913×10^1	1.903×10^1	4.896×10^1	4.795×10^1

(续)

光子能量 /eV	干燥空气（海平面附近）		水 H_2O		混凝土	
	(μ/ρ)	(μ_{en}/ρ)	(μ/ρ)	(μ_{en}/ρ)	(μ/ρ)	(μ_{en}/ρ)
4.0×10^3	7.751×10^0	7.597×10^0	8.174×10^0	8.094×10^0	2.381×10^1	2.321×10^1
5.0×10^3	3.994×10^0	3.896×10^0	4.196×10^0	4.129×10^0	1.718×10^1	1.631×10^1
6.0×10^3	2.312×10^0	2.242×10^0	2.421×10^0	2.363×10^0	1.036×10^1	9.880×10^0
8.0×10^3	9.721×10^{-1}	9.246×10^{-1}	1.018×10^0	9.726×10^{-1}	4.935×10^0	4.645×10^0
1.0×10^4	5.016×10^{-1}	4.640×10^{-1}	5.233×10^{-1}	4.840×10^{-1}	2.619×10^0	2.467×10^0
1.5×10^4	1.581×10^{-1}	1.300×10^{-1}	1.639×10^{-1}	1.340×10^{-1}	8.185×10^{-1}	7.582×10^{-1}
2.0×10^4	7.643×10^{-2}	5.255×10^{-2}	7.958×10^{-2}	5.367×10^{-2}	3.605×10^{-1}	3.217×10^{-1}
3.0×10^4	3.501×10^{-2}	1.501×10^{-2}	3.718×10^{-2}	1.520×10^{-2}	1.202×10^{-1}	9.454×10^{-2}
4.0×10^4	2.471×10^{-2}	6.694×10^{-3}	2.668×10^{-2}	6.803×10^{-3}	6.070×10^{-2}	3.959×10^{-2}
5.0×10^4	2.073×10^{-2}	4.031×10^{-3}	2.262×10^{-2}	4.155×10^{-3}	3.918×10^{-2}	2.048×10^{-2}
6.0×10^4	1.871×10^{-2}	3.004×10^{-3}	2.055×10^{-2}	3.152×10^{-3}	2.943×10^{-2}	1.230×10^{-2}
8.0×10^4	1.661×10^{-2}	2.393×10^{-3}	1.835×10^{-2}	2.583×10^{-3}	2.119×10^{-2}	6.154×10^{-3}
1.0×10^5	1.541×10^{-2}	2.318×10^{-3}	1.707×10^{-2}	2.539×10^{-3}	1.781×10^{-2}	4.180×10^{-3}
1.5×10^5	1.356×10^{-2}	2.494×10^{-3}	1.504×10^{-2}	2.762×10^{-3}	1.433×10^{-2}	3.014×10^{-3}
2.0×10^5	1.234×10^{-2}	2.672×10^{-3}	1.370×10^{-2}	2.966×10^{-3}	1.270×10^{-2}	2.887×10^{-3}
3.0×10^5	1.068×10^{-2}	2.872×10^{-3}	1.187×10^{-2}	3.192×10^{-3}	1.082×10^{-2}	2.937×10^{-3}
4.0×10^5	9.548×10^{-3}	2.949×10^{-3}	1.061×10^{-2}	3.279×10^{-3}	9.629×10^{-3}	2.980×10^{-3}
5.0×10^5	8.712×10^{-3}	2.966×10^{-3}	9.687×10^{-3}	3.299×10^{-3}	8.767×10^{-3}	2.984×10^{-3}
6.0×10^5	8.056×10^{-3}	2.953×10^{-3}	8.957×10^{-3}	3.284×10^{-3}	8.098×10^{-3}	2.964×10^{-3}
8.0×10^5	7.075×10^{-3}	2.882×10^{-3}	7.866×10^{-3}	3.205×10^{-3}	7.103×10^{-3}	2.887×10^{-3}
1.0×10^6	6.359×10^{-3}	2.787×10^{-3}	7.070×10^{-3}	3.100×10^{-3}	6.381×10^{-3}	2.790×10^{-3}
1.5×10^6	5.176×10^{-3}	2.545×10^{-3}	5.755×10^{-3}	2.831×10^{-3}	5.197×10^{-3}	2.544×10^{-3}
2.0×10^6	4.447×10^{-3}	2.342×10^{-3}	4.940×10^{-3}	2.604×10^{-3}	4.482×10^{-3}	2.348×10^{-3}

附录

(续)

光子能量 /eV	干燥空气（海平面附近）		水 H_2O		混凝土	
	(μ/ρ)	(μ_{en}/ρ)	(μ/ρ)	(μ_{en}/ρ)	(μ/ρ)	(μ_{en}/ρ)
3.0×10^6	3.581×10^{-3}	2.054×10^{-3}	3.969×10^{-3}	2.278×10^{-3}	3.654×10^{-3}	2.086×10^{-3}
4.0×10^6	3.079×10^{-3}	1.866×10^{-3}	3.403×10^{-3}	2.063×10^{-3}	3.189×10^{-3}	1.929×10^{-3}
5.0×10^6	2.751×10^{-3}	1.737×10^{-3}	3.031×10^{-3}	1.913×10^{-3}	2.895×10^{-3}	1.828×10^{-3}
6.0×10^6	2.523×10^{-3}	1.644×10^{-3}	2.771×10^{-3}	1.804×10^{-3}	2.696×10^{-3}	1.760×10^{-3}
8.0×10^6	2.225×10^{-3}	1.521×10^{-3}	2.429×10^{-3}	1.657×10^{-3}	2.450×10^{-3}	1.680×10^{-3}
1.0×10^7	2.045×10^{-3}	1.446×10^{-3}	2.219×10^{-3}	1.566×10^{-3}	2.311×10^{-3}	1.639×10^{-3}
1.5×10^7	1.810×10^{-3}	1.340×10^{-3}	1.941×10^{-3}	1.442×10^{-3}	2.153×10^{-3}	1.596×10^{-3}
2.0×10^7	1.705×10^{-3}	1.308×10^{-3}	1.813×10^{-3}	1.386×10^{-3}	2.105×10^{-3}	1.591×10^{-3}

光子能量 /eV	铅玻璃		硫酸亚铁剂量计溶液		硫酸铈剂量计溶液	
	(μ/ρ)	(μ_{en}/ρ)	(μ/ρ)	(μ_{en}/ρ)	(μ/ρ)	(μ_{en}/ρ)
1.0×10^3	4.804×10^2	4.794×10^2	4.077×10^2	4.075×10^2	4.085×10^2	4.083×10^2
1.5×10^3	2.086×10^2	2.076×10^2	1.386×10^2	1.384×10^2	1.392×10^2	1.390×10^2
2.0×10^3	1.311×10^2	1.294×10^2	6.169×10^1	6.157×10^1	6.204×10^1	6.129×10^1
3.0×10^3	1.594×10^2	1.584×10^2	2.063×10^1	2.043×10^1	2.098×10^1	2.077×10^1
4.0×10^3	9.935×10^1	8.858×10^1	8.893×10^0	8.778×10^0	9.068×10^0	8.948×10^0
5.0×10^3	5.823×10^1	5.745×10^1	4.594×10^0	4.512×10^0	4.694×10^0	4.609×10^0
6.0×10^3	3.711×10^1	3.647×10^1	2.664×10^0	2.599×10^0	2.790×10^0	2.716×10^0
8.0×10^3	1.807×10^1	1.757×10^1	1.129×10^0	1.080×10^0	1.214×10^0	1.161×10^0
1.0×10^4	1.028×10^1	9.882×10^0	5.812×10^{-1}	5.413×10^{-1}	6.288×10^{-1}	5.863×10^{-1}
1.5×10^4	8.557×10^0	6.867×10^0	1.821×10^{-1}	1.517×10^{-1}	1.982×10^{-1}	1.669×10^{-1}
2.0×10^4	6.567×10^0	5.268×10^0	8.732×10^{-2}	6.114×10^{-2}	9.467×10^{-2}	6.807×10^{-2}
3.0×10^4	2.305×10^0	1.936×10^0	3.943×10^{-2}	1.738×10^{-2}	4.185×10^{-2}	1.961×10^{-2}
4.0×10^4	1.093×10^0	9.261×10^{-1}	2.759×10^{-2}	7.693×10^{-3}	2.868×10^{-2}	8.687×10^{-3}
5.0×10^4	6.134×10^{-1}	5.512×10^{-1}	2.306×10^{-2}	4.594×10^{-3}	2.610×10^{-2}	6.022×10^{-3}

(续)

光子能量 /eV	铅玻璃		硫酸亚铁剂量计溶液		硫酸铈剂量计溶液	
	(μ/ρ)	(μ_{en}/ρ)	(μ/ρ)	(μ_{en}/ρ)	(μ/ρ)	(μ_{en}/ρ)
6.0×10^4	3.842×10^{-1}	3.167×10^{-1}	2.078×10^{-2}	3.398×10^{-3}	2.265×10^{-2}	4.430×10^{-3}
8.0×10^4	1.869×10^{-1}	1.469×10^{-1}	1.842×10^{-2}	2.677×10^{-3}	1.927×10^{-2}	3.236×10^{-3}
1.0×10^5	4.216×10^{-1}	1.686×10^{-1}	1.708×10^{-2}	2.581×10^{-3}	1.753×10^{-2}	2.910×10^{-3}
1.5×10^5	1.549×10^{-1}	8.607×10^{-2}	1.502×10^{-2}	2.767×10^{-3}	1.516×10^{-2}	2.882×10^{-3}
2.0×10^5	7.820×10^{-2}	4.754×10^{-2}	1.367×10^{-2}	2.962×10^{-3}	1.373×10^{-2}	3.015×10^{-3}
3.0×10^5	3.294×10^{-2}	2.013×10^{-2}	1.183×10^{-2}	3.184×10^{-3}	1.184×10^{-2}	3.199×10^{-3}
4.0×10^5	1.984×10^{-2}	1.155×10^{-2}	1.058×10^{-2}	3.296×10^{-3}	1.058×10^{-2}	3.275×10^{-3}
5.0×10^5	1.429×10^{-2}	7.927×10^{-3}	9.657×10^{-3}	3.288×10^{-3}	9.654×10^{-3}	3.290×10^{-3}
6.0×10^5	1.138×10^{-2}	6.094×10^{-3}	8.929×10^{-3}	3.273×10^{-3}	8.925×10^{-3}	3.273×10^{-3}
8.0×10^5	8.421×10^{-3}	4.350×10^{-3}	7.841×10^{-3}	3.195×10^{-3}	7.836×10^{-3}	3.193×10^{-3}
1.0×10^6	6.915×10^{-3}	3.536×10^{-3}	7.048×10^{-3}	3.090×10^{-3}	7.043×10^{-3}	3.088×10^{-3}
1.5×10^6	5.203×10^{-3}	2.669×10^{-3}	5.737×10^{-3}	2.821×10^{-3}	5.732×10^{-3}	2.819×10^{-3}
2.0×10^6	4.569×10^{-3}	2.389×10^{-3}	4.925×10^{-3}	2.595×10^{-3}	4.922×10^{-3}	2.593×10^{-3}
3.0×10^6	4.082×10^{-3}	2.281×10^{-3}	3.959×10^{-3}	2.272×10^{-3}	3.957×10^{-3}	2.270×10^{-3}
4.0×10^6	3.937×10^{-3}	2.325×10^{-3}	3.396×10^{-3}	2.058×10^{-3}	3.395×10^{-3}	2.058×10^{-3}
5.0×10^6	3.919×10^{-3}	2.401×10^{-3}	3.026×10^{-3}	1.910×10^{-3}	3.027×10^{-3}	1.910×10^{-3}
6.0×10^6	3.958×10^{-3}	2.481×10^{-3}	2.768×10^{-3}	1.802×10^{-3}	2.769×10^{-3}	1.803×10^{-3}
8.0×10^6	4.108×10^{-3}	2.623×10^{-3}	2.429×10^{-3}	1.657×10^{-3}	2.432×10^{-3}	1.659×10^{-3}
1.0×10^7	4.295×10^{-3}	2.736×10^{-3}	2.222×10^{-3}	1.568×10^{-3}	2.226×10^{-3}	1.570×10^{-3}
1.5×10^7	4.768×10^{-3}	2.902×10^{-3}	1.947×10^{-3}	1.446×10^{-3}	1.954×10^{-3}	1.450×10^{-3}
2.0×10^7	5.164×10^{-3}	2.965×10^{-3}	1.821×10^{-3}	1.392×10^{-3}	1.829×10^{-3}	1.396×10^{-3}

光子能量 /eV	氟化锂 LiF		丙氨酸 $C_3H_7NO_4$		聚乙烯$(C_2H_4)_n$	
	(μ/ρ)	(μ_{en}/ρ)	(μ/ρ)	(μ_{en}/ρ)	(μ/ρ)	(μ_{en}/ρ)
1.0×10^3	4.096×10^2	4.095×10^2	3.073×10^2	3.072×10^2	1.900×10^2	1.899×10^2
1.5×10^3	1.432×10^2	1.431×10^2	1.007×10^2	1.006×10^2	5.781×10^1	5.773×10^1
2.0×10^3	6.540×10^1	6.529×10^1	4.436×10^1	4.426×10^1	2.499×10^1	2.491×10^1

(续)

光子能量 /eV	氟化锂 LiF		丙氨酸 $C_3H_7NO_4$		聚乙烯 $(C_2H_4)_n$	
	(μ/ρ)	(μ_{en}/ρ)	(μ/ρ)	(μ_{en}/ρ)	(μ/ρ)	(μ_{en}/ρ)
3.0×10^3	2.086×10^1	2.076×10^1	1.354×10^1	1.346×10^1	7.467×10^0	7.404×10^0
4.0×10^3	9.072×10^0	8.991×10^0	5.740×10^0	5.674×10^0	3.126×10^0	3.074×10^0
5.0×10^3	4.705×10^0	4.639×10^0	2.931×10^0	2.875×10^0	1.585×10^0	1.540×10^0
6.0×10^3	2.739×10^0	2.682×10^0	1.687×10^0	1.638×10^0	9.109×10^{-1}	8.703×10^{-1}
8.0×10^3	1.161×10^0	1.117×10^0	7.073×10^{-1}	6.682×10^{-1}	3.843×10^{-1}	3.503×10^{-1}
1.0×10^4	5.970×10^{-1}	5.607×10^{-1}	3.649×10^{-1}	3.310×10^{-1}	2.023×10^{-1}	1.717×10^{-1}
1.5×10^4	1.847×10^{-1}	1.576×10^{-1}	1.184×10^{-1}	9.100×10^{-2}	7.279×10^{-2}	4.661×10^{-2}
2.0×10^4	8.646×10^{-2}	6.352×10^{-2}	6.052×10^{-2}	3.638×10^{-2}	4.247×10^{-2}	1.868×10^{-2}
3.0×10^4	3.687×10^{-2}	1.788×10^{-2}	3.129×10^{-2}	1.048×10^{-2}	2.689×10^{-2}	5.758×10^{-3}
4.0×10^4	2.471×10^{-2}	7.742×10^{-3}	2.391×10^{-2}	4.926×10^{-3}	2.269×10^{-2}	3.128×10^{-3}
5.0×10^4	2.012×10^{-2}	4.470×10^{-3}	2.094×10^{-2}	3.224×10^{-3}	2.081×10^{-2}	2.410×10^{-3}
6.0×10^4	1.787×10^{-2}	3.184×10^{-3}	1.935×10^{-2}	2.615×10^{-3}	1.968×10^{-2}	2.218×10^{-3}
8.0×10^4	1.562×10^{-2}	2.370×10^{-3}	1.755×10^{-2}	2.334×10^{-3}	1.822×10^{-2}	2.258×10^{-3}
1.0×10^5	1.440×10^{-2}	2.222×10^{-3}	1.642×10^{-2}	2.382×10^{-3}	1.719×10^{-2}	2.420×10^{-3}
1.5×10^5	1.260×10^{-2}	2.330×10^{-3}	1.456×10^{-2}	2.659×10^{-3}	1.534×10^{-2}	2.788×10^{-3}
2.0×10^5	1.145×10^{-2}	2.483×10^{-3}	1.328×10^{-2}	2.871×10^{-3}	1.401×10^{-2}	3.029×10^{-3}
3.0×10^5	9.898×10^{-3}	2.663×10^{-3}	1.151×10^{-2}	3.096×10^{-3}	1.216×10^{-2}	3.275×10^{-3}
4.0×10^5	8.852×10^{-3}	2.734×10^{-3}	1.030×10^{-2}	3.182×10^{-3}	1.089×10^{-2}	3.337×10^{-3}
5.0×10^5	8.076×10^{-3}	2.749×10^{-3}	9.399×10^{-3}	3.201×10^{-3}	9.945×10^{-3}	3.388×10^{-3}
6.0×10^5	7.468×10^{-3}	2.736×10^{-3}	8.692×10^{-3}	3.187×10^{-3}	9.198×10^{-3}	3.375×10^{-3}
8.0×10^5	6.557×10^{-3}	2.670×10^{-3}	7.634×10^{-3}	3.111×10^{-3}	8.079×10^{-3}	3.295×10^{-3}
1.0×10^6	5.893×10^{-3}	2.583×10^{-3}	6.682×10^{-3}	3.010×10^{-3}	7.263×10^{-3}	3.188×10^{-3}
1.5×10^6	4.797×10^{-3}	2.358×10^{-3}	5.584×10^{-3}	2.748×10^{-3}	5.909×10^{-3}	2.911×10^{-3}
2.0×10^6	4.122×10^{-3}	2.170×10^{-3}	4.792×10^{-3}	2.527×10^{-3}	5.065×10^{-3}	2.674×10^{-3}
3.0×10^6	3.320×10^{-3}	1.904×10^{-3}	3.843×10^{-3}	2.207×10^{-3}	4.045×10^{-3}	2.325×10^{-3}

(续)

光子能量 /eV	氟化锂 LiF		丙氨酸 $C_3H_7NO_4$		聚乙烯 $(C_2H_4)_n$	
	(μ/ρ)	(μ_{en}/ρ)	(μ/ρ)	(μ_{en}/ρ)	(μ/ρ)	(μ_{en}/ρ)
4.0×10^6	2.856×10^{-3}	1.731×10^{-3}	3.289×10^{-3}	1.994×10^{-3}	3.444×10^{-3}	2.088×10^{-3}
5.0×10^6	2.554×10^{-3}	1.612×10^{-3}	2.924×10^{-3}	1.844×10^{-3}	3.044×10^{-3}	1.918×10^{-3}
6.0×10^6	2.343×10^{-3}	1.527×10^{-3}	2.666×10^{-3}	1.734×10^{-3}	2.761×10^{-3}	1.792×10^{-3}
8.0×10^6	2.069×10^{-3}	1.414×10^{-3}	2.328×10^{-3}	1.586×10^{-3}	2.383×10^{-3}	1.618×10^{-3}
1.0×10^7	1.903×10^{-3}	1.345×10^{-3}	2.119×10^{-3}	1.492×10^{-3}	2.146×10^{-3}	1.504×10^{-3}
1.5×10^7	1.687×10^{-3}	1.254×10^{-3}	1.838×10^{-3}	1.363×10^{-3}	1.819×10^{-3}	1.342×10^{-3}
2.0×10^7	1.592×10^{-3}	1.217×10^{-3}	1.706×10^{-3}	1.303×10^{-3}	1.658×10^{-3}	1.261×10^{-3}

光子能量 eV	聚甲基丙烯酸酯 $(C_5H_2O_2)_n$		软组织($ICRU_{33}$)		密质骨(ICRU)	
	(μ/ρ)	(μ_{en}/ρ)	(μ/ρ)	(μ_{en}/ρ)	(μ/ρ)	(μ_{en}/ρ)
1.0×10^3	2.803×10^2	2.802×10^2	3.841×10^2	3.840×10^2	3.394×10^2	3.392×10^2
1.5×10^3	9.051×10^1	9.039×10^1	1.296×10^2	1.294×10^2	1.148×10^2	1.146×10^2
2.0×10^3	3.977×10^1	3.967×10^1	5.756×10^1	5.744×10^1	5.148×10^1	5.133×10^1
3.0×10^3	1.211×10^1	1.203×10^1	1.775×10^1	1.765×10^1	2.347×10^1	2.303×10^1
4.0×10^3	5.129×10^0	5.066×10^0	7.575×10^0	7.499×10^0	1.045×10^1	1.025×10^1
5.0×10^3	2.618×10^0	2.565×10^0	3.885×10^0	3.821×10^0	1.335×10^1	1.227×10^1
6.0×10^3	1.507×10^0	1.460×10^0	2.241×10^0	2.185×10^0	8.129×10^0	7.531×10^0
8.0×10^3	6.331×10^{-1}	5.953×10^{-1}	9.414×10^{-1}	8.978×10^{-1}	3.676×10^0	3.435×10^0
1.0×10^4	3.273×10^{-1}	2.944×10^{-1}	4.835×10^{-1}	4.464×10^{-1}	1.966×10^0	1.841×10^0
1.5×10^4	1.077×10^{-1}	8.083×10^{-2}	4.527×10^{-1}	1.235×10^{-1}	6.243×10^{-1}	5.726×10^{-1}
2.0×10^4	5.616×10^{-2}	3.232×10^{-2}	7.485×10^{-2}	4.942×10^{-2}	2.797×10^{-1}	2.450×10^{-1}
3.0×10^4	3.006×10^{-2}	9.391×10^{-3}	3.568×10^{-2}	1.404×10^{-2}	9.724×10^{-2}	7.290×10^{-2}
4.0×10^4	2.340×10^{-2}	4.500×10^{-3}	2.595×10^{-2}	6.339×10^{-3}	5.168×10^{-2}	3.088×10^{-2}
5.0×10^4	2.069×10^{-2}	3.020×10^{-3}	2.216×10^{-2}	3.922×10^{-3}	3.504×10^{-2}	1.625×10^{-2}
6.0×10^4	1.921×10^{-2}	2.504×10^{-3}	2.021×10^{-2}	3.016×10^{-3}	2.741×10^{-2}	9.988×10^{-3}
8.0×10^4	1.750×10^{-2}	2.292×10^{-3}	1.811×10^{-2}	2.517×10^{-3}	2.083×10^{-2}	5.309×10^{-3}
1.0×10^5	1.640×10^{-2}	2.363×10^{-3}	1.687×10^{-2}	2.495×10^{-3}	1.800×10^{-2}	3.838×10^{-3}

(续)

光子能量 eV	聚甲基丙烯酸酯 $(C_5H_2O_2)n$		软组织(ICRU$_{33}$)		密质骨(ICRU)	
	(μ/ρ)	(μ_{en}/ρ)	(μ/ρ)	(μ_{en}/ρ)	(μ/ρ)	(μ_{en}/ρ)
1.5×10^5	1.456×10^{-2}	2.656×10^{-3}	1.489×10^{-2}	2.731×10^{-3}	1.490×10^{-2}	3.032×10^{-3}
2.0×10^5	1.328×10^{-2}	2.872×10^{-3}	1.357×10^{-2}	2.936×10^{-3}	1.332×10^{-2}	2.994×10^{-3}
3.0×10^5	1.152×10^{-2}	3.099×10^{-3}	1.175×10^{-2}	3.161×10^{-3}	1.141×10^{-2}	3.095×10^{-3}
4.0×10^5	1.031×10^{-2}	3.185×10^{-3}	1.051×10^{-2}	3.247×10^{-3}	1.018×10^{-2}	3.151×10^{-3}
5.0×10^5	9.408×10^{-3}	3.204×10^{-3}	9.593×10^{-3}	3.267×10^{-3}	9.274×10^{-3}	3.159×10^{-3}
6.0×10^5	8.701×10^{-3}	3.191×10^{-3}	8.871×10^{-3}	3.252×10^{-3}	3.570×10^{-3}	3.140×10^{-3}
8.0×10^5	7.642×10^{-3}	3.115×10^{-3}	7.790×10^{-3}	3.175×10^{-3}	7.520×10^{-3}	3.061×10^{-3}
1.0×10^6	6.869×10^{-3}	3.014×10^{-3}	7.002×10^{-3}	3.071×10^{-3}	6.758×10^{-3}	2.959×10^{-3}
1.5×10^6	5.590×10^{-3}	2.751×10^{-3}	5.699×10^{-3}	2.804×10^{-3}	5.501×10^{-3}	2.700×10^{-3}
2.0×10^6	4.496×10^{-3}	2.530×10^{-3}	4.892×10^{-3}	2.579×10^{-3}	4.752×10^{-3}	2.487×10^{-3}
3.0×10^6	3.844×10^{-3}	2.207×10^{-3}	3.929×10^{-3}	2.255×10^{-3}	3.826×10^{-3}	2.191×10^{-3}
4.0×10^6	3.286×10^{-3}	1.992×10^{-3}	3.367×10^{-3}	2.041×10^{-3}	3.307×10^{-3}	2.002×10^{-3}
5.0×10^6	2.919×10^{-3}	1.840×10^{-3}	2.998×10^{-3}	1.892×10^{-3}	2.970×10^{-3}	1.874×10^{-3}
6.0×10^6	2.659×10^{-3}	1.729×10^{-3}	2.739×10^{-3}	1.783×10^{-3}	2.738×10^{-3}	1.784×10^{-3}
8.0×10^6	2.317×10^{-3}	1.578×10^{-3}	2.400×10^{-3}	1.637×10^{-3}	2.440×10^{-3}	1.667×10^{-3}
1.0×10^7	2.105×10^{-3}	1.481×10^{-3}	2.191×10^{-3}	1.545×10^{-3}	2.263×10^{-3}	1.598×10^{-3}
1.5×10^7	1.819×10^{-3}	1.348×10^{-3}	1.913×10^{-3}	1.421×10^{-3}	2.040×10^{-3}	1.508×10^{-3}
2.0×10^7	1.684×10^{-3}	1.285×10^{-3}	1.785×10^{-3}	1.364×10^{-3}	1.948×10^{-3}	1.474×10^{-3}

附表 2 γ 射线在某些元素和材料中的质量能量转移系数 (μ_{tr}/ρ)

$(\mu_{tr}/\rho)/(\mathrm{m}^2 \cdot \mathrm{kg}^{-1})$

光子能量/MeV	氢	碳	氮	氧	铝	氩	铁	铜	空气	水
1.0×10^{-2}	9.91×10^{-4}	1.98×10^{-1}	3.38×10^{-1}	5.39×10^{-1}	2.55×10^{0}	6.23×10^{0}	1.42×10^{1}	1.60×10^{1}	4.61×10^{-1}	4.79×10^{-1}
1.5×10^{-2}	1.10×10^{-3}	5.38×10^{-2}	9.08×10^{-2}	1.44×10^{-1}	7.47×10^{-1}	1.91×10^{0}	4.93×10^{0}	5.94×10^{0}	1.27×10^{-1}	1.28×10^{-1}
2.0×10^{-2}	1.36×10^{-3}	2.08×10^{-2}	3.62×10^{-2}	5.75×10^{-2}	3.06×10^{-1}	8.02×10^{-1}	2.28×10^{0}	2.82×10^{0}	5.11×10^{-2}	5.12×10^{-2}
3.0×10^{-2}	1.86×10^{-3}	5.96×10^{-3}	1.05×10^{-2}	1.65×10^{-2}	8.68×10^{-2}	2.31×10^{-1}	7.28×10^{-1}	9.50×10^{-1}	1.48×10^{-2}	1.49×10^{-2}
4.0×10^{-2}	2.31×10^{-3}	3.07×10^{-3}	4.94×10^{-3}	7.34×10^{-3}	3.57×10^{-2}	9.62×10^{-2}	3.17×10^{-1}	4.24×10^{-1}	6.69×10^{-3}	6.78×10^{-3}
5.0×10^{-2}	2.71×10^{-3}	2.34×10^{-3}	3.19×10^{-3}	4.38×10^{-3}	1.84×10^{-2}	4.88×10^{-2}	1.64×10^{-1}	2.22×10^{-1}	4.06×10^{-3}	4.19×10^{-3}
6.0×10^{-2}	3.05×10^{-3}	2.12×10^{-3}	2.56×10^{-3}	3.22×10^{-3}	1.11×10^{-2}	2.84×10^{-2}	9.61×10^{-2}	1.32×10^{-1}	3.05×10^{-3}	3.20×10^{-3}
8.0×10^{-2}	3.62×10^{-3}	2.05×10^{-3}	2.23×10^{-3}	2.49×10^{-3}	5.62×10^{-3}	1.28×10^{-2}	4.14×10^{-2}	5.73×10^{-2}	2.43×10^{-3}	3.62×10^{-3}
1.0×10^{-1}	4.06×10^{-3}	2.16×10^{-3}	2.24×10^{-3}	2.37×10^{-3}	3.86×10^{-3}	7.35×10^{-3}	2.19×10^{-2}	3.02×10^{-2}	2.34×10^{-3}	2.56×10^{-3}
1.5×10^{-1}	4.81×10^{-3}	2.46×10^{-3}	2.48×10^{-3}	2.51×10^{-3}	2.86×10^{-3}	3.77×10^{-3}	8.14×10^{-3}	1.06×10^{-2}	2.50×10^{-3}	2.77×10^{-3}
2.0×10^{-1}	5.25×10^{-3}	2.66×10^{-3}	2.67×10^{-3}	2.68×10^{-3}	2.76×10^{-3}	3.04×10^{-3}	4.95×10^{-3}	5.97×10^{-3}	2.68×10^{-3}	2.97×10^{-3}
3.0×10^{-1}	5.69×10^{-3}	2.88×10^{-3}	2.87×10^{-3}	2.88×10^{-3}	2.83×10^{-3}	2.78×10^{-3}	3.35×10^{-3}	3.70×10^{-3}	2.88×10^{-3}	3.19×10^{-3}
4.0×10^{-1}	5.86×10^{-3}	2.96×10^{-3}	2.95×10^{-3}	2.96×10^{-3}	2.87×10^{-3}	2.75×10^{-3}	3.08×10^{-3}	3.18×10^{-3}	2.95×10^{-3}	3.28×10^{-3}
5.0×10^{-1}	5.90×10^{-3}	2.98×10^{-3}	2.97×10^{-3}	2.98×10^{-3}	2.88×10^{-3}	2.73×10^{-3}	2.95×10^{-3}	2.98×10^{-3}	2.97×10^{-3}	3.30×10^{-3}
6.0×10^{-1}	5.87×10^{-3}	2.97×10^{-3}	2.96×10^{-3}	2.96×10^{-3}	2.86×10^{-3}	2.70×10^{-3}	2.87×10^{-3}	2.87×10^{-3}	2.96×10^{-3}	3.29×10^{-3}
8.0×10^{-1}	5.74×10^{-3}	2.90×10^{-3}	2.89×10^{-3}	2.89×10^{-3}	2.79×10^{-3}	2.62×10^{-3}	2.75×10^{-3}	2.72×10^{-3}	2.89×10^{-3}	3.21×10^{-3}
1.0×10^{0}	5.55×10^{-3}	2.80×10^{-3}	2.80×10^{-3}	2.80×10^{-3}	2.70×10^{-3}	2.53×10^{-3}	2.64×10^{-3}	2.61×10^{-3}	2.80×10^{-3}	3.11×10^{-3}
1.5×10^{0}	5.07×10^{-3}	2.57×10^{-3}	2.57×10^{-3}	2.57×10^{-3}	2.47×10^{-3}	2.32×10^{-3}	2.41×10^{-3}	2.37×10^{-3}	2.57×10^{-3}	2.85×10^{-3}
2.0×10^{0}	4.65×10^{-3}	2.35×10^{-3}	2.36×10^{-3}	2.36×10^{-3}	2.29×10^{-3}	2.15×10^{-3}	2.25×10^{-3}	2.22×10^{-3}	2.36×10^{-3}	2.62×10^{-3}

(续)

光子能量/MeV	\[(\mu_{tr}/\rho)/(\mathrm{m^2 \cdot kg^{-1}})\]								
	氢	碳	氮	氧	铝	氩	铁	铜	空气	水

光子能量/MeV	氢	碳	氮	氧	铝	氩	铁	铜	空气	水
3.0×10^0	3.99×10^{-3}	2.06×10^{-3}	2.07×10^{-3}	2.08×10^{-3}	2.06×10^{-3}	1.98×10^{-3}	2.12×10^{-3}	2.11×10^{-3}	2.07×10^{-3}	2.29×10^{-3}
4.0×10^0	3.53×10^{-3}	1.78×10^{-3}	1.89×10^{-3}	1.91×10^{-3}	1.93×10^{-3}	1.89×10^{-3}	2.09×10^{-3}	2.11×10^{-3}	1.89×10^{-3}	2.09×10^{-3}
5.0×10^0	3.19×10^{-3}	1.74×10^{-3}	1.77×10^{-3}	1.79×10^{-3}	1.85×10^{-3}	1.85×10^{-3}	2.11×10^{-3}	2.14×10^{-3}	1.78×10^{-3}	1.95×10^{-3}
6.0×10^0	2.92×10^{-3}	1.64×10^{-3}	1.67×10^{-3}	1.71×10^{-3}	1.81×10^{-3}	1.84×10^{-3}	2.15×10^{-3}	2.20×10^{-3}	1.68×10^{-3}	1.85×10^{-3}
8.0×10^0	2.53×10^{-3}	1.51×10^{-3}	1.56×10^{-3}	1.60×10^{-3}	1.77×10^{-3}	1.86×10^{-3}	2.26×10^{-3}	2.34×10^{-3}	1.57×10^{-3}	1.70×10^{-3}
1.0×10^0	2.27×10^{-3}	1.43×10^{-3}	1.49×10^{-3}	1.54×10^{-3}	1.76×10^{-3}	1.90×10^{-3}	2.38×10^{-3}	2.48×10^{-3}	1.50×10^{-3}	1.62×10^{-3}

附表 3 中子在某些物质中的比释动能因子 f_k ($\mathrm{Gy \cdot cm^2}$)

E_n/MeV	$\triangle E_n$/MeV	近似组织	骨(股骨)	骨肉(ICRU)	标准人	干燥空气	水	尼龙6.6/6	有机玻璃
1.1×10^{-5}	6.00×10^{-6}	1.45×10^{-12}	1.27×10^{-12}	1.447×10^{-12}	1.29×10^{-12}	2.87×10^{-11}	1.46×10^{-13}	4.84×10^{-12}	1.08×10^{-13}
2.0×10^{-5}	1.20×10^{-5}	1.20×10^{-12}	1.06×10^{-12}	1.22×10^{-12}	1.09×10^{-12}	2.14×10^{-11}	2.41×10^{-13}	3.71×10^{-12}	1.78×10^{-13}
3.6×10^{-5}	2.00×10^{-5}	1.11×10^{-12}	9.69×10^{-13}	1.12×10^{-12}	1.03×10^{-12}	1.59×10^{-11}	4.15×10^{-13}	2.98×10^{-12}	3.08×10^{-13}
6.3×10^{-5}	3.40×10^{-5}	1.20×10^{-12}	1.01×10^{-12}	1.22×10^{-12}	1.14×10^{-12}	1.20×10^{-11}	7.14×10^{-13}	2.61×10^{-12}	5.29×10^{-13}
1.1×10^{-4}	6.00×10^{-5}	1.54×10^{-12}	1.21×10^{-12}	1.56×10^{-12}	1.50×10^{-12}	9.16×10^{-12}	1.24×10^{-12}	2.60×10^{-12}	9.17×10^{-13}
2.0×10^{-4}	1.20×10^{-4}	2.33×10^{-12}	1.71×10^{-12}	2.37×10^{-12}	2.30×10^{-12}	6.89×10^{-12}	2.24×10^{-12}	3.12×10^{-12}	1.66×10^{-12}
3.6×10^{-4}	2.00×10^{-4}	3.86×10^{-12}	2.69×10^{-12}	3.93×10^{-12}	3.87×10^{-12}	5.26×10^{-12}	4.02×10^{-12}	4.44×10^{-12}	2.98×10^{-12}
6.3×10^{-4}	3.40×10^{-4}	6.51×10^{-12}	4.40×10^{-12}	6.62×10^{-12}	6.50×10^{-12}	4.21×10^{-12}	7.01×10^{-12}	6.94×10^{-12}	5.20×10^{-12}

(续)

E_n/MeV	ΔE_n/MeV	近似组织	骨（股骨）	骨肉(ICRU)	标准人	干燥空气	水	尼龙 6.6/6	有机玻璃
1.1×10^{-3}	6.00×10^{-4}	1.12×10^{-11}	7.42×10^{-12}	1.14×10^{-11}	1.12×10^{-11}	3.57×10^{-12}	1.22×10^{-11}	1.15×10^{-11}	9.06×10^{-12}
2.0×10^{-3}	1.20×10^{-3}	2.00×10^{-11}	1.32×10^{-11}	2.04×10^{-11}	2.00×10^{-11}	3.36×10^{-12}	2.21×10^{-11}	2.02×10^{-11}	1.64×10^{-11}
3.6×10^{-3}	2.00×10^{-3}	3.56×10^{-11}	2.33×10^{-11}	3.62×10^{-11}	3.56×10^{-11}	3.70×10^{-12}	3.94×10^{-11}	3.57×10^{-11}	2.92×10^{-11}
6.3×10^{-3}	3.40×10^{-3}	6.12×10^{-11}	3.99×10^{-11}	6.22×10^{-11}	6.11×10^{-11}	4.76×10^{-12}	6.77×10^{-11}	6.12×10^{-11}	5.03×10^{-11}
1.1×10^{-2}	6.00×10^{-3}	1.01×10^{-10}	6.76×10^{-11}	1.06×10^{-10}	1.04×10^{-10}	6.88×10^{-12}	1.15×10^{-10}	1.04×10^{-10}	8.53×10^{-11}
2.0×10^{-2}	1.20×10^{-2}	1.80×10^{-10}	1.17×10^{-10}	1.83×10^{-10}	1.79×10^{-10}	1.08×10^{-11}	1.99×10^{-10}	1.79×10^{-10}	1.48×10^{-10}
3.6×10^{-2}	2.00×10^{-2}	2.98×10^{-10}	1.94×10^{-10}	3.03×10^{-10}	2.97×10^{-10}	1.70×10^{-11}	3.30×10^{-10}	2.97×10^{-10}	2.46×10^{-10}
6.3×10^{-2}	3.40×10^{-2}	4.63×10^{-10}	3.02×10^{-10}	4.70×10^{-10}	4.62×10^{-10}	2.56×10^{-11}	5.12×10^{-10}	4.62×10^{-10}	3.82×10^{-10}
8.2×10^{-2}	4.00×10^{-2}	5.58×10^{-10}	3.65×10^{-10}	5.67×10^{-10}	5.57×10^{-10}	3.07×10^{-11}	6.17×10^{-10}	5.58×10^{-10}	4.62×10^{-10}
8.6×10^{-2}	4.00×10^{-2}	5.77×10^{-10}	3.77×10^{-10}	5.87×10^{-10}	5.76×10^{-10}	3.18×10^{-11}	6.38×10^{-10}	5.77×10^{-10}	4.78×10^{-9}
9.0×10^{-2}	4.00×10^{-2}	5.96×10^{-10}	3.89×10^{-10}	6.05×10^{-10}	5.94×10^{-10}	3.28×10^{-11}	6.58×10^{-10}	5.95×10^{-10}	4.93×10^{-10}
9.4×10^{-2}	4.00×10^{-2}	6.14×10^{-10}	4.01×10^{-10}	6.24×10^{-10}	6.13×10^{-10}	3.38×10^{-11}	6.78×10^{-10}	6.14×10^{-10}	5.09×10^{-10}
9.8×10^{-2}	4.00×10^{-2}	6.31×10^{-10}	4.12×10^{-10}	6.41×10^{-10}	6.30×10^{-10}	3.49×10^{-11}	6.97×10^{-10}	6.31×10^{-10}	5.23×10^{-10}
1.05×10^{-1}	1.00×10^{-2}	6.61×10^{-10}	4.32×10^{-10}	6.72×10^{-10}	6.60×10^{-10}	3.67×10^{-11}	7.30×10^{-10}	6.61×10^{-10}	5.48×10^{-10}
1.15×10^{-1}	1.00×10^{-2}	7.01×10^{-10}	4.58×10^{-10}	7.13×10^{-10}	7.00×10^{-10}	3.94×10^{-11}	7.75×10^{-10}	7.01×10^{-10}	5.82×10^{-10}
1.25×10^{-1}	1.00×10^{-2}	7.40×10^{-10}	4.83×10^{-10}	7.52×10^{-10}	7.38×10^{-10}	4.20×10^{-11}	8.17×10^{-10}	7.40×10^{-10}	6.15×10^{-10}

(续)

E_n/MeV	ΔE_n/MeV	近似组织	骨(股骨)	骨肉(ICRU)	标准人	干燥空气	水	尼龙6.6/6	有机玻璃
1.35×10^{-1}	1.00×10^{-2}	7.77×10^{-10}	5.09×10^{-10}	7.89×10^{-10}	7.76×10^{-10}	4.45×10^{-11}	8.58×10^{-10}	7.77×10^{-10}	6.46×10^{-10}
1.45×10^{-1}	1.00×10^{-2}	8.13×10^{-10}	5.32×10^{-10}	8.25×10^{-10}	8.11×10^{-10}	4.70×10^{-11}	8.97×10^{-10}	8.13×10^{-10}	6.75×10^{-10}
1.55×10^{-1}	1.00×10^{-2}	8.46×10^{-10}	5.54×10^{-10}	8.60×10^{-10}	8.44×10^{-10}	4.95×10^{-11}	9.34×10^{-10}	8.46×10^{-10}	7.04×10^{-10}
1.65×10^{-1}	1.00×10^{-2}	8.78×10^{-10}	5.75×10^{-10}	8.92×10^{-10}	8.76×10^{-10}	5.20×10^{-11}	9.69×10^{-10}	8.78×10^{-10}	7.30×10^{-10}
1.75×10^{-1}	1.00×10^{-2}	9.10×10^{-10}	5.97×10^{-10}	9.24×10^{-10}	9.07×10^{-10}	5.44×10^{-11}	1.00×10^{-9}	9.10×10^{-10}	7.57×10^{-10}
1.85×10^{-1}	1.00×10^{-2}	9.39×10^{-10}	6.15×10^{-10}	9.54×10^{-10}	9.37×10^{-10}	5.68×10^{-11}	1.04×10^{-9}	9.39×10^{-10}	7.82×10^{-10}
1.95×10^{-1}	1.00×10^{-2}	9.68×10^{-10}	6.34×10^{-10}	9.83×10^{-10}	9.65×10^{-10}	5.92×10^{-11}	1.07×10^{-9}	9.68×10^{-10}	8.06×10^{-10}
2.10×10^{-1}	2.00×10^{-2}	1.01×10^{-9}	6.62×10^{-10}	1.03×10^{-9}	1.01×10^{-9}	6.27×10^{-11}	1.11×10^{-9}	1.01×10^{-9}	8.41×10^{-10}
2.30×10^{-1}	2.00×10^{-2}	1.06×10^{-9}	6.97×10^{-10}	1.08×10^{-9}	1.06×10^{-9}	6.74×10^{-11}	1.17×10^{-9}	1.06×10^{-9}	8.86×10^{-10}
2.50×10^{-1}	2.00×10^{-2}	1.11×10^{-9}	7.33×10^{-10}	1.13×10^{-9}	1.11×10^{-9}	7.20×10^{-11}	1.23×10^{-9}	1.11×10^{-9}	9.29×10^{-10}
2.70×10^{-1}	2.00×10^{-2}	1.16×10^{-9}	7.64×10^{-10}	1.18×10^{-9}	1.16×10^{-9}	7.64×10^{-11}	1.28×10^{-9}	1.16×10^{-9}	9.70×10^{-10}
2.90×10^{-1}	2.00×10^{-2}	1.21×10^{-9}	7.95×10^{-10}	1.23×10^{-9}	1.21×10^{-9}	8.09×10^{-11}	1.34×10^{-9}	1.21×10^{-9}	1.01×10^{-9}
3.10×10^{-1}	2.00×10^{-2}	1.26×10^{-9}	8.25×10^{-10}	1.28×10^{-9}	1.25×10^{-9}	8.56×10^{-11}	1.39×10^{-9}	1.25×10^{-9}	1.05×10^{-9}
3.30×10^{-1}	2.00×10^{-2}	1.30×10^{-9}	8.57×10^{-10}	1.32×10^{-9}	1.30×10^{-9}	9.07×10^{-11}	1.44×10^{-9}	1.29×10^{-9}	1.09×10^{-9}
3.50×10^{-1}	2.00×10^{-2}	1.35×10^{-9}	8.87×10^{-10}	1.37×10^{-9}	1.35×10^{-9}	9.65×10^{-11}	1.49×10^{-9}	1.33×10^{-9}	1.12×10^{-9}
3.70×10^{-1}	2.00×10^{-2}	1.40×10^{-9}	9.20×10^{-10}	1.42×10^{-9}	1.39×10^{-9}	1.04×10^{-10}	1.55×10^{-9}	1.37×10^{-9}	1.16×10^{-9}
3.90×10^{-1}	2.00×10^{-2}	1.40×10^{-9}	9.56×10^{-10}	1.48×10^{-9}	1.45×10^{-9}	1.16×10^{-10}	1.62×10^{-9}	1.42×10^{-9}	1.20×10^{-9}

(续)

E_n/MeV	$\triangle E_n$/MeV	近似组织	骨(股骨)	骨肉(ICRU)	标准人	干燥空气	水	尼龙6.6/6	有机玻璃
4.20×10^{-1}	4.00×10^{-2}	1.60×10^{-9}	1.04×10^{-9}	1.62×10^{-9}	1.58×10^{-9}	1.66×10^{-10}	1.78×10^{-9}	1.49×10^{-9}	1.28×10^{-9}
4.60×10^{-1}	4.00×10^{-2}	1.62×10^{-9}	1.06×10^{-9}	1.64×10^{-9}	1.60×10^{-9}	1.33×10^{-10}	1.79×10^{-9}	1.54×10^{-9}	1.32×10^{-9}
5.00×10^{-1}	4.00×10^{-2}	1.58×10^{-9}	1.04×10^{-9}	1.60×10^{-9}	1.58×10^{-9}	1.43×10^{-10}	1.74×10^{-9}	1.60×10^{-9}	1.33×10^{-9}
5.40×10^{-1}	4.00×10^{-2}	1.63×10^{-9}	1.07×10^{-9}	1.65×10^{-9}	1.62×10^{-9}	9.79×10^{-11}	1.70×10^{-9}	1.65×10^{-9}	1.38×10^{-9}
5.80×10^{-1}	4.00×10^{-2}	1.69×10^{-9}	1.12×10^{-9}	1.71×10^{-9}	1.68×10^{-9}	1.00×10^{-10}	1.86×10^{-9}	1.71×10^{-9}	1.43×10^{-9}
6.20×10^{-1}	4.00×10^{-2}	1.75×10^{-9}	1.16×10^{-9}	1.77×10^{-9}	1.74×10^{-9}	1.54×10^{-10}	1.92×10^{-9}	1.77×10^{-9}	1.48×10^{-9}
6.60×10^{-1}	4.00×10^{-2}	1.81×10^{-9}	1.19×10^{-9}	1.83×10^{-9}	1.80×10^{-9}	2.30×10^{-10}	1.98×10^{-9}	1.84×10^{-9}	1.52×10^{-9}
7.00×10^{-1}	4.00×10^{-2}	1.86×10^{-9}	1.23×10^{-9}	1.89×10^{-9}	1.85×10^{-9}	1.67×10^{-10}	$2.04 - 08$	1.88×10^{-9}	1.57×10^{-9}
7.40×10^{-1}	4.00×10^{-2}	1.91×10^{-9}	1.26×10^{-9}	1.94×10^{-9}	1.91×10^{-9}	1.48×10^{-10}	2.10×10^{-9}	1.93×10^{-9}	1.61×10^{-9}
7.80×10^{-1}	4.00×10^{-2}	1.96×10^{-9}	1.30×10^{-9}	1.99×10^{-9}	1.96×10^{-9}	1.40×10^{-10}	2.15×10^{-9}	1.97×10^{-9}	1.65×10^{-9}
8.20×10^{-1}	4.00×10^{-2}	2.02×10^{-9}	1.33×10^{-9}	2.04×10^{-9}	2.01×10^{-9}	1.36×10^{-10}	2.22×10^{-9}	2.02×10^{-9}	1.70×10^{-9}
8.60×10^{-1}	4.00×10^{-2}	2.07×10^{-9}	1.37×10^{-9}	2.10×10^{-9}	2.06×10^{-9}	1.33×10^{-10}	2.28×10^{-9}	2.07×10^{-9}	1.74×10^{-9}
9.00×10^{-1}	4.00×10^{-2}	2.14×10^{-9}	1.41×10^{-9}	2.17×10^{-9}	2.13×10^{-9}	1.33×10^{-10}	2.35×10^{-9}	2.12×10^{-9}	1.79×10^{-9}
9.40×10^{-1}	4.00×10^{-2}	2.24×10^{-9}	1.47×10^{-9}	2.27×10^{-9}	2.22×10^{-9}	1.41×10^{-10}	2.47×10^{-9}	2.17×10^{-9}	1.85×10^{-9}
9.80×10^{-1}	4.00×10^{-2}	2.41×10^{-9}	1.58×10^{-9}	2.45×10^{-9}	2.39×10^{-9}	2.03×10^{-10}	2.69×10^{-9}	2.24×10^{-9}	1.95×10^{-9}
1.05×10^{0}	1.00×10^{-1}	2.45×10^{-9}	1.60×10^{-9}	2.48×10^{-9}	2.42×10^{-9}	2.51×10^{-10}	2.71×10^{-9}	2.31×10^{-9}	1.99×10^{-9}

（续）

E_n/MeV	ΔE_n/MeV	近似组织	骨（股骨）	骨肉(ICRU)	标准人	干燥空气	水	尼龙 6.6/6	有机玻璃
1.15×10^{0}	1.00×10^{-1}	2.42×10^{-9}	1.60×10^{-9}	2.46×10^{-9}	2.41×10^{-9}	1.94×10^{-10}	2.67×10^{-9}	2.39×10^{-9}	2.02×10^{-9}
1.25×10^{0}	1.00×10^{-1}	2.52×10^{-9}	1.66×10^{-9}	2.56×10^{-9}	2.51×10^{-9}	1.93×10^{-10}	2.78×10^{-9}	2.48×10^{-9}	2.10×10^{-9}
1.35×10^{0}	1.00×10^{-1}	2.61×10^{-9}	1.72×10^{-9}	2.65×10^{-9}	2.60×10^{-9}	3.78×10^{-10}	2.87×10^{-9}	2.50×10^{-9}	2.17×10^{-9}
1.45×10^{0}	1.00×10^{-1}	2.65×10^{-9}	1.75×10^{-9}	2.69×10^{-9}	2.64×10^{-9}	3.57×10^{-10}	2.91×10^{-9}	2.67×10^{-9}	2.22×10^{-9}
1.55×10^{0}	1.00×10^{-1}	2.73×10^{-9}	1.80×10^{-9}	2.77×10^{-9}	2.72×10^{-9}	2.91×10^{-10}	3.00×10^{-9}	2.74×10^{-9}	2.29×10^{-9}
1.65×10^{0}	1.00×10^{-1}	2.83×10^{-9}	1.87×10^{-9}	2.87×10^{-9}	2.82×10^{-9}	2.85×10^{-10}	3.12×10^{-9}	2.82×10^{-9}	2.36×10^{-9}
1.75×10^{0}	1.00×10^{-1}	2.87×10^{-9}	1.90×10^{-9}	2.91×10^{-9}	2.86×10^{-9}	3.85×10^{-10}	3.15×10^{-9}	2.90×10^{-9}	2.41×10^{-9}
1.85×10^{0}	1.00×10^{-1}	2.98×10^{-9}	1.97×10^{-9}	3.03×10^{-9}	2.97×10^{-9}	3.41×10^{-10}	3.28×10^{-9}	0.297×10^{-9}	2.49×10^{-9}
1.95×10^{0}	1.00×10^{-1}	3.00×10^{-9}	1.99×10^{-9}	3.04×10^{-9}	2.99×10^{-9}	3.00×10^{-10}	3.29×10^{-9}	0.302×10^{-9}	2.52×10^{-9}
2.10×10^{0}	2.00×10^{-1}	3.09×10^{-9}	2.07×10^{-9}	3.13×10^{-9}	3.09×10^{-9}	3.28×10^{-10}	3.38×10^{-9}	0.317×10^{-9}	2.64×10^{-9}
2.30×10^{0}	2.00×10^{-1}	3.14×10^{-9}	2.10×10^{-9}	3.18×10^{-9}	3.14×10^{-9}	3.93×10^{-10}	3.42×10^{-9}	0.325×10^{-9}	2.68×10^{-9}
2.50×10^{0}	2.00×10^{-1}	3.26×10^{-9}	2.20×10^{-9}	3.31×10^{-9}	3.27×10^{-9}	4.06×10^{-10}	3.56×10^{-9}	0.339×10^{-9}	2.80×10^{-9}
2.70×10^{0}	2.00×10^{-1}	3.41×10^{-9}	2.32×10^{-9}	3.46×10^{-9}	3.41×10^{-9}	5.83×10^{-10}	3.70×10^{-9}	0.358×10^{-9}	2.95×10^{-9}
2.90×10^{0}	2.00×10^{-1}	3.55×10^{-9}	2.46×10^{-9}	3.60×10^{-9}	3.56×10^{-9}	6.78×10^{-10}	3.82×10^{-9}	0.384×10^{-9}	3.17×10^{-9}
3.10×10^{0}	2.00×10^{-1}	3.68×10^{-9}	2.51×10^{-9}	3.73×10^{-9}	3.67×10^{-9}	8.48×10^{-10}	3.99×10^{-9}	0.382×10^{-9}	3.13×10^{-9}
3.30×10^{0}	2.00×10^{-1}	4.01×10^{-9}	2.78×10^{-9}	4.06×10^{-9}	4.00×10^{-9}	0.976×10^{-9}	4.33×10^{-9}	4.15×10^{-9}	3.48×10^{-9}
3.50×10^{0}	2.00×10^{-1}	4.10×10^{-9}	2.87×10^{-9}	4.15×10^{-9}	4.09×10^{-9}	1.16×10^{-9}	4.40×10^{-9}	4.34×10^{-9}	3.62×10^{-9}

(续)

E_n/MeV	ΔE_n/MeV	近似组织	骨(胶骨)	骨肉(ICRU)	标准人	干燥空气	水	尼龙6.6/6	有机玻璃
3.70×10^0	2.00×10^{-1}	4.20×10^{-9}	2.94×10^{-9}	4.25×10^{-9}	4.19×10^{-9}	1.10×10^{-9}	4.52×10^{-9}	4.38×10^{-9}	3.67×10^{-9}
3.90×10^0	2.00×10^{-1}	4.13×10^{-9}	2.90×10^{-9}	4.18×10^{-9}	4.13×10^{-9}	1.26×10^{-9}	4.43×10^{-9}	4.39×10^{-9}	3.60×10^{-9}
4.20×10^0	4.00×10^{-1}	4.25×10^{-9}	2.96×10^{-9}	4.31×10^{-9}	4.24×10^{-9}	1.41×10^{-9}	4.60×10^{-9}	0.411×10^{-9}	3.60×10^{-9}
4.60×10^0	4.00×10^{-1}	4.25×10^{-9}	2.93×10^{-9}	4.31×10^{-9}	4.24×10^{-9}	1.00×10^{-9}	4.63×10^{-9}	0.433×10^{-9}	3.54×10^{-9}
5.00×10^0	4.00×10^{-1}	4.48×10^{-9}	3.07×10^{-9}	4.55×10^{-9}	4.46×10^{-9}	9.91×10^{-10}	4.92×10^{-9}	0.441×10^{-9}	3.67×10^{-9}
5.40×10^0	4.00×10^{-1}	4.37×10^{-9}	3.03×10^{-9}	4.44×10^{-9}	4.37×10^{-9}	8.60×10^{-10}	4.78×10^{-9}	0.446×10^{-9}	3.66×10^{-9}
5.80×10^0	4.00×10^{-1}	4.57×10^{-9}	3.16×10^{-9}	4.64×10^{-9}	4.56×10^{-9}	8.51×10^{-10}	5.02×10^{-9}	4.56×10^{-9}	3.79×10^{-9}
6.20×10^0	4.00×10^{-1}	4.69×10^{-9}	3.28×10^{-9}	4.75×10^{-9}	4.69×10^{-9}	9.88×10^{-10}	5.10×10^{-9}	4.79×10^{-9}	3.98×10^{-9}
6.60×10^0	4.00×10^{-1}	4.81×10^{-9}	3.30×10^{-9}	4.89×10^{-9}	4.79×10^{-9}	8.20×10^{-10}	5.31×10^{-9}	4.64×10^{-9}	3.89×10^{-9}
7.00×10^0	4.00×10^{-1}	5.01×10^{-9}	3.42×10^{-9}	5.10×10^{-9}	4.98×10^{-9}	9.44×10^{-10}	5.56×10^{-9}	4.73×10^{-9}	3.99×10^{-9}
7.40×10^0	4.00×10^{-1}	5.29×10^{-9}	3.67×10^{-9}	5.37×10^{-9}	5.26×10^{-9}	1.20×10^{-9}	5.83×10^{-9}	5.06×10^{-9}	4.32×10^{-9}
7.80×10^0	4.00×10^{-1}	5.22×10^{-9}	3.74×10^{-9}	5.29×10^{-9}	5.22×10^{-9}	1.11×10^{-9}	5.64×10^{-9}	5.40×10^{-9}	4.58×10^{-9}
8.20×10^0	4.00×10^{-1}	5.17×10^{-9}	3.64×10^{-9}	5.25×10^{-9}	5.16×10^{-9}	1.04×10^{-9}	5.65×10^{-9}	5.16×10^{-9}	4.36×10^{-9}
8.60×10^0	4.00×10^{-1}	5.34×10^{-9}	3.71×10^{-9}	5.42×10^{-9}	5.31×10^{-9}	1.08×10^{-9}	5.88×10^{-9}	5.12×10^{-9}	4.36×10^{-9}
9.00×10^0	4.00×10^{-1}	5.44×10^{-9}	3.87×10^{-9}	5.11×10^{-9}	5.42×10^{-9}	1.13×10^{-9}	5.92×10^{-9}	5.44×10^{-9}	4.65×10^{-9}
9.40×10^0	4.00×10^{-1}	5.48×10^{-9}	3.97×10^{-9}	5.55×10^{-9}	5.48×10^{-9}	1.18×10^{-9}	5.91×10^{-9}	5.68×10^{-9}	4.85×10^{-9}
9.80×10^0	4.00×10^{-1}	5.61×10^{-9}	4.00×10^{-9}	5.68×10^{-9}	5.59×10^{-9}	1.31×10^{-9}	6.10×10^{-9}	5.58×10^{-9}	4.77×10^{-9}

(续)

E_n/MeV	ΔE_n/MeV	近似组织	骨(股骨)	骨肉(ICRU)	标准人	干燥空气	水	尼龙6,6/6	有机玻璃
1.05×10^1	1.00×10^0	5.74×10^{-9}	4.08×10^{-9}	5.82×10^{-9}	5.71×10^{-9}	1.47×10^{-9}	6.26×10^{-9}	5.64×10^{-9}	4.83×10^{-9}
1.15×10^1	1.00×10^0	6.16×10^{-9}	4.39×10^{-9}	6.24×10^{-9}	6.11×10^{-9}	1.74×10^{-9}	7.72×10^{-9}	5.92×10^{-9}	5.14×10^{-9}
1.25×10^1	1.00×10^0	6.14×10^{-9}	4.48×10^{-9}	6.21×10^{-9}	6.12×10^{-9}	1.96×10^{-9}	6.61×10^{-9}	6.21×10^{-9}	5.34×10^{-9}
1.35×10^1	1.00×10^0	6.38×10^{-9}	4.67×10^{-9}	6.45×10^{-9}	6.35×10^{-9}	2.19×10^{-9}	6.86×10^{-9}	6.42×10^{-9}	5.56×10^{-9}
1.45×10^1	1.00×10^0	6.63×10^{-9}	4.89×10^{-9}	6.70×10^{-9}	6.59×10^{-9}	2.39×10^{-9}	7.09×10^{-9}	6.74×10^{-9}	5.88×10^{-9}
1.55×10^1	1.00×10^0	6.82×10^{-9}	5.11×10^{-9}	6.87×10^{-9}	6.79×10^{-9}	2.54×10^{-9}	7.21×10^{-9}	7.13×10^{-9}	6.26×10^{-9}
1.65×10^1	1.00×10^0	6.91×10^{-9}	5.21×10^{-9}	6.95×10^{-9}	6.88×10^{-9}	2.65×10^{-9}	7.26×10^{-9}	7.37×10^{-9}	6.47×10^{-9}
1.75×10^1	1.00×10^0	7.01×10^{-9}	5.28×10^{-9}	7.05×10^{-9}	6.98×10^{-9}	2.78×10^{-9}	7.36×10^{-9}	7.46×10^{-9}	6.56×10^{-9}
1.85×10^1	1.00×10^0	7.11×10^{-9}	5.37×10^{-9}	7.15×10^{-9}	7.08×10^{-9}	2.94×10^{-9}	7.45×10^{-9}	7.61×10^{-9}	6.71×10^{-9}
1.95×10^1	1.00×10^0	7.24×10^{-9}	5.47×10^{-9}	7.27×10^{-9}	7.20×10^{-9}	3.10×10^{-9}	7.57×10^{-9}	7.71×10^{-9}	6.81×10^{-9}
2.10×10^1	2.00×10^0	7.39×10^{-9}	5.65×10^{-9}	7.42×10^{-9}	7.35×10^{-9}	3.28×10^{-9}	7.69×10^{-9}	7.97×10^{-9}	7.06×10^{-9}
2.30×10^1	2.00×10^0	7.37×10^{-9}	5.74×10^{-9}	7.39×10^{-9}	7.35×10^{-9}	3.41×10^{-9}	7.62×10^{-9}	7.10×10^{-9}	7.17×10^{-9}
2.50×10^1	2.00×10^0	7.33×10^{-9}	5.81×10^{-9}	7.34×10^{-9}	7.32×10^{-9}	3.48×10^{-9}	7.52×10^{-9}	8.22×10^{-9}	7.26×10^{-9}
2.70×10^1	2.00×10^0	7.35×10^{-9}	5.91×10^{-9}	7.36×10^{-9}	7.36×10^{-9}	3.57×10^{-9}	7.53×10^{-9}	8.27×10^{-9}	7.33×10^{-9}
2.90×10^1	2.00×10^0	7.23×10^{-9}	5.95×10^{-9}	7.24×10^{-9}	7.26×10^{-9}	3.59×10^{-9}	7.34×10^{-9}	8.36×10^{-9}	7.38×10^{-9}

附表4　各向同性点源的照射量积累因子 B_X

材料	$E\gamma/$MeV	μd						
		1	2	4	7	10	15	20
水	0.255	3.09	7.14	23.0	72.9	166	456	982
	0.5	2.52	5.14	14.3	38.8	77.6	178	334
	1.0	2.13	3.71	7.68	16.2	27.1	50.4	82.2
	2.0	1.83	2.77	4.88	8.46	12.4	19.5	27.7
	3.0	1.69	2.42	3.91	6.23	8.63	12.8	17.0
	4.0	1.59	2.17	3.34	5.13	6.94	9.97	12.9
	6.0	1.46	1.91	2.76	3.99	5.18	7.09	8.85
	8.0	1.38	1.74	2.40	3.34	4.25	5.66	6.95
	10.0	1.33	1.63	2.19	2.97	3.72	4.90	5.98
铝	0.5	2.37	4.24	9.47	21.5	38.9	80.8	141
	1.0	2.02	3.31	6.57	13.1	21.2	37.9	58.5
	2.0	1.75	2.61	4.62	8.05	11.9	18.7	26.3
	3.0	1.64	2.32	3.78	6.14	8.65	13.0	17.7
	4.0	1.53	2.08	3.22	5.01	6.88	10.1	13.4
	6.0	1.42	1.85	2.70	4.06	5.49	7.97	10.4
	8.0	1.34	1.68	2.37	3.45	4.58	6.56	8.52
	10.0	1.28	1.55	2.12	3.01	3.96	5.63	7.32
锡	0.5	1.56	2.08	3.09	4.57	6.04	8.64	
	1.0	1.64	2.30	3.74	6.17	8.85	13.7	18.8
	2.0	1.57	2.17	3.53	5.87	8.53	13.6	19.3
	3.0	1.46	1.96	3.13	5.28	7.91	13.3	20.1
	4.0	1.38	1.81	2.82	4.82	7.41	13.2	21.2
	6.0	1.26	1.57	2.37	4.17	6.94	14.8	29.1
	8.0	1.19	1.42	2.05	3.57	6.19	15.1	34.0
	10.0	1.14	1.31	1.79	2.99	5.21	12.5	33.4
钨	0.5	1.28	1.50	1.84	2.24	2.61	3.12	
	1.0	1.44	1.83	2.57	3.62	4.64	6.25	(7.35)
	2.0	1.42	1.85	2.72	4.09	5.27	8.07	(10.6)

(续)

材料	$E\gamma$/MeV	μd						
		1	2	4	7	10	15	20
钨	3.0	1.36	1.74	2.59	4.00	5.92	9.66	14.1
	4.0	1.29	1.62	2.41	4.03	6.27	12.0	20.9
	6.0	1.20	1.43	2.07	3.60	6.29	15.7	36.3
	8.0	1.14	1.32	1.81	3.05	5.40	15.2	41.9
	10.0	1.11	1.25	1.64	2.62	4.65	14.0	39.3
铀	0.5	1.17	1.30	1.48	1.67	1.85	2.08	
	1.0	1.31	1.56	1.98	2.50	2.97	3.67	
	2.0	1.33	1.64	2.23	3.09	3.95	5.36	(6.48)
	3.0	1.29	1.58	2.21	3.27	4.51	6.97	9.88
	4.0	1.24	1.50	2.09	3.21	4.66	8.01	12.7
	6.0	1.16	1.36	1.85	2.96	4.80	10.8	23.0
	8.0	1.12	1.27	1.66	2.61	4.36	11.2	28.0
	10.0	1.09	1.20	1.51	2.26	3.78	10.5	28.5
铁	0.25	1.95	2.91	5.08	9.11	14.1	19.9	24.4	29.3	37.6
	0.5	2.00	3.15	6.07	12.0	19.7	20.1	36.3	44.4	57.8
	0.662	1.94	3.06	5.88	11.6	18.9	27.8	34.5	41.9	54.1
	1.0	1.85	2.86	5.34	10.1	15.9	22.7	27.7	33.0	41.6
	1.25	1.80	2.74	4.99	9.18	14.2	19.9	24.0	28.5	35.4
	1.5	1.76	2.63	4.67	8.35	12.6	17.3	20.7	24.2	29.7
	1.75	1.72	2.53	4.41	7.72	11.5	15.6	18.6	21.6	26.3
	2.0	1.68	2.45	4.20	7.26	10.7	14.5	17.2	20.1	24.4
	2.5	1.62	2.30	3.85	6.54	9.61	13.0	15.4	18.0	21.9
	3.0	1.56	2.18	3.56	5.94	8.62	11.6	13.6	15.8	19.2
	4.0	1.47	1.99	3.14	5.12	7.37	9.86	11.6	13.5	16.5
	5.0	1.40	1.84	2.81	4.51	6.45	8.64	10.2	11.9	14.5
	6.0	1.35	1.73	2.57	4.07	5.84	7.86	9.35	11.0	13..5
	8.0	1.27	1.56	2.24	3.48	5.00	6.83	8.22	9.76	12.3
	10.0	1.22	1.45	2.01	3.07	4.43	6.16	7.52	9.99	11.8

(续)

材料	$E\gamma$/MeV	μd								
		1	2	4	7	10	13	15	17	20
铅	0.25	1.08	1.14	1.21	1.30	1.37	1.42	1.45	1.49	1.57
	0.5	1.22	1.38	1.61	1.88	2.09	2.26	2.36	2.47	2.68
	0.662	1.29	1.50	1.84	2.25	2.60	2.88	3.06	3.25	3.57
	1.0	1.37	1.67	2.19	2.89	3.51	4.07	4.43	4.79	5.36
	1.25	1.39	1.74	2.36	3.25	4.10	4.92	5.47	6.02	6.88
	1.5	1.40	1.77	2.41	3.43	4.38	5.30	5.90	6.52	7.44
	1.75	1.40	1.78	2.50	3.59	4.68	5.78	6.51	7.27	8.42
	2.0	1.39	1.77	2.54	3.75	5.05	6.43	7.39	8.40	9.98
	2.5	1.36	1.73	2.51	3.84	5.36	7.06	8.31	9.64	11.8
	3.0	1.33	1.68	2.44	3.79	5.41	7.30	8.71	10.3	12.8
	4.0	1.27	1.57	2.27	3.61	5.38	7.63	9.45	11.5	15.2
	5.0	1.23	1.48	2.10	3.39	5.26	7.90	10.2	13.0	18.4
	6.0	1.19	1.40	1.95	3.15	4.99	7.76	10.3	13.6	20.3
	8.0	1.14	1.30	1.74	2.79	4.61	7.76	11.0	15.6	26.3
	10.0	1.11	1.24	1.59	2.51	4.29	7.70	11.6	17.6	33.9
混凝土[①]	0.25	2.60	4.85	11.4	27.3	52.2	88.3	119.6	157.3	227.0
	0.5	2.28	4.04	9.00	20.2	36.4	58.0	75.5	95.5	129.8
	0.662	2.15	3.68	7.86	16.9	29.2	45.0	57.2	70.9	93.7
	1.0	1.99	3.24	6.43	12.7	20.7	30.1	37.1	44.5	56.5
	1.25	1.91	3.03	5.76	10.9	17.2	24.4	29.6	35.1	43.9
	1.5	1.85	2.86	5.25	9.55	14.5	20.1	24.0	28.1	34.4
	1.75	1.80	2.73	4.86	8.57	12.7	17.3	20.5	23.8	28.8
	2.0	1.76	2.62	4.56	7.88	11.6	15.6	18.3	21.2	25.6
	2.5	1.69	2.44	4.08	6.82	9.80	13.0	15.2	17.4	20.8
	3.0	1.63	2.30	3.73	6.03	8.45	11.0	12.7	14.4	17.0
	4.0	1.54	2.10	3.26	5.07	6.94	8.87	10.2	11.5	13.0
	5.0	1.47	1.95	2.92	4.42	5.95	7.52	8.57	9.65	11.2
	6.0	1.42	1.84	2.68	3.96	5.26	6.58	7.47	8.37	9.72
	8.0	1.34	1.68	2.35	3.37	4.40	4.45	6.16	6.89	7.97
	10.0	1.29	1.57	2.13	2.98	3.86	4.77	5.38	6.01	6.96

注：①$E = 1.25$ MeV, $\mu R = 25h$, $B_X = 60.7$

附表 5 单向平面源(垂直入射)的照射量积累因子 B_X

屏蔽材料	μd	$E\gamma$/MeV							
		0.5	1.0	2.0	3.0	4.0	6.0	8.0	10.0
水	1	1.93	1.78	1.65	1.57	1.49	1.41	1.36	1.32
	2	2.97	2.64	2.27	2.15	1.97	1.79	1.73	1.59
	4	5.70	4.69	3.58	3.36	2.81	2.51	2.40	2.11
	7	11.52	8.02	5.75	4.94	4.25	3.62	3.21	2.84
	10	11.99	12.26	8.45	6.33	5.53	4.30	3.75	3.61
	15	33.88	21.51	12.89	9.52	7.71	6.36	4.93	4.91
混凝土	1	1.90	1.77	1.64	1.56	1.49	1.38	1.33	1.28
	2	2.87	2.58	2.25	2.13	1.93	1.77	1.65	1.56
	4	5.07	4.46	3.55	3.30	2.86	2.47	2.33	2.01
	7	9.32	7.55	5.72	4.87	4.15	3.71	3.12	2.84
	10	13.44	11.20	8.36	6.40	5.34	4.71	3.94	3.62
	15	28.56	18.57	12.34	9.53	8.06	6.04	5.11	4.36
铁	1	1.82	1.71	1.61	1.54	1.45	1.33	1.27	1.22
	2	2.58	2.44	2.19	2.07	1.86	1.69	1.55	1.46
	4	4.18	4.14	3.44	3.15	2.82	2.33	2.16	1.93
	7	6.89	6.70	5.60	4.89	4.25	3.73	3.22	2.93
	10	9.64	9.91	8.17	6.46	5.69	4.84	4.47	4.02
	15	16.53	16.53	12.78	9.96	8.55	7.80	6.49	6.38
铅	1	1.22	1.35	1.38	1.32	1.30	1.19	1.15	1.11
	2	1.36	1.64	1.73	1.63	1.58	1.39	1.31	1.24
	4	1.56	2.07	2.35	2.25	2.20	1.88	1.71	1.56
	7	1.78	2.67	3.41	3.27	3.41	2.95	2.53	2.33
	10	1.89	3.15	4.32	4.40	4.80	4.28	3.79	3.60
	15	2.05	3.64	6.01	6.52	6.60	8.36	8.56	7.48

附表6 各向同性点源 γ 射线减弱 K 倍所需的水屏蔽层厚度（cm, $\rho = 1.00 \text{g/cm}^3$）

水衰减倍数 K	$E\gamma$/MeV														
	0.25	0.5	0.662 (^{137}Cs)	1.0	1.25 (^{60}Co)	1.5	1.75	2.0	2.5	3.0	4.0	5.0	6.0	8.0	10.0
1.5	22.7	20.2	19.3	19.0	19.2	19.6	20.1	20.4	21.0	21.8	23.5	23.9	24.5	25.6	26.2
2.0	27.7	26.9	26.7	27.5	28.3	29.3	30.3	31.0	32.4	34.0	36.5	36.5	39.8	42.1	43.6
5.0	40.8	43.6	45.3	49.0	51.7	54.9	57.0	59.3	63.3	67.3	74.2	79.5	83.8	90.7	95.4
8.0	46.8	51.1	53.6	58.7	62.3	65.8	69.3	72.3	77.6	82.9	92.0	99.2	105.0	114.2	120.8
10	49.5	54.5	57.3	63.1	67.1	71.7	74.9	78.2	84.2	90.1	100.2	108.2	114.8	125.2	132.6
20	57.5	64.6	68.5	76.3	81.6	86.8	91.8	96.2	104.1	111.9	125.1	135.8	144.7	158.8	168.9
30	62.1	70.4	74.9	83.8	89.8	95.7	101.3	106.4	115.4	124.2	139.4	151.6	161.8	178.1	189.8
40	65.2	74.3	79.3	89.0	95.5	101.9	108.0	113.5	123.3	132.9	149.3	162.7	173.8	191.6	204.5
50	67.7	77.4	82.7	92.9	99.9	106.7	113.2	119.0	129.4	139.7	157.0	171.2	183.1	202.1	215.9
60	69.6	79.8	85.4	96.2	103.5	110.6	117.3	123.4	134.4	145.0	163.3	178.8	190.7	210.6	225.1
80	72.7	83.7	89.7	101.2	109.0	116.6	123.9	130.4	142.1	153.5	173.1	189.5	202.5	224.0	239.7
1.0×10^2	75.0	86.7	93.0	105.1	113.3	121.3	128.9	135.7	148.1	160.0	180.6	197.5	211.6	234.3	250.9
2.0×10^2	82.2	95.7	103.2	117.0	126.5	135.6	144.3	152.2	166.4	180.1	203.9	223.4	239.8	266.1	285.6
3.0×10^2	91.5	107.5	116.5	132.5	143.5	154.2	164.4	173.6	190.3	206.3	234.2	257.8	276.6	307.8	330.9
1.0×10^3	98.5	116.2	125.7	144.0	156.2	168.5	179.3	189.6	208.1	225.9	256.9	282.5	304.2	339.0	365.0

（续）

水

衰减倍数 K	$E\gamma$/MeV														
	0.25	0.5	0.662 (^{137}Cs)	1.0	1.25 (^{60}Co)	1.5	1.75	2.0	2.5	3.0	4.0	5.0	6.0	8.0	10.0
2.0×10^3	105.3	124.8	135.3	155.3	168.8	181.8	194.2	205.1	225.8	245.3	279.4	307.6	331.5	370.0	398.8
5.0×10^3	114.2	136.0	147.8	170.2	185.3	199.7	213.6	226.1	248.9	270.7	308.9	340.6	367.5	410.8	443.3
1.0×10^4	120.8	144.4	157.4	181.3	197.6	213.2	228.1	241.7	266.3	289.9	331.1	365.3	394.5	441.4	476.7
2.0×10^4	127.4	152.7	166.5	192.4	209.9	226.6	242.6	257.2	283.6	308.9	353.7	390.0	421.4	472.0	510.1
5.0×10^4	136.0	163.6	178.3	206.9	225.9	244.6	261.6	277.5	306.3	333.9	382.2	422.4	456.7	512.7	554.0
1.0×10^5	142.5	171.8	187.8	217.8	238.0	257.4	275.9	292.7	323.4	352.7	404.0	446.9	483.4	542.4	587.1
2.0×10^5	149.0	180.0	196.8	228.6	250.0	270.5	290.1	307.9	340.4	371.4	425.8	471.3	510.0	572.6	620.1
5.0×10^5	157.3	190.7	208.8	242.9	265.8	287.8	308.8	328.0	362.8	396.1	454.5	503.4	545.0	612.5	663.7
1.0×10^6		198.7	217.7	253.6	277.7	300.8	322.9	343.0	379.6	414.7	476.2	527.6	571.5	642.5	696.5
2.0×10^6		206.7	226.7	264.2	289.6	313.7	336.9	358.1	396.5	433.8	497.8	551.8	597.9	672.9	729.4
5.0×10^6			238.4	278.2	305.2	330.8	355.4	377.9	418.6	457.5	526.2	583.6	632.7	712.2	772.6
1.0×10^7			247.3		317.0	343.7	369.3	392.9	435.3	476.6	547.7	607.7	659.0	742.4	805.3
2.0×10^7			256.4		328.8	356.4			452.0	494.4	569.1	631.3	685.2	771.9	837.9
5.0×10^7			267.8		344.4	373.3				518.6	597.4	663.2	719.7	811.3	880.9

附表7 各向同性点源 γ 射线减弱 K 倍所需的混凝土屏蔽层厚度（cm, $\rho=2.35\text{g/cm}^3$）

混凝土 衰减倍数 K	$E\gamma/\text{MeV}$																	
	0.25	0.5	0.662 (^{137}Cs)	1.0	1.25 (^{60}Co)	1.5	1.75	2.0	2.5	3.0	4.0	5.0	6.0	8.0	10.0	^{198}Au	^{192}Ir	^{226}Ra
1.5	7.7	8.2	8.3	8.6	8.8	9.1	9.4	9.6	9.8	10.2	10.6	10.8	10.9	11.0	11.0	3	3	5
2.0	10.0	11.3	11.7	12.6	13.2	13.8	14.3	14.7	15.4	16.1	17.0	17.6	17.9	18.3	18.4	4	7	8
5.0	16.0	19.3	20.6	23.1	24.7	26.1	27.5	28.7	30.6	32.5	35.3	37.1	38.5	40.2	41.0	10	10	17
8.0	18.7	22.9	24.7	27.9	29.9	31.9	33.6	35.2	37.8	40.2	43.9	46.5	48.4	50.9	52.1	13	13	22
10	20.0	24.6	26.5	30.1	32.3	34.5	36.4	38.1	41.0	43.7	47.9	50.8	53.0	56.0	57.4	14	16	24
20	23.8	29.5	32.1	36.7	39.6	42.4	44.9	47.1	51.0	54.5	60.1	64.1	57.1	71.2	73.4	19	20	32
30	25.9	32.4	35.2	40.4	43.7	46.8	49.7	52.2	56.6	60.6	67.0	71.6	75.2	80.0	82.6	21	23	35
40	27.5	34.3	37.4	43.0	46.6	50.0	53.1	55.8	60.5	64.9	71.9	77.0	80.9	86.2	89.1	23	24	39
50	28.6	35.8	39.1	45.0	48.8	52.4	55.6	58.6	63.6	68.2	75.6	81.0	85.2	91.0	94.2	24	26	41
60	29.5	37.9	40.5	46.6	50.6	54.3	57.7	60.8	66.1	70.9	78.7	84.4	88.8	94.9	98.3	25	27	42
80	31.0	39.0	42.6	49.2	53.4	57.3	61.0	74.3	69.9	75.1	83.4	89.6	94.4	101.0	104.7	27	29	45
1.0×10^2	32.1	40.4	44.3	51.1	55.6	59.7	63.5	67.0	72.9	78.4	87.1	93.6	98.7	105.7	109.7	28	30	48
2.0×10^2	35.6	44.9	49.3	57.1	62.2	66.9	71.3	75.2	82.0	88.3	98.5	106.0	111.9	120.2	125.0	33	35	55
3.0×10^2	40.1	50.8	55.8	64.9	70.8	76.2	81.4	85.9	93.9	101.3	113.2	122.2	129.3	139.2	145.1	38	41	65
1.0×10^3	43.4	55.1	60.7	70.7	77.1	83.2	88.9	93.9	102.8	111.0	124.3	134.3	142.2	153.5	160.2	43	45	72

（续）

混凝土

衰减倍数 K	$E\gamma$/MeV															^{198}Au	^{192}Ir	^{226}Ra
	0.25	0.5	0.662 (^{137}Cs)	1.0	1.25 (^{60}Co)	1.5	1.75	2.0	2.5	3.0	4.0	5.0	6.0	8.0	10.0			
2.0×10^3	46.7	59.4	65.5	76.4	83.5	90.1	96.3	101.9	111.6	120.3	135.2	146.3	155.1	167.6	175.2	47	50	79
5.0×10^3	51.0	65.0	71.7	83.8	91.7	99.1	106.0	112.2	123.2	133.2	149.6	162.1	172.0	186.2	194.9	52	56	88
1.0×10^4	54.2	69.2	76.4	89.4	97.9	105.9	113.3	120.0	131.8	142.6	160.4	174.0	184.7	200.2	209.7	56	60	95
2.0×10^4	57.4	73.3	81.1	95.0	104.1	112.6	120.6	127.8	140.4	152.0	171.1	185.8	197.4	214.1	224.5	61	65	102
5.0×10^4	61.6	78.8	87.2	102.3	112.2	121.4	130.1	138.0	151.7	164.4	185.3	201.3	213.0	232.5	243.9	66	71	112
1.0×10^5	64.8	82.9	91.8	107.8	118.3	128.1	137.3	145.6	160.3	173.7	195.9	213.0	226.6	246.3	258.6	71	76	119
2.0×10^5	67.9	86.9	96.3	113.2	124.3	134.7	144.4	153.2	168.7	183.0	206.5	224.6	239.1	260.1	273.2	75	80	126
5.0×10^5	72.0	92.3	102.3	120.4	132.3	143.4	153.8	163.3	179.9	795.2	220.5	239.9	295.5	278.2	292.4	80	86	136
1.0×10^6	75.1	96.3	106.8	125.8	138.2	149.9	160.9	170.8	188.3	204.4	231.0	251.5	268.0	291.9	307.0	85	91	143
2.0×10^6	78.2	100.3	111.3	131.1	144.2	156.4	167.9	178.3	196.7	213.5	541.5	263.1	280.4	305.6	321.5			
5.0×10^6			117.2	138.2	152.1	165.0	177.2	188.3	207.7	225.3	255.3	278.3	296.7	323.6	340.6			
1.0×10^7					158.0	171.5	184.2	195.7	216.1	234.8	265.8	289.8	309.1	337.2	355.1			
2.0×10^7					163.9				224.4	243.8	276.2	301.2	321.4	350.8	369.5			
5.0×10^7					171.7									368.6	388.5			

附表 8 各向同性点源 γ 射线减弱 K 倍所需的铁屏蔽层厚度 ($cm, \rho = 7.8 g/cm^3$)

铁 衰减倍数 K	$E\gamma/MeV$																	
	0.25	0.5	0.662 (^{137}Cs)	1.0	1.25 (^{60}Co)	1.5	1.75	2.0	2.5	3.0	4.0	5.0	6.0	8.0	10.0	^{192}Ir	^{226}Ra
1.5	1.20	1.84	2.00	2.23	2.36	2.47	2.55	2.60	2.63	2.66	2.62	2.55	2.45	2.30	2.16	1.5	2.0
2.0	1.73	2.66	2.94	3.36	3.60	3.80	3.96	4.08	4.20	4.29	4.31	4.24	4.12	3.90	3.58	2.0	3.2
5.0	3.16	4.86	5.46	6.41	6.96	7.44	7.84	8.17	8.60	8.92	9.23	9.28	9.17	8.85	8.46	3.5	6.5
8.0	3.84	5.89	6.64	7.82	8.52	9.13	9.66	10.1	10.7	11.1	11.6	11.7	11.7	11.3	10.9	4.5	8.0
10	4.15	6.36	7.18	8.47	9.24	9.91	10.5	11.6	11.6	12.1	12.7	12.9	12.8	12.5	12.0	5.0	8.7
20	5.09	7.79	8.80	10.4	11.4	12.3	13.0	14.5	14.5	15.2	16.0	16.4	16.4	16.1	15.5	6.2	11.0
30	5.63	8.59	9.72	11.5	12.6	13.6	14.4	15.1	16.2	17.0	18.0	18.4	18.4	18.1	17.6	7.0	12.0
40	6.01	9.16	10.4	12.3	13.5	14.5	15.4	16.2	17.3	18.2	19.3	19.8	19.7	19.6	19.0	7.5	13.2
50	6.30	9.59	10.9	12.9	14.1	15.2	16.2	17.0	18.2	19.2	20.3	20.9	21.0	20.7	20.2	8.0	13.8
60	6.54	9.94	11.3	13.4	14.7	15.8	16.8	17.7	18.9	19.9	21.2	21.7	21.9	21.6	21.1	8.2	14.3
80	6.91	10.5	11.9	14.1	15.5	16.7	17.8	18.7	20.1	21.1	22.5	23.1	23.3	23.1	22.5	8.5	15.2
1.0×10^2	7.20	10.9	12.4	14.7	16.2	17.4	18.6	19.5	20.9	22.1	23.5	24.2	24.4	24.2	23.6	9.2	16.0
2.0×10^2	8.08	12.2	13.8	16.5	18.1	19.6	20.9	22.0	23.6	24.9	26.6	27.5	27.8	27.6	27.4	10.5	18.3
3.0×10^2	9.21	13.9	15.8	18.8	20.7	22.4	23.9	25.1	27.1	28.6	30.7	31.7	32.2	32.2	31.6	12.2	21.2
1.0×10^3	10.1	15.1	17.2	20.5	22.6	24.5	26.1	27.5	29.7	31.4	33.7	34.9	35.5	35.5	34.9	13.5	23.5

（续）

铁

衰减倍数 K	$E\gamma$/MeV															
	0.25	0.5	0.662 (^{137}Cs)	1.0	1.25 (^{60}Co)	1.5	1.75	2.0	2.5	3.0	4.0	5.0	6.0	8.0	10.0	^{192}Ir	^{226}Ra
2.0×10^3	10.9	16.4	18.6	22.2	24.5	26.5	28.3	29.9	32.2	34.3	36.7	38.1	38.7	38.9	38.3	14.8	25.6
5.0×10^3	12.0	18.0	20.4	24.5	27.0	29.2	31.2	32.9	35.6	37.8	40.7	42.3	43.0	43.3	42.8	16.5	27.6
1.0×10^4	12.9	19.2	21.8	26.1	28.8	31.2	33.4	35.3	38.2	40.5	43.6	45.4	46.2	46.6	46.1	17.8	30.8
2.0×10^4	13.7	20.4	23.2	27.8	30.7	33.6	35.6	37.6	40.7	43.2	46.6	48.5	49.5	49.9	49.4	19.0	33.0
5.0×10^4	14.8	22.0	25.0	30.0	33.1	35.9	38.4	40.6	44.0	46.7	50.4	52.6	53.7	54.3	53.8	20.8	36.0
1.0×10^5	15.6	23.2	26.3	31.6	34.9	37.9	40.5	42.8	46.5	49.4	53.6	55.7	56.9	57.6	57.1	22.0	38.0
2.0×10^5	16.4	24.4	27.7	33.2	36.7	39.9	42.7	45.1	48.9	52.0	56.3	58.7	60.0	60.8	60.4	23.5	40.5
5.0×10^5	17.5	25.9	29.5	35.4	39.1	42.5	45.5	48.1	52.2	55.5	60.1	62.8	64.2	65.1	64.7	25.0	43.5
1.0×10^6	18.3	27.1	30.8	37.0	40.9	44.4	47.6	50.3	54.7	58.2	63.0	65.8	67.3	68.4	68.0	26.5	45.5
2.0×10^6	19.1	28.3	32.1	38.6	42.7	46.4	49.7	52.6	57.1	60.8	65.8	68.8	70.5	71.6	71.3		
5.0×10^6	20.1	29.8	33.9	40.7	45.1	48.9	52.5	55.5	60.3	64.2	69.6	72.8	74.6	75.9	75.6		
1.0×10^7	20.9	31.0	35.2	42.3	46.8	50.9	54.5	57.7	62.8	66.8	72.5	75.9	77.7	79.1	78.6		
2.0×10^7	21.7	32.1	36.5	43.9	48.6	52.8	56.6	59.9	65.2	69.4	75.3	78.9	80.8	82.3	82.1		
5.0×10^7	22.8	33.7	38.2	46.0	50.9	55.4	59.4	62.8	68.4	72.8	79.1	82.8	84.9	86.5	86.3		

附表 9 各向同性点源 γ 射线减弱 K 倍所需的铅屏蔽层厚度（cm, $\rho=11.34\text{g/cm}^3$）

混凝土										$E\gamma/\text{MeV}$										
衰减倍数 K	0.25	0.5	0.662 (^{137}Cs)	1.0	1.25 (^{60}Co)	1.5	1.75	2.0	2.5	3.0	4.0	5.0	6.0	8.0	10.0	^{198}Au	^{192}Ir	^{226}Ra
1.5	0.07	0.30	0.47	0.79	0.97	1.11	1.20	1.23	1.25	1.23	1.15	1.06	1.00	0.89	0.82	0.2	0.2	0.8
2.0	0.11	0.50	0.78	1.28	1.58	1.80	1.96	2.03	2.07	2.06	1.95	1.81	1.70	1.53	1.40	0.3	0.3	1.3
5.0	0.26	1.10	1.68	2.74	3.36	3.84	4.19	4.38	4.54	4.58	4.42	4.16	3.94	3.56	3.28	0.7	0.8	3.1
8.0	0.33	1.40	2.13	3.45	4.22	4.83	5.27	5.52	5.76	5.82	5.66	5.35	5.08	4.61	4.25	0.8	1.2	3.8
10	0.37	1.54	2.34	3.78	4.62	5.29	5.78	6.05	6.32	6.40	6.25	5.92	5.63	5.11	4.71	1.0	1.4	4.4
20	0.48	1.97	298	4.80	5.85	6.70	7.32	7.68	8.06	8.19	8.04	7.66	7.31	6.67	6.16	1.3	1.8	5.8
30	0.54	2.22	3.35	5.38	6.56	7.51	8.21	8.62	9.05	9.22	9.08	8.67	8.29	7.58	7.01	1.5	2.1	6.7
40	0.59	2.40	3.61	5.79	7.06	8.08	8.83	9.28	9.76	9.94	9.81	9.39	8.99	8.23	7.62	1.6	2.3	7.3
50	0.62	2.54	3.81	6.11	7.45	8.51	9.31	9.78	10.3	10.5	10.4	9.95	9.53	8.73	8.09	1.7	2.5	7.6
60	0.65	2.65	3.98	6.37	7.76	8.87	9.71	10.2	10.7	11.0	10.8	10.4	9.97	9.15	8.48	1.8	2.6	8.0
80	0.69	2.82	4.23	6.77	8.25	9.43	10.3	10.9	11.4	11.7	11.6	11.1	10.7	9.81	9.09	2.0	2.8	8.5
1.0×10^2	0.73	2.96	4.43	7.09	8.63	9.87	10.8	11.4	12.0	12.2	12.1	11.7	11.2	10.3	9.56	2.1	3.0	9.0
2.0×10^2	0.83	3.38	5.05	8.06	9.81	11.2	11.3	12.3	12.9	13.6	13.9	13.4	12.9	11.9	11.1	2.5	3.5	10.3
3.0×10^2	0.98	3.93	5.86	9.33	11.3	13.0	14.2	14.9	15.8	16.2	16.1	15.6	15.1	14.0	13.1	3.2	4.0	12.1
1.0×10^3	1.08	4.34	6.48	10.3	12.5	14.3	15.6	16.4	17.4	17.8	17.9	17.3	16.8	15.6	14.6	3.8	4.5	13.5

(续)

混凝土																	
衰减倍数 K	\multicolumn{17}{c}{$E\gamma$/MeV}
	0.25	0.5	0.662 (^{137}Cs)	1.0	1.25 (^{60}Co)	1.5	1.75	2.0	2.5	3.0	4.0	5.0	6.0	8.0	10.0	^{198}Au	^{192}Ir	^{226}Ra
2.0×10^3	1.19	4.75	7.08	11.2	13.6	15.6	17.0	17.9	19.0	19.5	19.6	19.0	18.4	17.2	16.1	4.5	5.0	14.8
5.0×10^3	1.33	5.30	7.88	12.5	15.1	17.3	18.9	19.9	21.1	21.7	21.8	21.2	20.6	19.3	18.2	5.5	5.5	16.6
1.0×10^4	1.44	5.71	8.49	13.4	16.3	18.6	20.3	21.4	22.7	22.7	23.3	23.5	22.9	22.3	19.7	6.5	6.0	18.0
2.0×10^4	1.54	6.12	9.09	14.3	17.4	19.8	21.7	22.9	24.3	24.3	25.0	25.1	24.6	23.9	21.3	7.7		19.3
5.0×10^4	1.68	6.66	9.88	15.6	18.9	21.5	23.6	24.8	26.3	26.3	27.1	27.3	26.8	26.1	23.4	9.8		21.1
1.0×10^5	1.79	7.07	10.5	16.5	20.0	22.8	25.0	26.3	27.9	27.9	28.7	29.0	28.4	27.7	26.3	25.0		22.5
2.0×10^5	1.89	7.48	11.1	17.4	21.1	24.1	26.3	27.8	29.5	29.5	30.3	30.8	30.1	29.4	27.9	26.5		
5.0×10^5	2.03	8.01	11.9	18.7	22.6	25.7	28.2	29.7	31.5	31.5	32.5	32.8	32.3	31.6	30.0	28.6		
1.0×10^6	2.14	8.42	12.5	19.6	23.7	27.0	29.6	31.2	33.1	33.1	34.1	34.5	33.9	33.2	31.6	30.2		
2.0×10^6	2.24	8.83	13.1	20.5	24.8	28.3	30.9	32.6	34.6	34.6	35.7	36.1	35.5	34.8	33.3	31.8		
5.0×10^6	2.38	9.37	13.8	21.7	26.3	29.9	32.7	34.5	36.0	36.7	37.8	38.3	37.7	37.0	35.4	34.0		
1.0×10^7	2.49	9.77	14.4	22.6	27.4	31.2	34.1	36.0	37.4	38.2	39.4	39.9	39.3	38.6	37.0	35.6		
2.0×10^7	2.60	10.2	15.0	23.6	28.5	32.4	35.5	37.4	39.3	39.7	40.9	41.5	41.0	40.2	38.6	37.2		
5.0×10^7	2.73	10.7	15.8	24.8	30.0	34.1	37.3	39.3	39.3	41.7	43.0	43.7	43.1	42.4	40.7	39.3		

附表 10 各向同性点源 γ 射线减弱 K 倍所需的铅玻璃(NZF_1)屏蔽层厚度($cm, \rho = 3.86 g/cm^3$)

衰减倍数 K	$E\gamma/MeV$							
	0.5	0.662	1.0	1.25	1.5	2.0	2.5	3.0
1.5	1.39	1.96	2.85	3.33	3.70	4.13	4.29	4.38
2.0	2.24	3.11	4.51	5.26	5.86	6.59	6.91	7.11
5.0	4.74	6.52	9.37	109	12.2	13.9	14.8	15.4
8.0	5.96	8.17	11.7	13.7	15.3	17.4	18.6	19.4
10	6.53	8.93	12.8	14.9	16.7	19.1	20.4	21.3
20	8.26	11.2	16.0	18.7	20.9	24.0	25.7	27.0
30	9.26	12.6	17.9	20.9	23.3	26.8	28.8	30.2
40	9.96	13.5	19.2	22.4	25.0	28.8	30.9	32.5
50	10.5	14.2	20.2	23.6	26.4	30.3	32.6	34.3
60	10.9	14.8	21.0	24.5	27.4	31.5	34.0	35.7
80	11.6	15.7	22.3	26.1	29.1	33.5	36.1	38.0
1.0×10^2	12.2	16.5	23.3	27.2	30.4	35.0	37.7	39.7
2.0×10^2	13.8	18.7	26.4	30.8	34.4	39.6	42.8	45.1
5.0×10^2	15.9	21.5	30.5	35.5	39.7	45.7	49.4	52.1
1.0×10^3	17.6	23.7	33.5	39.0	43.6	50.2	54.4	57.4
2.0×10^3	19.2	25.8	36.4	42.5	47.5	54.7	59.2	62.5
5.0×10^3	21.3	28.7	40.4	47.0	52.5	60.6	65.6	69.3
1.0×10^4	22.9	30.7	43.3	50.4	56.3	65.0	70.4	74.4
2.0×10^4	24.5	32.9	46.2	53.9	60.1	69.4	75.2	79.5
5.0×10^4	26.7	35.7	50.1	58.4	65.2	75.2	81.6	86.2
1.0×10^5	28.3	37.8	53.0	61.7	68.9	79.5	86.6	91.3
2.0×10^5	29.9	39.9	56.0	65.1	72.7	83.9	91.5	96.3
5.0×10^5	32.0	42.7	59.8	69.6	77.8	89.6	97.2	102.9
1.0×10^6	33.6	44.8	62.7	72.9	81.4	93.9	101.9	107.9
2.0×10^6	35.2	46.9	65.6	76.3	82.1	98.2	106.6	112.8
5.0×10^6	37.4	49.7	69.4	80.7	90.1	103.9	112.9	119.5
1.0×10^7	39.0	51.9	72.3	84.1	93.8	108.3	117.6	124.5

(续)

衰减倍数 K	$E\gamma$/MeV							
	0.5	0.662	1.0	1.25	1.5	2.0	2.5	3.0
2.0×10^7	40.7	54.0	75.2	87.4	97.5	112.5	122.2	129.4
5.0×10^7	42.8	56.8	78.9	91.6	102.2	117.9	128.0	135.6

附表 11 各向同性点源 γ 射线减弱 K 倍所需的铅玻璃(FZ_6)屏蔽层厚度(cm, $\rho = 4.77 \text{g/cm}^3$)

衰减倍数 K	$E\gamma$/MeV							
	0.5	0.662	1.0	1.25	1.5	2.0	2.5	3.0
1.5	0.98	1.42	2.17	2.57	2.88	3.22	3.33	3.38
2.0	1.59	2.29	3.45	4.09	4.59	5.17	5.39	5.50
5.0	3.41	4.85	7.24	8.57	9.56	11.0	11.6	12.0
8.0	4.61	6.10	9.07	10.7	12.1	13.8	14.7	15.2
10	4.73	6.68	9.91	11.7	13.2	15.1	16.1	16.7
20	6.01	8.45	12.5	14.8	16.6	19.1	20.4	21.2
30	6.74	9.46	14.0	16.5	18.6	21.3	22.8	23.7
40	7.26	10.2	15.0	17.7	19.9	22.9	24.5	25.5
50	7.66	10.7	15.8	18.6	21.0	24.1	25.8	26.9
60	7.98	11.2	16.4	19.4	21.8	25.1	26.9	28.1
80	8.49	11.9	17.5	20.6	23.2	26.7	28.6	29.9
1.0×10^2	8.89	12.4	18.2	21.5	24.2	27.9	29.9	31.2
2.0×10^2	10.1	14.1	20.7	24.4	27.5	31.6	34.0	35.5
5.0×10^2	11.7	16.3	23.9	28.2	31.7	36.5	39.3	41.1
1.0×10^3	12.9	18.0	26.3	31.0	34.8	40.2	43.3	45.3
2.0×10^3	14.1	19.6	28.6	34.1	38.0	43.8	47.2	49.4
5.0×10^3	15.7	21.8	31.7	37.4	42.5	48.5	52.3	54.8
1.0×10^4	16.9	23.4	34.1	40.1	45.1	52.1	56.2	58.9
2.0×10^4	18.1	25.0	36.4	42.9	48.2	55.6	60.0	63.0
5.0×10^4	19.7	27.2	39.5	46.5	52.2	60.3	65.1	68.3
1.0×10^5	20.9	28.8	41.8	49.2	55.3	63.8	68.9	72.3

(续)

衰减倍数 K	$E\gamma/\text{MeV}$							
	0.5	0.662	1.0	1.25	1.5	2.0	2.5	3.0
2.0×10^5	22.1	30.5	44.1	51.9	58.3	67.3	72.7	76.3
5.0×10^5	23.7	32.6	47.2	55.5	62.3	71.9	77.7	81.6
1.0×10^6	24.9	34.3	49.5	58.2	65.3	75.4	81.4	85.6
2.0×10^6	26.1	35.9	51.8	60.9	68.3	78.9	85.2	89.5
5.0×10^6	27.7	38.1	54.9	64.5	72.4	83.5	90.2	94.8
1.0×10^7	28.9	39.7	57.2	67.2	75.4	87.1	94.0	98.8
2.0×10^7	30.2	41.4	59.5	70.0	78.4	90.5	97.8	102.8
5.0×10^7	31.8	43.6	62.5	73.4	82.3	94.8	102.4	107.7

附表 12　各向同性点源 γ 射线减弱 K 倍所需的
钨屏蔽层厚度 $(\text{cm}, \rho = 19.3\text{g}/\text{cm}^3)$

衰减倍数 K	$E\gamma/\text{MeV}$										
	0.5	0.6	0.7	1.0	1.25	1.5	2.0	3	4	6	8	10
1.5	0.28	0.38	0.43	0.70	0.80	0.90	1.00	0.9	0.80	0.60	0.50	0.50
2.0	0.36	0.43	0.56	0.93	1.1	1.2	1.4	1.4	1.3	1.0	0.9	0.85
5.0	0.76	0.92	1.1	1.8	2.2	2.5	2.8	3.2	2.9	2.4	2.1	2.0
10	1.1	1.3	1.6	2.4	3.0	3.5	3.8	4.3	4.1	3.4	3.1	2.9
20	1.4	1.7	2.0	3.0	3.7	4.4	4.7	5.4	5.2	4.4	4.0	3.7
30	1.6	1.9	2.3	3.4	4.2	4.9	5.3	6.1	6.0	5.0	4.6	4.2
40	1.7	2.0	2.5	3.7	4.5	5.2	5.7	6.6	6.5	5.4	5.0	4.6
50	1.8	2.2	2.6	3.9	4.7	5.5	6.0	6.9	6.9	5.8	5.3	4.9
60	1.9	2.3	2.8	4.0	4.9	5.7	6.3	7.2	7.2	6.1	5.5	5.1
80	2.0	2.4	2.9	4.3	5.2	6.1	6.7	7.7	7.6	6.5	6.0	5.4
100	2.1	2.5	3.0	4.5	5.6	6.4	7.0	8.1	8.0	6.8	6.3	5.7
2.0×10^2	2.4	2.9	3.4	5.1	6.2	7.2	8.0	9.2	9.2	7.8	7.2	6.6
5.0×10^2	2.7	3.3	4.0	5.9	7.2	8.3	9.2	10.7	10.6	9.1	8.5	7.8
1.0×10^3	3.0	3.7	4.4	6.5	7.9	9.1	10.2	11.8	11.9	10.2	9.4	8.7
2.0×10^3	3.3	4.0	4.8	7.2	8.7	9.9	11.1	12.9	13.0	11.1	10.3	9.6

(续)

衰减倍数 K	$E\gamma/\text{MeV}$											
	0.5	0.6	0.7	1.0	1.25	1.5	2.0	3	4	6	8	10
5.0×10^3	3.8	4.5	5.4	8.0	9.7	11.0	12.4	14.4	14.6	12.5	11.6	10.8
1.0×10^4	4.0	4.9	5.8	8.5	10.4	11.8	13.4	15.5	15.7	13.5	12.5	11.7
2.0×10^4	4.3	5.2	6.2	9.3	11.1	12.6	14.3	16.6	16.7	14.4	13.4	12.5
5.0×10^4	4.7	5.7	6.8	10.1	12.1	13.7	15.6	18.1	18.3	15.8	14.7	13.7
1.0×10^5	5.0	6.1	7.2	10.7	12.9	14.5	16.6	19.2	19.5	16.8	15.6	14.6
2.0×10^5	5.3	6.5	7.7	11.4	13.6	15.3	17.5	20.3	20.6	17.8	16.6	15.5
5.0×10^5	5.7	7.0	8.2	12.2	14.6	16.4	18.7	21.8	22.1	19.1	17.8	16.7
1.0×10^6	6.0	7.3	8.7	12.8	15.3	17.3	19.7	23.0	23.4	20.2	18.8	17.1
2.0×10^6	6.2	7.6	9.0	13.4	16.0	18.0	20.6	24.1	24.4	21.2	19.7	18.5
5.0×10^6	6.7	8.1	9.4	14.2	17.0	19.1	21.9	25.6	25.9	22.3	20.8	19.5
1.0×10^7	7.0	8.4	10.0	14.9	17.7	19.9	22.8	26.7	27.0	23.5	21.8	20.5

附表 13 各向同性点源 γ 射线减弱 K 倍所需的铀屏蔽层厚度

($\text{cm}, \rho = 18.7 \text{g/cm}^3$)

衰减倍数 K	$E\gamma/\text{MeV}$											
	0.5	0.6	0.7	1.0	1.25	1.5	2.0	3	4	6	8	10
1.5	0.12	0.18	0.23	0.40	0.47	0.53	0.67	0.70	0.69	0.60	0.50	0.45
2.0	0.22	0.30	0.42	0.67	0.80	0.90	1.1	1.2	1.2	1.0	0.85	0.8
5.0	0.52	0.70	1.0	1.5	1.8	2.0	2.4	2.6	2.5	2.2	2.0	1.8
10	0.75	1.0	1.3	2.0	2.4	2.7	3.3	3.6	3.5	3.1	2.8	2.6
20	0.98	1.3	1.7	2.5	3.0	3.4	4.2	4.7	4.6	4.1	3.7	3.5
30	1.1	1.5	1.9	2.8	3.4	3.8	4.7	5.2	5.1	4.6	4.2	3.9
40	1.2	1.6	2.0	3.0	3.7	4.1	5.1	5.7	5.6	5.0	4.6	4.2
50	1.3	1.7	2.2	3.2	3.9	4.4	5.4	6.0	5.9	5.3	5.0	4.5
60	1.3	1.8	2.3	3.3	4.0	4.5	5.6	6.2	6.1	5.5	5.3	4.7
80	1.4	1.9	2.4	3.5	4.3	4.8	6.0	6.6	6.5	5.9	5.5	5.0
100	1.5	2.0	2.5	3.7	4.5	5.1	6.3	7.0	6.9	6.2	5.9	5.3
2.0×10^2	1.7	2.3	3.0	4.2	5.1	5.9	7.1	8.0	7.9	7.2	6.2	6.2

(续)

衰减倍数 K	$E\gamma/\text{MeV}$										
	0.5	0.6	0.7	1.0	1.25	1.5	2.0	3	4	6	8	10
5.0×10^2	2.0	2.7	3.4	4.9	5.9	6.7	8.2	9.2	9.1	8.3	7.2	7.4
1.0×10^3	2.2	3.0	3.7	5.4	6.5	7.4	9.0	10.1	10.0	9.3	8.3	8.1
2.0×10^3	2.4	3.3	4.1	5.9	7.1	8.1	9.8	11.8	11.7	10.2	9.3	9.0
5.0×10^3	2.6	3.7	4.6	6.6	7.9	9.0	10.9	12.3	12.2	11.5	10.2	10.1
1.0×10^4	2.8	4.0	4.9	7.1	8.5	9.8	11.8	13.3	13.2	12.4	11.5	11.0
2.0×10^4	3.0	4.3	5.3	7.6	9.1	10.5	12.6	14.3	14.2	13.4	12.4	11.9
5.0×10^4	3.1	4.7	5.8	8.3	10.0	11.4	13.7	15.5	15.4	14.6	13.4	13.0
1.0×10^5	3.5	5.0	6.2	8.8	10.5	12.1	14.5	16.5	16.4	15.6	14.6	13.9
2.0×10^5	3.7	5.3	6.5	9.3	12.0	12.8	15.4	17.5	17.4	16.5	15.6	14.8
5.0×10^5	4.0	5.7	7.0	10.0	12.0	13.7	16.5	18.7	18.6	17.8	16.5	15.9
1.0×10^6	4.2	6.0	7.4	10.5	12.6	14.4	17.4	19.6	19.5	18.7	17.8	16.8
2.0×10^6	4.4	6.3	8.0	11.0	13.2	15.1	18.2	20.6	20.5	19.7	18.7	17.6
5.0×10^6	4.7	6.7	8.3	11.7	14.0	16.0	19.3	21.8	21.7	20.9	19.7	18.8
1.0×10^7	4.9	7.0	8.7	12.2	14.6	16.7	20.1	22.8	22.7	21.9	20.6	19.6

附表14 以 ICRP60 建议书为根据的次级限值——放射工作人员年摄入量限值(Bq)

核素	半衰期	类别	吸入		食入	
			f_1	ALI	f_1	ALI
^3H[①]	12.35a	V	1.0	1×10^9	1.0	1×10^9
^{14}C[②]	5730a	c	1.0	4×10^7	1.0	4×10^7
		m	1.0	3×10^{10}		
		d	1.0	3×10^9		
^{22}Na	2.602a	D	1.0	1×10^7	1.0	7×10^6
^{32}P	14.29d	D	0.8	1×10^7	0.8	8×10^6
		W	0.8	5×10^6		
^{35}S	87.44d	D	0.8	2×10^8	0.8	1×10^8
		W	0.8	3×10^7	0.1	7×10^7
		V	1.0	2×10^8		

(续)

核素	半衰期	吸入			食入	
		类别	f_1	ALI	f_1	ALI
^{40}K	1.289a	D	1.0	6×10^6	1.0	4×10^6
^{45}Ca	163d	W	0.3	1×10^7	0.3	2×10^7
^{54}Mn	312.5d	D	0.1	2×10^7	0.1	3×10^7
		W	0.1	1×10^7		
^{55}Fe	2.7a	D	0.1	3×10^7	0.1	1×10^8
		W	0.1	6×10^7		
^{59}Fe	44.529d	D	0.1	5×10^6	0.1	1×10^7
		W	0.1	6×10^6		
^{57}Co	270.9d	W	0.05	3×10^7	0.05	9×10^7
		Y	0.05	8×10^6	0.3	6×10^7
^{60}Co	5.271a	W	0.05	2×10^6	0.05	7×10^6
		Y	0.05	4×10^5	0.3	3×10^6
^{65}Zn	243.9d	Y	0.5	4×10^6	0.5	5×10^6
^{89}Sr	50.5d	D	0.3	1×10^7	0.3	6×10^6
		Y	0.01	2×10^6	0.01	6×10^6
^{90}Sr	29.12a	D	0.3	4×10^5	0.3	6×10^5
		Y	0.01	6×10^4	0.01	5×10^6
^{90}Y	64.0h	W	1×10^{-4}	8×10^6	1×10^{-1}	5×10^6
		Y	1×10^{-4}	7×10^6		
^{95}Zr	63.98d	D	2×10^{-3}	5×10^6	2×10^{-3}	2×10^7
		W	2×10^{-3}	5×10^6		
		Y	2×10^{-3}	3×10^6		
^{95m}Nd	86.6h	W	0.01	3×10^7	0.01	2×10^7
		Y	0.01	3×10^7		
^{99}Mo	66.0h	D	0.8	5×10^7	0.8	3×10^7
		0.05	1×10^9	Y	0.05	2×10^9
^{99m}Tc	6.02h	D	0.8	2×10^9	0.8	1×10^9
		W	0.8	2×10^9		
^{106}Ru	368.2d	D	0.05	1×10^6	0.05	2×10^6
		W	0.05	6×10^5		

(续)

核素	半衰期	吸入			食入	
		类别	f_1	ALI	f_1	ALI
^{106}Ru	368.2d	Y	0.05	2×10^5		
^{110m}Ag	249.9d	D	0.05	2×10^6	0.05	9×10^6
		W	0.05	3×10^6		
		Y	0.05	1×10^6		
^{109}Cd	464d	D	0.05	1×10^6	0.05	9×10^6
		W	0.05	3×10^6		
		Y	0.05	2×10^6		
^{114m}In	49.51d	D	0.02	1×10^6	0.02	3×10^6
		W	0.02	1×10^6		
^{125}I	60.14d	D	10	2×10^6	1.0	1×10^6
^{131}I	8.04d	D	1.0	1×10^6	1.0	8×10^6
^{132}I	2.30h	D	1.0	1×10^8	1.0	7×10^7
^{134}Cs	2.062a	D	1.0	2×10^6	1.0	1×10^6
^{137}Cs	30.0a	D	1.0	2×10^6	1.0	1×10^6
^{141}Ce	32.501d	W	3×10^{-4}	9×10^6	3×10^{-4}	2×10^7
		Y	3×10^{-4}	8×10^6		
^{144}Ce	284.3d	W	3×10^{-4}	5×10^6	3×10^{-4}	2×10^6
		Y	3×10^{-4}	2×10^6		
^{147}Pm	2.623a	W	3×10^{-4}	4×10^6	3×10^{-4}	5×10^7
		Y	3×10^{-4}	2×10^6		
^{152}Eu	13.33a	W	1×10^{-3}	4×10^6	1×10^{-3}	1×10^7
^{154}Eu	8.8a	W	1×10^{-3}	3×10^5	1×10^{-3}	7×10^6
^{192}Ir	74.02d	D	0.01	6×10^6	0.01	1×10^7
		W	0.01	4×10^6		
		Y	0.01	3×10^6		
^{198}Au	2.696d	D	0.1	5×10^7	0.1	1×10^7
		W	0.1	2×10^7		
		Y	0.1	2×10^7		
^{204}Tl	3.779a	D	1.0	4×10^7	1.0	3×10^7
^{210}Pb	22.3a	D	0.2	1×10^4	0.2	2×10^4

(续)

核素	半衰期	吸入			食入	
		类别	f_1	ALI	f_1	ALI
^{226}Ra	1600a	W	0.2	9000	0.2	9×10^4
^{232}Th	1.4×10^{10}a	W	2×10^{-4}	90	2×10^{-4}	5×10^4
		Y	2×10^{-4}	90		
^{234}U	2.45×10^6a	D	0.05	8×10^4	0.05	7×10^6
		W	0.05	1×10^4	2×10^{-3}	3×10^6
		Y	2×10^{-3}	600		
^{235}U	7.04×10^8a	D	0.05	8×10^4	0.05	7×10^6
		W	0.05	1×10^4	2×10^{-3}	3×10^6
		Y	2×10^{-3}	600		
^{238}U	4.47×10^9a	D	0.05	9×10^4	0.05	8×10^6
		W	0.05	1×10^4	2×10^{-3}	3×10^6
		Y	2×10^{-3}			
^{238}Pu	87.74a	W	1×10^{-3}	300	1×10^{-3}	4×10^4
		Y	1×10^{-5}	300	1×10^{-4}	3×10^5
^{239}Pu	24065a	W	1×10^{-3}	300	1×10^{-3}	4×10^4
		Y	1×10^{-5}	300	1×10^{-4}	3×10^5
^{241}Am	432.2a	W	1×10^{-3}	300	1×10^{-3}	3×10^4
^{244}Cm	18.11a	W	1×10^{-3}	500	1×10^{-3}	6×10^4
^{252}Cf	2.638a	W	1×10^{-3}	900	1×10^{-3}	1×10^6
		Y	1×10^{-3}	500		

ALI 值是针对该核素的不同化合物的吸入类别给出的。3 种类别采用的半排期范围为:D 类,小于 10d;W 类,10d;Y 类,大于 100d。

① 表示蒸气形式。

② c、m 和 d 分别表示标记的有机化合物、一氧化碳和二氧化碳。

附表 15　急性照射的剂量行动水平

器官或组织	2 天内器官或组织的预期吸收剂量/Gy
全身(红骨髓)	1
肺	6
皮肤	3

（续）

器官或组织	2天内器官或组织的预期吸收剂量/Gy
甲状腺	5
眼晶体	2
性腺	3

附表16　针对食品的通用行动水平

食品类别	放射性核素	通用行动水平/(kBq/kg)
供一般消费用食品	^{134}Cs、^{137}Cs、^{103}Ru、^{106}Ru、^{89}Sr、^{131}I	1
	^{90}Sr	0.1
	^{241}Am、^{238}Pu、^{239}Pu、^{240}Pu、^{242}Pu	0.01
牛奶、婴儿食物和饮用水	^{134}Cs、^{137}Cs、^{103}Ru、^{106}Ru、^{89}Sr、^{131}I	1
	^{131}I、^{90}Sr	0.1
	^{241}Am、^{238}Pu、^{239}Pu、^{240}Pu、^{242}Pu	0.01

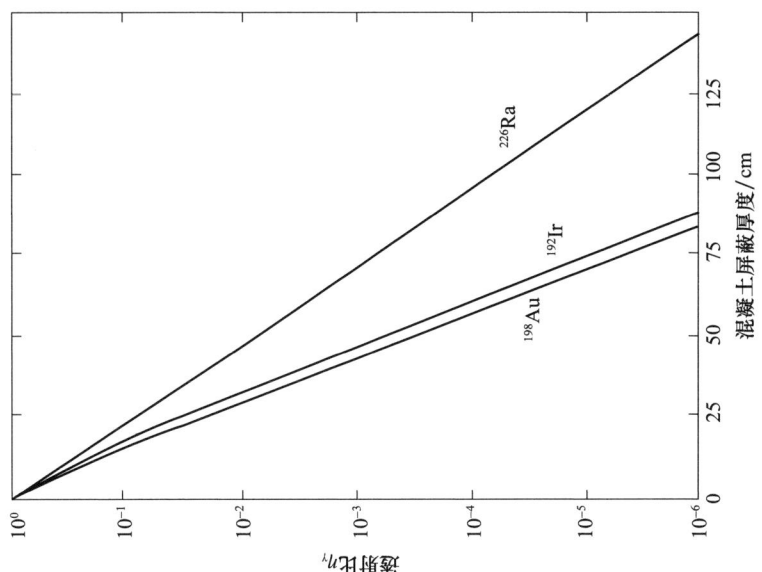

附图 2 ^{198}Au 等宽束 γ 射线对混凝土的透射比 η_γ

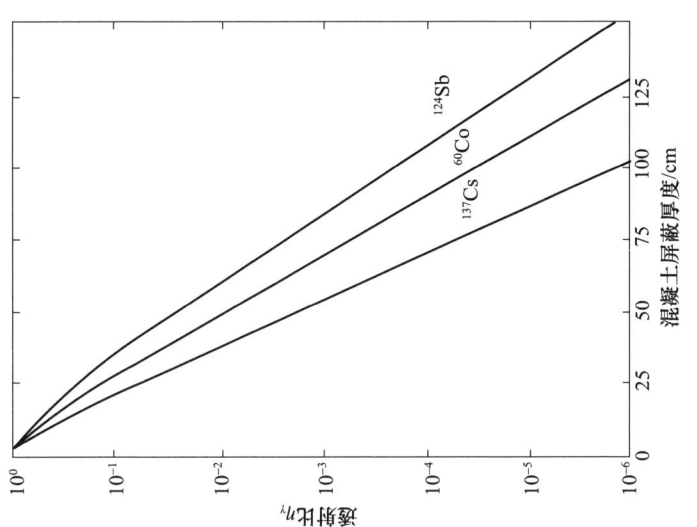

附图 1 ^{60}Co 等宽束 γ 射线对混凝土的透射比 η_γ

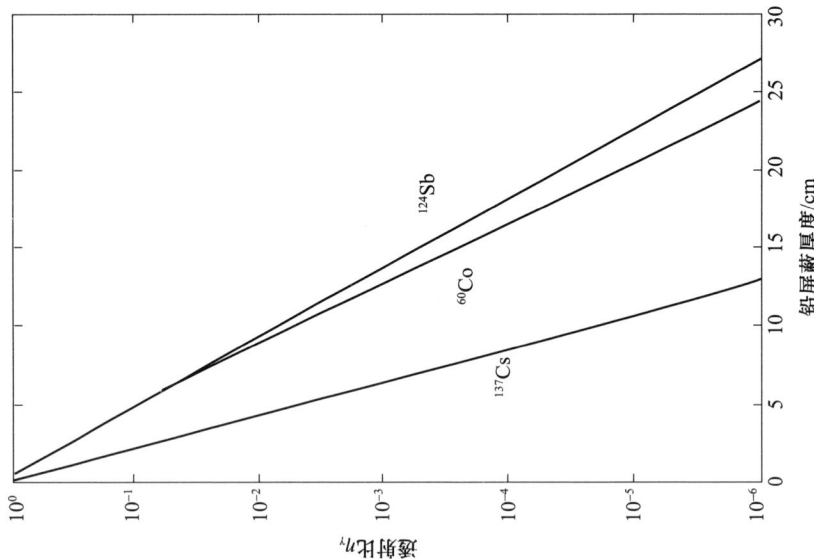

附图 4 ^{60}Co 等宽束 γ 射线对铅的透射比 η_γ

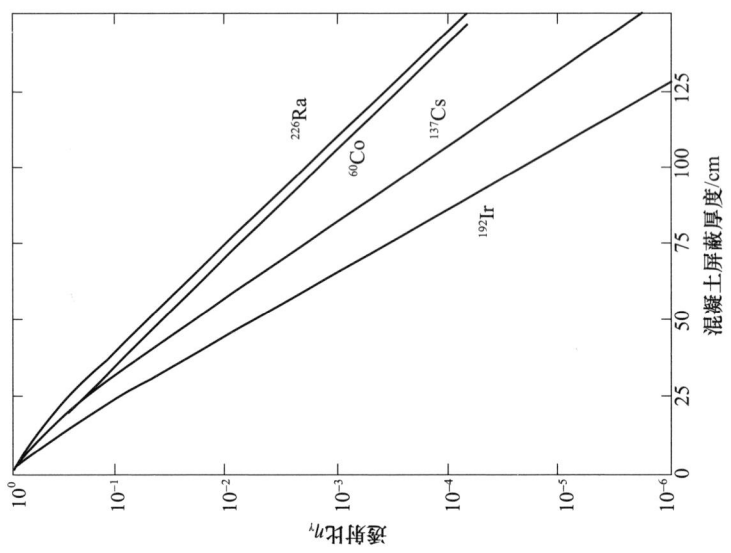

附图 3 ^{60}Co 等宽束 γ 射线对混凝土的透射比 η_γ

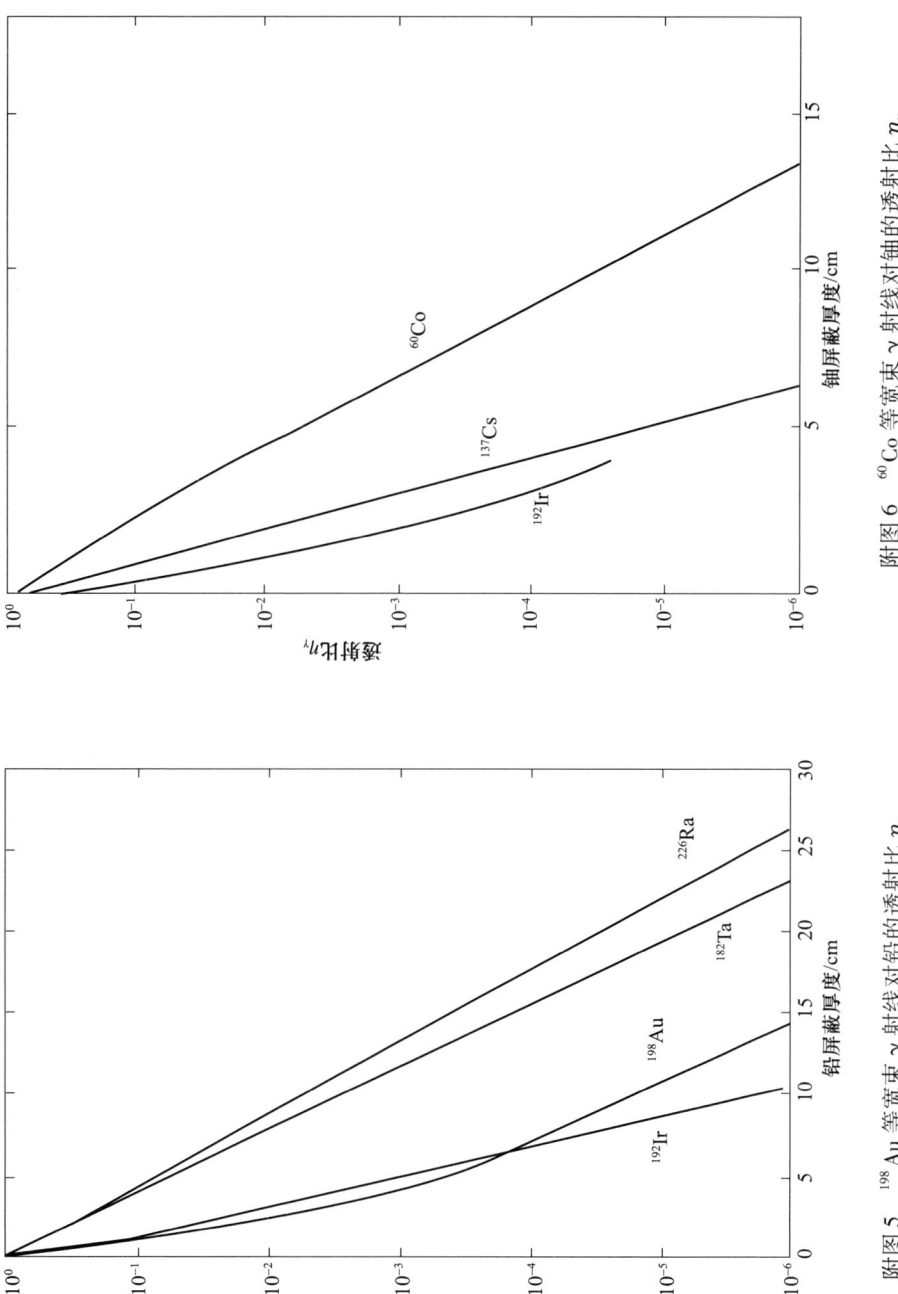

附图 5 ^{198}Au 等宽束 γ 射线对铅的透射比 η_γ

附图 6 ^{60}Co 等宽束 γ 射线对铀的透射比 η_γ

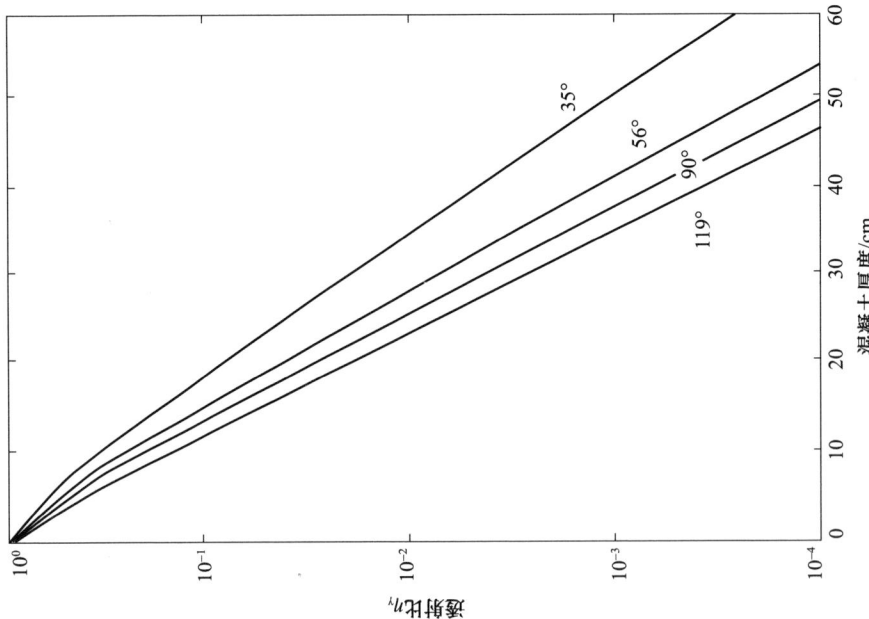

附图 8 ^{137}Cs γ 射线的散射辐射对混凝土的透射比 η_γ

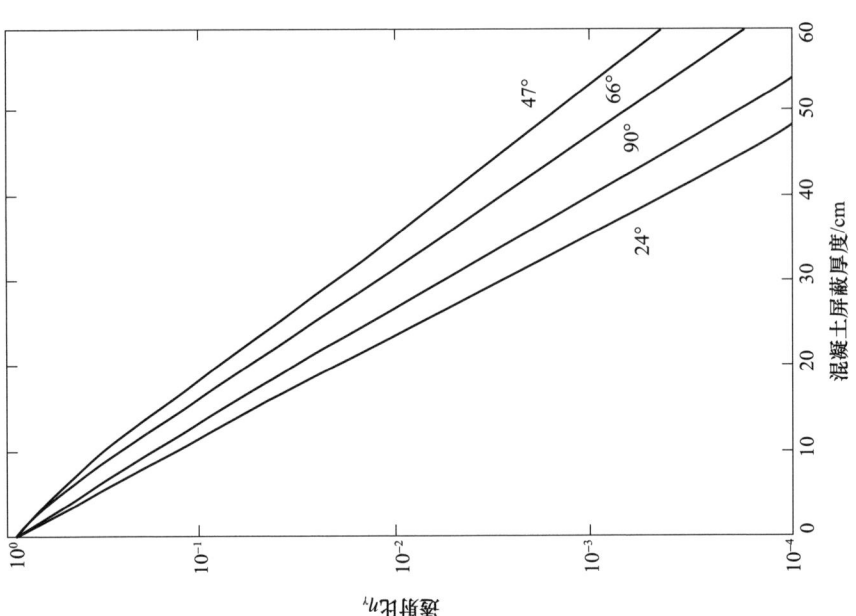

附图 7 ^{60}Co γ 射线的散射辐射对混凝土的透射比 η_γ

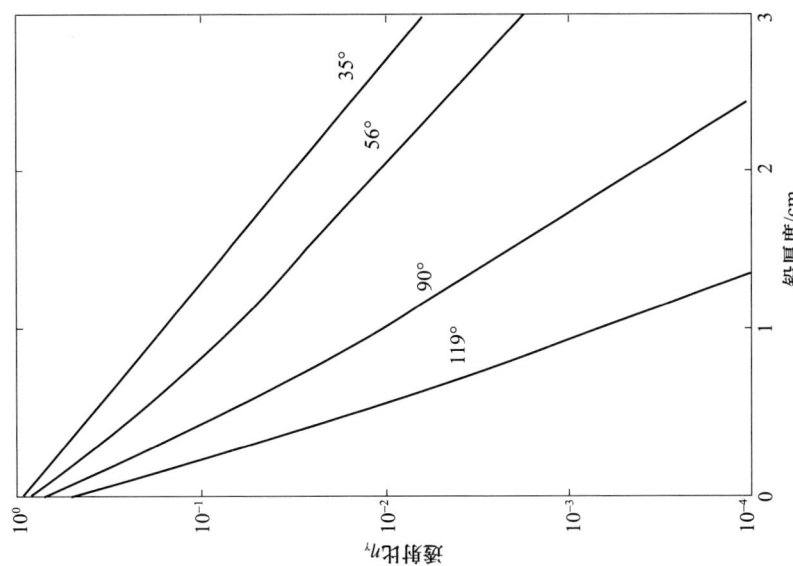

附图 10 ^{137}Cs γ 射线的散射辐射对铅的透射比 η_γ

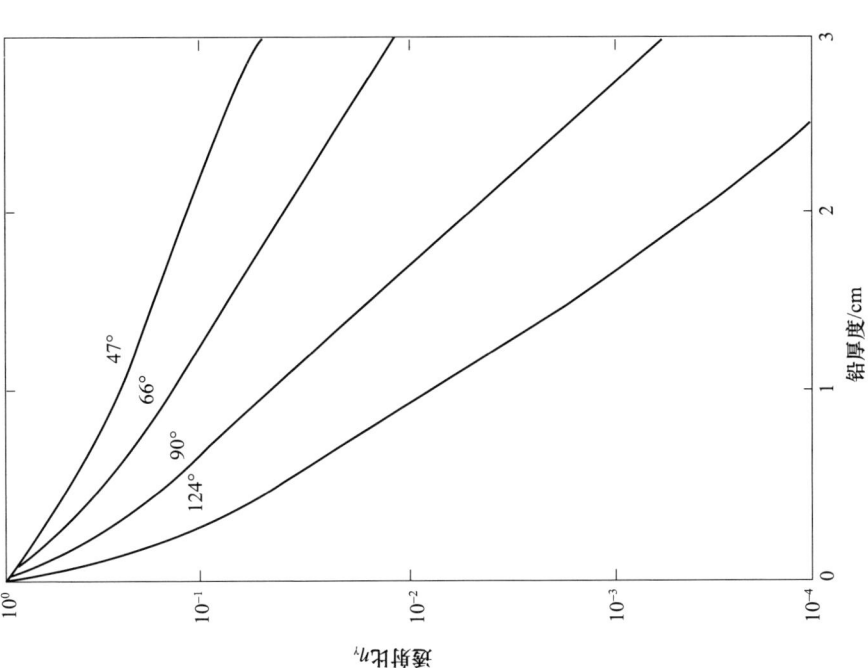

附图 9 ^{60}Co γ 射线的散射辐射对铅的透射比 η_γ

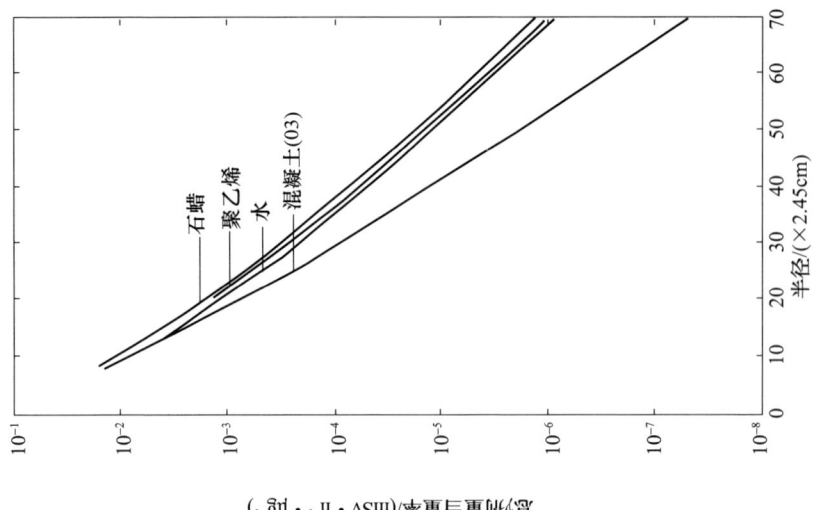

附图 12 1μg ^{252}Cf 在聚乙烯、水、混凝土球中心时，其表面的总 γ 剂量当量率

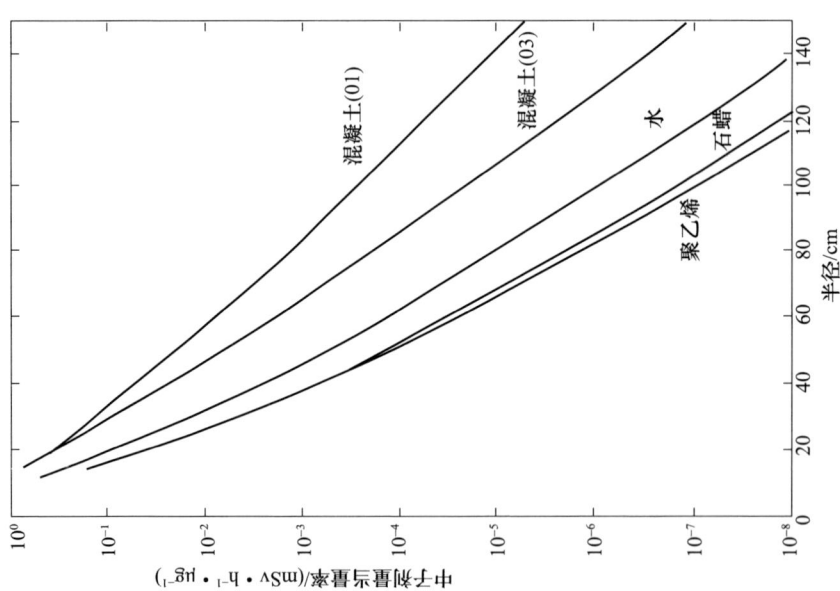

附图 11 1μg ^{252}Cf 在聚乙烯、水、混凝土球中心时，其表面的中子剂量当量率

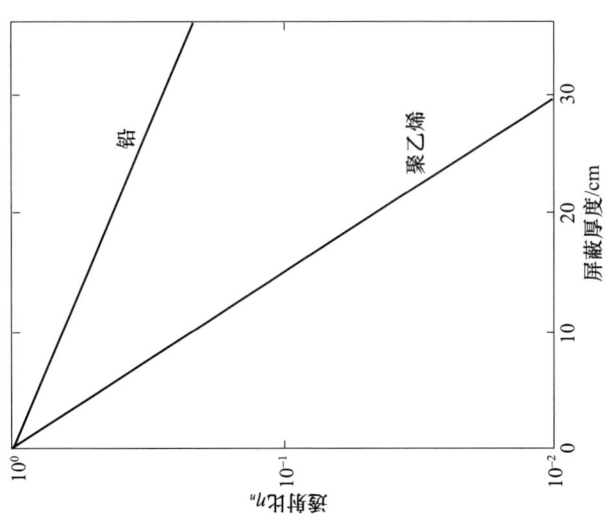

附图 14 ^{252}Cf 的宽束中子穿过铅或聚乙烯板时的透射比 η_n

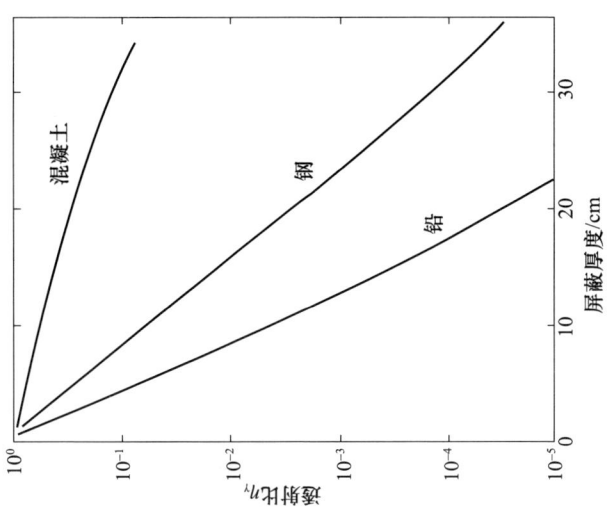

附图 13 ^{252}Cf γ 射线穿过铅或钢、混凝土板时的透射比 η_γ

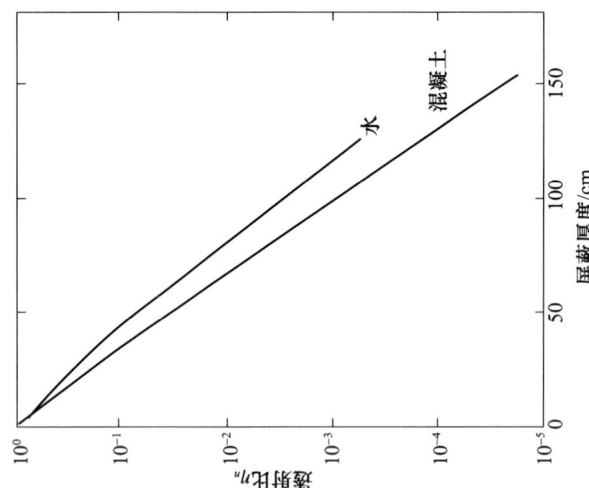

附图 16 14~15MeV 宽束中子垂直入射时穿过水、混凝土后的透射比 η_n

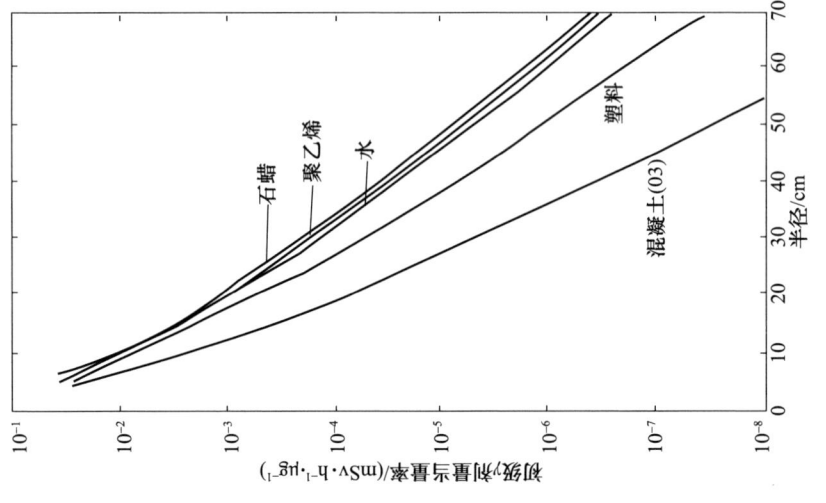

附图 15 1μg ^{252}Cf 在石蜡、水、聚乙烯球中心时，其表面的初级 γ 当量剂量率

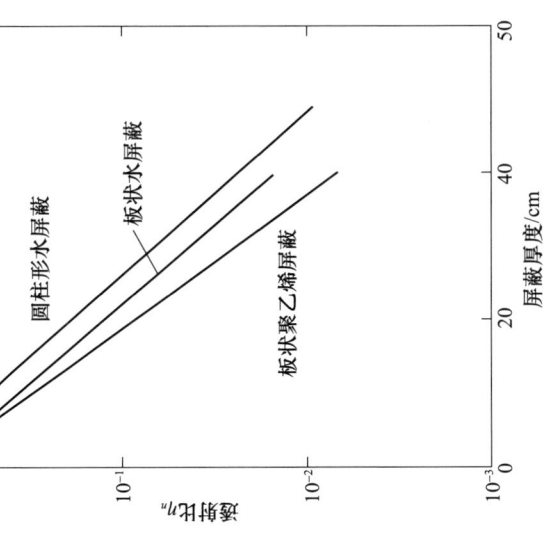

附图 17　14~15MeV 宽束中子垂直入射时，穿过钢、聚乙烯及其组合屏蔽后的透射比 η_n

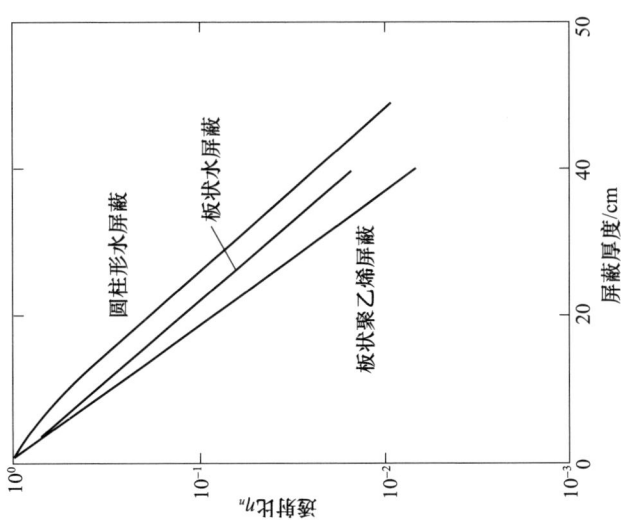

附图 18　^{241}Am–Be 中子源的宽束中子穿过聚乙烯和水屏蔽时的剂量当量透射比 η_n

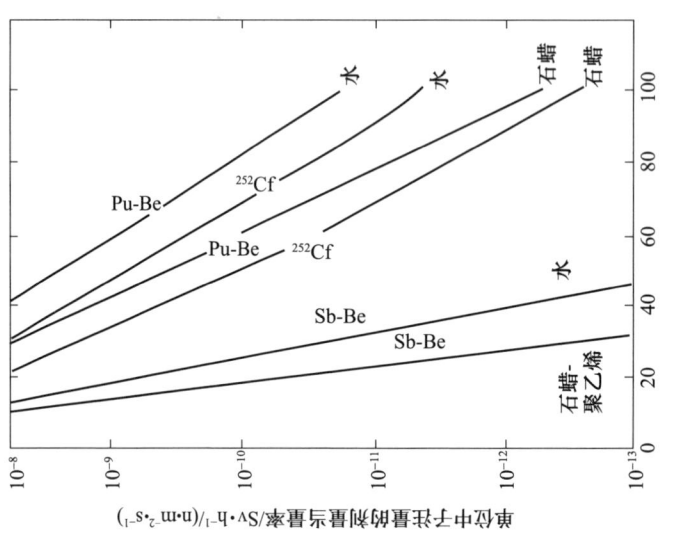

附图 19　若干含氢材料对 ^{252}Cf、Pu–Be 及 Sb–Be 中子源的宽束中子的透射曲线

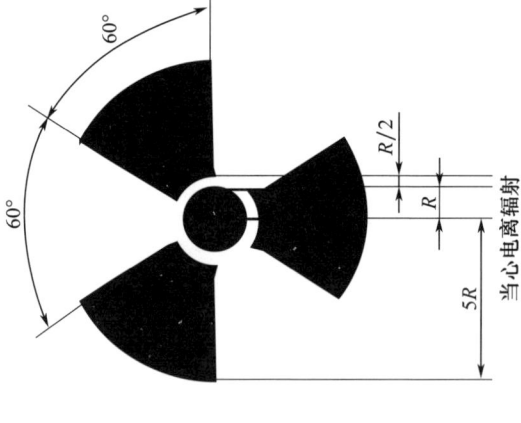

注：三叶形和文字为黑色　当心电离辐射

附图 20　放射性符号

参 考 文 献

[1] 陈国云. 辐射剂量学[M]. 北京:科学出版社,2017.

[2] 李士骏. 电离辐射剂量学基础[M]. 苏州:苏州大学出版社,2011.

[3] 魏志勇. 辐射剂量学[M]. 哈尔滨:哈尔滨工业大学出版社,2010.

[4] 张文仲. 电离辐射粒子在人体组织中能量沉积的微剂量学研究(博士后出站报告)[P]. 北京:中国人民解放军军事医学科学院. 2003.

[5] 伊万诺夫. 微剂量学基础[M]. 华明川,译. 北京:中国原子能出版社,1987.

[6] 田志恒. 辐射剂量学[M]. 北京:中国原子能出版社,1992.

[7] 潘自强,程建平. 电离辐射防护和辐射源安全[M]. 北京:中国原子能出版社,2007.

[8] 潘自强. 电离辐射防护与辐射源安全基本标准(GB 19971—2002). 北京:中华人民共和国国家质量监督检验检疫总局发布. 2003.

[9] 吴德昌. 放射医学[M]. 北京:军事医学科学出版社,2001.

[10] 叶常青. 核试验环境辐射与人类健康[M]. 北京:国防工业出版社,2009.

[11] 李士骏. 电离辐射剂量学[M]. 北京:中国原子能出版社,1986.

[12] 吴治华,等. 原子核物理实验方法[M]. 北京:中国原子能出版社,1997.

[13] 国际辐射防护委员会第60号出版物. 国际辐射防护委员会1990年建议书[M]. 李德平,等译. 北京:中国原子能出版社,1993.

[14] 潘自强. 电离辐射环境监测与评价[M]. 北京:中国原子能出版社,2007.

[15] 邓晓钦. 电离辐射、环境与人体健康[M]. 北京:中国原子能出版

社,2015.

[16] 郭洪涛,彭明晨. 电离辐射剂量学基础[M]. 北京:中国质检出版社,2011.

[17] 国际辐射防护委员会第 103 号出版物. 国际辐射防护委员会 2007 年建议书[M]. 潘自强,等译. 北京:中国原子能出版社,2007.

[18] 马恒儒. 电离辐射计量[M]. 北京:中国原子能出版社,2002.